U0232703

当代中医专科专病诊疗大系

肝胆病诊疗全书

主审　刘学勤　庞国明

主编　刘静生　赵文霞　党中勤　史亚祥

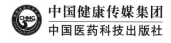

中国健康传媒集团

中国医药科技出版社

内 容 提 要

　　本书分为基础篇、临床篇、附录三部分。基础篇分别从中医、西医、中西医结合等方面论述肝胆病的生理病理、病因病机、基本治法、临床诊疗的思路与方法。临床篇对肝胆病分别从中西医方面论述其病因病机、临床表现、诊断与鉴别诊断、辨证要点、临床治疗、预防调护、名老中医经验、研究进展进行详细介绍。附录包括临床常用检查参考值，开设肝胆病专病专科应注意的问题（数字资源）等内容。

　　本书内容新颖，全面系统，是从事中医、西医、中西医结合的临床、科研、教学工作者的参考书，也是医学高等院校师生的良师益友。

图书在版编目（CIP）数据

肝胆病诊疗全书 / 刘静生等主编 . —北京：中国医药科技出版社，2024.1
（当代中医专科专病诊疗大系）
ISBN 978-7-5214-4198-7

Ⅰ.①肝… Ⅱ.①刘… Ⅲ.①肝病（中医）—中医诊断学 ②肝病（中医）—中医治疗法
③胆道疾病—中医诊断学 ④胆道疾病—中医治疗法 Ⅳ.① R256.4

中国国家版本馆 CIP 数据核字（2023）第 200764 号

美术编辑　陈君杞
版式设计　也　在

出版　**中国健康传媒集团** | 中国医药科技出版社
地址　北京市海淀区文慧园北路甲 22 号
邮编　100082
电话　发行：010-62227427　邮购：010-62236938
网址　www.cmstp.com
规格　787×1092mm $\frac{1}{16}$
印张　20 $\frac{3}{4}$
字数　515 千字
版次　2024 年 1 月第 1 版
印次　2024 年 1 月第 1 次印刷
印刷　北京盛通印刷股份有限公司
经销　全国各地新华书店
书号　ISBN 978-7-5214-4198-7
定价　**176.00 元**

版权所有　盗版必究
举报电话：010-62228771
本社图书如存在印装质量问题请与本社联系调换

获取新书信息、投稿、
为图书纠错，请扫码
联系我们。

《当代中医专科专病诊疗大系》
编 委 会

总 主 审	陈可冀	王 琦	孙光荣	张大宁	李佃贵	刘学勤
总 主 编	庞国明	林天东	王耀献	李 俊	张忠德	张 海
执行总主编	刘清泉	倪 青	韦绪性	胡世平	韩振蕴	温伟波

常务副总主编（按姓氏笔画排序）

	马晓昌	王 龙	亢泽峰	方志军	刘光珍	刘金民
	关雪峰	李 浩	赵 敏	徐云生	谢 刚	裴晓华

副 总 主 编（按姓氏笔画排序）

	于永铎	万永杰	马睿杰	王丰斌	王志刚	王凯锋
	王京宝	王建伟	王祥生	王新志	王德辉	邓光锐
	卢健棋	田维毅	吕 静	吕志刚	刘建浩	许 斌
	李永平	李显筑	李晓东	杨文明	杨英武	杨国强
	何清湖	余超刚	张可欣	张永存	张永红	张丽霞
	张琳琪	张超云	张景祖	张智民	张勤修	陆润兰
	陈 杰	陈卷伟	武洪民	苟文伊	周步高	柳越冬
	姜卫中	顾月星	黄伟毅	崔国静	韩颖萍	熊 磊

常 务 编 委（按姓氏笔画排序）

	于 睿	于子凯	于雪峰	万富贵	马立人	马宇鹏
	王小宁	王广洁	王永杰	王圣治	王志荣	王志强
	王利平	王秀芝	王秀阁	王宏献	王忠良	王建伟
	王彦华	王振常	王海亮	王菁婧	王清峰	王瑞霞
	牛栓柱	方朝晖	邓玉霞	甘洪桥	艾为民	龙新胜
	卢 正	叶乃菁	田文敬	田晨光	史亚祥	史马广寒
	付 江	冯志海	吕 妍	吕志刚	吕冠华	朱文宗

朱恪材　朱章志　朱智德　乔树芳　任　文　刘　明

刘　洋　刘　辉　刘三权　刘仁毅　刘世恩　刘向哲

刘杏枝　刘佃温　刘建青　刘建航　刘树权　刘树林

刘洪宇　刘静生　刘静宇　闫金才　闫清海　闫惠霞

许凯霞　孙文正　孙文冰　孙永强　孙自学　孙英凯

纪春玲　严　振　苏广兴　李　军　李　扬　李　玲

李　洋　李　真　李　萍　李　超　李　婷　李　静

李　蔚　李　慧　李　鑫　李小荣　李少阶　李少源

李永平　李延萍　李华章　李全忠　李红哲　李红梅

李志强　李启荣　李昕蓉　李建平　李俊辰　李恒飞

李晓雷　李浩玮　李燕梅　杨　荣　杨　柳　杨　楠

杨克勤　连永红　肖　伟　吴　坚　吴人照　吴志德

吴启相　吴维炎　何庆勇　何春红　冷恩荣　沈　璐

宋剑涛　张　芳　张　侗　张　挺　张　健　张文富

张亚军　张国胜　张建伟　张春珍　张胜强　张闻东

张艳超　张振贤　张振鹏　张峻岭　张理涛　张琼瑶

张攀科　陆素琴　陈　白　陈　秋　陈太全　陈文一

陈世波　陈忠良　陈勇峰　邵丽黎　武　楠　范志刚

林　峰　林佳明　杭丹丹　卓　睿　卓进盛　易铁钢

罗　建　罗试计　和艳红　岳　林　周天寒　周冬梅

周海森　郑仁东　郑启仲　郑晓东　赵　琰　赵文霞

赵俊峰　赵海燕　胡天赤　胡汉楚　胡穗发　柳忠全

姜树民　姚　斐　秦蔚然　贾虎林　夏淑洁　党中勤

党毓起　徐　奎　徐　涛　徐林梧　徐雪芳　徐寅平

徐寒松　高　楠　高志卿　高言歌　高海兴　高铸烨

郭乃刚　郭子华　郭书文　郭世岳　郭光昕　郭欣璐

郭泉滢　唐红珍　谈太鹏　陶弘武　黄　菲　黄启勇

梅荣军　曹　奕　崔　云　崔　菲　梁　田　梁　超

寇绍杰　隆红艳　董昌武　韩文朝　韩建书　韩建涛

韩素萍　程　源　程艳彬　程常富　焦智民　储浩然

曾凡勇　曾庆云　温艳艳　谢卫平　谢宏赞　谢忠礼

2

靳胜利　雷　烨　雷　琳　鲍玉晓　蔡文绍　蔡圣朝

臧　鹏　翟玉民　翟纪功　滕明义　魏东华

编　　委（按姓氏笔画排序）

丁　蕾　丁立钧　于　秀　弓意涵　马　贞　马玉宏

马秀萍　马青侠　马茂芝　马绍恒　马晓冉　王　开

王　冰　王　宇　王　芳　王　丽　王　辰　王　明

王　凯　王　波　王　珏　王　科　王　哲　王　莹

王　桐　王　夏　王　娟　王　萍　王　康　王　琳

王　晶　王　强　王　稳　王　鑫　王上增　王卫国

王天磊　王玉芳　王立春　王兰柱　王圣治　王亚莉

王成荣　王伟莉　王红梅　王秀兰　王国定　王国桥

王国辉　王忠志　王育良　王泽峰　王建菊　王秋华

王彦伟　王洪海　王艳梅　王素利　王莉敏　王晓彤

王银姗　王清龙　王鸿燕　王琳樊　王瑞琪　王鹏飞

王慧玲　韦　溪　韦中阳　韦华春　毛书歌　孔丽丽

双振伟　甘陈菲　艾春满　石国令　石雪枫　卢　昭

卢利娟　卢桂玲　叶　钊　叶　林　田丽颖　田静峰

史文强　史跃杰　史新明　冉　靖　丘　平　付　瑜

付永祥　付保恩　付智刚　代立媛　代会容　代珍珍

代莉娜　白建乐　务孔彦　冯　俊　冯　跃　冯　超

冯丽娜　宁小琴　宁雪峰　司徒小新　皮莉芳　刑益涛

邢卫斌　邢承中　邢彦伟　毕宏生　吕　雁　吕水林

吕光霞　朱　保　朱文胜　朱盼龙　朱俊琛　任青松

华　刚　伊丽娜　刘　羽　刘　佳　刘　敏　刘　嵘

刘　颖　刘　熠　刘卫华　刘子尧　刘红灵　刘红亮

刘志平　刘志勇　刘志群　刘杏枝　刘作印　刘顶成

刘宗敏　刘春光　刘素云　刘晓彦　刘海立　刘海杰

刘继权　刘鹤岭　齐　珂　齐小玲　齐志南　闫　丽

闫慧青　关运祥　关慧玲　米宜静　江利敏　江铭倩

汤建光　汤艳丽　许　亦　许　蒙　许文迪　许静云

农小宝　农永栋　阮志华　孙　扶　孙　畅　孙成铭

3

孙会秀　孙治安　孙艳淑　孙继建　孙绪敏　孙善斌
杜　鹃　杜云波　杜欣冉　杜梦冉　杜跃亮　杜璐瑶
李　伟　李　柱　李　勇　李　铁　李　萌　李　梦
李　霄　李　馨　李丁蕾　李又耕　李义松　李云霞
李太政　李方旭　李玉晓　李正斌　李帅垒　李亚楠
李传印　李军武　李志恒　李志毅　李杨林　李丽花
李国霞　李钍华　李佳修　李佩芳　李金辉　李学军
李春禄　李茜羽　李晓辉　李晓静　李家云　李梦阁
李彩玲　李维云　李雯雯　李鹏超　李鹏辉　李满意
李增变　杨　丹　杨　兰　杨　洋　杨文学　杨旭光
杨旭凯　杨如鹏　杨红晓　杨沙丽　杨国防　杨明俊
杨荣源　杨科朋　杨俊红　杨济森　杨海燕　杨蕊冰
肖育志　肖耀军　吴　伟　吴平荣　吴进府　吴佐联
员富圆　邱　彤　何　苗　何光明　何慧敏　佘晓静
辛瑶瑶　汪　青　汪　梅　汪明强　沈　洁　宋震宇
张　丹　张　平　张　阳　张　苍　张　芳　张　征
张　挺　张　科　张　琼　张　锐　张大铮　张小朵
张小林　张义龙　张少明　张仁俊　张欠欠　张世林
张亚乐　张先茂　张向东　张军帅　张观刚　张克清
张林超　张国妮　张咏梅　张建立　张建福　张俊杰
张晓云　张雪梅　张富兵　张腾云　张新玲　张燕平
陆　萍　陈　娟　陈　密　陈子扬　陈丹丹　陈文莉
陈央娣　陈立民　陈永娜　陈成华　陈芹梅　陈宏灿
陈金红　陈海云　陈朝晖　陈强松　陈群英　邵玲玲
武　改　苗灵娟　范　宇　林　森　林子程　林佩芸
林学英　林学凯　尚东方　呼兴华　罗永华　罗贤亮
罗继红　罗瑞娟　周　双　周　全　周　丽　周　剑
周　涛　周　菲　周延良　周红霞　周克飞　周丽霞
周解放　岳彩生　庞　鑫　庞国胜　庞勇杰　郑　娟
郑　程　郑文静　郑雅方　单培鑫　孟　彦　赵　阳
赵　磊　赵子云　赵自娇　赵庆华　赵金岭　赵学军

赵晨露　胡　斌　胡永昭　胡欢欢　胡英华　胡家容
胡雪丽　胡筱娟　南凤尾　南秋爽　南晓红　侯浩强
侯静云　俞红五　闻海军　娄　静　娄英歌　宫慧萍
费爱华　姚卫锋　姚沛雨　姚爱春　秦　虹　秦立伟
秦孟甲　袁　玲　袁　峰　袁帅旗　聂振华　栗　申
贾林梦　贾爱华　夏明明　顾婉莹　钱　莹　徐艳芬
徐继国　徐鲁洲　徐道志　徐耀京　凌文津　高　云
高美军　高险峰　高嘉良　高韶晖　郭士岳　郭存霞
郭伟杰　郭红霞　郭佳裕　郭晓霞　唐桂军　桑艳红
接传红　黄　姗　黄　洋　黄亚丽　黄丽群　黄河银
黄学勇　黄俊铭　黄雪青　曹正喜　曹亚芳　曹秋平
龚长志　龚永明　崔伟峰　崔凯恒　崔建华　崔春晶
崔莉芳　康进忠　阎　亮　梁　伟　梁　勇　梁大全
梁亚林　梁增坤　彭　华　彭丽霞　彭贵军　葛立业
葛晓东　董　洁　董　赟　董世旭　董俊霞　董德保
蒋　靖　蒋小红　韩圣宾　韩红卫　韩丽华　韩柳春
覃　婕　景晓婧　嵇　朋　程　妍　程爱俊　程常福
曾永蕾　谢圣芳　靳东亮　路永坤　詹　杰　鲍陶陶
解红霞　窦连仁　蔡国锋　蔡慧卿　裴　晗　裴琛璐
廖永安　廖琼颖　樊立鹏　滕　涛　潘文斌　薛川松
魏　佳　魏　巍　魏昌林　瞿朝旭

编撰办公室主任　高　泉　王凯锋

编撰办公室副主任　王亚煌　庞　鑫　张　侗　黄　洋

编撰办公室成员　高言歌　李方旭　李丽花　许　亦　李　馨
　　　　　　　　　李亚楠

5

《肝胆病诊疗全书》
编 委 会

主　审　刘学勤　庞国明

主　编　刘静生　赵文霞　党中勤　史亚祥

副主编　刘静宇　赵庆华　王亚丽　胡世平　张景祖　李梦阁

　　　　　赵晨露　尚东方　付智刚　周步高　张艳超　南晓红

　　　　　梁　田

编　委（按姓氏笔画排序）

万一心	弓意涵	马素平	王　珏	王立春	王兰柱
王红霞	王凯锋	王彦峰	王振常	王瑞琪	王瑞霞
孔丽丽	双振伟	石俊豪	田锋亮	史海立	付　凯
冯群英	朱永钦	乔　敏	刘光伟	刘宗敏	刘春光
刘晓彦	许　亦	阮志华	孙　扶	李　媛	李　颖
李　慧	李方旭	李亚东	李亚楠	李军武	李丽花
李昆仑	李佳修	宋艺佳	宋丙辉	张　平	张　宇
张　芳	张　侗	张月涛	张铭钊	陈　莉	陈丹丹
陈自清	尚东方	庞勇杰	胡雪丽	院　博	袁　园
贾林梦	党志博	徐敬江	高言歌	郭士岳	黄　洋
常勤征	韩红卫	覃　婕	潘文斌	潘会珍	薛川松

坚持中医思维　彰显特色优势
提高临床疗效　服务人民健康

王　序

中医药学是中华民族的伟大创造，是中国古代科学的瑰宝，也是打开中华文明宝库的钥匙，为中华民族的繁衍生息作出了巨大贡献。党和政府历来高度重视中医药工作，特别是党的十八大以来，以习近平同志为核心的党中央把中医药工作摆在了更加突出的位置，中医药改革发展取得了显著成绩。2019年10月20日发布的《中共中央 国务院关于促进中医药传承创新发展的意见》指出，传承创新发展中医药是新时代中国特色社会主义事业的重要内容，是中华民族伟大复兴的大事，对于坚持中西医并重，打造中医药和西医药相互补充协调发展的中国特色卫生健康发展模式，发挥中医药原创优势、推动我国生命科学实现创新突破，弘扬中华优秀传统文化、增强民族自信和文化自信，促进文明互鉴和民心相通、推动构建人类命运共同体具有重要意义。

传承创新发展中医药，必须发挥中医药在维护和促进人民健康中的重要作用，彰显中医药在疾病治疗中的独特优势。中医专科专病建设是坚持中医原创思维，突出中医药特色优势，提高临床疗效的重要途径和组成部分。长期以来，国家中医药管理局高度重视和大力推动中医专科专病的建设，从制定中长期发展规划到重大项目、资金安排，都将中医专科专病建设作为重要任务和重点工作进行安排部署，并不断完善和健全管理制度与诊疗规范。经过中医药界广大专家学者和中医医务工作者长期不懈的努力，全国中医专科专病建设取得了显著的成就。

实践表明：专科专病建设是突出中医药特色优势，遵循中医药自身发展规律和前进方向的重要途径；是打造中医医院核心竞争力，实现育名医、建名科、塑名院之"三名"战略的必由之路；是提升临床疗效和诊疗水平的重要手段；是培养优秀中医临床人才，打造学科专科优秀团队的重要平台；是推动学术传承创新、提升科研能力水平、促进科技成果转化的重要途径；是各级中医医院、中西医结合医院提升社会效益和经济效益的有效举措。

事实证明：中医专科专病建设的学术发展、传承创新、经验总结和推广应用，对建设综合服务功能强、中医特色突出、专科优势明显的现代中医医院和中医专科医院，建设国家中医临床研究基地，创建国家和区域中医（专科）诊疗中心及中西医结合旗舰医院，提升基层中医药特色诊疗水平和综合服务能力等方面都发挥着不可替代的基础保障和重要支撑作用。

《中共中央 国务院关于促进中医药传承创新发展的意见》对彰显中医药在疾病治疗中的优势，加强中医优势专科专病建设作出了规划和部署，强调要做优做强骨伤、肛肠、儿科、皮科、妇科、针灸、推拿以及心脑血管病、肾病、周围血管病、糖尿病等专科专病，要求及时总结形成诊疗方案，巩固扩大优势，带动特色发展，并明确提出用 3 年左右时间，筛选 50 个中医治疗优势病种和 100 项适宜技术等任务要求。2022 年 3 月国务院办公厅发布的《"十四五"中医药发展规划》也强调指出，要开展国家优势专科建设，以满足重大疑难疾病防治临床需求为导向，做优做强骨伤、肛肠、儿科、皮肤科、妇科、针灸、推拿及脾胃病、心脑血管病、肾病、肿瘤、周围血管病、糖尿病等中医优势专科专病。要制定完善并推广实施一批中医优势病种诊疗方案和临床路径，逐步提高重大疑难疾病诊疗能力和疗效水平。可以说《当代中医专科专病诊疗大系》（以下简称《大系》）的出版，是在促进中医药传承创新发展的新形势下应运而生，恰逢其时，也是贯彻落实党中央国务院决策部署的具体举措和生动实践。

《大系》是由享受国务院政府特殊津贴专家、全国第六批老中医药学术继承指导老师、全国名中医，第十三届和十四届全国人大代表庞国明教授发起，并组织全国中医药高等院校和相关的中医医疗、教学科研机构 1000 余名临床各科专家学者共同编著。全体编著者紧紧围绕国家中医药事业发展大局，根据国家和区域中医专科医疗中心建设、国家重点中医专科建设，以及省、市、县中医重点与特色专科建设的实际需要，坚持充分"彰显中医药在疾病治疗中的优势"，坚持"突出中医思维，彰显特色主线，立足临床实用，助提专科内涵，打造品牌专科集群"的编撰宗旨。《大系》共 30 个分册，由包括国医大师和院士在内的多位专家学者分别担任自己最擅长的专科专病诊疗全书的主审，为各分册指迷导津、把关定向。由包括全国名中医、岐黄学者在内的 100 多位各专科领域的学科专科带头人分别担任各分册主编。经过千余名专家学者异域同耕，历尽艰辛，寒暑不辍，五载春秋，终于成就了《大系》。《大系》的隆重出版不仅是中医特色专科专病建设的一大成果，也是中医药传承精华，守正创新进程中的一件大事，承前启后，继往开来，难能可贵，值得庆贺！

在 2020 年"全国两会"闭幕后，庞国明同志将《大系》的编写大纲、体例及《糖尿病诊疗全书》等书稿一并送我，并邀我写序。我不是这方面的专家，也未能尽览《大系》的全稿，但作为多年来推动中医专科专病建设的参与者和见证人，仅从大纲、体例、样稿及部分分册书稿内涵质量看，《大系》坚持了持续强化中医思维和中医专科专病特色优势的宗旨，突出了坚持提高临床疗效和诊疗水平及注重实践、实际、实用的原则。尽管我深知中医专科专病建设仍然不尽完善，做优做强专科专病依然任重道远。但我相信，《大系》的出版必将为推动我国的中医专科专病建设和进一步彰显中医药在疾病治疗中的独特优势，为充分发挥中医药在维护和促进人民健康中的重要作用，产生重大而深远的影响。

故乐以此为序。

国家中医药管理局原局长
第六届中华中医药学会会长　王国强

2023 年 3 月 18 日

陈 序

由我国优秀的中医学家、全国名中医庞国明教授等一批富有临床经验的中医药界专家们共同协力合作，以传承精华、守正创新为宗旨，以助力国家中医专科医学中心、专科医疗中心、专科区域诊疗中心、优势专科、重点专科、特色专科建设为目标，编撰并将出版的这套《当代中医专科专病诊疗大系》丛书（以下简称《大系》），是在 2000 年、2016 年由中国医药科技出版社出版《大系》第一版、第二版的基础上，以服务于当今中医专科专病建设、突出中医特色、强化中医思维、彰显中医专科优势为出发点和落脚点，对原书进行了修编补充、拾遗补阙、完善提升而成的，丛书名由第一版、第二版的《中国中西医专科专病临床大系》更名为《当代中医专科专病诊疗大系》。其内容涵盖了内科、外科、妇科、儿科、急诊、皮肤以及骨科、康复、针灸等 30 个学科门类，实属不易！

该丛书的特点，主要体现在学科门类较为齐全，紧密结合专科专病建设临床实际需求，融古贯今，承髓纳新，突出中医特色，既尊重传统，又与时俱进，吸收新进展、新理论和新经验，是一套理论联系实际、贴合临床需要，可供中医、中西医结合临床、教学、科研参考应用的一套很好的工具书，很是可贵，值得推荐。

今国明教授诚邀我在为《大系》第一版、第二版所写序言基础上，为新一版《大系》作序，我认为编著者诸君在中华中医药学会常务理事兼慢病分会主任委员、中国中医药研究促进会专科专病建设工作委员会会长庞国明教授的带领下，精诚团结、友好合作，艰苦努力多年，立足中医专科专病建设，服务于临床诊疗，很接地气，完成如此庞大巨著，实为不可多得，难能可贵，爱乐为之序。

中国科学院院士
国医大师 陈可冀

2023 年 9 月 1 日

王 序

传承创新发展中医药，是新时代中国特色社会主义事业的重要内容，《中共中央 国务院关于促进中医药传承创新发展的意见》明确指出"彰显中医药在疾病治疗中的优势，加强中医优势专科建设"。因此，对中医专科专病临床研究进行系统整理、加以提高，以窥全貌，就显得十分重要。

2000 年，以庞国明主任医师、林天东国医大师等共同担任总主编，组织全国1000 余位临床专家编撰的《中国中西医专科专病临床大系》发行海内外，影响深远。二十年过去，国明主任医师再次牵头启动《大系》修编工程，以"传承精华，守正创新"为宗旨，以助力建设国家、省、市、县重点专科与特色专科为目标，丰富更新了大量内容和取得的成就，反映了中医专科研究与发展的进程，具有较强的时代性、实用性，并将书名易为《当代中医专科专病诊疗大系》，凡三十个分册，每册篇章结构，栏目设计令人耳目一新。

学无新，则无以远。这套书立意明确，就其为专科专病建设而言，无疑对全国中医、中西医结合之临床、教学、科研工作，具有重要的参考意义。编书难，编大型专著尤难，编著者们在繁忙的医疗、教学、科研工作之余，倾心打造的这部巨著必将功益杏林，更希望这部经过辛勤汗水浇灌的杏林之树（书）"融会新知绿荫蓬，今年总胜去年红"。中医之学路迢迢，莫负春光常追梦，当惜佳时再登高。

中国工程院院士

国医大师

北京中医药大学终身教授　王琦

2023 年 7 月 20 日于北京

打造中医品牌专科　带动医院跨越发展

——代前言

　　"工欲善其事，必先利其器。"同样，肩负着人民生命健康和健康中国建设重任的中医、中西医结合工作者，也必当首先要有善其事之利器，即过硬的诊疗技术和解除亿万民众病痛的真本领。《当代中医专科专病诊疗大系》丛书（以下简称《大系》），就是奉献给广大中医、中西医结合专科专病建设和临床诊疗工作者"利器"的载体。期望通过她的指迷导津、方向引领，把专科建设和临床诊疗效果推向一个更加崭新的阶段；期望通过向她的问道，把自己工作的专科专病科室，打造成享誉当地乃至国内外的品牌专科，实施品牌专科带动战略、促助医院跨越式发展，助力中医药事业振兴发展。

　　专科专病科室是相对于传统模式下的大内科、大外科等科室名称而言的。应当指出的是，专科专病科室亦不是当代人的发明，早在《周礼·天官冢宰》就有"凡邦之有疾病者……则使医分而治之"。"分而治之"就是让精于专科专病研究的医生去分别诊疗。因此，设有"食医""疾医""疡医"等专科医生，只不过是没把"专科专病"诊疗分得那么细和进行广泛宣传罢了。从历代医家著述和学术贡献看，亦可以说张仲景、华佗、叶天士等都是专科专病的诊疗大家。因仲景擅伤寒、叶天士擅温病、华佗擅"开颅术"等，后世与近代的医学家们更是以擅治某病而誉满华夏，如焦树德擅痹病、任继学擅脑病等。因此，诸多名医先贤大家们多是专科专病诊疗的行家里手。

　　那么，进入 21 世纪以来，为什么说加强中医专科专病建设的呼声一浪高过一浪呢？究其原因大致有四：

　　首先是振兴中医事业发展、突出中医特色优势的需要。20 世纪 80 年代以后的中医界提出振兴中医的口号，国家也制定了相应的政策，中医事业得到了快速发展。但需要做的事还有很多很多。通过专科专病建设，可以培育、造就一大批高水平的中医、中西医结合专业人才，突出中医特色，总结实用科学的临床经验，推动中医、中西医结合专科专病的深入研究，助力中医药事业振兴发展！

第二是促进中西医协同、开拓医疗新领域的需要。中医、西医、中西医结合是健康中国建设中的三支主要力量，尽管中西医结合在某些领域和某些课题的研究方面取得了一些重大成就和进展，但仍存在着较浅层次"人为"结合的现象，而深层次的基础医学、临床医学等有机结合方面还有大量工作要做。同时，由于现在一些医院因人、财、物等条件的限制，也很难全面开展中西医结合的研究和临床实践。而通过开展专科专病建设，从某些病的基础、临床、药物等系统研究着手，或许将成为开展中西医协同、中西医结合的突破口，逐步建立起基于实践、符合实际的中西医协同、中西医结合的诊疗新体系，以开拓中医、中西医结合临床、教学、科研工作的新领域，实现真正意义上的中西医协同、中西医结合。

第三是服务于健康中国建设和人民大众对中医优质医疗日益增长新要求的需要。随着经济社会的发展和现代科学技术的进步，传统的医疗模式已满足不了人民群众医疗保健的需要，广大民众更加渴望绿色的、自然的、科学的、高效的和经济便捷的传统中医药。因此，开展中医专科专病诊疗，可以引导病人的就医趋向，便于病人得到及时、精准、有效的诊治；专科专病科室的开设，易于积累临床经验、聚焦研究方向、多出研究成果，必将大大促进中医医疗、医药、器械研发的进程，加快满足人民群众对中医药日益增长的医疗保健需求的步伐。

第四是提高两个效益的需要。目前有不少中医、中西医结合医院，尤其是市、县（区）级中医院，在当代医疗市场的激烈竞争中显得"神疲乏力"、缺少建设与发展中的"精气神"，竞争不强的原因虽然是多方面的，但没有专科特色、没有品牌专科活力是其重要的原因之一。"办好一个专科，救活一家医院，带动跨越发展"，已被许许多多中医、中西医医院的实践所证实。可以说，没有品牌专科的医院，是不可能成为快速发展的医院，更不可能成为有特色医院的。加强专科专病建设的实践表明：通过办好专科专病科室，能够快速彰显医院的专业优势与特色优势；能够快速提高医院的知名度，形成品牌影响力；能够快速带动医院经济效益和社会效益的提升；能够快速带动和促进医院的跨越式发展。

有鉴于上述四点，《大系》丛书，应运而生、神采问世，冀以成为全国中医、中西医结合专科专病建设工作者的良师益友。

《大系》篇幅宏大，内容精博，内涵深邃，覆盖面广，共 30 个分册。每分册分基础篇、临床篇和附录三大部分。基础篇主要对该专科专病国内外研究现状、诊疗进展以及提高临床疗效的思路方法等进行了全面阐述；临床篇是每分册的核心，以病为纲，分列条目，每个病下设病因病机、临床诊断、鉴别诊断、临床治疗、预后转归、预防调护、专方选要、研究进展等栏目，辨证论治、理法方药一线贯穿，使中医专科专病的诊疗系统化、规范化、特色化；附录介绍临床常用检查参考值和专科建设的注意事项（数字资源），对读者临床诊疗具有重要参考价值。

《大系》新全详精，实用性强。参考国内外书籍、杂志等达十万余册，涉及方药数万种，名医论点有出处，方药选择有依据，多有临床验证和研究报告，详略有序，条理清晰，充分反映了当代中医、中西医结合专科专病的临床实践和研究成果概况，其中不乏知名专家的精辟论述、新创方药和作者的独到见解。为了保持其原貌，《大系》各分册中所收集的古方、验方等凡涉及国家规定的稀有禁用中药没有做删改，特请读者在实际使用时注意调换药物，改换替代药品，执行国家有关法规。

本《大系》业已告竣，她是国内 1000 余位专家、学者、编者辛苦劳动的成果和智慧的结晶。她的出版，必将对弘扬祖国中医药学，开展中医、中西医结合专科专病建设，深入开展中医、中西医结合之医疗、教学、科研起到积极的推动作用，并为中医药事业的传承精华、守正创新和人类的医疗卫生保健事业做出积极贡献。

鉴于该《大系》编著带有较强的系统性、艰巨性、广泛性以及编者的认知差别，书中难免存在一些问题，真诚希望读者朋友不吝赐教，以便修订再版。

庞国明

2023 年 7 月 20 日于北京

编写说明

　　20世纪20年代以来，医学界对肝胆病的研究十分重视，尤其是中华人民共和国成立以来，在党的中医、西医、中西医结合三支力量长期并存、共同发展的方针指引下，中医学、西医学、中西医结合理论研究、实验研究、临床研究等积累了宝贵的经验和资料，取得了丰硕的成果。5年前，本丛书编委会成员在讨论编写大纲时，决定将肝胆系统病列为丛书之《肝胆病诊疗全书》。

　　中医药学对肝胆病的研究已有数千年的历史，西医学对肝胆病的研究也有数百年的历史。在中医学里，关于肝胆病的理论、临床、治法、方药研究是系统而全面的；西医学的发展虽然起步于工业革命时期，但发展极快。近20年来，我国西医学、中医学、中西医结合的研究更是突飞猛进、日新月异，有关肝胆疾病的学术论文、专科著作日有问世，为医学的发展做出了积极的贡献。但是其或偏于西医，或结合中西医，虽有中医专科专病之书，亦稍显未备。进入80年代以后，倡导专科专病建设，鲜有全面反映肝胆疾病诊疗的纯中医专科专病方面的书籍付梓。为适应专科专病建设要求，编撰此类大型书已是时不我待，更是广大医师、患者所期盼的。编者作为肩负为人民群众医疗保健重任的医药工作者，有义不容辞的责任和义务。

　　再则，肝胆疾病在我国发病率极高，仅就乙型肝炎而言，据权威资料调查表明，全国有1.2亿人呈病毒感染或发病状态。系统全面介绍肝胆病防治、研究进展，迫在眉睫。同时，随着中医中药走出国门，国际上出现了中医中药热，实有必要向世界人民传播中西医结合专科专病诊疗的知识，使其在海外生根，开花，结果。有鉴于此，我们组织三十余位专家、学者，历时三载，数易其稿，使这部具有中医专科专病诊疗特色的《肝胆病诊疗全书》问世，圆了编者著书载道，济世拯危之梦。

　　本书的特点是以临床实用为原则，理论与实践相结合。针对中医的传统理论、辨证施治和专家的成熟观点予以介绍；既有古人思维下的诊疗、用药原则，又有现代中医的新理论、新思路、新观点、新方法。全书妙思佳构，体例新颖，重点突出，实用性强。弥补了既往读者欲知其详，却无书可查，或有书难查的缺憾。尤其对有关章节，不厌其烦，予以详细介绍，使其达到"全书"之必备。譬如，为帮助读者了解国外对肝胆病诊疗的进展，有针对性地进行重笔浓抹，使读者一览无余。

编写长篇巨著是很辛苦的，精益求精是编者的宗旨，但真正写好并非易事。本书编者或居江南，或居塞北，或限于手头资料，或限于行文特点，或限于专业水平，或限于对一些问题的理解、研究不透，书中难免有错谬之处。好在此书的编写过程中，得到中国医药科技出版社的大力支持，在感谢他们的同时，也请广大读者提出宝贵意见，以便修正、提高。

编委会

2023 年 6 月

目　录

基础篇

临床篇

数字资源

基础篇

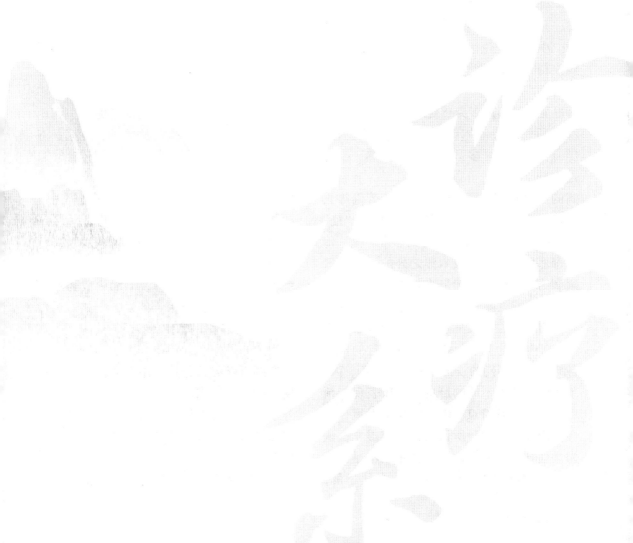

第一章 国内外研究现状与前景

第一节 研究现状与成就

肝胆疾病是较为广泛的常见病、多发病，尤其是脂肪肝、病毒性肝炎、肝硬化，在我国属发病率较高的疾病，在世界范围内亦为常见病。据资料统计，目前非酒精性脂肪性肝病（NAFLD）已成为世界上大多数地区最常见的慢性肝病。临床上防治肝胆病成为一个迫切需要解决的重大问题，而中医药在治疗肝胆疾病方面有着悠久历史和独特优势。

我国中医学的发展已有 4000 多年的历史，是我国人民创造的极为宝贵的科学财富。中医辨证论治使很多肝胆疑难、危重病症得到了有效治疗，使很多西医解决不了的病症得以缓解，乃至治愈。中医学认为肝胆病的病因多为感受外邪、情志不遂、饮食所伤、劳倦体虚等，与湿、疫、毒、虚有关。其中，多数医家认为湿热、疫毒是丙肝、乙肝、脂肪肝、胆囊炎等肝胆疾病的主要病因，而七情、饮食、劳倦等只是使疾病加重或迁延、复发的原因。"疫"是指有传染性，"毒"的含义非常广泛，传统毒邪指六淫之甚及六淫之外的一些特殊致病物质。中医认为肝炎病邪为疫毒，肝炎疫毒的特点除了毒邪致病的共同特征外，还具有专一性：某种疫毒邪气专入某脏腑经络，专发为某病，不同肝炎疫毒的毒性各异，感染不同的疫毒，形成甲、乙、丙、丁、戊等种种不同的肝炎，临床表现与预后转归亦各有特点。随着疾病的发展，则会出现虚的一面。所谓虚指正气虚弱，认为慢性肝病主要是由于人体正气不足，感受湿热疫毒之邪，侵入血分，内伏于肝，

影响脏腑功能，损伤气血，导致气机逆乱而变生诸症。与下列因素有关：酒食不节损伤脾胃；劳欲过度耗伤气阴；思虑过度气血郁滞。总病机是感受湿热疫毒，病位在肝，病性是本虚标实，虚实夹杂。

中医药治疗肝胆病具有悠久的历史和明显的临床疗效。随着西医学的发展，中医药治疗肝胆疾病的现代研究不断深入。药理学研究表明，很多单味中药都具有一定的抗病毒作用，如半枝莲、叶下珠、苦参、女贞子、天花粉、土牛膝和蛇床子等，其中以天花粉疗效更为显著。此外，党参、黄芪、灵芝、人参、甘草和绞股蓝等具有调节机体免疫功能，促进淋巴细胞的转换等功能。在抑制乙型肝炎表面抗原（HBsAg）、乙型肝炎 e 抗原（HBeAg）分泌和 HBV DNA 复制方面，香菇多糖、猪苓多糖、冬虫夏草多糖、螺旋藻多糖等中药单体疗效显著。在保肝降酶方面，甘草、五味子、水飞蓟、叶下珠等疗效较好。此外，三七、丹参、桃仁、苦参、红花等具有抗肝纤维化（HF）的功效。如郑元义等通过动物实验研究发现，丹参可抑制或减轻肝细胞变性、坏死，使肝脏结节减少，减轻间质炎症反应，促使假小叶消失，加速纤维组织消散、吸收及修复。而中成药治疗肝胆疾病也随着西医学的发展，如雨后春雨般发展起来。如以板蓝根、柴胡、茵陈等为主的护肝片，可健脾消食、疏肝理气，具有降低转氨酶作用，用于慢性肝炎及早期肝硬化；用当药、水飞蓟制成的当飞利肝宁胶囊，可以降低多数毒性物质对肝细胞的损害，具有保护肝细胞的正常结构和功能的作用，并且可抑制肿瘤坏死因子的形成，减缓肝细胞间质的炎性反应；以鲜

垂盆草制成的垂盆草冲剂，有降低谷丙转氨酶和清利湿热的作用，可用于慢性肝炎的活动期及迁延性肝炎；以黄芪、绵茵陈、白花蛇舌草为主的乙肝宁颗粒，可调气健脾、活血化瘀、清热利胆，用于慢性迁延性肝炎属湿热内蕴、气虚血瘀、肝郁脾虚证者；从菊科植物水飞蓟果实中提取的黄酮类化合物制成的益肝灵片，具有抗病毒、保护肝细胞膜、改善肝功能的作用，同时还具有明显的降低血清胆固醇和降低肝脏脂质沉积的作用。而国家名老中医刘学勤教授研制的十味胆宁胶囊（半夏、黄连、黄芩、干姜、羚羊粉等）能明显改善胆囊炎、胆结石引起的胆绞痛症状。常用的抗肝纤维化的中成药有很多，如复方鳖甲软肝片、扶正化瘀胶囊、大黄䗪虫丸、强肝胶囊、安络化纤丸等，在抗 HBV 病毒的基础上联合抗 HF 的中成药进行治疗，是目前临床研究的热点。如刘学勤教授自制强肝软坚丸等中成药对治疗肝纤维化具有较好疗效。随着中医对肝胆病治疗的不断发展，逐渐涌现出许多以针灸、推拿、中药硬膏、中药灌肠等为主的一些外治疗法，也取得较好疗效。如朱勤等用黄芪注射液于足三里穴位注射结合西药抗病毒药物在抗病毒治疗方面比单纯应用抗病毒西药治疗能明显升高 HBeAg 转阴率和 HBeAg/ 抗 HBe 血清转换率。有医者利用隔药灸脐法与穴位贴敷配合治疗慢性 HBV 患者在保肝退黄方面效果良好。王志宏等采用针刺百会、大椎、肝俞等穴位并联合抗病毒药物治疗，在提高 HBV HBeAg 转阴率和 ALT 复常率方面取得了满意疗效。

第二节　目前存在的问题与对策

一、抗乙型肝炎病毒药物疗效不理想

治疗病毒性肝炎的药物，如干扰素、胸腺肽、白细胞介素 -2、转移因子等，在近期疗效上作用显著，但远期疗效却不理想，这些药物价格昂贵，且有一定的副作用，长期应用患者难以接受。另外，核苷类抗 HBV 病毒药物疗程不明确，在停止治疗后，大多出现病毒"反跳"现象，而且疾病复发率较高。中药及中西医结合治疗肝病有着明显优势，清热利湿退黄类中药有着明显的护肝、降酶、利胆作用，对肝炎病毒亦有一定的抑制作用。由于多种原因，当前我国专门从事中医和中西医结合肝病研究的力量还十分薄弱，研究内容一直未能摆脱"低水平重复"的困扰，研究的深度不够，离"突破性进展"差距较大，大多仍停留在"临床观察"水平。

二、抗肝纤维化的治疗仍需进一步研究

抗肝纤维化西药疗效差、副作用较大，如青霉胺、秋水仙碱等，临床上已较少使用；有些药物仅限于实验室研究，或者仅是理论上的推测。中药治疗 HF 毒副作用小，或无毒副作用，临床运用较广。但目前的实验研究仍存在着一些问题：无论是 CCl_4 中毒模型或免疫损伤性动物 HF 模型与人均有一定的差异，动物与人在 HF 的形成时间、自然恢复倾向、生理病理特点等方面也都有一定差距，造成了实验与临床的脱节。中医强调以法统方，但现在对治疗肝病的方药及治则治法的研究还比较局限，更多地侧重于活血化瘀及扶正化瘀方面，尤其缺乏中医微观辨证指导下的方证研究。

三、中药制剂的剂型改革仍待深化

中药制剂虽有较大的发展，但仍远远落后于临床需要，特别是体积小、便于携带、服用方便、口感好的中药制剂需要进一步开发。

四、病毒耐药问题

抗肝炎病毒药物的广泛使用或不规范使用，往往导致基因变异，耐药型感染将会越来越多，给治疗增加了更多的困难。

五、中药溶石、排石机制研究仍需加强

对于胆系疾病的研究，虽在影响胆汁排泄、胆囊收缩、胆汁成分等方面开展了一些工作，但有关中药治疗胆道感染与胆石症疗效机制的实验研究报道较少。中医对胆道感染及胆石症主要病机的研究尚少，更缺乏系统的中医辨证、疗效判定标准、诊断客观化研究等，仍需进一步加强。

从当前中西医结合临床与研究来看，未来治疗肝胆病须辨病与辨证相结合、中医内治与外治相结合，不断提升肝胆病的临床疗效。

第三节　前景与思考

一、病毒性肝炎中医辨证分型的实验研究

目前已取得一些客观数据，中医分型基本上能反映肝炎病程的不同阶段，这对确定治疗方案、选方用药及预后都非常重要，使中医分型指标客观化，在全国统一中医的分型法和中医分型标准是十分必要的。使用更先进、更精确的检测手段，从多个角度、多个层次探讨肝胆病各证的病理生理实质，不断探讨中医证型与各种检测之间的内在联系，将会使中医的肝胆病研究更深入一步。

二、中医经方、时方、验方整理

中医药治疗肝胆病有着悠久的历史，有着许多宝贵的经验，建议由国家组织有关专家挖掘整理中医古方，收集民间验方及临床报道疗效较好的高效方，从中筛选出一些方药，进行科学的临床验证和现代药理、毒理、生产工艺及制剂的研究，研究的重点可放在寻找有效单体上。研究新的作用靶点、作用机制，希望尽快从中草药中筛选出有效的抗病毒作用的化合物。慢性肝炎的发生与免疫功能障碍有关，开辟从免疫途径寻找治疗肝炎新药的关键在于了解慢性肝炎免疫功能障碍的环节，建立有针对性的免疫性肝炎动物模型，进行药物筛选，寻找出有效药物。

三、抗肝纤维化中药开发

近年来，众多学者研究筛选出一批抗HF作用的中草药和复方，毒副作用小或无毒副作用，为中医药抗HF治疗开拓了广阔的前景。开展对HF不同病理阶段，不同证型的研究，建立既符合HF特点，又符合中医证型的模型，将不同治法的对比研究及机制研究深入到细胞分子水平，将是今后一段时期中医对肝纤维化研究的重点。

四、肝胆病中医治疗规范化研究

对肝胆病的临床研究要规范化，进行国际评价新药常用的、较科学的随机双盲对照试验，并要求试验中临床检验严格标准化，患者的选择、诊断治疗及疗效判定准确无误。

五、重症及终末期肝病中医治疗研究

鉴于肝硬化、肝衰竭及原发性肝癌等发病率日趋增高，所以对重症及终末期肝病的治疗研究越显得急迫。应从中医对重症及终末期肝病的证候特点和基本病机认识出发进行系统研究，建立重症及终末期肝病的辨证分型系统，特别是针对其并发症的防治研究，筛选、探索有效方药和疗法。

六、胆囊炎、胆石症及胆囊息肉的中医治疗研究

中医药对胆囊炎、胆石症及胆囊息肉的治疗渐趋完善，循证医学研究表明，中药对胆囊结石具有防石、溶石、排石作用，对部分胆囊息肉亦有显著疗效，但内治的微观辨证指标尚需探索，以内治为主的特效方药有待进一步筛选。

七、中医特色疗法研究

治疗肝胆疾病的常用中医特色疗法，如针灸、中药贴敷、中药灌肠、中药热敷包、脐火疗法等，运用方便，疗效满意，安全可靠，深受广大患者好评，值得深入研究。

总之，我国肝胆疾病发病率较高，中医药疗法历史悠久，疗效卓著，对古老的中医药进行科学挖掘，传承精华、守正创新，同时积极学习国内外现代技术，采用科技手段进行深层次的中西医结合研究，一定会使我国走在世界肝胆病研究的前列。

第二章　诊断思路与方法

第一节　诊断思路

一、明病识证察症，病证症结合

在中医诊断学中，有辨病诊断、辨证诊断及辨主次症相结合，对于肝胆疾病的诊治也是如此。肝胆疾病复杂多变，在疾病发生、发展的过程中，都可能会出现不同的证。病和证都是对病因、病位、病机和病势等病理本质从不同角度所做的不同程度的病理性概括，都是一种综合性的临床诊断，病、证都要由不同的主次症表现出来。"病"是对疾病全过程规律和特点的认识，体现了疾病损害的纵向变化；"证"是对疾病过程中某一阶段病理本质和特点的认识；症是疾病过程中表现的具体症状。体现了疾病状态下机体反应的横向特点。疾病的本质可以通过证候的变化体现出来，疾病全过程的规律和特点贯穿于相应的证候中。二者纵横互补，构成了临床诊断的立体模型。一个病往往有其相对固定的主症或其他特征，其所属的证候应具备这些主症或特征，但次症或兼症可各有特点。就此而言，病不变而证常变，病有定而证无定。所谓辨证就是运用四诊八纲为主要手段综合临床各种症状，来研究疾病的病因、病机及发生发展规律，认识和辨别疾病的部位、寒热、虚实以及传变转归等，然后确定治疗的方法。一般来讲，证有严格的阶段性，不同病理阶段出现不同的证，有时只反映人体患病之后的某一方面的异常变化。因此，作为临床医生在诊疗过程中既要熟练掌握各种疾病的发展全过程，也需要掌握疾病不同阶段出现的证

候，做到明病、识证、察症，病、证、症结合，才能提高临床治疗效果。

肝胆疾病复杂多变。首先，我们需要掌握肝胆的生理特性，结合其特性，我们将胁痛、黄疸、积聚、鼓胀等疾病归属于肝胆疾病。学习掌握各种疾病后，了解肝胆疾病在不同的发展阶段表现的不同证候，遣方用药才能更好地治疗疾病。故在临床实践中必须注意明病识证察症，病、证、症结合，方能为临床立法选方用药提供理论依据。

如气血壅滞，肝体失和，块结腹内，则成积聚；湿邪郁滞，肝胆失泄，胆汁泛溢，则生黄疸；肝、脾、肾功能失调，气、血、水互结停于腹中，酿生鼓胀。肝失疏泄，气机郁结，则为肝郁气滞；肝气久郁化火，则为肝火旺盛；肝火内炽，灼伤阴津，肝肾阴亏不制阳则为肝阳上亢；肝阳上亢日久不愈，则为肝风内动；肝郁气滞、肝火内炽、肝阳上亢、肝风内动四者同源，互为因果，相互转化，反映肝胆疾病逐渐加重的病变过程。又如六淫中的湿热致病，在肝胆病中较为常见。湿性重浊黏腻为阴邪，易阻遏气机，易困脾阳；而热性炎上、燔灼、躁动，属阳邪，其致病升温冲逆，伤阴耗气，入血动血，扰乱神明，传变迅速等。湿热之邪又有内、外之分，内湿由脾胃运化功能失调所生，内火多因五志化生，痰湿、瘀血蕴久等所形成。在肝胆病常见的纳呆、腹胀、腹泻、口干口苦、黄疸等均表现出湿、热之邪的特点。湿热之邪为病，一是缠绵难愈（湿的特点），二是起病快，进展迅速（热的特点）。这就决定了疾病的病程较长、迁延难愈，又易传变他脏、变化多端。各种疾病都有其特殊的

发病和演变规律，只有明病识证察症，病证症结合，才能依其特性掌握其病机而立法用药。

二、审度病势，把握演变规律

疾病的发生发展有其自身的规律性，但若辨证不清，失治误治，贻误病情，则易发生他证、坏病，故应熟悉、把握疾病的顺逆规律。各种致病因素均可导致肝胆疾病的发生，其所涉及的病理变化很广泛，累及脏腑较多，易发生各种坏证。在肝胆病初期，常见外感症状，如发热、恶寒、头痛、全身不适等多为外感风寒所诱发，风与疫毒为先导，易与他邪相合为病，入里侵犯肝胆、脾胃，继而出现纳差、脘闷、口干口苦、胁痛等症。如果肝气不舒，脾胃受损未能纠正，则会引起气滞血瘀，病变由浅入深，由腑及脏，甚至热入营血，直至危及生命；若肝不藏血，脾统血无权，可并发各种出血病证；若常因大量、反复出血，致使气随血脱，进而发展成阴竭阳脱的严重坏证。

三、审证求因，把握病机

病邪侵入人体可发生一系列病理变化，正邪相争，阴阳失调，气机失常及脏腑、气血、津液、经络等，在肝胆病中均有体现。虽有各种变化，各种表现，但万变不离其宗。肝胆病最基本的病机是肝失疏泄，气机失常，累及多脏，尤易传脾，虚实夹杂，痰瘀交阻，邪实为本，易生坏证。故在临证时，紧紧把握其基本病机，立法用药才不会出现偏差。肝失疏泄，气机失常。若感受外邪，或情志抑郁，均可导致肝气郁结，木失条达，脾胃功能失调，气机升降失常，可见纳呆、嗳气、腹胀、倦怠等症状。累及多脏，尤易传脾。肝气不舒，最易横克脾土。脾胃运化有赖肝之疏泄功能。若肝脏有病，子病及母，肝硬化可影响肾功能；若肝木反侮肺金，在肝病中可见咳嗽、少痰等；若肝病及心，即母病及子，肝病中亦可见到心悸、失眠多梦，甚或谵语、神昏等症。虚实夹杂，痰瘀交阻，邪实为本，易生坏证。肝胆病的早、中期多以邪实为主，兼见虚象，如湿热蕴结之黄疸。邪正交争，正气抗邪势必自耗，故常又在邪实之中兼见正气不足，故肝胆邪实，脾胃多虚。肝病传脾，脾失健运，水湿停聚，则生痰浊；气机不畅，血随气瘀，则气血瘀滞。气滞、血瘀、痰阻既是病理产物，又是致病因素，就其本质而言，多为实邪，然病久多虚，最终可表现为虚实夹杂。由于肝病可累及多脏，病情复杂多变，易出现多种并发症。就肝脏自身的生理病理特点而言，动血出血可致气随血脱之脱证；伤阴动风可致痉厥；痰浊蒙蔽心窍而出现昏迷等表现，皆来源于肝胆病的基本病机。

第二节 诊断方法

一、辨病诊断

辨病诊断是指以西医学理论为指导，在西医学检查手段的协助下，结合病史、临床症状及体征，以明确病名、病因、发病机制等的一种西医学诊断方法。它是正确治疗的前提与基础，是提高临床治疗水平的重要环节。辨病诊断要尽量符合国际疾病分类（ICD）的编码要求，正确的疾病名称应包括病因、解剖部位、病理改变和临床表现四个基本成分，能够反映疾病的内在本质和外在表现的某些特点。

（一）常见肝胆疾病

1.病毒性肝炎

病毒性肝炎是由各种肝炎病毒引起的感染性疾病。临床表现差异很大，包括无症状的亚临床型（隐性感染）、自限性的急性无黄疸型和黄疸型肝炎、慢性肝炎、淤胆型肝炎，少数可发展为重型肝炎肝衰竭。

2. 肝硬化

肝硬化是指各种原因作用于肝脏，引起肝脏的弥漫性损害，使肝细胞变性坏死，残存肝细胞形成再生结节；网状蛋白支撑结构塌陷，结缔组织增生形成纤维瘤，最终导致原有的肝小叶结构破坏，形成假小叶，在此基础上出现一系列肝功能损害与门静脉高压症的临床表现。肝硬化一般逐渐起病，症状常很隐匿，可隐伏数年至数十年。其临床表现差异很大，轻者可完全无临床症状，重者则呈现慢性肝功能衰竭表现。故时至今日，学者们仍将肝硬化的临床表现分为肝功能代偿期和失代偿期。代偿期肝硬化临床表现无特异性，且多不典型；失代偿期肝硬化临床可出现明显的肝功能减退和门静脉高压症。

3. 中毒性肝病

中毒性肝病是指由各种有害物质作用于肝脏而引起的肝病，一般包括药物性肝炎（DILI）、毒物性肝病和酒精性肝病三种。

4. 感染性肝病

感染性肝病多由肝脏感染了除肝炎病毒以外的各种微生物与寄生虫所致的疾病。如血吸虫病、阿米巴肝脓肿、细菌性肝脓肿（PLA）等。

5. 代谢性肝病

代谢性肝病大多为遗传代谢障碍性肝病，通常是由遗传性酶缺陷所致的物质中间代谢紊乱引起的疾病，主要表现为肝脏形态结构和（或）功能上的病变，常伴有其他脏器的损害。

6. 肝血管性疾病

肝血管性疾病是指肝脏内血管发生的病变。随着血管造影技术的不断发展，肝脏血管疾病也逐步被人们所认识，其诊断与治疗亦取得很大进展。根据解剖结构，肝脏血管疾病可分为肝动脉疾病、肝静脉疾病、门静脉疾病及窦状隙病变。

7. 肝胆肿瘤

肝胆肿瘤系肝胆及肝内外胆管的良、恶性肿瘤。常见有原发性肝癌（PLC）、继发性肝癌、肝脏海绵状血管瘤、肝囊肿、肝腺瘤以及发生在胆管各处的胆管上皮细胞癌和平滑肌瘤等。

8. 胆系疾病

胆系疾病一般指病变主要在胆系的疾病，如胆管炎、胆囊炎、胆石症、胆道蛔虫病等。

肝胆病的分类大致如此，临床上对肝胆病的诊断，一般先根据患者的病史、临床症状及体征，大致将其归类，然后有针对性地做一些相关的理化检查，将理化检查的结果再与病史、临床症状及体征相互参照，作出初步诊断。

（二）临床肝胆病诊断

1. 病史

实践证明，对于诊断和治疗起决定作用的诸因素中病史约占90%，而检查和实验结果仅占5%。病史对诊断的重要性不言而喻。一个有丰富医学知识和临床经验的医生，通过仔细询问和采集病史，再与临床理化检查相结合，大约70%肝病可获确诊，90%的病例可在病史和体检的基础上，提出有关病因、鉴别诊断和治疗计划，从而进一步取得合理和满意的诊治。当然，对一些疑难病症，不可避免地还需要有目的地进行一些特殊、复杂的相关检查，以明确诊断。

病史的采集应详细、系统，现病史、个人史、家族史、药物史、饮酒史、职业史应逐一询问，不可马虎。如药物史，近年来随着药物种类的不断增多，药源性肝损害的发病率有增多趋势。大约有2000种以上不同成分的各种药物对肝脏有损伤作用，故应强调了解既往应用药物的重要性。再如职业史，据统计医生和其他从事医学工作的人员，HBV 的发病率较一般居民高；从事酿酒作业的酒厂工人，常因接触酒精而致中毒性肝病。了解这些，对提高临床诊断率都有较大帮助。

2. 症状、体征

临床上出现的症状和体征，是作出临床诊断的重要依据，患者出现的每一个症状和体征，都应引起医者的高度重视。人体是一个有机的整体，生理上互相联系，病理上相互影响。身体一旦发病，局部病变往往可以影响全身，全身病变亦可突出显现在某一个局部；内部病变常可牵连于外，外部病变亦可涉及于里。临床上出现的症状和体征是疾病诊断的重要线索，根据症状和体征可作出初步诊断，围绕初步诊断，有选择地进行理化检查可资确诊。肝胆病往往与其他脏器的症状和疾病密切相关，如皮肤、关节症状（如瘙痒、黄色疣、肤色变黑、皮下出血等）、循环系统、神经系统、胃肠道征象、内分泌征象（糖尿病样症候群、男性乳房发育、女性性腺紊乱）等，亦需详细了解。只有全面掌握第一手资料，才能迅速、全面、正确地作出诊断，并制定相应的治疗计划。

3. 体格检查

体格检查包括全身检查、腹部检查，其中以腹部检查为重点。

腹部检查：注意观察腹部是否有隆起或呈蛙腹状，腹部有无静脉曲张、瘢痕、腹壁疝、腹直肌分离、妊娠纹等。触诊腹壁厚度，肝、脾、肾有无增大及压痛，腹部能否扪及包块，包块的位置、大小、形状、质地、活动度、表面是否光滑或高低不平隆起，腹部有无腹肌紧张、压痛及反跳痛等。叩诊时注意鼓音和浊音分布范围，有无移动性浊音存在。听诊时注意肠鸣音情况等。

4. 实验室检查

（1）肝功能检查　肝功检查可以客观地表明肝脏疾病的性质、严重程度以及预后转归等情况。因而肝功能检查是对肝脏病辨病诊断不可缺少的步骤。肝细胞具有合成、代谢、转运和排泄等"基本"功能，肝脏有病变时，肝细胞的这些功能会发生相应的变化。狭义的肝功能检查即指上述功能的检查，广义的肝功能检查尚包括反映肝病现状和疾病的各种"标记"。有关肝功能检查另有专章介绍，在此不再赘述。

（2）免疫学检查　肝脏的损伤可直接或间接地影响机体的体液与细胞免疫防御。一些肝脏疾病属自身免疫性疾病，如自身免疫性肝炎（AIH）、原发性胆汁性胆管炎（PBC）等；许多肝病虽然是由于多种不同的病因所致，如药物、酒精、病毒以及寄生虫等，但从发病机制来看均与免疫有不同程度的关系。免疫学改变可以是肝病的后果，也可以是肝病的原因。因此，恰当地选择应用一些免疫学检查方法，在临床诊断中有重要的意义。如特异性病毒抗原与抗体检测，对于病毒性肝炎的诊断分类、鉴别现症还是既往感染、检测有无病毒感染及其复制情况等均有重要的意义；再如甲胎蛋白异质体比率（AFP-L3%）的检测，对原发性肝细胞癌的早期诊断具有重要价值，是一个更优秀的早期预警指标。

5. 病理学诊断与肝穿刺活组织检查

肝病病理学检查为从事有关肝病临床研究的医务人员了解肝病病因、发生机制、肝脏病理变化与类型以及临床治疗措施和实用研究的基础。肝脏活检采用新技术，特别是免疫组化技术检查，对研究肝病起着重要的作用。肝穿组织做病理学检查，可以肯定或排除临床臆断，发现预料之外和有重要意义的疾病。许多病例活检所见病理变化，可以在很大程度上说明有关临床、生化和血清学资料。许多病例还可以通过病变评估肝病的活动程度、范围和预后。肝活体组织可以盲目性地经皮肝穿刺，或在B超、CT引导下有目的性地经皮肝穿刺，或在腹腔镜下有目的性地行肝穿刺，或在外科剖腹术中直视下取材。其适应证：①肝肿大原因不明；②黄疸原因不明；③脾肿大原因不明；④为了解肝病演变过程或观察肝病治疗效果。

6. 影像学检查

影像学检查主要包括超声检查、放射学检查及核素显像。目前，超声成像与X线、CT、放射性核素及磁共振成像构成西医学四大影像诊断系统。

现代电子技术的进步促进了超声诊断仪的不断更新和发展，特别是70年代初开始出现了灰阶实时B型超声显像仪，它是继X线之后成为临床可以直观显示人体内部器官结构和动态的又一重大技术进展。对软组织实质性脏器的解剖结构及层次皆能显示清晰的断面图像，接近于真实的解剖结构层次，提供了形态学诊断的依据。当今，发展的新型"双功"及"三功"超声仪，采用脉冲、多普勒和血流信号的伪彩色编码显示，即在二维图像的基础上叠加了血流的信息，不仅能提供清晰的解剖结构图像，而且能反映血流动力学的变化，更丰富了诊断的内容，提高了诊断水平。而且该项检查技术无放射性损伤作用，检查方便，不受条件限制，结果迅速，可重复多次检查。

肝脏瞬时弹性硬度检查：可以检测肝脏硬度值（LSM）及受控衰减参数（CAP），可以明确肝脏纤维化程度及肝脏脂肪变程度，是一种无创检查方法，目前已被广泛运用于临床诊疗及科学研究。

近年来，肝脏的影像诊断获得了很大的发展，除了传统的X线平片、胆系造影外，现在还有CT、血管造影、磁共振成像等诊断方法可供选用。

7. 腹腔镜检查

腹腔镜检查为借助内窥镜直接观察腹腔脏器的诊断方法，对肝、胆、腹膜疾病有一定的诊断价值。但直到目前为止，腹腔镜检查在内外科临床上，尚未得到应有的重视和充分的应用。除了腹腔镜检查本身有一定的局限性外，更主要是对腹腔镜的诊断价值仍存在不同的意见。

二、辨证诊断

辨证诊断是在中医理论指导下以阴阳五行、脏腑、经络、病因病机等基本理论为依据，对四诊所搜集到的病史、症状和环境因素等临床资料，进行综合分析，辨明其内在联系和各种病证间的相互关系，从而求得对疾病本质的认识，对疾病证候作出恰当的判断。中医常用辨证方法有八纲辨证、病因辨证、气血津液辨证、脏腑辨证、经络辨证、六经辨证、卫气营血辨证和三焦辨证。

（一）四诊

四诊指的是望、闻、问、切。古称"诊法"。四诊具有直观性和朴素性的特点，在感官所及的范围内，直接地获取信息，医生即刻进行分析综合，及时作出判断。四诊的基本原理是建立在整体观念和恒动观念的基础上的，是阴阳五行、藏象经络、病因病机等基础理论的具体运用。物质世界的统一性和普遍联系，就是四诊原理的理论基础。四诊是搜集临床资料的主要方法，而搜集临床资料则要求客观、准确、系统、全面、突出重点，这就必须"四诊并用""四诊并重""四诊合参"。只强调某种诊法的重要性，而忽略其他诊法的做法都是不对的。自王叔和以后，诊脉和舌诊都有很大的发展，因而有些医生便出现一种偏向，往往夸大脉诊，或夸大脉诊和舌诊，一按脉、一望舌便判定病情，急下处方用药，而忽视四诊合参的原则，这是不对的。因为疾病的发生、发展是复杂多变的，证候有真象也有假象，有的假在脉上，有的假在症上，所以临床上有"舍脉从症"和"舍症从脉"的说法。如果四诊不全，便得不到患者的全面、详细的资料，辨证就欠缺了准确性，甚至发生错误导致严重后果。只有将四诊有机地结合起来，彼此参伍，才能全面、系统、真实地了解患者病情，作出正确的判断。

（二）脏腑辨证

脏腑辨证主要适用于内伤杂病辨证，而气血津液辨证、经络辨证是脏腑辨证的补充。因为人是以五脏为中心，通过经络联系皮毛、肌肉、四肢百骸、五官九窍等形成的有机整体，而经络又是气血运行道路，故内脏的生理病理可以通过经络反映于形体外表；反之，形体外表的生理病理也通过经络影响到内脏，上下内外相互交通，共同维持人体的生理活动，发生病理时又相互影响产生内伤病。

（三）八纲辨证

八纲辨证起于《黄帝内经》，中医老前辈为了探索辨证简单化，经过漫长的时间，终于在民国时期由祝味菊正式提出，并在《中医诊断学》第2版教材中见诸于世。其将各种辨证方法中带有共性的证候抽出后，分为表、里、寒、热、虚、实、阴、阳八种纲领证候，并阐明疾病发生发展的变化规律，如相兼、错杂、转化、真假。它既是辨证方法，更是阐明辨证的道理。这种道理应贯穿于临床课和临床实践的始终，所以在《中医诊断学》教材中总将其置于辨证方法之首。根据八纲辨证的内容，首先要确立病位在表在里，而表证有其明显特征，里证可用"非表即里"概括，故表、里病位不难区分。然而里的范围广泛，具体而言可涉及脏腑、气血、阴阳、经络以及六经、卫气营血、三焦等。其次要明确病性，所谓病性指疾病病理改变的性质，主要有寒、热、虚、实、阴、阳等。分别来源于八纲辨证、病因辨证、气血津液辨证、阴阳虚损辨证、情志辨证等的辨证。诸如寒，有表寒、里寒、虚寒（阳虚）、实寒；热，有表热、里热、虚热（阴虚）、实热；虚，有气虚、气陷、气不固、气脱、血虚、血脱、久病体弱、年老体衰等；实，有湿浊痰饮、瘀血、宿食、结石、虫积、便秘、溲短、胀满疼痛、新病体壮等，以及彼此之间的关系，即病性的具体化。这些病性即成为辨证方法体系中的基础。

第三章　治则与用药规律

第一节　治疗原则

一、辨病治疗

根据临床疾病的不同病因、症状、体征，采用的治疗方法不同。肝胆病常用的治疗方法有一般治疗、病因治疗、支持疗法、护肝治疗、手术治疗、介入治疗等，临床上须根据不同的肝胆疾病采用相应的治疗方法。

二、辨证治疗

辨证论治是中医的精髓，所谓辨证治疗，就是医师根据四诊所收集的资料，通过分析、归纳，辨清疾病的病因、性质、部位，以及邪正之间的关系，概括、判断为某种性质的证。再根据辨证的结果，确定相应的治疗方法。辨证和论治是诊治疾病过程中相互联系不可分离的两部分。辨证是决定治疗的前提和依据，论治是治疗的手段和方法。辨证论治是认识疾病和解决疾病的过程，是理论与实践相结合的体现，是理法方药在临床上的具体运用，是指导中医临床工作的基本原则。

三、病证结合治疗

辨病与辨证相结合是中医诊断学的特色。"证""病"二者，含义各不相同，但都统一于"疾病"总概念之中，都是由疾病的病理本质所决定。病的本质一般规定着病的表现和证的变动，其代表疾病全过程的根本矛盾，证代表病变当前阶段的主要矛盾。病的全过程可以形成不同的证，而同一证又可见于不同的病之中，因而病与证之间是纵横交错的关系。

辨证论治是中医学的特点与精华，尤其是近40年来更是大力倡导，占据中医临床的主导地位，成为一种公认的诊疗模式。但辨证论治并非诊疗的唯一途径，过分强调辨证论治的重要性，势必忽略对病认识的深化，辨证论治的局限性也日益显露。因而很多医家提出了应当辨病论治与辨证论治相结合，并从诊断、病机、治疗等方面阐述了辨病论治的重要性。中医学这一完整诊疗体系的建立，将加深中医学对疾病的全面认识与正确处理，促进中医学对病、证、症之诊断、治疗、方药等的系统研究，从而有利于临床诊疗水平的提高。

病证结合的诊疗方法是从各自不同的角度对疾病本质作出判断。通过病名诊断，可以确定该病全过程的病理特点与规律；通过辨证诊断，可以确定疾病在某一阶段的病理性质。两者相互联系、相互补充，只有辨证与辨病相结合，才有利于对疾病本质的全面认识。在对病症诊疗时，或在辨病论治，确定专方、专药的基础上，根据疾病阶段性的不同，辨别证候的寒热虚实等性质，进行加减用药；或在辨证论治的基础上，将治疗疾病的有效专法、专药等运用始终。如瘅病类疾病的病理实质为热，故清热祛邪为其治疗大法，而不同的瘅病又各有相应的方药，如肺瘅（热病）之麻杏石甘汤、肝瘅（热病）之茵陈蒿汤、胆瘅之大柴胡汤、肾瘅之八正散等。又如肺痨，一方面是寻找以杀灭痨虫为主的基本方药，另一方面是根据辨证的结果，或以清热为主，或以养阴为主，或以益气为主，各随其证而治之。通过研究，若能完成以上任务，则中医病证症相结合的诊疗体系已基本建立。临床时不仅要进行辨证论治，并且一定要结合辨病论治，同时还要有针对性地进行辨症论治，二者可有主次，但缺一不可，如此才能全面认识疾病的本质，提高临床诊疗水平。

第二节　用药规律

一、辨病用药

肝胆疾病多为慢性病，用药疗程长，其治疗具有一定的规律性和原则性，具体如下：

1. 尽量避免使用有肝毒性的药物。

2. 多种治疗方法联合应用，如乙肝患者在某一阶段给予保肝、降酶、抗病毒等治疗。

3. 患者必须有用药的依从性，如乙肝抗病毒药物需长期服用。

二、辨证用药

辨证用药是中医治疗的特色和精华，通过审查病因病机，综合辨证肝胆疾病，再根据证型确立不同的治则方药，如疏肝理气、清热利湿退黄、活血化瘀通络、滋养肝肾、疏肝健脾等。

三、中西药合用

中西药合用可以提高疗效，缩短治疗时间。如乙肝所引起的肝硬化一方面给予抗病毒治疗，一方面通过中医辨证给药。

四、特殊用药方法

随着医学技术的发展，临床上出现了一些新的治疗肝胆病的中医外治疗法，效果显著，如：

1. 穴位注射法

穴位注射法是将药水注入穴位以防治疾病的一种治疗方法。它可将针刺刺激和药物的性能及对穴位的渗透作用相结合，发挥其综合效应，对胆囊炎、胆石症引起的胆绞痛有特殊的疗效。

2. 刮痧疗法

刮痧疗法是指应用边缘光滑的硬物或用手指等在人体特定的部位多次进行刮、挤、揪、捏、刺等物理刺激，造成皮肤表面瘀血点、瘀血斑或点状出血，通过刺激体表络脉，改善人体气血运行状态，调整脏腑功能，来达到扶正祛邪、排泄瘀堵等功效的一种防治方法。刮痧疗法具有方法独特、简便安全、用途广泛、疗效可靠等特点，深受广大群众的青睐。

3. 药物灌肠

药物灌肠治疗肝胆病，通过肝肠循环，即通过肠道给药起到治疗肝病的作用。如肝炎引起的黄疸，肝病引起的肝性脑病、肝肾综合征等。

4. 中药渍渍疗法

中药渍渍疗法是指将中药煎熬成汤汁，使患者或发病部位浸泡其中，或用汤汁湿敷，以达到致病祛邪的治疗目的，属于中药外用熏洗疗法的一种，又可称湿敷法。具体说，渍是将饱含药液的纱布或棉絮湿敷患处，渍是将患处浸泡在药液中。药物直接接触治疗部位，祛除毒邪，达到治疗目的。

5. 中药硬膏热敷贴

中药硬膏热敷贴是将中药加工成膏药，通过穴位贴敷，起到治疗疾病的方法。

第四章　提高临床疗效的思路与方法

中医学的生命力在于临床疗效，疗效是硬道理。随着《中医药法》的出台，国家大力支持中医药的发展，而如何提升中医、中西医结合的临床疗效，是目前需要解决的首要问题之一。其意义主要有：提高临床疗效是提升中青年中医工作者诊疗水平的驱动力；提高临床疗效是为患者解除疾病痛苦的迫切需要；提高临床疗效是发展中医药和中西医结合学术的可靠基石；提高临床疗效是面向国际、走向世界的发展前提。同时，我们应该看到在当前的临床研究过程中，只要我们真正做到了提高临床疗效，就可以起到"牵一发而动全身"的作用，带动临床工作的全面发展，使之出现一派活跃局面。因为在各项临床诊疗工作中，都应以临床疗效为基础，脱离了临床疗效之根本，就如无本之木，无源之水，临床实验研究如不与临床疗效结合，也就变成了空洞的理论。所以，临床疗效的不断提高，是中医药发展的动力和源泉。而提高临床疗效的思路与方法主要有以下几点。

一、研习经典，善用经方，活用时方、验方

中医古籍虽浩繁，然必读者莫过于《内经》，他是中医基础理论之源，"至道之崇，奉生之始"。几千年来，历代医家宗其理，展其术，承先启后，形成了中医药学科完整体系。而张仲景所著《伤寒杂病论》，结束了中医药"有论少方"的局面，不仅填补了《内经》在临床医学方面的不足，且开中医辨证论治之先河。温病学说是《伤寒论》的补充和发展，两者结合则是完整的外感热病学。对经典著作，历代医学派

别之观点不生搬硬套，人云亦云，主张破除门户之见，学各家之长，择其善者而从之，兼收并蓄，取精用宏。研读经典，明其理，知其要，融会贯通，将经典理论运用到临床实践中去，从实践中对经典理论进一步认识和理解。经过反复临床，不断总结，以提高疗效。尤其是《伤寒论》所载113方，系"众法之宗，群方之祖"，临证运用医案颇多，疗效极佳，我们更应该逐条研读，掌握其中的辨治要点，再运用到临床当中，不断总结升华。仲景之方药味不多，但功效神奇，说明治病处方不在大小，贵在辨证准确，制方用药君臣佐使职责分明，寒温补泻治法得当。还有针对临床常见寒热错杂，虚实并见的复杂证候，常以寒温并用，运用仲景补泻兼施之剂而获验。如治鼓胀，多攻补兼施；治肝病腹胀、胆石症、胆囊炎、胃脘痛，多用半夏泻心汤加味，寒热并用，辛开苦降，均取得满意疗效。此外，对于很多久经使用、疗效显著的时方、验方，在中医学辨证论治原则指导下灵活运用，确保临床疗效。

二、选择合适剂型，中医多途径给药治疗

传统中药方剂虽有丸、散、膏、丹、汤、露、酒曲、胶、茶等多种剂型，但多以汤、丸剂为多。随着时代的发展，传统中药制剂面临挑战。例如中药汤剂费时费劲，口味不佳，丸药不易保存，均不如西药片剂、针剂方便适用。因此，中药剂型改革，结合病位、病情多途径给药势在必行。诸如急症，特别是肝性脑病昏迷不醒的患者，可以血管内给药（中成药注射剂静脉滴注，如醒脑静注射液、清开灵注射

液）、鼻饲给药、肌内注射给药；肝癌患者，本来食欲较差，特别是肝癌晚期，有时食入即吐，中药汤剂难以下咽，可给予中药保留灌肠。肝硬化患者多为慢性病，有时需要长期服用中药，但患者因为汤剂口味不佳，不能坚持，可通过辨证，给予个体化膏方长期服用治疗。特别是对于重症肝胆疾病，可以根据患者的具体病情，选用中成药静脉滴注、中药口服、保留灌肠或穴位贴敷等多途径给药治疗，以最大程度提高临床疗效。当然目前还缺乏这种多样化治疗肝胆疾病的十分成熟的剂型，有待于今后大力发展和研究。

三、立足整体观念，做到"三个结合"

1. 辨证与辨病相结合

中医治疗任何疾病强调辨证施治，这是中医学的基本特点，但随着西医学的不断发展及诊疗技术水平的提高，新的疾病不断被发现，过去尚未被认识的疾病已经得到科学证实，这就为中医学提出了新的课题，临床上需要辨病与辨证相结合，即在辨证论治的同时结合西医辨病用药，以提高临床疗效。因此中医应在以"中医为主，衷中参西"的前提下，"与时代并进，与科学共新"。两者结合，扬长避短，存古纳新，不断增强中医的生命力和创造力。作为一名忠于中医事业的中医人，应在熟读经典，有较多临证的基础上，再掌握一些西医学知识，以相互取长补短，不断提高临床疗效。临证时在辨证论治的基础上，做一些西医学相关检查，明确西医学疾病诊断，以丰富中医辨证内容。主张辨证与辨病统一论的观点，即"辨证寓于辨病，辨病必须辨证"的唯物辩证观。在辨证与辨病结合的过程中，更要重视整体调治。如辨病为"病毒性肝炎"，还必须辨证属湿、热、郁（瘀）、虚等。即属于湿热蕴

结型、肝郁脾虚型、气滞血瘀型，或肝肾虚损型等，这样辨证与辨病统一起来，运用整体调治手段，制定出针对性较强的施治方案，治疗效果必然会满意。中医辨证，具有整体观，西医辨病针对性强，各有千秋，互相结合，这样可使我们对疾病的认识更微观化、系统化。辨证与辨病"结合"应该是有机地联系，不应该是简单地凑合。不能把西医的炎症与中医的热证等同起来，这样简单地处理，不能提高疗效，其结果必然是弃中医存中药，应坚决抵制。中西医结合应该是辨证为主，辨病为辅，西为中用。比如消化道溃疡病和慢性 HBV 感染均可出现肝气郁滞证，按传统中医同证同治的方法均可采用疏肝理气治之。但按西医对病因病理的认识，溃疡病有胃酸和溃疡面两方面病变特点，治之则可在疏肝理气的基础上加具有制酸解痉、保护胃黏膜与促进局部溃疡愈合作用的药物，如瓦楞子、海螵蛸、合欢皮、牡蛎等，则可提高疗效。而肝炎的病原为病毒，治之则可在疏肝理气的基础上酌情选用叶下珠、板蓝根、虎杖、连翘等解毒清热之品，则疗效更好。整个治疗过程，发挥主导作用，提高疗效的仍然是"辨证论治"。再如治疗肝硬化，既重视病，又强调证，更注重二者的结合，这样才能提高临床疗效。因此在治疗过程中，应本着师古不泥，创新不失法度的原则，致力于病证结合治疗肝胆疾病，使辨证论治在功能性疾病范围内发挥疗效，即辨证向着规范化、定量化发展；而辨病论治在器质性疾病的治疗方面取得进展，即辨病朝着个体化、随机化过渡。这样可望古老的中医药与现代科技相互渗透，精密结合，不断提高防治疾病的整体水平。

2. 内治与外治相结合

内病外治是中医古老的治疗方法之一。中医外治法始于《内经》，形成于仲景，

发展于师机。清代医家吴师机认为"草木之菁英，煮为汤液，取其味乎？实取其气而已。……变汤液为薄贴，由其外及其内，亦取其气而已。"是故借助中药之药气刺激"皮部"亦可达到调整人体病变脏腑之经气的效果。盖药气能通调经气，外治之药即内治之药，辨证施治亦为外治之大法。中医外治法较内治法还有更多的优势：其一，药物直达病所，起效迅速。中药外治法施药于局部，其病变内的药物浓度显著高于血液浓度，故取效迅捷。其二，使用方便，很多外治法简便廉验，患者乐于接受。其三，安全可靠，毒副作用少，适合广大患者运用。外治采用患病局部或病位相邻部位及关系密切部位施药，在患病局部形成较高的药物浓度，而血中药物浓度则相对较低，避免了药物对胃肠刺激及对其他器官的毒害作用。

中医药物外治法是依据中医学"外治之理即内治之理，外治之药即内治之药"的内病外治理论，改内服为外用，以减少药物对胃肠的损害及其他毒副作用。单纯中药外治包括中药穴位贴敷、中药灌肠、中药离子导入等。中医学认为，药物经皮吸收的机制，不外乎经络传导和皮肤透入，因此，选择外治中药仍要遵循辨证论治的原则，同时配用辛香走窜和引经活络之品。穴位是人体经络脏腑之气聚集和出入体表的部位，穴位是脏腑气血汇集之处。中药敷贴疗法将中药直接贴敷在相应穴位上，一方面，通过间接作用，即药物对机体特定部位的刺激，调整阴阳平衡，以改善和增强机体的免疫力，从而达到降低发病率和缓解症状的目的。另一方面，可发挥药物的直接作用。药物敷贴于相应穴位之后，通过渗透作用，部分药物经皮肤渗透、吸收进入血液循环，达到脏腑经气失调的病所，从而起到降酶退黄等治疗作用。临床可根据辨病、辨证结果，随症加减用药。

另外，许多医家还运用中药灌肠法治疗肝硬化腹水、黄疸，疗效显著。现代研究表明，直肠给药，其药物的吸收总量、吸收速度、生物成分不易被消化液破坏，且有助于肠黏膜的吸收，并可避免患者的呕吐反应，有助于保持药物的性能，以提高药效。有报道临床上给予灌肠液（茵陈 20g，制大黄 10g，赤芍 15g，红花 10g，郁金 15g）100ml，保留灌肠，每日 1 次，每次保留 20~40 分钟，时间越长，效果越好，连续 15 天，以达到保肝降酶、退黄、减少内毒素吸收的作用。这种"肝病肠治"理念现已被越来越多的临床实践认可，并在临床推广应用。

3. 中西医有机结合

对于肝胆病急危重症及疑难病，除中医辨证口服、静脉滴注中药外，可采用中医特色疗法与现代新技术相结合，如采用中医针灸、灌肠、脐火疗法等多途径治疗方法，联合现代新技术如人工肝支持系统、腹水超滤浓缩回输、干细胞移植等治疗重型肝炎肝衰竭，联合 TACE、射频消融、离子植入治疗 PLC 等，可明显提高临床疗效。大量的循证医学研究表明，对于众多肝胆疾病，若能做到中西医有机结合，均可提高疗效、缩短疗程，符合卫生经济学要求，也就是说，采用中西医结合优化方案治疗，能够收到起效快、疗程短、安全性高（中医药干预治疗后多可减少西药用量，从而减轻某些西药的毒副作用）、降低总医疗费用等最佳效果。

四、把握时机，善用猛剂、重剂及虎狼之药

猛剂、重剂即药猛、量大之剂，虎狼之药又称虎狼之剂或狼虎之方，是指一般患者经受不起的重剂、烈药。为什么说中医应善用猛剂、重剂及"虎狼"之药呢？《内经》说"五谷为养、五果为助、五畜为益、

五菜为充，毒药则以之攻邪"。药物本来就是用来治病的，所用于治疗疾病的药都可以称作是"毒药"，但是治病就需要用药物纠正人体阴阳的失衡。张仲景所著《伤寒论》中113首方，含有附子的很多，含有麻黄也很多，更有大黄、乌头、芒硝、水蛭、虻虫、瓜蒂等，量大、药专、力宏，该汗则汗，该吐则吐，该下则下，仲景先师运用"汗吐下"之法进退有度，灵活自如。《伤寒论》之所以成为传世经典，与其临床价值是密不可分的。当然，用药能否最大程度发挥疗效，减轻副作用，还与配伍、炮制、煎服法这些方面密不可分。所以在临证中要学会运用猛剂、重剂及虎狼之药。特别是在特定患者，特定时期，非猛剂、重剂及虎狼之药无效。但猛剂、重剂及虎狼之药药效峻猛，在应用时，要把握好五准原则。即辨证准确、选择对象准确、用药时机准确、攻邪火候准确、用药方法准确，就能取得较好的临床疗效。在临床中，很多医家经常运用甘遂、大戟治疗肝腹水，往往取得意想不到的临床疗效。如国家名中医刘学勤在20世纪70年代治疗韩某，男，34岁，农民。患鼓胀、悬饮半年余。症见腹部胀大，腹围89cm，肢肿胀，喘咳，尿少热痛，腰酸困痛，脉弦细，舌质嫩红。体温37.4℃。肝功能：麝香草酚浊度试验（TTT）20U。B超提示：密集微波，肝厚9cm，肝上界6肋间，肝大锁骨中线肋下6cm，剑突下8cm，脾厚2.5cm，脾大肋下1cm，腹水（+++）。尿常规：尿蛋白（++），红细胞（+），白细胞少许，颗粒管型0~1个/HP。胸部X线：右侧胸腔大量积液。诊为鼓胀、悬饮。此乃肝、肺、肾俱病，胸腹积水，虚实夹杂，正邪交错之证。但患者正值而立之年，体质尚可，当以祛邪为主，拟猛攻方案如下：猪苓、茯苓各30g，炒黑白丑各25g，葶苈子30g，冬瓜子、皮各30g，生薏仁60g，泽泻20g，

麻黄9g，煨甘遂6g，制大戟6g，百部15g，生大黄30g（后下），瓜蒌30g，椒目6g。水煎温服。3剂后尿多症轻，又服20剂，诸症消失，腹水消净，腹围75cm，后改用补益肝肾、健脾和胃之品以善其后，又调治4个月，病获痊愈。B超提示：肝脾大小均在正常范围，腹水（−），尿常规，肝功能均正常。此患者为年轻男性，刘老在治疗上虽运用甘遂、大戟等狼虎之药，但能准确把握其分寸，故取得满意疗效。

五、传统中药药性理论和现代中药药理研究成果相结合

利用现代科学技术手段对传统中药的化学成分进行分析，并结合疾病的病理生理指标，进行大量的动物实验观察，来研究中药的药理和药效学原理，取得了很大的进展。现代出版的中药书籍中绝大多数均有常用中药的现代药理研究成果的介绍说明。但对单味中药成分及中药药理药效学的研究还有待进一步完善和深入。临床上应用中药不能盲从这些研究的结论，应以传统中医辨证结果为主，按理法方药及药性理论指导用药为基础，再结合现代药理研究的成果，才能更好地发挥中药的治疗作用。传统中药药性理论和现代药理研究结论相结合大体有如下两方面情况。其一是对中药的传统药性认识和现代药理研究的结论一致，均认为某药适用于临床某一病证。这种情况应用的中药是最合适的。例如，对气虚型的肝病患者用太子参和黄芪，既符合传统补气的理论，又符合药理研究增强机体免疫力的认识。再如对肝胆湿热型肝炎，选用叶下珠和黄芩，既符合药理上二药具有抗病毒的作用，也符合传统药性上二药苦寒清热利湿的理论。其二是对中药传统药性的认识与现代药理研究的作用不一致。这又包括两种情况：第一是按照现代药理研究的结论有某种作用，

但按传统药性理论则不宜，此时应避免使用。第二是传统药性理论认为适合应用，而现代药理研究结果提示对病证不利者，应慎用或不用。例如，对于自身免疫性肝病，即使有明显的气虚见症，一般也不宜使用人参和黄芪，因二药可激活抗体而增强免疫，于病证不利；同样有阴虚见症，一般也不宜使用鳖甲，因其增强体液免疫，于病证不利。再如川楝子，按传统药性理论为行气止痛之品，常用于肝郁化火诸痛证；但现代药理研究表明，其所含的生物碱可引起肝细胞坏死，还能刺激胃肠黏膜，促进痉挛性收缩，导致黏膜水肿、炎症和溃疡。因此，川楝子就不宜用于肝病和胃肠道慢性炎症和溃疡疾病。

六、临证三因制宜，提升临床疗效

中医学认为"天人相应"，大自然千变万化，寒暑交替，时刻都影响着人体的生理与病理，而人体本身又有禀赋、体质、性别、年龄的不同，以及生活习惯和环境等差异，因而运用外治疗法，就必须注意到自然因素和人的因素，即所谓因时、因地、因人制宜。也就是说，不但要区别老幼、男女、体质的强弱，而且要结合季节、气候、地域的不同，以选择最佳的外治方法。《素问·六元正纪大论》曰："用寒远寒，用凉远凉，用温远温，用热远热，食宜同法。"秋冬阴气充足时应该避免过用寒凉食物，春夏阳气旺盛时应避免过用温热食物。如同为肝炎，我们应该在夏季及冬季选用中药的不同特点，才能取得较好疗效。如吴师机治疗四时伤寒的通用方，春夏加石膏、枳实，秋冬加细辛、桂枝，就充分体现了这一精神。

我国地域辽阔，各地四季气候差异悬殊，因而在运用中药外治时，必须结合当地气候特点，确立相应的用药原则。《素问·异法方宜论》曰："东方之域，天地之所始生也，鱼盐之地，海滨傍水，其民食鱼而嗜咸，皆安其处，美其食。鱼者使人热中，盐者胜血，故其民皆黑色疏理，其病皆为痈疡……中央者，其地平以湿，天地所以生万物也众。……其治宜导引按跷，故导引按跷者，亦从中央出也。"《备急千金要方·卷一》亦曰："凡用药皆随土地所宜，江南岭表，其地暑湿，其人肌肤薄脆，腠理开疏，用药轻省。关中河北，土地刚燥，其人皮肤坚硬，腠理闭塞，用药重复。"西北高原地区，其民常年在风寒环境中生活，体质壮实，耐受攻邪，宜在药典规定范围内重用通降清热之品，如茵陈、栀子等。岭南地区炎热潮湿，容易耗气伤脾，用饮食方则注意健脾利湿，如山药、藿香、薏苡仁等。以上皆是因地制宜思想的体现。

因人制宜是指治疗疾病时不能孤立地看病证，必须看到人的整体和不同人的特点，是根据患者年龄、性别、体质、生活习惯等不同特点来考虑治疗用药的原则。以年龄不同为例，《素问·示从容论》指出："年长则求之于腑，年少则求之于经，年壮则求之于脏。"慢性肝胆疾病的临床用药与年龄有相关性。不同年龄的肝胆病患者，治疗用药应有所区别。青、中年人慢性肝病多见肝郁相关证候和肝胆湿热证，而老年人气血渐亏，中医证候多见虚证。在选用中药外治时，老年肝胆病患者的中药方多用健脾补肾、益气养血、滋阴生津之法，常用莲子、黄精、薏苡仁、茯苓、山药、百合、乌梅、阿胶、麦芽、枸杞等药物，慎用峻猛有毒的攻邪之品。青壮年肝胆病患者气血相对充盛，治疗多用清热解毒、化痰散结、活血化瘀之法，常用茵陈、金银花、蒲公英等。

临床篇

第五章　病毒性肝炎

第一节　甲型病毒性肝炎

甲型病毒性肝炎是由甲型肝炎病毒（HAV）所引起的急性肝脏炎症。HAV主要经粪－口途径传播。HAV发病以儿童和青少年为主。潜伏期2~6周。无症状感染甚为多见。病程有自限性，预后良好；偶见暴发型病程，则病死率甚高。

一、病因病机

（一）西医学认识

人类对HAV普遍易感。患过HAV或隐性感染的人，可获得持久的免疫力。婴儿在出生6个月内，由于血清中含来自母体的抗HAV，可以防止HAV感染。6月龄后，血中抗HAV逐渐消失后而成易感者。人体只要感染了HAV，临床上无论是呈现显性的HAV还是隐性感染，均可从血清中测得HAV抗体，且其滴度呈逐步上升趋势，2~3个月时达高峰，至少在5~7年内保持免疫力。本病有一定的季节性高峰，我国大中城市以春季为主，农村常是夏秋高峰。本病在集体单位中，如学校、兵营、工地、幼儿园、监狱等人口密度高、居住拥挤的场所发病率较高。目前在急性病毒性肝炎中，HAV的发病率为各型病毒性肝炎之首。

HAV的发病机制迄今仍未充分阐明，已知HAV由口而入，但尚不了解病毒是如何进一步侵入肝细胞、如何引起肝脏病变。研究结果表明，HAV以其致细胞病变作用的形式直接杀伤肝细胞，可能并不是HAV发病的唯一机制，在HAV的发病中可能同时有免疫反应机制的参与。HAV经口进入消化道黏膜后，可能先在肠道中繁殖，经过短暂的病毒血症，然后在肝细胞内增殖，HAV在肝内复制的同时，亦进入血液循环引起低浓度病毒血症。研究结果表明，HAV主要在肝细胞内增殖，由此而入血液循环，并经胆管排入肠道，由粪便排出体外。HAV在肝细胞内复制的过程，可导致肝细胞损伤。另外，肝细胞损害亦与免疫病理有关。实验结果表明，HAV和急性HBV，在急性期抗肝细胞膜特异性脂蛋白（LSP）和依赖抗体的细胞毒性（ADCC）反应的阳性率无明显差异，提示HAV和急性HBV患者肝细胞损伤可能有共同的机制，即ADCC反应可能是引起HAV肝细胞损伤的原因之一，但HAV患者在恢复期，血清抗LSP和ADCC反应均阴性，提示HAV的这种肝脏特异性自身免疫反应均呈一过性。由于HAV病毒感染不导致慢性肝炎、肝硬化和肝癌，所以HAV的致病免疫机制又与HBV有所不同。关于HAV的发病机制，目前认为，早期可能是由于HAV的增殖作用，加之病毒特异性CD_8^+细胞毒性T细胞的特异性杀伤作用共同导致肝细胞损伤。γ-干扰素的产生诱导HLA抗原表达，也是早期肝细胞受损原因之一。晚期则主要是免疫病理作用，即肝组织中浸润的HLA抗原限定性CD_8^+细胞的特异性杀伤作用及γ-干扰素对肝细胞膜HLA抗原的表达和调控而致肝细胞损伤。总之，在HAV中，细胞免疫攻击受染肝细胞是造成组织损伤和清除感染的最重要环节。免疫复合物是HAV病毒血症的表现；抗体的出现可预防再感染，但它是否对病毒有清除作用以及是否发挥ADCC的作用均未能肯定。

HAV预后良好，绝大多数会顺利恢复，

少数病程可延长或有反复，但演变为慢性的可能性很小，尚未证实有慢性病毒携带者。HAV可演变为重型肝炎，但发生率远较HBV为少，存活率高于HBV。本病病死率极低，一般为0.1%~0.01%。1988年上海HAV流行期间，有众多孕妇感染HAV，经观察孕妇感染HAV后，其妊娠过程未受到不良影响。如早期妊娠流产率、晚期妊娠产科并发症、新生儿畸形发生率及死胎率等均未见增加。

（二）中医学认识

中医对本病认识较为全面，大致将其归入"黄疸""胁痛"范畴。其病机为湿热疫毒由外而入，郁于中焦脾胃，湿热交蒸于肝胆，不得泄越，以致肝失疏泄，气滞血瘀，则病胁痛；胆汁外溢，浸于肌肤，上窜目窍，下流膀胱，则发黄疸；饮食不洁，饥饱失常或嗜酒过度，均可损伤脾胃，以致运化功能失常，湿浊内生，郁而化热，熏蒸肝胆，气阻络痹而致胁痛；胆汁不循常道，熏染肌肤而发为黄疸；过度劳伤或脾胃虚寒，或素体脾虚，均能致脾阳不振，运化失职，湿从寒化，寒湿郁阻中焦，胆液被阻，外溢而发为黄疸（阴黄）。综上所述，中医认为HAV的病因主要是外感邪毒和饮食不当，且与劳倦体虚有关。致病因素可概括为湿热（蕴结脾胃、肝胆）、寒湿（困脾、阻胆）、气滞（阻络）、血瘀（痹阻）及内伤（肝脾心肾受损及气血虚弱）。主要病机为湿热疫毒蕴结肝胆，肝胆失疏，脾胃失运，气滞血瘀，脉络失和。

二、临床诊断

（一）辨病诊断

1.临床诊断

多数急性起病，在畏寒发热的前驱症状后出现无其他原因可以解释的食欲不振、厌油腻、乏力、肝肿大、黄疸等肝炎所特有的表现。

病前3~7周与确诊患者有密切接触史，如同吃、同住等；近期曾在HAV暴发流行区逗留，并饮用污染的水或食物；近期内曾接触过新来的非人灵长类动物；病前2~6周内曾吃过生的或未熟的蛤蜊、牡蛎或蚶子等易受HAV污染的水产品；在有HAV流行的集体单位工作或生活者。

甲型病毒性肝炎临床特征有乏力、食欲不振、恶心呕吐、肝脏肿痛、肝功能异常。部分病例有发热和黄疸。

2.相关检查

（1）实验室指标　起病初即有血清转氨酶升高，ALT在发病第1周内升达高峰（>800~2000IU/L），ALT>AST。若血清总胆红素在17.1μmol/L（1mg/dl）以下，拟诊为急性无黄疸型肝炎；若血清总胆红素超过17.1μmol/L，可拟诊为急性黄疸型肝炎。

（2）病原学诊断　检测HAV或HAV抗原阳性作为急性感染的证据；血清抗HAV IgM在发病早期即明显增高，其特异性高，持续时间短。急性HAV起病后12周内血清抗HAV IgM阳性可作为急性HAV感染的标志。此项检查已被公认为HAV病原标志的最可靠依据。血清抗HAV IgG是保护性抗体，在病后1个月左右可自血清中检出，2~3个月后达高峰，以后缓慢下降，持续多年甚至终生。

（二）辨证诊断

1.热重于湿型

临床证候：全身黄疸，色泽鲜明，多有发热，体倦乏力，两胁胀痛，腹部胀满，口干口苦，喜欲凉饮，心烦懊恼，恶心欲吐，纳呆厌油，小便赤黄，大便秘结。舌质偏红，舌苔黄腻，脉弦数。

辨证要点：身黄鲜明如橘子色，口渴喜饮，大便干。舌红，脉弦数。

2. 湿重于热型

临床证候：全身黄疸，色泽稍暗，发热轻或无，头重身困，胸闷脘胀，渴不欲饮，口黏口淡，恶心呕吐，小便少而不利，大便溏而不爽。舌质淡黄，舌苔厚腻微黄，脉濡缓。

辨证要点：头重身困，渴不欲饮，大便溏而不爽，舌苔厚腻。

3. 湿热并重型

临床证候：全身皆黄，体倦乏力，发热头重，胸闷胁痛，口干口苦，心烦口渴，纳呆作恶，尿少色赤，大便结而不爽。舌质红，舌苔黄腻，脉弦数。

辨证要点：发热头重，心烦口渴，大便结而不爽，舌苔黄腻。

4. 湿热兼表型

临床证候：黄疸初起，轻度目黄或不明显，畏寒，发热，身痛头重，倦怠乏力，脘闷不饥，小便黄。脉浮弦或浮数。

辨证要点：黄疸初起，畏寒发热，身痛头重，脉浮。

5. 寒湿阻遏型

临床证候：身目色黄晦暗，脘闷腹胀，食欲减退，大便溏薄，神疲畏寒，倦怠乏力。舌淡胖，苔白腻，脉沉细而迟。

辨证要点：黄色晦暗，神疲畏寒，脉沉细而迟。

6. 肝郁气滞型

临床证候：胁肋胀痛，胸闷腹胀，体倦乏力，纳差嗳气。舌质淡红，舌苔薄白，脉弦。

辨证要点：胁肋胀痛，纳差嗳气，脉弦。

7. 肝胃（脾）不和型

临床证候：胸胁闷满，时有胀痛，嗳气吞酸，或有呃逆，恶心纳呆。舌质淡红，舌苔白腻或灰腻，脉弦滑。

辨证要点：胸胁闷满，嗳气吞酸或有呃逆，脉弦。

8. 脾虚湿困型

临床证候：脘腹胀满，时有胁痛，纳呆作恶，头重身困，下肢沉重，或有面、肢浮肿，或有畏寒肢冷，小便淡黄，大便时溏。舌质淡白，舌体胖嫩，舌苔薄白或白腻，脉弦缓或沉弦。

辨证要点：脘腹胀满，头重身困，下肢沉重，舌淡体胖，脉弦缓或沉弦。

三、鉴别诊断

（一）西医学鉴别诊断

1. 与各种病毒性肝炎相鉴别

HAV 和急性 HBV 两者都可以表现为黄疸型或无黄疸型，两者间存在着一定的差异，如潜伏期不等，发病急缓不同，黄疸前期临床表现不同，有无黄疸的比例不同，但仅以临床表现区分则很难鉴别，我国 HBV 表面抗原携带率高，故可发生重叠感染，甚至出现混合感染，因此与各种病毒性肝炎鉴别尚需借助于流行病学资料和多项病原血清学检测及相关实验室检查。

2. 与巨细胞病毒病相鉴别

巨细胞病毒病可有先天性和后天性感染，临床表现为发热、黄疸、肝肿大及肝功能损害等。该病可从血、尿、痰、粪中分离出病毒，新鲜尿离心沉淀或口咽部分泌物涂片染色镜检包涵体，或双份血清做补体结合或中和试验，抗 CMV 滴度升高而抗 EBV 阴性，抗 HAV IgM 阳性。

3. 与传染性单核细胞增多症相鉴别

传染性单核细胞增多症临床表现为不规则发热、咽峡炎、淋巴结肿大和脾肿大，约有 15% 患者出现肝肿大，发生黄疸者有 5%~15%，血中淋巴细胞增多并出现异常淋巴细胞。血清中可测得嗜异性凝集素及 EB 病毒抗体。

4. 与药物性肝炎相鉴别

临床表现常难鉴别，主要依据用药史、血清及粪中无肝炎标志物、停药后给予护肝药物一般恢复较快进行鉴别。

5. 与无绞痛性胆囊炎、胆石症相鉴别

临床鉴别主要有两点，一是症状与体征（黄疸）不一致，无绞痛性胆囊炎、胆石症黄疸重，乏力和消化道症状轻，二是黄疸指数与 ALT 不一致，无绞痛性胆囊炎、胆石症胆红素高且多为直接胆红素，B 超检查可进一步明确诊断。

（二）中医学鉴别诊断

1. 黄疸阳黄与阴黄

黄疸的发生主要是湿邪为患，阳黄居多而阴黄少见。阳黄与阴黄的不同点在于：阳黄之人，阳盛热重，平素胃火偏旺，湿从热化而致湿热为患，症见身目俱黄，黄色鲜明，恶心呕吐，舌红苔黄腻，脉弦滑或弦数。由于湿和热常有所偏盛，故阳黄在病机上有湿重于热或热重于湿之别。火热极盛谓之毒，如热毒壅盛，邪入营血，内陷心包，多为急黄，症见发病急骤，黄疸迅速加深，其色如金，高热烦渴，神昏谵语，或见衄血、便血，舌红绛苔黄燥，脉弦滑数或细数。阴黄之人，阴盛寒重，平素脾阳不足，湿从寒化而致寒湿为患，症见身目俱黄，黄色晦暗或如烟熏，神疲畏寒，舌淡苔腻，脉濡缓或沉迟。此外，阳黄日久或用寒凉之药过度，损伤脾阳，湿从寒化，亦可转为阴黄。

2. 黄疸与萎黄

萎黄与黄疸有所不同，其主要症状：两目不黄，周身肌肤呈淡黄色，干萎无光泽，小便通畅而色不黄，倦怠乏力，眩晕耳鸣，心悸少寐，大便溏薄，舌淡苔薄，脉象濡细。萎黄是由于虫积食滞导致脾土虚弱，水谷不能化精微而生气血，气血衰少，既不能滋润皮肤、肌肉，又不能营养脏腑，

以致肌肤萎黄无光泽。此外，失血过多，或大病之后，血亏气耗，以致气血不足而发萎黄，临床亦属常见。

3. 胁痛与胃脘痛

胁痛是以一侧或两侧胁肋疼痛为主要表现的病证，主要病变在肝胆。有时胁痛亦可连及胃脘，出现胃脘不适或疼痛，但始终以两胁疼痛为其主症；胃脘痛是以上腹胃脘部近心窝处经常发生疼痛的病证，主要病变在脾胃。有时胃脘痛甚者亦可攻撑连胁，但仍以胃脘部疼痛为主。二者部位不同，所主病变不同，不难鉴别。

四、临床治疗

（一）提高临床疗效的要素

明确本病治疗的目的是缓解症状，防止疾病进展。

1. 详细询问病史和进行仔细体格检查，全面掌握患者的病情特点。

2. 完善相关检查，明确病因。

3. 及时复查相关指标，预防疾病进展，防止造成肝实质的损害。

4. 中西医结合治疗，西医学保肝降酶退黄，中医方面辨证施治，健脾益气、清热解毒，二者合用更能增强治疗效果。

5. 内外结合，除了口服或静脉用药之外，结合中医针灸或贴敷达到调节正邪失衡的效果。

（二）辨病治疗

HAV 是一种有自限病程的急性传染病，除了少数特别严重的暴发型病例外，所有病例预后良好。急性 HAV 一般为自限性，多可完全康复。以一般治疗及对症支持治疗为主，急性期应进行隔离，症状明显及有黄疸者应卧床休息，恢复期可逐渐增加活动量，但要避免过度劳累。饮食宜清淡、易消化，适当补充维生素，热量不足者应

静脉滴注葡萄糖。避免饮酒和应用损害肝脏药物,辅以药物对症及恢复肝功能,药物不宜太多,以免加重肝脏负担。

(三)辨证治疗

1.辨证论治

(1)热重于湿型

治法:清热利湿,活血凉血,利胆调脾。

方药:茵陈蒿汤加减。茵陈30g,栀子12g,大黄、龙胆草、黄芩各9g,板蓝根、连翘、山豆根、虎杖各15g,白茅根、车前子各20g,生地、葛根各15g,白术、茯苓各12g,生山楂12g,生甘草3g。

(2)湿重于热型

治法:利湿清热,活血凉血,利胆调脾。

方药:三仁汤合胃苓汤加减。薏苡仁30g,杏仁12g,白蔻仁15g,半夏、厚朴各10g,泽泻15g,白茅根、车前子各12g,龙胆草20g,连翘、山豆根各15g,苍术、白术各12g,茯苓皮15g,猪苓、生地各12g,生甘草3g。

(3)湿热并重型

治法:清利湿热,活血凉血,利胆调脾。

方药:茵陈蒿汤合胃苓汤加减。茵陈30g,栀子、大黄各15g,龙胆草12g,板蓝根、连翘、山豆根、金银花、蒲公英各15g,败酱草12g,黄芩9g,苍术、白术各10g,厚朴15g,猪苓、茯苓各12g,泽泻9g,生甘草3g。

(4)湿热兼表型

治法:清热化湿解表。

方药:麻黄连翘赤小豆汤合甘露消毒丹加减。麻黄6g,薄荷、藿香、蔻仁、石菖蒲、连翘、黄芩各10g,滑石、茵陈各30g,赤小豆15g,生姜3片,大枣10枚,木通3g,甘草6g。

(5)寒湿阻遏型

治法:健脾和胃,温中化湿。

方药:茵陈术附汤加减。茵陈30~60g,附子、干姜、甘草各6g,茯苓20g,白术、泽泻各10g。

加减:腹胀苔厚者,去白术、甘草,加苍术、厚朴;皮肤瘙痒者,加秦艽、地肤子。

(6)肝郁气滞型

治法:疏肝理气,活血调脾。

方药:逍遥散加减。柴胡、当归、赤芍、白芍各9g,丹参15g,郁金、川芎、香附、枳壳、黄芩、白术、茯苓、陈皮各9g,炒麦芽12g,甘草3g。

(7)肝胃(脾)不和型

治法:疏肝和胃,调脾活血。

方药:柴胡疏肝散合左金丸加减。柴胡、赤芍、白芍各9g,丹参15g,郁金、香附、藿香各9g,白蔻仁、炒吴茱萸各3g,川连6g,白术、茯苓各9g,熟苡仁20g,炒麦芽12g,甘草3g。

(8)脾虚湿困型

治法:燥湿健脾,活血行气。

方药:胃苓汤加减。苍术、白术、猪苓、茯苓各12g,车前子30g,泽泻12g,桂枝6g,枳壳9g,砂仁5g,黄芪15g,当归9g,丹参15g,生苡仁30g,炒谷芽、炒麦芽、生山楂、山豆根各12g,甘草3g。

2.外治疗法

(1)针灸治疗 针灸治疗HAV确是行之有效的治疗方法,尤对中、轻型患者疗效较佳,对病情较重者亦是很好的辅助治疗手段。

黄疸较重者:以背部腧穴为主,如大椎、至阳、肝俞、胆俞、脊中、浊浴等,适当选配合谷、后溪、关元、阳纲、太冲、颊里、唇里、耳中、鼻交等穴。每次选配3~4穴,用中、强刺激,每日针刺1~2次,每次留针30~40分钟,1周为1个疗程,间隔 2~3 天进行下一疗程。适用于湿热并重证。

肝功能损害较著、转氨酶较高者：以至阳、大椎、肝俞、胆俞、足三里、阳陵泉、行间、太冲、浊浴等穴为主，每次选 2~4 穴，每日针刺 1~2 次，留针 30~60 分钟，7~10 天为 1 个疗程。疗程间隔为 5~7 天。手法以平补平泻，或针后用艾卷行雀啄灸法，以红润为度。适用于热重于湿证。

（2）穴位注射法 此法又称水针疗法，是根据针灸经络学说的原理，选用肌内注射的有关药液，用注射器将药液注入有关穴位、压痛点或体表阳性反应点，通过针刺及药物对穴位产生刺激及发挥药理作用，以调整机体的生理功能，改善病理状态和过程，达到治疗疾病目的的一种方法。取肝俞、期门、中都、日月、浊浴等穴，每次选 2~4 穴，用维生素 B、板蓝根或茵陈甘草注射液，每穴 1ml，每日 1 次，10~21 天为 1 个疗程；或用当归注射液，每穴 0.5~1ml，每日 1 次，10~15 天为 1 个疗程；或用 654-2（盐酸消旋山莨菪碱）注射液，每穴 1~2mg，2~3 周为 1 个疗程。适用于湿热并重证。

（3）耳针疗法 耳针疗法是在耳廓上进行针刺或以其他一些方式进行刺激，以达治疗疾病目的的一种特殊针刺疗法。是根据中医学经络学说的理论和古今临床实践而发展起来的。目前耳针已由单纯的针刺发展为埋针、电耳针、耳水针、温针、磁疗、耳激光针等多种施术方法。

取穴：肝炎点、肝炎区、肝、胆、交感、三焦、脾、肝阳、内分泌等。

操作方法：①每次取 3~4 穴，常规消毒后，选 28~30 号 0.5~1 寸长毫针垂直快速刺进穴位，留针 10~40 分钟，留针期间可捻针数次以加强刺激。每日或隔日针刺 1 次，7~14 天为 1 个疗程，疗程间隔为 1 周。②在选定的穴位上常规消毒后，用螺旋形"耳针"刺入，上盖消毒纱布固定，留针 1~7 天，每天按压刺激 1~2 次。③用绿豆或王不留行或椒目在选定的穴位上按压固定，每天按压 6~9 次，每次 30 下，5~7 天更换一次。适用于湿热并重证。

（4）温和灸法 阳黄取胆俞、肝俞、阴陵泉、太冲、内庭穴；阴黄取脾俞、胃俞、至阳、足三里、三阴交穴。艾炷每日灸 1~2 次，每穴 3~5 壮，每次 20~30 分钟。适用于湿热并重证。

（5）吹鼻法 苦丁香、白胡椒、白丁香各等份，共研细末，装瓶备用。或苦丁香、赤豆、冰糖各等份，共研细末，加麝香少许，装瓶备用。每用取药粉少许，吹入鼻中，以流出黄水为度。隔日 1 次，10 次 1 个疗程。病愈停用。吹药入鼻时，患者可口内含水，以防药物误入气管。药后若鼻干，可涂芝麻油以润之。适用于脾虚湿困证。

（6）发疱法 紫皮大蒜 3~5 枚。或黄芥子粉 2g，益肝散（青黛 4g，甜瓜蒂 2g，冰片 1g，茵陈末 0.5g）共捣如泥，放玻璃皿内，倒扣于上臂三角肌皮肤上（相当于臂臑穴），再用绷带固定，24 小时后取下，皮肤上出现水疱。常规消毒后，将水疱中液体用注射器抽出，涂 1% 的龙胆紫，加盖消毒纱布，胶布固定。一般 3~5 天愈合。每 2~3 周治疗 1 次，每 3 次为 1 个疗程。左右臂交替敷贴，一般不超过 2 个疗程。每次应稍偏离上次瘢痕。适用于热重于湿证。

（7）涂搽法 丁香 12g，茵陈 30g。煎汤取汁，擦胸前、四肢、周身，汗出即可。每日 1~2 次，10 天为 1 个疗程。适用于湿重于热证。

3. 成药应用

（1）舒肝宁注射液 一次取 10~20ml，用 10% 葡萄糖注射液 250~500ml 稀释后静脉滴注，每日 1 次；症状缓解后可改用肌内注射，每日 2~4ml，每日 1 次。功效：清热解毒，利湿退黄，益气扶正，保肝护肝。用于湿热黄疸，症见面目俱黄，胸肋胀满，恶心呕吐，小便黄赤，乏力，纳差，便溏；急、慢性病毒性肝炎见前述症状者。

（2）苦黄注射液　可用5%或10%葡萄糖注射液稀释，每500ml葡萄糖注射液最多可稀释本品60ml。一次10~60ml，每日1次，15天为一疗程，或遵医嘱。功效：清热利湿，疏肝退黄。主治湿热黄疸。

（3）复方甘草酸苷注射液　成人通常每日1次，5~20ml静脉注射。可依年龄、症状适当增减。慢性肝病每日1次，40~60ml静脉注射或者静脉滴注。可依年龄、症状适当增减，增量时用药剂量限度为每日100ml。用于治疗慢性肝病，改善肝功能异常。

4. 单方验方

（1）清肝解毒甲汤　茵陈、赤芍、板蓝根、赤小豆、苡仁、山楂各15g，大黄、蒲公英、连翘、车前草、法半夏各10g，淡竹叶5g。本方清热解毒，利湿通瘀。每日1剂，水煎服。小儿剂量减半。无恶心呕吐或恶心呕吐已止者去半夏；黄疸消退者去茵陈、大黄。临床症状体征基本消失，肝功能恢复正常或ALT稍偏高，改用健脾柔肝法以善其后。适用于急性黄疸型HAV。适用于湿热并重证。[蒋晚清. 清肝解毒甲汤治疗急性黄疸型甲型肝炎179例. 新中医，1995（9）.]

（2）虎升三解汤　虎杖30g，生黄芪、升麻各20g，柴胡、赤芍、秦艽各18g，五味子10g，茯苓、猪苓各15g，桂枝9g。每日1剂，分2次水煎服（儿童取2/3量）7~14天为1个疗程。若畏寒发热加麻黄、连翘、赤小豆；纳呆、便秘加砂仁、当归；尿深黄加茵陈、泽泻；乏力肢困加郁金、苍术；年老体弱者加重黄芪、五味子量。本方清热解毒，利湿退黄。适用于HAV。适用于脾虚湿困证。[曹会波. 虎升三解

汤治疗难治性甲肝30例. 新中医，1995（6）.]

（3）疏利清肝汤　藿香30g（后下），薄荷6g（后下），五味子3g，车前子（包煎）、龙葵、马鞭草各15g，生大黄10g（后下），滑石、生苡仁各12g，茯苓、白芍、枸杞子各30g。水煎，每日1剂，分2次服。本方疏肝柔肝，清热利湿。适用于急性HAV。适用于湿重于热证。[王琍琳，陈东林，叶骎，等. 自拟"疏利清肝汤"治疗急性甲型肝炎60例. 上海中医药杂志，1989（12）：26]

（4）茵栀清化汤　茵陈30g，栀子9g，茯苓12g，金钱草30g，车前30g，制大黄6g。每次100ml，每日2次，口服，3周为1个疗程。湿重于热者减大黄，加苍术、白术；热重于湿者加黄芩、黄连；肝区不适者加厚朴、延胡索；有恶心呕吐者加竹茹、制半夏。适用于湿热并重黄疸。[奚骏，杜秀萍，陈建杰，等. 茵栀清化汤治疗急性黄疸型病毒性肝炎30例. 河南中医，2015，35（12）：2959-2961.]

（四）医家诊疗经验

1. 胡希恕

胡老认为黄疸的主要成因是瘀热在里。阳黄宜下，茵陈蒿汤、栀子大黄汤、大黄硝石汤等为治阳黄常用之良方；阴黄但利其小便，宜茵陈五苓散。尤重驱黄不忘疏肝，认为疏肝则黄去而肝炎亦治。对无黄疸型肝炎，本《灵枢·五邪》"取之行间，以引胁下，补三里以温胃中，取血脉以散恶血，取耳间青脉以去其掣"之旨，提出"疏肝、和胃、祛瘀"三大治法。

2. 关幼波

关老认为黄疸一证，有阳黄、阴黄之分，有"治黄必治血，血行黄易却""治黄需解毒，解毒黄易除""治黄要治痰，痰化黄易散"之论。对"无黄"的肝炎，关老

认为其与"阳黄"相比，除内虚因素较特殊外，湿热之病理是一致的。他的体会是："无黄"与"阳黄"，湿热理相当；湿热有轻重，气血要分清；"无黄"多内因，辨证要审慎；祛邪与扶正，灵活又贯通；预后虽然好，巩固更重要。关幼波根据多年临床经验，总结出"治血、解毒、治痰"治黄三法，颇有独到之处，足资效法。

3. 姜春华

姜老治疗急性肝炎主以清热解毒，擅用大黄，兼顾醒脾健胃。对于急性黄疸型肝炎，姜老治疗以清热解毒为主，较少用利湿药。方选茵陈蒿汤，其中尤以大黄为重。他认为茵陈力薄效微，徒有虚名，退黄作用不强。对急性无黄疸型肝炎，姜老认为多属肝热，常以龙胆泻肝汤变通治之。

4. 夏德馨

急性病毒性肝炎，邪毒是其根本，给邪以出路，使其排出体外，是治疗的好路子。给邪以出路，夏老的经验是一个"利"字，其法有四，即利肝胆、利大便、利小便、利汗腺。在运用清利方药中，在重用茵陈、金钱草的同时，伍以和胃之品，即有退黄之功，却少败胃之弊，是其用药一大特色。在湿热化火时，不管是否出现便秘，均及时运用生大黄，使湿热火毒从下而走，是其用药的又一特色。

5. 邹良才

对于急性病毒性肝炎的发病机制，邹老认为可用"湿热"二字加以概括。对于本病，按其黄疸的有无及病情轻重，邹老从辨证论治角度出发，将其归纳为热蒸湿郁之热重于湿证、湿遏热伏之湿重于热证、湿困中焦之脾运失健证及肝失条达之气机不畅证，分别治以清热化湿利湿、运脾化湿兼以清利、化湿健脾及疏肝理气之法。

6. 赵文霞

急性肝炎并发黄疸多由于湿邪困阻三焦、痰瘀交阻、肝胆疏泄不利、脾肾阳气不足所致，治疗时多以分利湿邪、活血化瘀祛痰、疏肝利胆、温阳祛寒为主。临证时应根据患者具体情况，不能拘泥于成法，更不能简单地见黄退黄，而应详辨患者阴、阳、寒、热、虚、实之不同，采用相应治法，方能奏效。

7. 廖孔禹

廖教授认为肝炎属中医温病湿温范畴。急性期出现黄疸者列入阳黄证，无黄疸者则为湿病或肝脾不和之类，重症肝炎则为急黄或瘟黄之属。其治疗须从病因之异同、病情之缓急、脏腑之虚实、气血之强弱入手，有针对性地选用清热解毒、利胆除湿、疏肝解郁、健脾和胃、活血化瘀、益气养阴等法，以期达到扶正祛邪的目的。

8. 魏长春

魏老认为急性肝炎以实证居多，以外邪由表入里，先伤气分，再及血分而致气血同病立论，主张按表里辨证，先攘外而后安内。以汗、下、和解为法，使湿热从表、从下而解。

9. 李济仁

李教授认为黄疸是以目、身、小便黄为主的一种常见病症。《卫生宝鉴》将黄疸分为阳证、阴证两大类。后世多称阳黄、阴黄。急黄是阳黄中的急重症。阳黄病因皆由湿从热化，熏蒸于肝胆，致胆汁不循常道，熏染肌肤而发病。故本病治疗大法以清热利湿为主，投药再据湿、热之轻重而化裁。李教授治黄疸擅以灵茵退黄方加味[经验方：威灵仙30~60g，茵陈蒿15~30g，大黄9g（后下），龙胆草30g]。若因胆石症所致黄疸，配加芒硝、枳实、生鸡内金、金钱草，以软坚化石、荡除积秽。若因胆道蛔虫所致黄疸，配加苦楝根皮、乌梅、槟榔、延胡索以增强驱蛔安蛔、解痉缓痛之功。因胆道感染而致黄疸，方中酌加金银花、蒲公英、丹皮、黄芪、白芷，清热解毒、托毒排脓。因肝炎所致黄疸，配加贯众、平地木、板蓝根、虎杖、荔枝核，以养肝护肝、排除病毒。本方睡前服用为佳，取"人卧血归于肝"之理，以利药物吸收利用；另外还应注意休息和隔离。

此外，董建华提出清热利湿解毒、理气活血化瘀、健脾益气扶正及滋肾养肝益阴四大法则。王启振提倡清热利湿、清热凉血及解毒宣窍。印会河对本病无黄疸型提出疏肝理血、疏肝健脾、疏肝解郁三法。尚尔寿认为本病黄疸型必先清除黄疸，再用清热化郁之剂，或在消除黄疸的同时，佐以疏肝化郁之药，无黄疸型以虚实分类，实证清肝化瘀、泄热和胃，虚证补气和胃、疏肝化瘀。班秀文认为"阳黄"治疗当以清热利湿、扶正祛邪为法，"阴黄"之治当本"见肝之病，知肝传脾，当先实脾"之旨，以健脾和胃、疏肝利胆为法。蒋日兴认为本病是外湿与内湿相互搏结所致，而以内湿为发病关键，肝脾不和是内湿产生的基础，故治疗以疏肝解郁、健脾和胃、清热利湿为法。张琪治疗本病大法有三，即芳香宣化、苦温化湿、清化湿热。

五、预后转归

HAV 是一种有自限病程的急性传染病，除了少数特别严重的暴发型病例外，所有病例预后良好，自然病程不超过 3~6 周。不需特殊治疗，用药宜简，提倡以中药为主。根据病情给予适当休息、营养和对症支持疗法，防止继发感染及其他损害，即可迅速恢复健康。

六、预防调护

（一）预防

进行全民卫生知识教育，提高全民的卫生知识和素质，改善居住生活条件及卫生设施，养成良好的个人卫生习惯，是预防本病的基本措施。在流行地区一般以切断传播途径为主，管理传染源为辅。力争早发现、早诊断、早报告、早隔离、早治疗及早处理疫点以防止流行。在发病率极低地区则应以控制传染源为主。HAV 疫苗的接种，普及自动免疫，保护易感人群是消灭本病的重要措施。管理传染源应注意隔离患者及消毒其排泄物。患者应按肠道传染病隔离，隔离至起病后 30 天或黄疸出现后 2~3 周。切断传播途径应强调注意个人卫生，食前便后要洗手（医务人员接触任何患者及传染性标本后应立即用肥皂水洗手）；加强饮食卫生监督，坚决不生食可疑的水产品和食物；食具应煮沸或蒸汽消毒至少 20 分钟，医疗器械更要严格消毒；加强粪便管理，患者粪便应用漂白粉、氯胺、液氯或 10% 过氧乙酸严格处理。对家庭内密切接触者，尤其婴幼儿应于接触后一周内肌内注射丙种球蛋白，剂量为每千克体重 0.02~0.05ml，有一定预防作用，且被动免疫越早越好。主动免疫是理想的免疫方式，减毒活疫苗和灭活疫苗经大量观察是安全的，接种后可产生有效的抗体反应；基因工程疫苗动物试验已获成功，正逐步进入临床。

（二）调护

HAV 患者在"黄疸前期"症状一般较重，须住院隔离、治疗、卧床休息。中医理论认为肝主藏血，有"人卧血归肝"之说，这与西医学的观点是一致的。卧床休息可使血液主要流向内脏，减少对四肢的供血，让有炎症的肝脏能获得较大量的血供和氧供，有利于肝炎的恢复。病程进入"黄疸期"，症状有所好转，可起床做些室内运动。

七、专方选要

1. 茵陈蒿汤

组方：茵陈 30g，大黄 10g，栀子 10g，白术 10g，茯苓 15g，车前子 12g，蒲公英 15g，柴胡 10g，白芍 15g，连翘 10g。

加减：胁痛较甚者酌加郁金 10g，川楝子 10g 以疏肝理气止痛；心中懊恢者酌加黄连 10g，龙胆草 10g 以清热宁心安神；恶心欲吐明显者酌加橘皮 10g，竹茹 10g 以和胃降逆止呕；热重于湿者酌加黄芩 10g，牛蒡子 10g 以助清热之力；湿重于热者可酌加六一散 20g，猪苓 15g 以助除湿之功。

上方每日 1 剂，水煎取汁 400~600ml，分 2~3 次温服。1 周为 1 个疗程，一般用药 4 个疗程。本疗法可明显缩短甲型病毒性肝炎黄疸期的病程。适用于热重于湿证。〔田民，胡凤兰. 茵陈蒿汤加味治疗甲型病毒性肝炎黄疸期 30 例. 河南中医，2005，25（9）：12.〕

2. 利肝退黄汤

组成：茵陈 30~60g，云茯苓 30~40g，泽泻 30~40g，生苡仁 50~100g，车前子 20~40g，板蓝根 20~40g，金钱草 20~30g，山栀 10~15g，生大黄 10~15g，赤芍 20~30g，丹参 20~40g，炒白术 15~20g，焦三仙各 20g，甘草 10g。

加减：呕吐甚者加陈皮 10g，制半夏 10g，姜竹茹 10g；腹胀甚者加鸡内金 15g，枳壳 10g，川朴 10g；肝区疼痛不舒者加柴胡 10g，延胡索 20g，广郁金 10g，川楝子 10g。

上药先用冷水浸泡半小时后再煎。每剂煎 2 次，早晚饭后各服 1 次。适用于湿热并重证。〔周正荣. 自拟利肝退黄汤治疗急性甲型病毒性肝炎 103 例疗效观察. 现代医药卫生，2007，23（11）：1693-1694.〕

八、研究与展望

中医学历来就有"治未病"的观点，针对 HAV 传染性、流行性的致病特点，众多医家采取了中医中药预防其流行的措施。20 世纪 50 年代，国内部分地区发生 HAV 流行时，曾运用茵陈、板蓝根、大青叶、虎杖、黄芩等煎汤进行大面积预防，获得了良好的效果。在深入探讨本病病理机制的前提下，很多医家把目光延伸到湿热郁滞而致的瘀毒方面，提出本病的治疗，在祛湿的同时，还重视化瘀、解毒。湿为阴邪，其性重浊黏腻，热为阳邪，其性蒸发涣散，湿热交蒸，阻碍气机，可使血行不畅，瘀血停着，蕴而为毒。故本病除了湿热为患外，瘀与毒也是不能忽视的。由于众多医家认识到湿、热、瘀、毒在本病发病上起着重要作用，且在整个病程中始终存在（HAV 急性发病，湿热毒邪由表入里，郁结肝胆而成胶固瘀滞之状），因此提出本病当以祛湿、化瘀、解毒为治疗原则和中心环节。人的禀赋有差异，体质有强弱，发病时表现出的类型或症状就不同。HAV 就有黄疸型与无黄疸型之分。有学者认为，有黄疸者属"太过"，无黄疸者属"不及"。太过者为邪气有余，不及者为正气不足。因而提出黄疸型应以脾胃湿热有余为主，无黄疸型则以脾胃中气不足立论。再如阴虚之体感邪后易于化燥化热，阳虚之体感邪后则易化湿化寒。即使同为虚证，亦有轻重之别。鉴于以上种种情况，众多医家对 HAV 的治疗，在辨证论治的前提下，逐步偏重于因人制宜。通过多年研究，对本病的辨证思路仁者见仁，智者见智，可谓灿烂纷呈，丰富多彩。诸如"化湿清热""调理气血""顾护脾胃"等论点。中医药治疗 HAV 具有良好效果，不仅可改善患者的临床症状，同时也对促进黄疸消退有良好的作用。虽然中医认为 HAV 的病因都是感受湿热之邪，但有黄疸者主要为湿热蕴结肝胆，而无黄疸者则主要为湿热滞留脾胃。目前虽对其发病机制的认识尚不统一，但在湿热蕴结这一环节上的看法却是较为一致的。

随着医学科学的不断发展，众多医家在传统中医辨证论治的基础上，进行了西医辨病与中医辨证相结合的尝试。西医辨病，即根据西医诊断标准，将 HAV 分为黄疸型、无黄疸型及暴发型三型。中医辨证，则依据中医理论对患者的临床表现进行辨证。这种辨病与辨证的相互结合，不仅从纵的方面把握了本病的总体属性和规律，而且从横的方面反映了疾病的类型和状况。有利于 HAV 的临床治疗，有利于临床科研水平的提高，促进了中医辨证的规范化。

用现代科学技术的客观检查，从组织、细胞、分子水平上反映病理形态和生化方面的微观变化，则能加深对疾病本质的认识，此属微观辨证。微观辨证是现代科学发展的产物，宏观辨证是中医的基本特色。现代中医突破了传统辨证的模式，将两者有机地结合起来，普遍运用于 HAV 的临床治疗之中，取得了很好的效果。实践证明，宏观辨证与微观辨证相结合，不仅能提高中医药治疗 HAV 的疗效，而且有助于掌握诊断和治疗，并依据自身的临床体会对 HAV 进行辨证论治。或清热解毒，或利湿化浊，或温中化湿，或疏肝理气，或健脾和胃，或疏肝健脾。虽然侧重点有所不同，但都在积极努力地探索其辨治的一般规律。随着中医现代化进程的不断推进，对 HAV 的辨证治疗也越来越规范。历次全国病毒性肝炎会议对其治法不断进行调整和充实，为本病辨证治疗的规范化研究重新确定了方向。从临床实践和药理实验等方面的综合情况来看，中医药治疗 HAV 的效果是肯定的，中医药对抗病毒、调节体内免疫、降酶、退黄等有广阔的前景，应积极加以研究。今后的主要任务有：①建立、健全自己的更客观的观测指标。②改革剂型，不断扩大用药途径，最大限度地发挥药物的有效性能。③综合开展多种疗法，从不同途径，针对不同环节，采用多种诸如针灸、推拿、气功、磁疗等治疗手段，以减轻药物对肝脏的毒副作用，有效

提高治愈率。

主要参考文献

［1］禹白絮，李瑶. 中医分期辨证治疗急性黄疸型甲型病毒性肝炎疗效分析［J］. 临床医药文献电子杂志，2017，4（28）：5417.

［2］赵瑞福. 中医治疗急性黄疸型病毒性肝炎的疗效观察［J/CD］. 临床医药文献电子杂志，2016，3（21）：4184 — 4185.

［3］奚骏，杜秀萍，陈建杰，等. 茵栀清化汤治疗急性黄疸型病毒性肝炎 30 例［J］. 河南中医，2015，35（12）：2959 — 2961.

［4］郭黎娜，王云海. 茵陈蒿汤治疗急性黄疸型甲型肝炎患者 89 例疗效观察［J］. 中国医药指南，2017，15（9）：175.

［5］刘江凯，赵文霞. 赵文霞临证治疗黄疸经验浅析［J］. 中华中医药杂志，2015，30（11）：3982-3984.

［6］雷金艳，贾建伟，郭丽颖，等. 茵陈术附汤加减治疗肝衰竭导致的难治性黄疸临床疗效观察［J］. 中西医结合肝病杂志，2015，25（1）：24 — 26.

第二节　急性乙型肝炎

急性乙型肝炎指由 HBV 病毒（HBV）所引起的以肝脏损害为主的全身性急性传染病，是常见的肝脏急性炎症病变。

一、病因病机

（一）西医学认识

HBV 的传播一般可分为"水平感染"和"垂直感染"两种。①水平感染：HBV 的传染源是 HBsAg 阳性者的血液。预防本病水平感染的关键是从不同方面对微量血液（即密切接触感染）和针刺经血感染的严格控制，所以对注射器、针剂、针灸、理发器具等的管理极为重要。虽然患

者及携带者的分泌物、排泄物（包括唾液、胆汁、大小便等）都证明有 HBsAg，但经粪－口途径传染的可能性迄今未见证实。②垂直感染：即母婴传播，但感染途径究竟系胎盘、产道，还是吸入等尚不明确。从母乳感染的可能性较小，一般认为无须禁食母乳。垂直感染危险性的大小和孕妇 HBeAg 是否阳性有关，HBeAg 阳性比抗 HBe 阴性的感染性大 108 倍，如果女子进入生殖年龄前 HBeAg 已经转阴，垂直感染的机会就会大大减少。新生儿经垂直感染 HBsAg 成为阳性时，HBeAg 也成为阳性，以后转为抗 HBe 阳性（或 HBeAg 消失），都要经过一次肝功能的损害，这种现象比成人 HBeAg 转抗 HBe 时更为明显，所以在"无症状"抗 HBe 阳性幼儿常可发现不同程度的慢性肝炎及 HF。但此类幼儿是否就成为成人携带者或成人慢性肝炎的前期、HBsAg 在何时才能消灭等，均未有可靠资料，尚待进一步的观察研究。

HBV 的发病机制是一个复杂的问题，迄今尚未完全阐明。近年来，随着 HBV 的分子生物学、分子免疫学以及免疫学理论和实践技术的进展，国内外学者对 HBV 的免疫发病原理进行了大量研究。研究结果表明：HBV 病毒本身对肝组织几乎不发生直接损伤作用，只有当人体免疫系统对病毒抗原发生免疫反应（人体为防御或消除肝炎病毒而出现体液免疫、细胞免疫及自身免疫）及免疫调节功能紊乱时，才出现明显的肝组织损伤。当人体感染 HBV 后，可激发机体产生对 HBV 各种抗原的细胞免疫反应和体液免疫反应。机体通过这些免疫反应，可清除已感染的肝细胞，保护未感染的肝细胞。这种免疫应答，可引起肝脏损伤，造成不同类型的病理变化及临床转归。体液免疫反应能激活补体系统，造成肝脏损害。细胞免疫通过以下几个方式对肝细胞发生损害作用：①致敏的细胞毒性 T 细胞对靶细胞（肝细胞）的膜抗原特异性地加以破坏。②抗体和肝细胞膜上的抗原结合时出现所谓抗体依赖细胞毒作用。③被特异性抗原致敏的淋巴细胞释放淋巴毒而发生非特异性的细胞损伤作用。④自然杀伤细胞的杀伤作用。⑤巨噬细胞的吞噬作用。机体感染 HBV 后，可激发机体产生自身免疫反应，引起肝细胞损伤。在严重的肝损害病例中，病变可累及没有病毒标志的肝细胞，说明自身免疫亦是 HBV 重要的发病机制之一。肝细胞浆膜抗原免疫复合物可以激活补体，直接引起肝损伤。且免疫复合物又具有免疫抑制作用，可降低抑制性细胞活性，造成免疫功能紊乱，促进免疫损伤加重或持续发展。淋巴细胞可通过抗体依赖的细胞毒作用杀伤肝细胞。T 细胞和非 T 淋巴细胞亚群均对自身肝细胞有细胞毒作用。对肝细胞抗原成分的自身免疫反应是引起 HBV 患者肝细胞损伤的原因之一，但这种免疫反应又受机体免疫调节系统的调控，免疫调控紊乱对肝脏特异性自身免疫反应有一定影响。

对于 HBV 的发病机制目前不应片面强调细胞免疫、体液免疫或自身免疫，而应更深一步地探求宿主免疫调控失衡的根本原因何在。宿主和病毒之间的关系一般有三种情况：①宿主对病毒激烈反应，使肝细胞蒙受损害，虽对肝脏有一定的破坏，但清除了病毒。②宿主和病毒长期共存。③宿主和病毒发生基因整合。感染 HBV 病毒后，宿主基因和病毒基因发生整合是否为免疫调控失衡的根本原因尚不明确，但免疫调控失衡可以产生于 T、B 细胞之间，各种 T 细胞亚群之间的功能紊乱，效应细胞的细胞毒作用出现改变，无害复合物出现病理损伤作用，自身抗体出现致病作用等，这些都和发病机制有关。

像 HAV 一样，急性 HBV 也可发展为急性重症（暴发型）肝炎而危及患者生命，总病死率一般不超过 1%。与 HAV 不同的是，急性 HBV 可以发展为慢性肝炎和慢性病毒携带者。我国近年曾对 HBsAg 阳性的儿童急性肝炎患者进行随访，出院后 1 年 HBsAg 的阴转率为 67.4%，2 年后的阴转率为 61.2%，两者结果基本相似。233 例患者两年中复发转为慢性者 21 例，占 9%。而 HBV 持续阳性者 110 例，复发 18 例，占 16.4%；HBV 标志物阴转者 123 例中复发 3 例，占 2.4%。从上述资料可以看出，儿童急性 HBV 患者，发病后 1~2 年转为 HBsAg 慢性携带者达 30%~40%，但演变成慢性肝炎患者仅占 9%。资料表明，黄疸型的阴转率高于无黄疸型者，儿童阴转率高于成年人。至于转为慢性肝炎者则以男性及成年较为多见。无黄疸型及 HBsAg 持续阳性者易转为慢性肝炎。

（二）中医学认识

中医学虽无急性 HBV 的病名，但按其不同的病理阶段和主要临床表现，可分别归入"黄疸""胁痛""郁证"等范畴。

中医对急性 HBV 的认识是以发病过程及临床表现为依据的，一般多将其成因分为邪毒感染、湿热内蕴两端。其中邪毒感染是发病的主要原因，因脾胃失调而滋生的湿热则是发病的内在条件。邪正相搏，内外合邪是本病发生的主要机制。本病病位在肝、胆、脾、胃，病理机制是肝胆失疏，脾胃失调，毒邪壅滞，气滞血瘀。湿和热是两个不同性质的病邪。湿邪致病所造成的失调性变化是气机失调；虚损性变化是脾虚气虚，病理产物是痰和毒；热邪致病所造成的失调性变化是血运失调，虚损性变化是阴虚血虚，病理产物是瘀和毒。

病毒性肝炎的致病之邪既不单是温邪，也不单是热邪，而是湿热合邪。这就导致肝炎患者出现临床证候变化的多样性和复杂性，也极大地增加了治疗上的困难。湿热之由来有内外两途：外因为居住潮湿或涉水冒雨，湿邪从皮毛而入（侵肺），肺（金）病及母（脾土），致脾虚失运，湿困中焦，郁而生热；内因为素体湿盛或饮食劳倦，伤及脾土，湿从内生，郁久化热。二者皆因湿而起，伤及中焦脾胃，致湿热壅滞，气机不畅，土壅木郁，疏泄失常。热因湿阻而难清，湿因热蒸而更腻，遂致上不得越，下不得泄，湿热熏灼肝胆而病"黄疸""胁痛""郁证"。

二、临床诊断

（一）辨病诊断

1. 临床诊断

急性 HBV 临床以乏力、食欲减退、恶心、胁痛等为主要症状，多数患者可有黄疸和发热，部分患者肝脏肿大、有压痛。

病毒抗原抗体系统的特异性检查阳性，结合起病急及相应的临床症状、体征、肝功能异常等，诊断为急性 HBV 并不困难。

症状：发热、恶心、厌油、纳差、腹胀、便溏等。

体征：黄疸或无黄疸，肝脾轻度或中度肿大，肝区有叩击痛或压痛等。

肝功能：①血清转氨酶升高，病情缓解后下降。②血清碱性磷酸酶和 γ- 谷酰转肽酶升高。③血清胆红素轻度或中度升高等。

2. 相关检查

急性 HBV 病原学诊断可参考下列动态指标。具有其中一项即可诊断为急性 HBV。

（1）HBsAg 滴度由高到低。消失后抗 HBs 阳转。

（2）急性期抗 HBc IgM 滴度高水平而抗 HBc IgG 滴度阴性或低水平；恢复期抗 HBc IgM 滴度阴性或低水平而抗 HBc IgG 滴度明显升高，且持续时间很长。

（二）辨证诊断

1. 湿热蕴结，热重于湿型

临床证候：身目俱黄，黄色鲜明如橘子色，皮肤瘙痒，胁痛，身热但汗出不解，口干喜饮，甚则口苦，口气秽臭，纳差、厌油腻，恶心呕吐，心中懊恼，脘腹胀满，小便短赤，大便秘结。舌质红而偏干，苔黄腻或黄糙，脉弦数或滑数。

辨证要点：身热汗出，口干喜饮，大便干。舌红，脉弦数。

2. 湿热蕴结，湿重于热型

临床证候：身目俱黄而稍暗，身困乏力，口淡不渴，胸脘痞满，厌油腻，食欲不振，脘腹胀满，大便溏而不爽，小便短赤。舌苔厚腻或黄白相间，脉濡缓或稍数或弦滑。

辨证要点：身困乏力，口淡不渴，大便溏而不爽。舌苔厚腻。

3. 湿热兼表型

临床证候：黄疸初起，轻度目黄或不明显，畏寒，发热，身痛头重，倦怠乏力，脘闷不饥，小便黄。脉浮弦或浮数。

辨证要点：黄疸初起，畏寒发热，身痛头重。脉浮弦或浮数。

4. 寒湿阻遏型

临床证候：身目俱黄，黄色晦暗，脘闷腹胀，食欲减退，大便溏薄，神疲畏寒，倦怠乏力。苔白腻，舌淡胖，脉沉细而迟。

辨证要点：黄色晦暗，神疲畏寒。脉沉细而迟。

5. 肝气郁结型

临床证候：胁痛以胀痛为主，走窜不定，常随情志变化而增减，胸闷不舒，纳差，嗳气频作。苔薄，脉弦。

辨证要点：胁肋胀痛，随情志变化而增减。脉弦。

6. 肝脾不和型

临床证候：胸胁胀满疼痛，善太息，精神抑郁或性情急躁，纳差，腹胀便溏或大便不调，肠鸣矢气或腹痛泄泻，疲乏无力。舌淡苔薄白，脉弦。

辨证要点：善太息，纳差，便溏。脉弦。

7. 脾胃不和型

临床证候：恶心、食欲不振，口黏腻，胸闷，腹胀，疲乏无力，大便或溏。舌胖苔白或腻，脉弦。

辨证要点：恶心，食欲不振。舌胖苔白或腻。

三、鉴别诊断

（一）西医学鉴别诊断

急性 HBV 临床上以乏力、食欲减退、恶心等消化道症状为主，体征多为黄疸、肝脾肿大，同时伴有肝功能异常。而具有消化道症状、黄疸、肝脾大及 ALT 升高等肝炎表现的疾病很多，需认真询问病史、细致全面地进行体格检查，结合必要的实验室检查及影像学检测，进行全面综合分析，方可作出正确诊断。

较多见者为 EB 病毒引起的传染性单核细胞增多症，成人巨细胞病毒感染性肝炎、单纯疱疹病毒、腺病毒、风疹病毒、麻疹病毒、黄热病毒、人免疫缺陷病毒及柯萨奇病毒 B 群均可引起肝脏损害及类似肝炎的表现，但各有其相应临床特点，血清病原学检查可资鉴别。

（二）中医学鉴别诊断

急性 HBV 乃湿热蕴郁为病，以身目俱黄为常见症状，据临床所见，阳黄居多而阴黄较少，辨之不可仅凭黄色鲜明与否而定阴阳。阴黄辨证除肤黄晦暗如烟熏外，尚有口淡不渴、便溏喜温、脉虚无力等可资鉴别。

与萎黄鉴别

（1）病因病机　黄疸之病因为感受湿热邪毒、饮食所伤、脾胃虚寒及积聚转化而发病。病机为湿热阻滞中焦或痰、瘀、毒阻滞胆道，致胆液不循常道，溢于肌肤而发黄。萎黄的病因病机为虫积食滞，导致脾胃虚弱，水谷不能化生精微而资生气血；或失血，病久气血亏耗，气血衰少，既不能滋润皮肤肌肉，又不能荣养脏腑，以致肌肤萎黄无光。

（2）主症　黄疸以身黄、目黄、小便黄为主症。随着湿热，寒湿和瘀血内阻等的不同病理演变，黄疸可呈现鲜明、晦暗的不同变化。萎黄主症是两目和小便均不黄，仅肌肤呈淡黄色，且干萎无光泽，并常伴有眩晕耳鸣、心悸少寐等症。

四、临床治疗

（一）提高临床疗效的要素

明确本病治疗的目的是缓解症状，防止疾病进展。

1. 详细询问病史和进行仔细体格检查，全面掌握患者的病情特点。

2. 完善相关检查，明确病因。

3. 及时复查相关指标，预防疾病进展，防止造成肝实质的损害。

4. 中西医结合治疗，西医学保肝降酶退黄，中医方面辨证施治，健脾益气清热解毒，二者合用更能增强治疗效果。

5. 内外结合，除了口服或静脉用药之外，结合中医针灸或贴敷达到调节正邪失衡的效果。

（二）辨病治疗

1. 休息

急性乙型病毒性肝炎的治疗原则以适当休息、合理营养为主，辅以药物治疗。休息是治疗急性肝炎的重要措施。患者应强调早期卧床休息，待症状减轻，生化检查结果好转可逐渐增加活动量。

2. 饮食营养

治疗期间，患者需要摄入充足热量，急性期给予易消化清淡饮食，多吃富含维生素 B、C 的食物或直接补充；食欲不振导致进食不足量者，应通过静脉补充营养及热量。

3. 临床上重点在于对症处理。

（1）恶心、呕吐明显时，予以胃复安（甲氧氯普胺）口服或肌内注射，每次 10mg，必要时每日可重复 2~3 次。亦可静脉滴注 10% 葡萄糖注射液，每次 500~1000ml，每日 1 次。为避免糖尿病并增强疗效，可加入普通胰岛素 8~12 单位。亦常加入维生素 C 1~2g。

（2）维生素 B 族和维生素 C 在早期应予补充，能正常饮食后或减量或停用。严重黄疸、凝血酶原时间延长或有出血倾向者应注射维生素 K_1 及其他止血药物（维生素 K_1 10~20mg/d，静脉滴注）。

（3）黄疸持久不退者，可采用门冬氨酸钾镁溶液 10~20ml 加入 10% 葡萄糖注射液 200~250ml 中，静脉滴注；也可使用舒肝宁注射液 10~20ml 加入 10% 葡萄糖注射液 200~250ml 中，静脉滴注。均每日 1 次。

（4）使用肾上腺皮质激素，应从严掌握。一般不主张应用，但对恶心、呕吐非常严重者，或胆红素较高，病情较重，特别是有重症肝炎倾向者，可适当应用。用法：可静脉滴注氢化可的松 100mg，每日 1 次。或口服强的松 15~30mg，每日 1 次。病情好转后逐渐停用。

（5）抗病毒药物的应用，由于急性 HBV 转为慢性 HBV 主要与机体不易清除病毒有关，因此针对 HBV 病毒的特异性治疗具有重要的意义。目前常用抗病毒药物有恩替卡韦片、拉米夫定、阿德福韦酯片、替诺福韦片等，疗效确切。

（6）"保肝药"由于种类繁多，临床缺乏双盲试验，疗效难以正确评估。虽然理论上各种"保肝药"都有其适应证，但是实际应用的疗效未必满意。故决不可迷信其"保肝"而滥用。

（7）急性及亚急性重症肝炎除上述治疗外可给予输注促肝细胞生长素、血浆、人血白蛋白、前列腺素 E 等，且治疗期间需注意维持水、电解质、酸碱平衡及改善微循环治疗。

（三）辨证治疗

1.辨证论治

（1）湿热蕴结，热重于湿型

治法：清热除湿，解毒散结。

方药：茵陈蒿汤加减。茵陈 30~60g，大黄 10~30g（后下），车前草 30g，猪苓 15g，茯苓 20g，栀子、泽泻、黄柏各 10g。

加减：若大便仍秘结，可加重大黄剂量，甚或加用大承气汤；呕逆加竹茹、黄连；右胁痛甚，加柴胡、郁金；热甚、苔黄厚腻加黄芩、黄柏；口苦、渴欲冷饮，苔黄糙者，合用龙胆泻肝汤；心烦失眠、发热口干、衄血者，重用赤芍、丹参；便通热减，舌苔渐薄者，加白术、茯苓。

（2）湿热蕴结，湿重于热型

治法：利湿化浊，清热退黄。

方药：茵陈四苓散加减。茵陈 30~60g，茯苓 20g，猪苓、泽泻、白术、藿香、蔻仁各 10g。

加减：兼呕逆者，加法半夏、陈皮；兼食滞不化而大便尚通者，加枳实、神曲；腹胀甚者，加大腹皮、木香。

（3）湿热兼表型

治法：清热化湿解表。

方药：麻黄连翘赤小豆汤合甘露消毒丹加减。麻黄 6g，薄荷、藿香、蔻仁、石菖蒲、连翘、黄芩各 10g，滑石、茵陈各 30g，赤小豆 15g，生姜 3 片，大枣 10 枚，木通

3g，甘草 6g。

加减：胃火炽盛者，加黄连 6g，石膏 20g；大便不通者，加酒大黄 6g；恶心呕吐者，加生姜 8g，竹茹 10g。

（4）寒湿阻遏型

治法：健脾和胃，温中化湿。

方药：茵陈术附汤加减。茵陈 30~60g，附子、干姜、甘草各 6g，茯苓 20g，白术、泽泻各 10g。

加减：腹胀苔厚者，去白术、甘草，加苍术、厚朴；皮肤瘙痒者，加秦艽、地肤子。

（5）肝气郁结型

治法：疏肝理气。

方药：柴胡疏肝散加减。柴胡、香附、枳壳、川芎、芍药各 10g，甘草 6g。

加减：胁痛甚者，加青皮、白芥子；若气郁化火而见胁肋掣痛，烦渴，二便不畅，舌质红，苔黄，脉弦数，加金铃子散、左金丸、丹皮、栀子等；若胁痛伴肠鸣腹泻者，加茯苓、白术；若伴恶心呕吐者，可加旋覆花、半夏、柿蒂、代赭石、生姜。

（6）肝脾不和型

治法：疏肝健脾。

方药：四君子汤合金铃子散加减，或逍遥散加减。党参、白术、炙甘草、金铃子、延胡索各 10g，茯苓、白芍各 15g。

（7）脾胃不和型

治法：健脾和胃。

方药：香砂六味汤化裁。党参、白术、炙甘草、陈皮各 10g，茯苓 15g，香附 12g，砂仁 6g。

加减：若胁痛较甚，加香橼、郁金；若口黏苔腻，加苍术、半夏；若气虚疲乏无力，加黄芪，重用党参、炙甘草；若血虚头昏，面色无华，加白芍、当归；若脾阳虚而腹胀、畏寒、舌淡者，加干姜。

2.外治疗法

（1）针刺疗法　以合谷、外关、阳陵

泉、足三里、中封、阴陵泉为主穴，适用于湿热蕴结证。湿热蕴结，湿重于热配大椎、阳纲、太冲；寒湿阻遏配胆俞、脾俞、阳纲；湿热蕴结，热重于湿加劳宫、涌泉、十二井。每次选主穴 1~2 个，配穴 2~3 个，用提插补泻法先泻后补，留针 30 分钟，隔 10 分钟捻针 1 次。每日针刺 1 次，2 周为 1 个疗程。

（2）放血疗法　行间、胆俞，配阳陵泉、足窍阴，点刺出血 3~5 滴。隔日或数日 1 次。适用于本病实证、热证或者血瘀证。

（3）艾灸疗法　取胆俞、肝俞、阴陵泉、太冲、内庭穴，每日灸 1~2 次，每穴灸 3~5 次。若脘痞加足三里；呕吐加内关；便秘加天枢；神疲乏力加气海；大便溏泄加关元。适用于本病虚证或者湿重者。

（4）穴位注射

①取足三里（双）、阳陵泉（双）穴。每穴注入 0.5~1ml 蒸馏水，两穴交替使用。第一周每日 1 次，第二周隔日 1 次，患者仰卧，注射前先扣打足阳明胃经、足少阳胆经 2~3 遍，快速进、出针。足三里穴出针时要按压针孔，阳陵泉出针时不按压针孔，以少量出血为佳。适用于虚实错杂证。

②取至阳、支沟、阳陵泉、太冲穴。每次选 4~5 穴，用板蓝根或茵陈注射液，每穴注射 1ml。每日 1 次，20 天为 1 个疗程。适用于湿热蕴结证。

（5）拔罐法　取大椎、脾俞、至阳、期门、胆俞穴。用刺络拔罐法，两组穴交替使用，每日 1 次，每次 1 组，1 周为 1 个疗程。适用于实证、热证或者血瘀证。

（6）发疱法　紫皮大蒜 3~5 枚，芥子粉 2g，益肝散（青黛 4g，甜瓜蒂 2g，冰片 1g，茵陈 0.5g），共捣如泥，放在玻璃皿内，倒扣于上臂三角肌皮肤上（相当于臂臑穴），用绷带固定，24 小时后取下，皮肤上出现水疱。常规消毒后，将水疱内液体用注射器抽出，涂 10% 的龙胆紫，加盖纱

布保护。一般 3~5 天愈合。每 2~3 周 1 次，3 次为 1 个疗程。左右臂交替敷贴。一般不超过 2 个疗程。每次应稍偏离上次瘢痕。一般治疗应满 3 次，即 1 个疗程。适用于肝胆湿热证。

3. 成药应用

（1）鸡骨草丸　每次 4 丸，每日 3 次，口服，儿童剂量酌减。本品具有疏肝利胆、清热解毒等功效，适用于肝胆湿热证。

（2）双虎清肝颗粒　每次 2 袋，每日 2 次，冲服。本品具有清热利湿、理脾和胃等功效，适用于湿热中阻证。

（3）柴胡舒肝丸　每次 6~9g，每日 3 次，口服，儿童剂量酌减。本品具有疏肝理气、健脾利湿等功效，适用于肝气郁滞证。

（4）健肝灵胶囊　每次 3 粒，每日 3 次，饭前服用。本品具有益气健脾、活血化瘀等功效，适用于脾虚兼血瘀证。

（5）胃苓丸　每次 6g，每日 3 次，口服，儿童剂量酌减。本品具有燥湿健脾、利尿消肿等功效，适用于湿浊中阻证。

（6）龙胆泻肝丸　每次 6g，每日 3 次，口服，适用于肝胆湿热证。

（7）逍遥丸　每次 6g，每日 2~3 次。适用于肝郁脾虚证。

4. 单方验方

（1）橘枣五味汤　金橘 30g，大枣 10 枚，五味子 10g，白糖 20g。将前 3 味水煎取汁，加入白糖饮服。每日 1 剂，2 次分服，连服 10~15 剂。此方可以健脾益气，养肝解毒。适用于本病肝脾亏虚证。（何跃青. 单方验方治百病. 福州：福建科学技术出版社.）

（2）香附子汤　香附子、山楂各 20g。水煎服。每日 1 剂，2 次分服。此方可以理气解郁，活血护肝。适用于本病肝郁气滞兼血瘀证。（同上）

（3）茵陈 100g，金钱草 40g，丹参 20g，郁金 10g，柴胡 10g，栀子 10g，黄

芩 10g，片姜黄 10g，功劳叶 10g，川楝子 10g，大黄 10g，龙胆草 9g。先另煮茵陈 15 分钟，共两遍，去渣取汁。再煮余药 30 分钟，共两遍，去渣取汁。将分煎的药汁混合约 800ml，1 日内分 3 次口服。该方具有清热利胆退黄之功，适用于本病黄疸较重者。（金实，周珉．病毒性肝炎中医证治．北京：人民卫生出版社．）

（4）蒲公英 15g，甘草 6g，鲜马齿苋 60g，田基黄 30g，垂盆草 30g，车前草 30g，鲜马鞭草 30g。每日 1 剂，水煎服。该方具有清热解毒之功，适用于本病热毒较甚者，或兼有黄疸者。（同上）

（5）茵陈、虎杖各 15g，麻黄、甘草各 6g，薄荷 5g，赤小豆 60g，白糖适量。前 5 味水煎取汁，入赤小豆煮成粥，加白糖调味即可。每日 1 剂，分 2 次服用。适用于本病湿热兼表证。（陈惠中．肝病用药与食疗．北京：金盾出版社．）

（6）垂盆草 20g，大黄 10g，粳米 60g，冰糖适量。前 2 味水煎取汁，入米煮成粥，加冰糖煮溶调味。每日 1 剂，分 2 次服用。适用于湿热蕴结，热重于湿证。（同上）

（7）茵陈蒿 20g，泽泻 10g，薏苡仁、大米各 30g，白糖适量。前 2 味水煎取汁，入薏苡仁、大米煮成粥，加白糖调味即成。每日 1 剂，分 2 次服用。适用于湿热蕴结，湿重于热证。（同上）

（8）养血柔肝汤（孟子霞方）：茵陈 28g，白芍、柴胡、茯苓、板蓝根、败酱草、金银花、蒲公英各 16g，当归、川楝子各 11g，甘草 6g，生姜 13g，红枣 5 枚。将药用清水浸泡半小时，每剂煎煮 3 次，每次煎煮半小时，将 3 次所煎得的药液混合。每日 1 剂，分 3 次于饭后 1 小时温服。具有健脾疏肝，清热解毒之功，适用于湿热蕴结兼肝脾不和证。（赵国东．肝胆病药方大全．武汉：湖北科学技术出版社．）

（四）医家诊疗经验

1. 关幼波

关幼波认为急性肝炎"阳黄"与"无黄"均因湿热为患。"阳黄"湿热较重，偏于病在血分，"无黄"湿热较轻，偏于病在气分。治疗上"无黄"清利宜轻而偏于治气，"阳黄"清利宜重而偏于治血。

2. 姜春华

姜春华治疗急性肝炎以清热解毒为主。认为发黄乃由小便不利而致，小便不利因于小肠之火，小肠之火因于胃家移热，故以胃热为本，余均为标。治疗应以清热为主，利湿次之。方选茵陈蒿汤，其中尤以大黄为重。

3. 夏德馨

夏德馨认为病毒性肝炎急性期，邪毒是其根本，给病邪以出路，使病邪排出是治疗的好路子。其法有四，即利肝胆、利大便、利小便、利汗腺。在运用清利方药中，茵陈与金钱草同用，伍以和胃之品，即有退黄功效，却少败胃之弊，是其用药的一大特点。

4. 邹良材

邹良材认为急性病毒性肝炎的发病原理，中医以"湿热"二字可以概括。临床虽有热重于湿、湿重于热之分，但尤以湿困中焦者较为难治，因其易缠绵反复而转为慢性。治疗重点在于化湿健脾，香砂平胃散为常用之方。常配虎杖，对降低转氨酶，改善一般症状确有效果。

5. 俞长荣

俞长荣认为仅据黄色鲜明或晦暗来判断阳黄、阴黄，似有很大的片面性。阳黄、阴黄的辨证，应以是否出现阳明证或太阴证来判定，换句话说，辨证要点是证候的出现，而不是黄色如何。《伤寒论》有"太阴当发身黄"的记载，《诸病源候论》阴黄条有"身面色黄"之说。两书都没有指出阴黄色晦暗。临床实践体会，黄疸型肝炎面黄及身黄大都鲜明如橘子色，很少出现晦暗的；若见到晦暗，多已是发展到肝硬化或肝癌及胆道慢性实质性病变等。

6. 时振声

时振声认为急性黄疸型肝炎的湿热黄疸，起病一开始发热者大约占 1/3，均伴有消化道症状，个别开始有上呼吸道症状及表证者是极少数，即使热退，黄疸并不能立即消失，故认为其发热是湿热熏蒸的结果。单纯解表并不能退黄，而需芳香化湿与淡渗利湿合用。

7. 路志正

路志正认为急性肝炎之病机多属湿热蕴结脾胃、郁阻肝胆。医生常着眼于炎症，其治多以苦寒清利、凉血解毒为常法。但有些患者不但无效，药后病情反而日重，究其因，医生只看到火热为患的一面，恣用苦寒清利。而忽视了脏腑气机的升降出入，阴阳平衡。肝胆脾胃，在人体气机的升降中起着至关重要的作用。肝脾之气升发，则一身之清气皆升，胆胃之气通降则一身之浊气皆降。所以，在治疗上应注意这个特点，使欲升者能升，当降者得降；不升者助之使升，不降者调之使降。对肝脏尤应注意，肝属木，主少阳春升之气，其性升发，苦寒之药虽可清热利湿，但用之过度就会郁遏肝脏的升发之气，致使升发无权，疏泄无力。同时又能伐伤脾胃之阳，使纳化呆滞，运化不及而出现升降乖戾，气机逆乱之候。此即辨之虽有理而施之太过，其治亦必无功。

8. 王春生

王春生治疗急性肝炎用通常之清利湿热、芳化活血之法无效时，应分析病机，若因肺气郁闭不宣造成者，应予调气宣肺，气化则湿热分解，二便得以通利，黄疸、邪毒得以从二便出。可在一般清利方药中加杏仁、白蔻、橘皮、桔梗等。

五、预后转归

乙型肝炎感染的急性潜伏期为 1~6 个月，无黄疸的肝炎是该疾病的主要表达形式，多数患者无症状，但无黄疸的肝炎患者更容易发展为慢性肝炎，有症状的患者与患有黄疸型肝炎的患者具有相同的症状。黄疸型肝炎与前驱期有关，在此期间可能会发生血清病样综合征。症状更具有全身性，包括以下内容：厌食、恶心、呕吐、低热、腹痛、易疲劳性、味觉失调和嗅觉异常（对食物和香烟的反感）、右上腹和上腹痛（间歇性，轻度至中度）。重型和亚重型肝炎患者可能会出现以下情况：肝性脑病、睡眠模式障碍、精神错乱、昏迷、腹水、胃肠道出血、凝血障碍。

六、预防调护

（一）预防

1. 加强传染源的管理

（1）搞好疫情的报告和登记，对疑似、确诊、住院、出院、死亡的急性、慢性 HBV 病例，均应做传染病报告、专册登记和统计，并做病原学分型报告和统计。

（2）加强隔离和消毒，各型肝炎宜分室住院治疗。患者隔离治疗后，对其居住、活动区域应尽早进行终末消毒。

（3）对 HBV 携带者应有一定的约束 严禁供血，亦不宜从事饮食、托幼、理发和牙医等行业的工作；出血、月经必须适当处理，污染材料要彻底消毒或焚烧；牙刷、剃刀和毛巾必须专用；应避免同婴幼儿密切接触，更不要用口喂小儿；求医就诊时，特别是接受手术、分娩时，应主动声明自己是 HBV 携带者，其病历和一切处置单据，特别是手术通知单、化验单和转科或会诊单应有明显的标记，以便区别诊区，避免院内感染；携带者家属和同居人员亦应尽量接受检查，以便及时发现受染。

（4）着重管理有关行业肝炎患者　对生产、经营饮食品单位的直接接触入口食品的人员及保育人员，每年应做健康检查，发现 HBV 病例应立即进行治疗。急性 HBV 患者待临床症状消失、肝功能正常后，继续观察半年，每隔 3 个月做肝功能检查，连续 3 次均正常时，方可恢复原工作。疑似肝炎病例在未确诊或排除前，应暂时停止原工作。对新增人员和临时工作人员，在参加上述工作前应做健康检查。

（5）对献血人员的管理　献血者应在每次献血前进行体格检查，凡肝功能异常、HBsAg 阳性、抗 HBV 阳性者，均不能献血。

（6）积极预防院内感染

①操作 HBsAg 阳性血液时应戴手套，特别是手指创伤者或患有湿疹者绝不可疏忽大意。为 HBV 携带者做手术或接生时，必须戴橡皮手套。即令为其进行简单处置，例如采血、换药时，亦应戴聚乙烯手套，并使用专用成组器材。

②为 HBsAg 阳性者进行手术、牙科诊疗、内窥镜或某种创伤性检查后，对用过之手套、器械、材料和手术衣要严格消毒处理。专用注射针、采血管、敷料、手套等宜尽量使用一次性产品，用毕焚毁。复用器材的消毒灭菌、应尽可能采用"全程自动洗净灭菌装置"。

2. 切断传播途径

（1）提高个人卫生水平　做好各种宣传工作，养成饭前、手拿食物前、便后流水洗手的良好习惯。有关部门应创造条件，提供流动水管或水源，便利于民。

（2）加强饮食、饮水、环境卫生管理　饮食行业及集体食堂都应认真执行《中华人民共和国食品卫生法》，做好食具消毒，加强生食管理，防止粪便和生活污水的污染。加强水源保护，严防饮用水被污染。对医疗单位中的粪便及污水须经消毒处理后，

方能排入下水道，废弃物应及时焚毁。

（3）加强托幼卫生，严格执行对食具及便器消毒制度。儿童实行一人一巾一杯制，认真执行晨检及午检制。掌握保育员的健康状况，增添必要的消毒设备。

（4）各服务行业的公用茶具、面巾和理发、修脚用具等，均应做好处理。

（5）各级医疗卫生单位均应加强消毒防护措施，实行一人一针一管，医疗器械实行一人一用一消毒。对带血污染物的消毒处理一定要严格，不可疏忽。

（6）血站和生物制品单位应按原卫生部（82）卫防字第 35 号《关于加强生物制品和血液制品管理的规定（试行）》中的要求执行。

3. 易感人群的保护

（1）疫苗预防　在目前 HBV 传播途径不易切断的情况下，对易感人群实行疫苗接种对预防 HBV 具有重要的现实意义。HBV 疫苗接种对象先宜以下人员：

①医务工作者，特别是肝病科、外科、妇产科、检验科等 HBV 感染危险性大的人员。

②HBsAg 携带者的同居者。

③HBV 携带母亲所生的小儿。此类新生儿宜先以乙肝免疫球蛋白（HBIG）被动免疫预防，尔后继以疫苗接种。除此之外，对 HBV 孕妇还应尽可能地减少会阴切开术，保护新生儿皮肤免受损伤，吸净新生儿的胃内容物及吞进的母血，减少胎盘外经血感染。

④到 HBV 高污染地区（如非洲）的人员。

⑤HBV 高污染地区内尚未感染的健康人群。

⑥患急性 HBV 妇女的子女。

（2）中草药预防　中草药预防 HBV 的方法简便易行，可因地制宜地选择，在流行期间可集体服用，也可对 HBV 密切接触者重点服用。

①茵陈 30g，栀子 10g，生甘草 10g。

②决明子15g，贯众15g，生甘草10g。

③茵陈30g，凤尾草30g。

④茵陈30g，板蓝根30g，败酱草30g。

⑤虎杖15g，田基黄30g，垂盆草20g，甘草5g。

⑥茵陈30g，丹参20g，大青叶15g，红枣10枚。

⑦杨树、柳树嫩枝带叶各60g（干品减半）。

⑧板蓝根冲剂，每日1包，每日3次。

以上处方可任选1种，药量均为1日量，应连服3~5天。①~⑦方用水煎服，每日1剂，煎服2次；板蓝根冲剂用开水冲化服用。

（3）针刺预防 取足三里、太冲、肝俞（均为一侧，两侧交替施针）穴，每日针刺1次，不留针。一般连针7日，对近期内有HBV密切接触史者有预防效果。

4.消毒方法

（1）对房屋门、窗，地、家具、玩具及运输工具可用0.5%伏氯净喷雾或3%氯亚明喷雾及2%过氧乙酸喷雾，亦可用0.2%~0.5%"84"消毒液浸泡或擦洗3~5分钟，再用清水冲洗。

（2）对患者呕吐物及排泄物需将消毒液与其排泄物充分搅拌，静置2小时即可。

（3）对厕所、垃圾可使用2%氯化钠溶液或3%漂白粉上清液进行喷雾；便具用消毒液浸泡1小时即可。

（4）若是患者残余食物或废弃食物均需煮沸10~20分钟方可食用或倒掉。

（5）对接触病毒性肝炎者，可用过氯乙酸溶液浸泡2分钟或用2%伏氯净洗手或"84"消毒液0.2%~0.5%的浓度浸泡手3~5分钟。

（6）衣服、被褥、书籍、化验单、病历、人民币等，可用环氧乙烷0.4kg/m³或福尔马林100ml/m³熏蒸，在密闭的专用消毒器内进行密闭12~24小时。

（7）对医疗器械应高压蒸气15磅15~30分钟，耐热类器械可干热160℃1小时或煮沸20分钟；不耐热类器械可用环氧乙烷或福尔马林熏蒸，其消毒方法同上。

（8）饮用水余氯保持在0.3~1mg/L，最好煮沸。

（二）调护

治疗急性HBV适当休息非常重要，应说服患者不要为了寻求某种药物而四处奔波。治疗中应避免一切不利于肝脏的药物与因素，如四环素、红霉素、呋喃咀啶、氯丙嗪、利福平、异烟肼、对氨基水杨酸、甲睾酮、吗啡、饮酒、过度疲劳、妊娠等。

彻底卧床休息是治疗急性HBV的重要措施。症状明显减轻.肝功能好转后每日可轻微活动1~2小时。但以不感觉疲劳为度，以后可逐渐增加活动量，症状基本消失，肝大小恢复正常或稳定不变、无明显压痛、肝功能恢复正常，再经1~2个月观察无异常后，方可逐渐恢复正常活动。

七、专方选要

1.解毒益肝汤

组成：茵陈30g，栀子10g，生地30g，大黄10g（后下），黄柏10g，黄芩12g，丹参30g，郁金10g，土大黄3g，升麻10g，大青叶10g。

用法：每日1剂，每剂2煎，共200ml，分2次服。

加减：发热加金银花20g，连翘10g，紫雪散1.5g（冲）；齿鼻衄血加丹皮10g，茜草根15g；烦躁不安加连翘心10g，知母10g，酸枣仁15g；黄疸持续不退者加汉防己30g，甘草20g，秦艽20g；舌淡脉弱加黄芪30g，党参30g；舌淡脉微加附子12g，干姜6g；神志不清加菖蒲10g，人造牛黄1.5g（冲）或安宫牛黄丸1丸，每日2次；腹胀加川朴10g，枳壳10g；腹水尿少加泽泻、茯苓各15g，车前草20g；合用皮质激素者开始加知母12g，甘草12g，较长期服用或停药前加补肾阳药巴戟天15g，菟丝子15g，淫羊藿15g。

适应证：湿热蕴结，热重于湿证。[张俊富，崔丽安.解毒益肝汤为主治疗重症肝炎20例疗效分析.天津中医，1994，11（5）：4-5.]

2. 朱氏十四味温胆汤

组成：黄芪15g，太子参10g，竹茹10g，麸炒枳实10g，清半夏10g，陈皮10g，茯苓10g，石菖蒲10g，当归10g，麦冬10g，制五味子10g，制远志10g。

用法：每日1剂，早晚2次，饭后温服。

适应证：胁痛肝郁脾虚证。

加减：对于疼痛较剧而难止者，加延胡索10g，川楝子10g；胃脘胀满，食后加剧者，加神曲15g，麦芽15g；饮食停滞，胃中不和者，加神曲10g，莱菔子10g，山楂12g；若尿黄赤者，加金钱草30g；口苦心烦者，加栀子10g；头晕呕吐频作者，加代赭石20g；心悸不安者，加龙齿20g，珍珠母30g，磁石30g。适用于脾胃不和证。[王冲，郭晓霞.郭晓霞运用朱氏十四味温胆汤治疗慢性肝炎胁痛验案.中医临床研究，2022，14（26）：49-51.]

八、研究与展望

围绕本病的临床证候，当代医家通过"审证求因"对其病机的研究日趋深刻。有的医家从"湿温"析证，认为湿热外犯，困扰脾胃，使气机升降失常，若湿热不化，熏蒸肝胆，胆汁外溢而发黄疸；有的学者强调"湿郁"，疫毒外感，表郁不达，湿邪不能经汗或小便排出，郁而化热，湿热郁蒸肝胆而发病；有的医家认为湿热夹毒侵袭是本病的始因，痰湿中阻，气滞血瘀才是病机的关键；有的学者则认为黄疸乃湿热郁阻血分所为，肝为血脏与胆互为表里，故出现黄疸为血脉受病，对急性无黄疸肝炎，多由于肝气郁滞，横逆犯胃而致脾胃失和，气机不调，其病机是"木郁土壅"或"土壅木郁"。

人的禀赋有差异，体质有强弱，发病时表现出的类型或症状就不同，例如阴虚之体感邪后易化燥化热，阳虚之体易化湿化寒，即使同为虚证，亦有轻重之别；鉴于以上情况，众多医家对急性HBV治疗，在辨证论治的前提下，逐步偏重于因人制宜。经过多年研究，对本病辨证思路可谓灿烂纷呈，丰富多彩，但多集中于以下几点。①化湿清热：本病主要病理因素为湿热，故清利湿热乃基本大法。有的学者强调黄疸型者多热盛于湿，无黄疸型者多湿重于热，治疗上应严格区分。无黄疸型者不用苦寒重剂，仅以清热解毒，渗湿凉血，佐以理气健脾即可收功；黄疸型者清热利湿，通里泻热，使邪有出路，黄疸自退。有的医家则认为本病属湿重于热者多，热重于湿者少，在治疗中，清热较易，化湿颇难，运用芳香化湿药应注意避免燥湿伤阴耗气，从体质情况考虑用药。②调理气血：根据"治黄必治血，血行黄易却"的观点，对于黄疸型患者在清热利湿同时，适当加入活血化瘀的药物，可能收效甚佳，结合病邪对血分的影响，常选用有凉血活血、养血活血、温通血脉疗效的药物。本病恢复期肝失条达，气机不畅为其主要病机，治当疏肝理气，但气滞有部位、轻重、浅深之分，用药则当有别。③顾护脾胃：急性肝炎患者多伴纳差、腹胀等消化症状，常在清热利湿中加用芳香醒脾和胃之品，以避免苦寒败胃之弊。脾胃气机宜动不宜静，宜运不宜息，调理脾胃关键在于助其运化，复其升降，着眼于化湿、理气、泄浊、导滞、消积等方面。

随着医学技术不断发展，众多医家在传统中医辨证论治的基础上，进行了西医辨病与中医辨证、微观辨证与宏观辨证相结合的尝试，提高了中医药治疗急性HBV的疗效。从临床实践及药理实验等多方面来看，中医药治疗本病效果是肯定的，中医药对抗病毒、调节免疫、降酶、退黄等具有广阔前景，应积极研究。

主要参考文献

[1] 王彩萍. 化瘀疏肝汤治疗慢性乙型病毒性肝炎 HF 临床价值体会 [J]. 名医, 2020, 12 (3): 238.

[2] 张东东, 蒋明芹. 黄芪补肝汤联合恩替卡韦治疗肝气虚型慢性乙型肝炎临床观察 [J]. 光明中医, 2019, 34 (11): 1653-1656.

[3] 张伟娜. 养血柔肝汤联合恩替卡韦治疗慢性乙型病毒性肝炎 HF [J]. 河南中医, 2020, 40 (1): 100-103.

[4] 顾锡英. 急性乙型病毒性肝炎的防治及控制 [J]. 临床医药文献电子杂志, 2020, 7 (19): 33-45.

第三节　慢性乙型肝炎

慢性乙型肝炎是由乙型肝炎病毒引起的以肝脏慢性、持续性损害为主的全身性疾病。其特点为肝脏的炎症、组织学及生物化学的异常征象持续超过6个月，病情无明显好转或肝内有慢性活动性炎症变化。

尽管HBV相关疾病所致的医疗负担很重，CHB的治疗方法也不断发展，但大多数感染者对自身感染状况知晓率仍较低，导致部分患者就医时已经进展到疾病晚期。因此CHB的早期筛查、诊断及后续的关怀管理是防治的关键环节。

慢性乙型肝炎的感染途径主要是母婴、血液和性接触传播。在我国实施新生儿乙型肝炎疫苗免疫规划后，母婴传播已大幅度减少。以下人群有较高的乙型肝炎病毒感染风险：注射毒品史者、应用免疫抑制剂治疗者、既往有输血史、接受血液透析者、丙型肝炎病毒（HCV）感染者、人类免疫缺陷病毒（HIV）感染者、HBsAg 阳性者的家庭成员、有接触血液或体液职业危险的卫生保健人员和公共安全工作人员、多个性伴侣、男男性行为者、囚犯以及未接种乙型肝炎疫苗的糖尿病患者。乙型肝炎病毒不经过呼吸道和消化道传播，因此日常学习、工作或生活接触，如在同一办公室工作（包括共用计算机等）、握手、拥抱、同住一宿舍、同一餐厅用餐等无血液暴露的接触，不会传染乙型肝炎病毒。

一、病因病机

（一）西医学认识

1. 慢性乙型肝炎感染的自然史

慢性乙型肝炎感染的自然史一般划分为4个时期，即免疫耐受期、免疫清除期、免疫控制期和再活动期。并非所有的慢性乙型肝炎感染者都经过以上4期，也不一定是连续的，而且此分期并不直接等同于抗病毒治疗的标准和适应证。例如，青少年或成年时期感染慢性乙型肝炎，多无免疫耐受期而直接进入免疫清除期。

2. 发病机制

慢性乙型肝炎的发病机制较为复杂，迄今尚未完全阐明。大量研究表明，乙型肝炎病毒不直接杀伤肝细胞，而是通过免疫应答导致肝细胞损伤及炎症坏死，而炎症坏死的持续存在或反复出现，是慢性乙型肝炎进展为肝纤维化、肝硬化甚至肝细胞癌（HCC）的重要因素。

（二）中医学认识

按其不同的病理阶段和主要临床表现，其可分别归入中医"胁痛""黄疸""虚劳""积聚"等范畴。

本病病因内外有别，内因为正气虚损，

外因为湿热疫毒。其发病机制为正虚邪犯，感受湿热疫毒之邪蕴结肝胆，正邪交争，随着正邪交争的胜负程度和不同阶段，出现相应的湿热、气滞、血瘀、痰结、阴阳偏盛偏虚、气虚血亏等病理过程。主要病变涉及肝、胆、脾、胃。其病机特点是正虚邪恋，正气不能及时有效地抗邪外出，清除毒素，致病势缠绵，病情反复波动。

《慢性乙型肝炎中医诊疗指南（2018年版）》（简称"本指南"）中认为：中医学认为慢性乙型肝炎由湿热疫毒之邪内侵，当人体正气不足无力抗邪时发病，常因外感、情志、饮食、劳倦而诱发。其病机特点是湿热疫毒隐伏血分，引发"湿热蕴结证"；湿阻气机则肝失疏泄、肝郁伤脾或湿热伤脾，可导致"肝郁脾虚证"；湿热疫毒郁久伤阴可导致"肝肾阴虚证"；久病"阴损及阳"或素体脾肾亏虚感受湿热疫毒导致"脾肾阳虚证"；久病致瘀，久病入络即可导致"瘀血阻络证"。本病的病位主要在肝，常多涉及脾、肾两脏及胆、胃、三焦等腑。病性属本虚标实，虚实夹杂。由于本病的病因、病机、病位、病性复杂多变，病情交错难愈，故应辨明"湿、热、瘀、毒之邪实与肝、脾、肾之正虚"两者之间的关系。由于慢性乙型肝炎可以迁延数年甚或数十年，治疗时应注意以人为本，正确处理扶正与祛邪，重点调整阴阳、气血、脏腑功能平衡。总之，正虚邪犯，湿热疫毒内侵，正邪交争，由气入血，逐步造成脏腑功能及气血阴阳失调，是慢性乙型肝炎最基本的病理机制。

二、临床诊断

（一）辨病诊断

1. 临床诊断

慢性乙型肝炎的临床特征为乏力、厌食、腹胀，或黄疸、肝区痛、肝肿大，或有蜘蛛痣及肝掌。临床符合慢性肝炎（迁延性或活动性），并且有乙型肝炎病毒感染的一种以上阳性标志，即可诊断为慢性乙型肝炎。

（1）慢性乙型肝炎感染　根据HBV感染者的血清学、病毒学、生化学及其他临床和辅助检查结果，可将慢性HBV感染分为以下几种：

①慢性HBV携带者多为年龄较轻的处于免疫耐受期的HBsAg、HBeAg和HBV DNA阳性者，1年内连续随访3次，每次至少间隔3个月，均显示血清ALT和AST在正常范围，HBV DNA通常高水平，肝组织检查无病变或病变轻微。

② HBeAg阳性慢性乙型肝炎血清HBsAg阳性，HBeAg阳性，HBV DNA阳性，ALT持续或反复异常或肝组织学检查有肝炎病变。

③ HBeAg阴性慢性乙型肝炎血清HBsAg阳性，HBeAg持续阴性，HBV DNA阳性，ALT持续或反复异常，或肝组织学有肝炎病变。

④非活动性HBsAg携带者血清HBsAg阳性、HBeAg阴性、抗HBe阳性或阴性，HBV DNA低于检测下限或< 200IU/ml，1年内连续随访3次以上，每次至少间隔3个月，ALT和AST均在正常范围。肝组织检查显示：组织活动指数（HAI）评分< 4分或根据其他的半定量计分系统判定病变轻微。

⑤隐匿性慢性乙型肝炎血清HBsAg阴性，但血清和（或）肝组织中HBV DNA阳性，并有慢性乙型肝炎的临床表现。除HBV DNA阳性外，患者可有血清抗HBs、抗HBe和（或）抗HBc阳性，但约20%隐匿性CHB患者的血清学标志物均为阴性。诊断主要通过HBV DNA检测，尤其对抗HBc持续阳性者。

⑥ HBV肝硬化：建立HBV相关肝硬

化临床诊断的必备条件包括：a. 组织学或临床提示存在肝硬化的证据；b. 病因学明确的 HBV 感染证据。通过病史或相应的检查予以明确或排除其他常见引起肝硬化的病因，如 HBV 感染、酒精和药物等。临床上常根据有无主要并发症将肝硬化分为代偿期及失代偿期。代偿期肝硬化影像学、生物化学或血液学检查有肝细胞合成功能障碍或门静脉高压症证据，或组织学符合肝硬化诊断，但无食管 – 胃底静脉曲张破裂出血、腹水或肝性脑病等症状或严重并发症；失代偿期肝硬化患者可以出现食管 – 胃底静脉曲张破裂出血、肝性脑病、腹水等其他严重并发症。为更准确地预测肝硬化患者的疾病进展，判断死亡风险，可按五期分类法评估肝硬化并发症情况，1 期：无静脉曲张，无腹水；2 期：有静脉曲张，无出血及腹水；3 期：有腹水，无出血，伴或不伴静脉曲张；4 期：有出血，伴或不伴腹水；5 期：脓毒血症。1、2 期为代偿期肝硬化，3~5 期为失代偿期肝硬化。1、2、3、4 和 5 期 1 年的病死率分别为 < 1%、3%~4%、20%、50% 和 > 60%。并发症的出现与肝硬化患者预后和死亡风险密切相关。

（2）慢性迁延性肝炎

①有确诊或可疑性肝炎病史，病程超过半年尚未痊愈。

②病情较轻，可有肝区痛和乏力。

③轻度肝功能损害或血清转氨酶升高。

④肝活检符合慢性迁延性肝组织学改变者。

（3）慢性活动性肝炎

①症状：既往有肝炎史或急性肝炎病程迁延，超过半年而目前有较明显的肝炎症状，如乏力、食欲差、腹胀、便溏。

②体征：肝肿大，质地中等硬度以上。可伴有蜘蛛痣、肝病面容、肝掌或脾肿大，而排除其他原因者。

③实验室检查：血清 ALT 活性反复或持续升高伴有浊度长期异常，或血清白蛋

白减低，或白（球）蛋白比例异常，或丙种球蛋白增高，或血清胆红素长期或反复增高。有条件时做免疫学检测，如 IgG、IgM、抗核抗体、抗平滑肌抗体、抗细胞膜脂蛋白抗体、类风湿因子、循环免疫复合体。若这些检查结果阳性，则有助于慢性活动性肝炎的诊断。

④肝外器官表现：关节炎、肾炎、脉管炎、皮疹或干燥综合征等。

以上 4 项中，实验室检查为必备条件，另有其他 2 项阳性或有体征阳性，或肝活检符合慢性活动性肝炎组织学改变者，皆可诊断为慢性活动性肝炎。

2. 相关检查

以下任何一项阳性可诊断为 HBV 感染。

（1）血清 HBsAg 阳性。

（2）血清 HBV DNA 阳性，或 HBV DNA 聚合酶阳性，或 HBeAg 阳性。

（3）血清抗 HBc IgM 阳性。

（4）肝内 HBcAg 阳性或（及）和（或）HBsAg 阳性，或 HBV DNA 阳性。

（二）辨证诊断

1. 肝胆湿热型

临床证候：胁肋胀痛，纳呆呕恶，厌油腻，口黏口苦，大便黏滞秽臭，尿黄，或身目发黄。舌苔黄腻，脉弦数或弦滑数。主症：①胁肋胀痛；②舌苔黄腻。次症：①纳呆呕恶，厌油腻；②尿黄；③身目发黄。

辨证要求：（1）具备所有主症者，即属本证；（2）具备主症①及次症 3 项中的任何 2 项者，即属本证；（3）具备主症②及次症①②者，即属本证。

2. 肝郁脾虚型

临床证候：胁肋胀痛，情志抑郁，纳呆食少，脘痞腹胀，身倦乏力，面色萎黄，大便溏泻。舌质淡有齿痕，苔白，脉沉弦。主症：①胁肋胀痛；②腹胀便溏。次症：①纳

呆食少；②身倦乏力；③舌质淡有齿痕。

辨证要求：（1）具备所有主症者，即属本证；（2）具备主症①及次症②③两项者，即属本证；（3）具备主症②及次症3项中的任何2项者。即属本证。

3. 肝肾阴虚型

临床证候：胁肋隐痛，遇劳加重，腰膝酸软，两目干涩，口燥咽干，失眠多梦，或五心烦热。舌红或有裂纹，少苔或无苔，脉细数。主症：①胁肋隐痛；②腰膝酸软；③舌红少苔。次症：①五心烦热；②失眠多梦；③脉细数。

辨证要求：（1）具备所有主症者，属本证；（2）具备主症3项中的任何1项及次症3项中的任何2项者即属本证。

4. 瘀血阻络型

临床证候：两胁刺痛，胁下痞块，面色晦暗，或见赤缕红丝，口干不欲饮。舌质紫暗或有瘀斑瘀点，脉沉细涩。主症：①两胁刺痛；②胁下痞块；③舌质紫暗或有瘀点。次症：①面色晦暗，或见赤缕红丝；②脉沉细涩；③口干不欲饮。

辨证要求：（1）具备所有主症者，即属本证；（2）具备主症及次症各1项者即属本证；（3）具备次症中的3项即属本证。

5. 脾肾阳虚型

临床证候：胁肋隐痛，畏寒肢冷，面色无华，腰膝酸软，食少脘痞，腹胀便溏，或伴下肢浮肿。舌质暗淡，有齿痕，苔白滑，脉沉细无力。主症：①胁肋隐痛；②畏寒肢冷；③舌质暗淡，有齿痕。次症：①腰膝酸软；②腹胀便溏；③脉沉细无力；④下肢浮肿。

辨证要求：（1）具备所有主症者，即属本证；（2）具备主症3项中的2项及次症4项中的任何2项者，即属本证；（3）具备次症中的3项即属本证。

三、鉴别诊断

1. 与急性乙型肝炎的鉴别

急性乙型肝炎患者无既往史及家族史；无肝掌、蜘蛛痣、肝病面容及脾脏肿大；肝功能检查无慢性肝损伤表现，如白蛋白降低、球蛋白增高等；彩超检查与慢性肝炎有一定差异。其他可参阅"甲型病毒性肝炎""急性乙型肝炎"有关内容。

2. 慢性迁延性肝炎与慢性活动性肝炎的鉴别

慢性迁延性肝炎（CPH）与慢性活动性肝炎（CAH）在治疗和预后等方面均不同。鉴别见表5-3-1。

表 5-3-1　CAH 与 CPH 鉴别

鉴别项目	CAH	CPH
反复急性发作	常	不常见
乏力和全身症状	明显	常不明显
黄疸	常有	偶有
肝脏肿大	常为中等度	轻度
脾脏肿大	呈进行性	轻度
蜘蛛痣、肝掌	常有	常无
肝外表现	多见	偶见
ALT、AST	持续或反复增高	轻或中度增高
血清球蛋白	增高	正常

鉴别项目	CAH	CPH
血清白蛋白	可降低	正常
血清胆红素	$> 34.2\mu mol/L$	$< 34.2\mu mol/L$
预后	较差，可发展至肝硬化或肝癌	较好，一般不发展为肝硬化

3. 慢性活动性 HBV 与 AIH 的鉴别

AIH 在我国发病率呈上升趋势，该病与慢性肝炎易混，鉴别可见表 5-3-2。

表 5-3-2 慢性活动性 HBV 与 AIH 的鉴别

鉴别项目	慢性活动性 HBV	AIH
性别	男性多见	女性占绝大多数
症状	以消化道症状为主	多种多样、全身症状突出
肝外表现	较少见	多见
血沉	正常	加快
血清球蛋白	γ 球蛋白 IgG 轻至中度增高	γ 球蛋白 IgG 明显增高
自身抗体	较多阳性	较少阳性
狼疮细胞	大多阴性	阳性率 30%
HBV 标志物	多阳性	阴性
免疫抑制剂治疗	效果欠佳	效果较明显

四、临床治疗

（一）提高临床疗效的要素

明确本病治疗的目的是缓解症状，防止疾病进展。

1. 详细询问病史和进行仔细体格检查，全面掌握患者的病情特点。

2. 完善相关检查，明确病因。

3. 及时复查相关指标，预防疾病进展，防止造成肝实质的损害。

4. 中西医结合治疗，西医学保肝降酶退黄，中医方面辨证施治，疏肝理气、清热解毒，二者合用更能增强治疗效果。

5. 内外结合，除了口服或静脉用药之外，结合中医贴敷达到调节正邪失衡的效果。

（二）辨病治疗

最大限度地长期抑制 HBV 复制，减轻肝细胞炎症坏死及肝纤维化，延缓和减少肝功能衰竭、肝硬化失代偿、HCC 及其他并发症的发生，从而改善生命质量和延长生存时间。慢性 HBV 病程较长，肝脏存在不同程度的病理损害，病情有急有缓，症状有轻有重，治疗的药物与方法虽种类繁多，但均不够理想。目前认为慢性 HBV 的发病与血液和肝组织中 HBV 病毒持续存在并不断复制、机体免疫病理反应和进行性肝脏炎症造成肝损伤密切相关，故治疗上亦采取消除病毒、调节免疫机制和抗肝坏死保护肝细胞等综合治疗措施。

1. 一般对症治疗

慢性 HBV 一般对症支持疗法与急性 HBV 基本相同。一般症状如乏力、肝区隐痛、纳差、失眠等严重时，可适当药物治疗，不严重时可不必处理。若肝功能长期异常，特别是蛋白合成功能障碍致血浆白蛋白降低，球蛋白明显增高，甚至出现白蛋白和球蛋白比例倒置者，可定期适量输入血浆、人体白蛋白或氨基酸等，以作为补偿和调整治疗。

2. 抗病毒治疗

抗病毒治疗的关键在于清除病毒，以减轻抗体的免疫应答和免疫损伤，控制肝脏炎症的进行性发展。近年来，抗病毒治疗药物与方法的研究日益增多，公认疗效较好的药物有干扰素、核苷类及核苷酸类似物。抗病毒治疗目前主要依据血清 HBV DNA、ALT 水平和肝脏疾病严重程度，同时需结合年龄、家族史和伴随疾病等因素，综合评估患者疾病进展风险，决定是否需要启动抗病毒治疗。

（1）血清 HBV DNA 阳性的 CHB 患者　若 ALT 持续异常（＞1 倍 ULN）且排除其他原因导致的 ALT 升高，均应考虑开始抗病毒治疗。导致 ALT 升高的其他原因包括其他病原体感染、药物性肝损伤、酒精性肝炎、脂肪性肝炎、自身免疫性肝炎、全身系统性疾病累及肝脏等其他因素。同时也应排除应用保肝降酶药物后 ALT 暂时性正常。

（2）肝硬化　代偿期肝硬化者，无论 ALT 和 HBeAg 状态，只要 HBV DNA 可检测到，均建议积极抗病毒治疗。对失代偿期肝硬化者，只要 HBsAg 阳性者，均建议抗病毒治疗。

（3）血清 HBV DNA 阳性、ALT 正常者有以下情形之一者，疾病进展风险较大，建议抗病毒治疗：

①肝组织学存在明显的肝脏炎症（G2 级及以上）或肝纤维化（S2 级及以上）。

②ALT 持续正常（每 3 个月检查 1 次，持续 12 个月），有肝硬化或肝癌家族史且年龄＞30 岁者。

③ALT 持续正常（每 3 个月检查 1 次，持续 12 个月），无肝硬化或肝癌家族史，年龄＞30 岁者，建议行无创肝纤维化检查或肝组织学检查，存在明显肝脏炎症或纤维化者。

④ALT 持续正常（每 3 个月检查 1 次，持续 12 个月），有 HBV 相关的肝外表现者（肾小球肾炎、血管炎、结节性多动脉炎、周围神经病变等）。

3. 抗病毒治疗的药物

（1）NAs 药物的疗效与安全性　恩替卡韦、富马酸替诺福韦酯、富马酸丙酚替诺福韦为首选的 NAs 药物，可强效抑制病毒复制，改善肝脏炎症，安全性较好，总体的耐药率发生较低，长期应用可显著减低肝硬化并发症和 HCC 的发生率，减低肝脏相关和全因死亡率。

NAs 总体安全性和耐受性良好，但在临床应用中确有少见、罕见严重不良反应的发生，如肾功能不全（服用阿德福韦酯或富马酸替诺福韦酯）、低磷性骨病（服用阿德福韦酯或富马酸替诺福韦酯）、肌炎或横纹肌溶解（服用替比夫定或拉米夫定）、乳酸中毒等（服用恩替卡韦和替比夫定），应引起关注。建议治疗前仔细询问相关病史，对肾功能进行评估，以减少风险。治疗中根据病情需要，定期检测血常规、血清肌酐和肌酸激酶（CK）等，必要时可检测血磷、乳酸和肾小管功能，若出现血肌酐、CK 或乳酸脱氢酶明显升高，并伴相应临床表现者如全身情况变差、明显肌痛、肌无力等症的患者，应及时调整抗病毒方案，并给予积极的相应治疗干预。

（2）NAs 药物的选择　初始患者应首选强效低耐药药物（恩替卡韦、富马酸替诺福韦酯、富马酸丙酚替诺福韦）治疗。经治或正在使用其他药物治疗的患者，建议换用强效低耐药药物，以进一步降低耐药风险。应用阿德福韦酯治疗患者，建议换用恩替卡韦、富马酸替诺福韦酯、富马酸丙酚替诺福韦；应用拉米夫定或替比夫定患者，建议换用富马酸替诺福韦酯、富马酸丙酚替诺福韦或恩替卡韦；曾有拉米夫定或替比夫定耐药者，换用富马酸替诺福韦酯或富马酸丙酚替诺福韦；曾有阿德福韦酯耐药者则换用恩替卡韦、富马酸替诺福韦酯、富马酸丙酚替诺福韦；联合阿德福韦酯和拉米夫定、替比夫定患者，可以换用富马酸替诺福韦酯或富马酸丙酚替诺福韦。

（3）干扰素 -α 治疗 我国已批准聚乙二醇干扰素（Peg-IFN-α）和普通干扰素（IFN-α）用于治疗慢性乙型肝炎，前者仅需 1 周注射 1 次。由于干扰素的治疗较复杂，建议专科治疗和管理。

4. 停止治疗的时机

（1）长期 NAs 治疗 对于 CHB 肝硬化患者，推荐长期应用恩替卡韦、富马酸替诺福韦酯、富马酸丙酚替诺福韦抗病毒治疗。

（2）停止治疗 建议与专科医生共同讨论后慎重决定，并和患者制定停药后长期严密随访计划。

（3）再治疗 停止应用 NAs 治疗后，可能复发，如果有再活动的迹象（HBsAg 或 HBeAg 转为阳性，ALT 水平升高或 HBV DNA 再次转为阳性），推荐再治疗。

（三）辨证治疗

1. 辨证论治

（1）肝胆湿热型

治法：清利湿热，凉血解毒。

方药：茵陈蒿汤加凉血解毒药。茵陈、赤芍、金钱草各 30g，栀子、大黄、郁金、黄芩各 10g，车前草、猪苓、虎杖各 15g，生甘草 6g。

（2）肝郁脾虚型

治法：疏肝解郁，健脾和中。

方药：逍遥散或柴芍六君子汤化裁。柴胡、枳壳、焦白术、鸡内金、佛手、生麦芽、生谷芽各 10g，白芍、茯苓、条参各 15g，炙甘草 10g。

（3）肝肾阴虚型

治法：养血柔肝，滋阴补肾。

方药：一贯煎或滋水清肝饮化裁。枸杞、沙参、麦冬、丹皮、白芍、女贞子、制首乌各 15g，当归、生地、川楝子、枳壳

各 10g，炙远志、炒枣仁各 6g。

（4）瘀血阻络型

治法：活血化瘀，散结通络。

方药：血府逐瘀汤，或膈下逐瘀汤，或下瘀血汤，或鳖甲煎丸等化裁。桃仁、红花、郁金、丹皮、大黄各 10g，泽兰、香附、枳壳各 15g，炮山甲、制鳖甲、益母草各 30g。

（5）脾肾阳虚型

治法：健脾益气，温肾扶阳。

方药：附子理中汤合五苓散，或四君子汤合金匮肾气丸等化裁。制附片、桂枝各 6g，干姜、白术、山药各 10g，茯苓皮、猪苓、泽泻、大腹皮各 15g，甘草 6g。

2. 外治疗法

（1）黄疸

脐火疗法

处方：茵陈 30g，白术 30g，附子 30g，肉桂 15g，吴茱萸 30g，茯苓 30g，薏苡仁 30g，荞麦粉 100g。

操作方法与主治：将以上药物加工为细粉，加水调和做成圆饼形，厚 1cm，直径 5cm，置于肚脐上，另做一中间有孔的木板，外周直径 15cm，内孔直径 3cm，厚度 0.3cm，置于药饼之上，木板孔对准药饼中心，再将蜡筒（山草纸和蜡组成，做时先将蜡熔化，草纸做成中间空心、高 7cm、直径 2.5cm 的纸筒，将纸筒置于融化的蜡中浸 10 余秒钟后取出晾干）置于药饼之上，正对脐中心，在上端点燃，自然燃烧，燃尽后换第二根，30 分钟为一次量，每日 1 次，疗程 1 个月。适用于本病并发黄疸阴黄证。

（2）胁痛

①敷药法：取川芎 12g，香附 10g，柴胡、芍药、青皮、枳壳各 6g。肝郁脾虚加夏枯草 30g，钩藤 12g，法罗海 12g；瘀血阻络加鸡血藤 12g，桃仁 6g，骨碎补 12g；诸药共研细末，调拌麻油或其他辅料贴于胁肋痛处，或将药物敷于大包、期门、章

门穴。适于各类胁痛。

②药熨法：适量枳壳、小茴香共研碎，加入些许青盐炒烫，装入布袋。热熨痛处，药冷则更换。每日2次，每次30分钟。主治胁下痞满疼痛。适用于肝郁脾虚证。

③艾灸疗法：选期门、肝俞、支沟、太冲、三阴交穴。气滞加内关、膻中；瘀血阻络加膈俞、阳陵泉；肝肾阴虚加心俞、关元、筋缩。每日以艾炷灸1~2次，每次3~5壮。主治各类胁痛。适用于肝郁脾虚证。

④贴脐法：取乳香、没药醇浸液各70ml将100g穿山甲粉喷入乳香、没药醇浸液内，烘干，再研细，再加入鸡矢藤挥发油0.5ml、冰片少许。每次用0.2g，食醋调成膏，纱布裹之，敷脐上。5~7天换药1次。主治各类胁痛。适用于瘀血阻络证。

⑤擦洗法：柴胡、香附、青皮、赤芍、丹皮、地骨皮、栀子、苍术、川芎、建曲、连翘、生地、甘草各15g。煎汤，擦洗胁下痛处。每日2~4次。适用于肝郁气滞证。

（3）积聚

①敷药法：大黄、姜黄、黄柏、皮硝、芙蓉50g，冰片、生南星、乳香、没药各20g，雄黄30g，天花粉100g。诸药共研细末，每取药末适量，醋调敷患处，隔日1次。适用于湿热蕴结，瘀血阻络证。

②贴脐法：阿魏、硼砂各30g，共研细末，白酒适量调和，敷脐，纱布覆盖后以布带捆扎固定，3天换药1次。主治胁下之积，有消积利尿之功。适用于瘀血阻络证。

③拔毒法：蟾蜍1只，雄黄30g。将蟾蜍除去内脏，置雄黄于腹内，加少许温水调成糊状，以蟾蜍腹部敷于肝区最痛处，固定。一般15~20分钟产生镇痛作用，并可持续12~24小时。夏日6小时换1次，冬日12小时换1次。适用于瘀血阻络证。

④薄贴法：大黄、黄柏、川乌、栀子、苏木各50g，草乌、生地、红花、巴豆仁、

肉桂各25g，黄连、黄芩、当归、赤芍、川芎各5g，蛇蜕2条，蜈蚣6条，穿山甲20片，桃枝、柳枝、枣枝各3尺，麻油2斤熬上药，黄丹、铅粉各350g收膏，松香、密陀僧、黄蜡各100g搅入，再入黄连末15g，乳香、没药各50g，血竭15g，轻粉、胆南星、蚌子壳各15g，麝香5g，和匀。贴患处后以火烤，或热熨。适用于湿热蕴结，瘀血阻络证。

3.单方验方

（1）苍术赤豆汤　苍术（包煎）30g，赤小豆20g。加水煎煮，吃豆饮汤。每日1剂。此方可以清热利湿，消炎解毒。适用于本病湿热证。（何跃青. 单方验方治百病. 福州：福建科学技术出版社.）

（2）白术柴胡大枣汤　白术50g，柴胡20g，大枣15枚。水煎服。每日1剂，2次分服。此方可以补中益气，舒肝解郁，和中除湿。适用于本病肝郁脾虚证。（同上）

（3）黄芪、党参、淫羊藿、巴戟天、灵芝、肉桂、升麻、葛根、柴胡、白花蛇舌草、露蜂房、紫草、赤芍、丹参、苡仁、土茯苓、虫草。上药炼蜜为丸，每丸10g，每次1丸，每日3次，口服。具有补益脾肾、升阳化湿、活血解毒的功效，适用于本病脾肾阳虚兼血瘀证。[陈长春. 扶正托毒清肝丸治疗慢性乙型迁延型肝炎49例. 吉林中医药，2000（5）：21.]

（4）黄芪200g，太子参200g，云苓150g，柴胡120g，茵陈200g，虎杖120g，板蓝根150g，菊花120g，夏枯草120g，败酱草120g，贯众120g，紫草120g，甘草120g；制成散剂，每袋10g。每次1袋，每日3次，口服。具有益气健脾、疏肝解郁、清热解毒的功效，适用于本病肝郁脾虚兼瘀毒证。[王月芬. 复肝散治疗乙型肝炎56例. 河南中医药学刊，1997，12（5）：44.]

（5）生地、白芍、鳖甲、紫河车、冬虫夏草、黄芪、柴胡、黄精、紫草。制成胶

囊，每粒0.5g。每次5粒，每日3次，口服。具有滋补肝肾、健脾益气、活血解毒作用，可改善临床症状，调整免疫功能，修复肝病理组织损伤，防止纤维化，适用于本病肝肾阴虚兼血瘀证。［周宜强．乙肝康胶囊治疗慢性乙型肝炎的临床观察．河南中医，1997，17（6）：351．］

（6）黄芪30g，当归10g，熟地15g，白芍15g，川芎10g，鸡内金10g，蚤休30g，虎杖30g，丹参15g，马鞭草15g，白花蛇舌草15g，龟甲15g。每日1剂，水煎服。具有补血养肝、疏肝健脾、活血解毒之功。适用于气血亏虚兼瘀热证。［孙靖．养阴益肝汤治疗慢性乙型肝炎247例．湖南中医药导报，2000，6（4）：36．］

（7）肝舒汤　当归、白芍、郁金、丹参、枸杞子、金钱草各15~30g，茯苓、白术各10~15g，板蓝根20~30g，黄芪10~15g。本方疏肝理气，清热活血。适用于慢性HBV。适用于本病肝郁脾虚证，每日1剂，水煎，分2次服。每月服25~28剂，3个月为1个疗程。痊愈后停服汤剂，将上方研末装"0"号胶囊服用3~6个月，每次8粒，每日3次。（良石，子奇．巧招妙治乙型肝炎．哈尔滨：黑龙江科学技术出版社．）

（8）疏肝健脾汤　党参、茯苓各20g，白芍10g，郁金10g，柴胡8g，当归、麦芽各15g，五味子5g，垂盆草30g，板蓝根30g，甘草6g。每日1剂，水煎，分2次口服，1个月为1个疗程。具有健脾和胃，疏肝活血，利湿清热之效。适用于慢性乙型肝炎肝郁脾虚证。［吕军．疏肝健脾法治疗慢性乙型肝炎48例．江苏中医，2001，22（10）：27．］

（9）疏肝解毒汤　茵陈30g，白芍、柴胡、茯苓、板蓝根、败酱草、金银花、蒲公英各15g，当归、川楝子各12g，生姜10g，大枣5枚，甘草6g。水煎服，每日1剂，1个月为1个疗程。具有疏肝健脾，清热解毒之效。适用于肝郁脾虚兼瘀毒证。临床上可随证加减：两胁胀痛甚者，加青皮、佛手、川厚朴；纳差、腹胀者，可加焦三仙、鸡内金；右胁痛甚者，加延胡索、郁金、丹参；肝脾大者，可加炙鳖甲、三棱、莪术；转氨酶升高者，可加五味子、黄芩、半枝莲；体倦乏力者，可加太子参、黄芪等。（谢英彪．国医名家效验方精选．北京：金盾出版社．）

（10）乙肝复元汤　生黄芪、紫丹参、六月雪各30g，茯苓、酸枣仁、生麦芽、生山楂各20g，怀山药、炒白术、枸杞子、平地木各15g，泽兰叶、炒楮实子、白花蛇舌草、鸡内金、川楝子各10g。每日1剂，水煎取汁，分2~3次饮服。具有补肾健脾、清热解毒、利湿消肿、扶正祛邪等功效，适用于本病脾肾亏虚兼瘀热证。（陈惠中．肝病用药与食疗．北京：金盾出版社．）

（11）星井散　星星草、井荷叶、黄芪、炒白术、山楂、蒲公英、白芍各500g，茵陈、白花蛇舌草、鸡内金各400g，紫花地丁300g，甘草100g。上药粉碎和匀，过筛备用，以上为1个疗程用药量。使用时，取药末50g，加水350ml，煮沸15分钟，取药汁内服，每日2次，可连用3~8个疗程。具有益气健脾、清热解毒、滋补肝肾等功效，适用于本病脾肾阴虚证。（同上）

（12）补肾解毒方　熟地黄、丹参、茵陈各20g，白术15g，山茱萸、虎杖、大黄各10g。每日1剂，水煎取汁，分3次温服，连服1个月为1个疗程。具有补肾柔肝、解毒活血等功效，适用于本病肝肾阴虚证。（同上）

（四）医家诊疗经验

1. 董建华

董老认为本病依病情发展和转归分为初、中、末三个阶段及四期，即湿热蕴毒期、气血瘀滞期、脾气亏虚期及肝肾阴虚期。总的病机是邪侵正虚及正虚邪恋。在治疗方面以清热利湿解毒、理气活血化瘀、健脾益气扶正及滋肾养肝益阴为四大法则。

2. 王伯祥

王老认为HBV，病起自湿热疫毒，机发于肝气郁滞。肝郁日久乃乘脾土，气滞为甚而致血瘀湿热为之熏蒸，邪毒为之嚣张，阳气为之亏损，阴液为之耗伤。在治疗上他认为，既要伏其所先，又要治其所遗，标本兼顾，攻补并施。

3. 赵文霞

赵教授认为虚、毒、瘀是慢性乙型肝炎发病的主要病理变化，故治疗上宜补虚以扶正，疏肝、补益肝脾肾；解毒以祛邪，予清热祛湿解毒；化瘀以固本，予疏肝理气、活血化瘀。赵教授认为慢性乙型肝炎病变证型不宜分得过多过细，临床上主要分为肝郁脾虚、肝肾阴虚、湿热中阻、气滞血瘀四型即可。在治疗本病的过程中，赵教授十分重视对药的协同作用，如柴胡配白芍，一散一收，柴胡之辛散可引药直达少阳之经，白芍之酸敛制柴胡之辛散，而起疏肝清胆、和解表里、升阳敛阴、解郁止痛之效；赤芍配白芍，一散一敛，一泻一补，赤芍清热凉血、活血散瘀、泻肝火，白芍养血敛阴、柔肝止痛、养肝阴，散瘀止痛和养血敛阴的作用增强；丹参配郁金，活血祛瘀止痛，凉血行气解郁，利胆退黄，促进肝功能好转，并使肿大的肝脾缩小变软；女贞子配墨旱莲，女贞子补肾滋阴、养肝明目，墨旱莲养肝益肾、凉血止血，二药均入肝肾两经，相须为用，补肝肾、凉血止血等功效增强。赵教授擅长使用有毒之半夏治疗慢性乙型肝炎，清半夏以治燥湿化痰为主，用量根据寒湿的轻重选为6~30g；法半夏以治寒痰、湿痰为主，兼有调脾和胃的作用。现代药理研究证明，半夏有使肝酪氨酸转氨酶活性上升作用，而该酶在正常肝细胞生长中有重要调节作用，还可促进胆汁分泌；半夏蛋白有凝血作用。

4. 苏涟

苏教授认为慢性肝炎病机复杂，湿热疫毒蕴结不解，日久伤及脏腑气血而致失调性变化及衰退性变化。失调性变化主要表现为气血及脏腑功能失调，衰退性变化则表现为气虚、血虚、气血两虚、阴虚、阳虚。在治疗上以扶正为主，重在调整气血阴阳。提出健脾、活血、柔肝为其治疗大法。在立法组方上，以肝脾为本，重视湿热及病毒在发病中的作用。在具体治疗过程中，强调疏泄不宜太散，健运不宜过补，除湿不宜太燥，清热不宜过寒，祛瘀不宜太破。

5. 廖孔禹

廖孔禹认为急、慢性肝炎之病因均为湿热毒邪，侵袭人体后由于人体正气强弱不同而有很大差异。正气强者可不发病，或呈急性过程而痊愈；正气虚弱，湿热毒邪长期羁留体内，影响肝胆疏泄，阻碍脾胃升降而致气血失调。治疗时应从病因之异同，病情之缓急，脏腑之虚实，气血之强弱而适当选用清热解毒、利胆除湿、疏肝解郁、健脾和胃、活血化瘀、益气养阴等法以达祛邪、扶正之目的。

6. 谌宁生

谌宁生认为慢性肝炎，湿热之邪稽留不去，蕴结日久，损伤肝、脾、肾三脏，导致气血虚弱，脏腑功能失调，以致形成湿热余邪残留未尽，肝郁、脾肾气血均虚的局面。根据其复杂的病因病机及临床表现，分肝胆湿热、肝郁气滞、肝郁脾虚、肝肾阴虚、气滞血瘀、脾肾阳虚六型，分别治以清热利湿，解毒泻火；疏肝行气，兼清湿热；疏肝解郁，健脾利湿；滋补肾阴，养血柔肝；补气养血，活血化瘀，软坚消痞；温阳补肾，健脾化湿。

7. 关幼波

关老对慢性肝炎的施治，在辨证的基础上，以脏腑、气血论治为原则，根据病情的不同阶段和证候特点，分别治以调理肝脾、滋补肝肾、活血化痰、化瘀软坚。以扶正为主调整脏腑气血，在抓主要矛盾的同时，适当兼顾清热解毒。

8. 姜春华

姜老认为慢性 HBV 迁延不愈，主病在肝，涉及脾、肾。病邪入肝，首先是肝血壅滞，继而疏泄功能失常，由壅成瘀，致肝络壅滞室塞，结而成痞而三焦不利。既有正虚的一面，又有邪盛的一面，正虚邪盛除产生一系列证候外，同时出现相应的病理变化，反过来又可导致正更虚或邪更实。故在治疗时，对人体、病原、证候三者应通盘考虑。扶正祛邪为其大法。

9. 朱良春

朱老认为慢性肝炎多由湿热之邪留恋，肝脾久病而致气虚血亏或气滞血瘀，迁延不愈演变而来。湿热蕴结有在气在血之分，伤阴伤阳之异。故辨证注重邪之在气在血，治疗强调扶正祛邪，疏肝养肝。

10. 夏德馨

夏老认为慢性肝病的治疗，总的原则是和中守方，缓缓图功。他分析 HBV 的病因病机、临床表现及其与中医肾的生理病理的关系，认为肾虚（五脏六腑失其真阳鼓舞，失其元精滋养）是病势缠绵的关键所在，治疗应从本着手，温肾补肾，配合清化之品。

11. 陈继明

陈老认为慢性肝炎病因甚多，机制复杂，正虚邪恋，可概其要。正虚是病程迁延的内在因素，邪恋是导致转为慢性的重要条件。"至虚之处，便是留邪之地"，未清之邪毒，每乘内馁之脏腑克踞，则一系列伤脾、犯胃、损肝、涉肾等临床表现即可相应发生。临床归纳为肝郁气滞、络脉瘀阻；肝郁脾虚，清阳不升；肝胃不和，浊阴不降；胃阴亏乏，土燥木萎；邪毒久恋，损及肾阴；气虚血滞，瘀凝成积；邪毒久羁，痰瘀凝络等几种类型，分别治以疏肝达郁，和营通络；疏肝达郁，补脾升阳；清肝制木，和胃降逆；充养胃阴，兼以柔肝；益肾解毒，燮理阴阳；益气消瘀，养心化积；通络搜邪，佐以扶正。

12. 邹良才

邹良才认为慢性肝炎多脾胃病发在先，肝病继之于后，脾胃久而病患，肺肾同时受累治疗常用八法，即化湿健脾、疏肝运脾、柔肝健脾、泄肝和胃、双补脾肾、养阴柔肝、清金制木、活血化瘀。

13. 张伯臾

张伯臾认为古人谓肝脏体阴而用阳，在病理表现上，肝阴肝血可虚，肝气肝阳其用总属太过。张老认为，此说片面。五脏皆有阴阳，皆可有阴阳之虚，为何唯独肝气肝阳无虚之有？张老在临床中，认为肝气虚，肝阳虚并非少见，症可见肝区隐痛或胀痛绵绵，劳累则加剧，神疲乏力，腹胀纳呆，面色微黄或灰滞，悒悒不乐，甚或畏寒肢冷，舌质淡红胖，苔白或腻，脉虚细弦或沉细无力，并常与脾气弱，脾阳虚同见。治疗当以益气，温阳，补肝，健脾为原则，用参、芪、附子、白术、茯苓、白芍、枣仁、乌梅、木瓜之类。若对此患者，仅用疏肝泄肝，投以大量理气活血之品，必致戕伐太过，更虚其虚。所以治疗慢性肝病，不必畏忌桂、附之类，有是证用是药，关键在辨证明确。

14. 颜德馨

颜德馨治疗慢性 HBV，常遵循"湿温""温疫"等温病的传变规律辨证论治。其理论依据为：肝炎病毒由外而入，临床表现具有湿、热等六淫的致病的特点；肝炎初期，多兼恶寒、发热等卫分症状，随着病情发展，则相继出现气分、营分、血分证候；本病有较强的传染性，符合"五疫之，皆相染易，无问大小，病状相似"之说。由于慢性HBV病久不愈，故病机多为湿热侵淫营血，胶结不化，缠绵腻滞。这类患者常表现为低热绵绵，面色晦黄，巩膜浑浊，神疲乏力，心烦易怒，口苦而黏，齿龈出血，鱼际红斑隐隐，脘腹胀满，不思饮食，胁肋胀痛或刺痛，小溲黄赤，脉濡数或弦数，舌紫绛苔黄白腻。若从气分论治，投以疏肝、清气、祛湿、解毒等法，虽亦有效果，但疗程长，且病情易于反复。经过多年临床实践，悟出采用清营泄热法治疗慢性HBV的思路。自拟犀泽汤治疗慢性HBV，取得较满意的效果。犀泽汤组成如下：广犀角3g（锉末吞服），泽兰15g，苍术9g，四川金钱草30g，土茯苓30g，平地木30g，败酱草15g，犀泽汤中的广犀角、苍术2味药对慢性HBV有特殊作用。《本草纲目》谓："犀角，犀之精灵所聚，足阳明药也。胃为水谷之海，饮食药物必先度之，故犀角能解一切诸毒。"可见犀角不仅能凉血以止血，且能入胃以解毒，在实践中体会到犀角对HBV的谷丙转氨酶长期不降及HBV表面抗原转阴多有弋获，现代临床以水牛角代替。苍术性温，味辛苦，功能发汗透热，祛湿解郁，治疗湿温证可一举两得。湿温证忌用辛温发汗，然苍术发汗，不似麻桂之猛，故无汗出太过之弊，且能祛湿宽中，芳香解郁，诸如先贤恽铁樵先生所言："茅术湿燥，能发汗，能化湿，为湿温要药。"临床常将其用于HBV属湿浊胶结难化者，疗效明显。广犀角与苍术同用，燥湿而无助火之弊，凉营而寒凝之虑，最擅长于搜剔营血分的湿热之邪，对于某些缠绵难愈的慢性HBV，经辨证为湿热蕴结营血的患者，常可收到意想不到之效。部分慢性HBV患者经用犀泽汤治疗，病情好转，HBV表面抗原转阴，停药后旋即病情反复，回顾叶天士《外感湿热篇》中有"清凉到十分之六七，往往热减身寒者，不可就云虚寒，而投补剂，恐炉烟虽熄，灰中有火也"之谓，启示用犀泽汤治疗慢性HBV，在病情初愈，湿热清而未尽时，不可骤然停药，以免死灰复燃。因此在临床常嘱患者在疾病初愈后继续服药1~2个月，或以犀泽汤化裁，改制成丸剂服用，以巩固疗效。

15. 刘学勤

刘老认为中医药治疗本病有较好疗效，对其中某些证候具有明显的优势。刘老认为毒瘀内结是黄疸发生的根本。黄疸之名首见于《内经》，论于仲景。而刘师认为脾气不运，湿热、寒湿、疫邪之毒及瘀血阻滞是黄疸发病的根本原因。黄疸患者首感于湿热、寒湿、疫邪之毒。若为湿热疫邪之毒，蕴于中焦，致使脾胃功能失调，肝胆失其疏泄，进一步发展，上邪入于血脉，阻滞血络，迫使胆汁外溢而出现黄疸，即所谓的阳黄。若为寒湿之毒，困阻中州，凝滞于血脉，胆汁不循其常道，侵于肌肤而发黄，即所谓的阴黄。黄疸的发生均与脾气不运有关，若脾气健运，无论感受内湿还是外湿，均能化之，即使发生黄疸也会很快向愈。因此在治疗黄疸时，均不忘扶正健脾。阳黄多为湿热疫毒之邪外袭，困于脾，阻于肝胆，阻滞血络，此时脾的运化功能被黏腻重浊的湿邪。

五、预后转归

慢性乙型肝炎根据患者具体情况采用综合性治疗方案，包括合理的休息和营养，心理辅导，改善和恢复肝功能，调节机体免疫，抗病毒，抗纤维化等治疗。及时进行抗病毒治疗，一般经3~6个月可以达到病情稳定，病毒停止复制，肝功能正常，预后较好，不影响生活质量、预期寿命。如不及时治疗，经过20年，约40%的患者可发展为肝硬化，且5年左右易进展为肝硬化失代偿期，表现为肝功能异常、腹水、下肢浮肿等，严重影响生活质量，五年生存率较低，肝癌的发生概率增高，大约每年3%。

六、预防调护

（一）预防

请参阅"急性HBV"有关内容。

（二）调护

是否卧床休息应视病情轻重而定。当症状明显，有黄疸、ALT波动显著时，需卧床休息；若病情较稳定，症状不多，ALT在小范围内波动或相对稳定，休息应动静结合，适当进行室内或室外活动。保持情绪稳定亦十分重要，切忌暴怒、抑郁、焦虑、恐惧、悲观，这些不良情绪对病情恢复不利。应帮助患者解除思想负担，消除恐惧心理，树立战胜疾病的信心，积极配合治疗。

七、研究进展

李小月等用叶下珠复方号（叶下珠、苦参、丹参、三七等，具有清热解毒、活血化瘀、健脾补肾的作用）体内抗鸭乙肝病毒，提示该复方具有较好的抑制复制的作用。有研究证实叶下珠复方具有抑制、抗肝纤维化、提高机体免疫力等作用。在体内外实验中均表现较强的直接抗能力。适用于本病肝胆湿热兼瘀血内阻证。

赵建学等用双虎清肝颗粒（岳美中名老中医方，含金银花、虎杖、黄连、白花蛇舌草、丹参、紫花地丁、枳实、甘草等）对四氯化碳诱发大鼠肝炎进行了基因表达变化的研究，并证实双虎清肝颗粒对四氯化碳引起的肝炎基因表达有改变，能干预四氯化碳引起的肝脏损伤，从而达到治疗的目的。适用于本病湿热证。

钟正贤等观察院内纯中药制剂肝必康胶囊（主要有三叶香茶菜、甜茶藤、溪黄草、灵芝等，具有清热解毒、利湿退黄、保肝降酶等作用）观察了在鸭乙型病毒性肝炎模型上的作用，结果表明，肝必康能显著抑制鸭体内HBV的复制，明显抑制鸭体内的HBsAg和HBeAg表达，降低鸭血清ALT和AST水平和减轻鸭肝组织变性坏死的作用。陈家春等实验观察了清肝除湿、和胃运脾的紫金胶囊对细胞系体外抗毒的作用，结果发现紫金胶囊可明显抑制和的分泌。适用于本病脾虚兼湿热证。

彭建平等观察了补肾法（六味地黄丸）与健脾法（四君子汤）对慢性乙肝患者外周血树突状细胞的影响，结果表明补肾法和健脾法都能促进慢性HBV感染免疫耐受期患者DCs功能的恢复，补肾法对慢性HBV感染免疫耐受期患者DCs功能的影响更为显著。

加味四逆汤在治疗慢性乙型肝炎的方面，有比较好的疗效，对改善患者的生活质量尤为明显，在改善肝功能及防止肝纤维化方面也有疗效，且无明显毒副作用。适用于本病脾肾阳虚证。

八、评价及瞻望

本病病因多以内、外分之，外因为湿热疫毒，内因为正气虚损，目前这种认识比较统一。慢性HBV的主要病机为肝郁。外感湿热疫毒，阻遏气机，气机不调则肝郁；内伤七情，情志怫郁亦肝郁。郁则百病而生：肝郁气滞，进而瘀血阻络；肝郁克脾，造成脾虚，内湿渐生；肝郁化热，与湿相搏，则湿热蕴结。于是不少医家提出治疗本病应从郁而论，疏肝解郁。不少医家以小柴胡汤随证加减，疏肝解郁，取得良好效果。与小柴胡汤作用相近的还有逍遥散、丹栀逍遥散、柴胡疏肝散、四逆散等，亦为临床医家所喜用。HBV病毒为湿热疫邪，可伤人阳气，易于深入营血，侵及脏腑，泛溢络脉，故而缠绵难祛。一些医家认为导致 HBV 迁延不愈的原因是人体阳气虚弱。阳气虚弱可由先天不足之因素所造成，但更多的是由于瘀血、痰湿阻滞脉络，阳郁不通而产生。故不少医家提出以温通助阳解毒来治疗慢性 HBV。慢性 HBV 由于肝郁脾虚，对食物的消化吸收功能逐渐减退，饮食不化精微，气血生化不足，造成脏腑失养而正常功能渐趋衰退。由于气血生化不足乃至逐渐发展为气血两虚，出现面色白，气短懒言，血浆蛋白降低或白蛋白/球蛋白比例失调等。因此，不少医家提出了在慢性 HBV 的治疗中应注意补益气血的论点。补益气血可有效地提高人体正气，有利抗邪外出。在具体运用中应注意不可过用温热之品，以免更伤阴血，再者应与补肝补肾结合起来，合理配伍，提高疗效，至于消导、化积、助运之品，亦常配伍。HBV 的病因是湿邪，湿为阴邪，其性黏腻，特点是袭人隐蔽且难以祛除，湿易困脾，造成脾虚。这是 HBV 较多隐匿发病和呈慢性带毒状态的缘由。其临床症状不甚明显，且易转为慢性。因而不少医家主张慢性 HBV 应从脾论治，脾健湿自除。符合张仲景"见肝之病，知肝传脾，当先实脾"之说。西医学研究提示，HBV 转为慢性与机体免疫功能低下有关，这与中医认为湿邪伤脾以致脾虚，脾虚失运则诸药难达病所，无力抗邪的观点是一致的。健脾利湿可提高患者免疫功能，对 HBV 有积极的治疗意义。慢性 HBV 除了因湿热疫毒引起机体亏损性变化外，还可引起多方面的失调性变化。肝的生理功能与气血运行是否协调通畅密切相关，肝受邪扰最常出现的即是肝郁气滞，由于气血相随，病机发展的结果必然是气滞而血滞、血滞而血瘀。故活血化瘀成为众多医家治疗慢性 HBV 共同遵循的法则。慢性 HBV 有血滞血瘀见证者，当用活血化瘀之法，但这类患者气血多有所伤，所以应与扶正补虚药配合，方能达到治疗目的。另外，这类患者血滞血瘀形成的原因多与前期邪伏血分，血热伤阴有关，所以还需适当配伍凉血解毒清热之品。至于祛邪药应用多少、扶正药偏阴偏阳、活血化瘀偏于调气还是调血，这要结合患者的体质、病程的长短、病机的演变、目前的见证以及以往用药的反应等等细细斟酌，其中包含着丰富的辨证论治内涵。

主要参考文献

［1］王贵强，王福生，庄辉，等. 慢性乙型肝炎防治指南（2019 版）［J］. 中国病毒病杂志，2020，10（1）：1-25.

［2］刘学勤. 刘学勤辨治肝胆病［M］. 北京：人民军医出版社，2014.

［3］杨培伟，赵文霞. 赵文霞教授治疗慢性乙型病毒性肝炎的证治思路和方法［J］. 中医临床研究，2014，23：58-59.

［4］中华中医药学会肝胆病专业委员会，中国民族医药学会肝病专业委员会. 慢性乙型肝炎中医诊疗指南（2018 年版）［J］. 中西医结合肝病杂志，2019，29（1）：97-102.

第四节　丙型病毒性肝炎

丙型病毒性肝炎是指感染丙型肝炎病毒（HCV）所引起的以肝脏损害为主的全身性传染病，是病毒性肝炎之一。

丙型肝炎呈全球性流行，不同性别、年龄、种族人群均对 HCV 易感。但是，由于 HCV 感染具有隐匿性，多数感染者并不知道感染 HCV，因此，全球确切的慢性丙型肝炎发病率尚不清楚。

一、病因病机

（一）西医学认识

HCV 1b 和 2a 基因型在我国较为常见，其中以 1b 型为主，其次为 2 型和 3 型，未见基因 4 型和 5 型报告，6 型相对较少；在西部和南部地区，基因 1 型比例低于全国平均比例，西部基因 2 型和 3 型比例高于全国平均比例，南部（包括我国香港和澳门地区）和西部地区，基因 3 型和 6 型比例高于全国平均比例。混合基因型少见，多为基因 1 型混合 2 型。我国 HCV 感染者白细胞介素（IL）-28B 基因型以 rsl2979860 CC 型为主，而该基因型对聚乙二醇干扰素（Peg IFN）α 抗病毒治疗应答较好。

HCV 主要经血液传播，主要有：①经输血和血制品、单采血浆和输血细胞传播。我国自 1993 年对献血员筛查抗 HCV，2015 年开始对抗 HCV 阴性献血员筛查 HCV RNA，经输血和血制品传播已很少发生。②经破损的皮肤和黏膜传播。这是目前最主要的传播方式。包括使用非一次性注射器和针头，未经严格消毒的牙科器械、内镜、侵袭性操作和针刺等。在某些地区，因静脉注射毒品导致 HCV 传播占 60%~90%。一些可能导致皮肤破损和血液暴露的传统医疗方法也与 HCV 传播有关；共用剃须刀、共用牙刷、文身和穿耳环孔等也是 HCV 潜在的经血传播方式。

与 HCV 感染者性接触和有多个性伴侣者，感染 HCV 的危险性较高。同时伴有其他性传播疾病者，特别是感染人类免疫缺陷病毒（HIV）者，感染 HCV 的危险性更高。

抗 HCV 阳性母亲将 HCV 传播给新生儿的危险性约 2%，若母亲在分娩时 HCV RNA 阳性，则传播的危险性可高达 4%~7%；合并 HIV 感染时，传播的危险性增至 20%。HCV 高载量可能增加传播的危险性。

接吻、拥抱、喷嚏、咳嗽、食物、饮水、共用餐具和水杯、无皮肤破损及其他无血液暴露的接触一般不传播 HCV。

HCV 属于黄病毒科肝炎病毒属，其基因组为单股正链 RNA，由约 9.6×10^3 个核苷酸组成。HCV 基因组含有一个开放读框（ORF），编码 10 余种结构和非结构（NS）蛋白（NS2、NS3、NS4A、NS4B、NS5A 和 NS5B），NS3/4A、NS5A 和 NS5B 是目前直接抗病毒药物（DAA）的主要靶位。HCV 基因易变异，目前可至少分为 6 个基因型及多个亚型；按照国际通行的方法，以阿拉伯数字表示 HCV 基因型，以小写的英文字母表示基因亚型（如 1a、2b、3c 等）。HCV 基因型与 Peg IFNα 联合利巴韦林（RBV）方案（PR），以及 DAA 的治疗应答存在相关性。针对 NS3/4A、NS5A 和 NS5B 的 DAA 可能具有基因型特异性。因为 HCV 易变异，感染宿主后，经一定时期，HCV 感染者体内同时存在的、由多种不同序列组成的、具有很高同源性的 HCV 变异株群体称为准种，具有某些特定位点变异的准种可能影响 DAA 治疗的敏感性，并可能和治疗失败有关。

HCV 对一般化学消毒剂敏感，甲醛熏蒸等均可灭活 HCV；100℃ 5 分钟或 60℃ 10 小时、高压蒸汽等物理方法也可灭活 HCV。

丙型肝炎肝损害的主要原因是 HCV 感染后引起的免疫学应答，其中细胞毒性 T 淋巴细胞（CTL）起重要作用。CTL 通过其表面的 T 淋巴细胞受体识别靶细胞的主要组织相容性抗原复合物 I 类分子和病毒多肽复合物，杀伤病毒感染的靶细胞，引起肝脏病变。

丙型肝炎慢性化机制还尚未阐明，考虑是宿主免疫、遗传易感性和病毒共同作用的结果。早期的固有免疫应答是机体抗病毒的第一道防线；后期 HCV 特异性 T 淋巴细胞免疫应答在决定感染结局方面有重要作用。丙型肝炎患者每天可产生 1012 个病毒，在能检测到免疫应答几周之前，病毒载量可达到最大值。HCV 可破坏固有免疫应答，其复制能力超过了 CD_8^+ T 淋巴细胞的清除能力，容易发展为慢性感染。

（二）中医学认识

中医学对 HCV 的认识与 HBV 大致相同，其外因为感染湿热疫毒之邪，内因为正气不足。其病机大致为内伤虚损，复感湿热疫毒之邪，郁遏中州，蕴结肝胆，致肝失疏泄，气滞血瘀。病情进一步发展，肝、脾、肾功能受损，气、血、水代谢失常，痰血胶凝贯穿其中，逐渐演变转成鼓胀、积聚之变。

与 HBV 有别的是 HCV 较少出现黄疸，且临床症状相对较轻，多归属于中医"胁痛""肝着"范畴。

二、临床诊断

（一）辨病诊断

1. 临床诊断

（1）急性丙型肝炎的诊断

①流行病学史：有明确的就诊前 6 个月以内的流行病学史，如输血史、应用血液制品史或明确的 HCV 暴露史

②临床表现：可有全身乏力、食欲减退、恶心和右季肋部疼痛等，少数伴低热，轻度肝肿大，部分患者可出现脾肿大，少数患者可出现黄疸。部分患者无明显症状，表现为隐匿性感染。

③实验室检查：ALT 可呈轻度和中度升高，也可在正常范围之内，有明确的 6 个月以内抗 HCV 和（或）HCV RNA 检测阳性结果的检测史。HCV RNA 可在 ALT 恢复正常前转阴，但也有 ALT 恢复正常而 HCV

RNA 持续阳性者。

有上述①②③或②③者可诊断。

（2）慢性丙型肝炎的诊断

①诊断依据：HCV 感染超过 6 个月，或有 6 月以前的流行病学史，或发病日期不明。抗 HCV 及 HCV RNA 阳性，肝脏组织病理学检查符合慢性肝炎，或根据症状、体征、实验室及影像学检查结果综合分析，亦可诊断。

②病变程度判定：肝活检病理学诊断可以判定肝脏炎症分级和纤维化分期。HCV 单独感染极少引起重型，HCV 重叠 HIV、HBV 等病毒感染、过量饮酒或应用肝毒性药物时，可发展为重型肝炎。

③慢性丙型肝炎的肝外表现：肝外临床表现或综合征可能是机体异常免疫反应所致，包括类风湿关节炎、干燥综合征、扁平苔藓、肾小球肾炎、混合型冷球蛋白血症、B 细胞淋巴瘤和迟发性皮肤卟啉病等。

2. 相关检查

多为 ALT 异常，慢性者可有絮状反应及浊度试验异常、球蛋白增高等。

病原学诊断：血清抗 HCV 阳性。急性 HCV 常在发病 1 个月内获得阳性结果，亦有部分病例抗 HCV 出现较迟。早期特异性诊断需做血清 HCV RNA 的 PCR 测定。HCV 一过性感染的病例，ALT 多在病程 3 个月内恢复正常，此时抗 HCV 效价达峰值，以后逐步下降，至 1 年时转为阴性或弱阳性。如果急性 HCV 发生慢性化，不仅 ALT 反复波动，抗 HCV 亦持续阳性。

（二）辨证诊断

1. 肝气郁结型

临床证候：胁痛以胀痛为主，走窜不定，胁痛每因情志波动而增减，胸闷气短，纳差嗳气。舌淡红，苔薄白，脉弦。

辨证要点：胁胀痛走窜，随情志波动而增减，舌淡红，苔薄白，脉弦。

2. 肝胆湿热型

临床证候：胁痛口苦，胸闷纳呆，恶心呕吐，或身黄、目黄、小便黄。舌红，苔黄腻，脉弦滑数。

辨证要点：胁痛口苦，纳呆恶心，舌红苔黄腻，脉弦滑数。

3. 痰瘀胶着型

临床证候：形体肥胖，胁肋刺痛，痛有定时并有坠胀感，身体困重，恶心痰多，口淡不渴或渴不欲饮。舌暗有瘀点，边有齿痕，苔白腻或黄腻，脉沉涩。

辨证要点：胁肋刺痛有坠胀感，胸脘胀满，恶心痰多，舌暗有瘀点及齿痕，苔腻，脉沉涩。

4. 肝郁脾虚型

临床证候：胁肋胀满疼痛，胸闷善太息，精神抑郁或性情急躁，纳食减退，口淡乏味，脘痞腹胀，四肢倦怠，面色萎黄，少气懒言，大便溏泄，腹鸣矢气。舌淡红，苔白或腻，脉沉弦或弦细。

辨证要点：胸闷善太息，脘痞腹胀，少气懒言，舌淡苔白，脉沉弦。

5. 心脾两虚型

临床证候：精神抑郁，情绪不宁，多思善虑，少寐健忘，面色不华，头晕神疲，食欲不振。舌淡苔薄，脉细弱。

辨证要点：少寐健忘，面色不华，头晕神疲，舌淡苔薄，脉细弱。

6. 肝阴不足型

临床证候：胁肋隐痛，悠悠不休，遇劳加重，口干咽燥，心中烦热，头晕目眩。舌红少苔，脉细弦或数。

辨证要点：胁肋隐痛不休，口干咽燥，头晕目眩，舌红少苔，脉细弦或数。

三、鉴别诊断

1. 与急性 HCV 鉴别诊断可参考"HAV""急性 HBV"有关内容。

2. 与慢性 HCV 鉴别诊断可参考"慢性 HBV"有关内容。

四、临床治疗

（一）提高临床疗效的要素

明确本病治疗的目的是缓解症状，防止疾病进展。

1. 详细询问病史和进行仔细体格检查，全面掌握患者的病情特点。

2. 完善相关检查，明确病因。

3. 及时复查相关指标，预防疾病进展，防止造成肝实质的损害。

4. 中西医结合治疗，西医学保肝降酶退黄，中医方面辨证施治，疏肝理气、清热解毒，二者合用更能增强治疗效果。

5. 内外结合，除了口服或静脉用药之外，结合中医贴敷达到调节正邪失衡的效果。

（二）辨病治疗

慢性 HCV 感染者治疗的主要目的是通过清除病毒 RNA 以防止 HF 的进展。

慢性 HCV 感染者的抗病毒治疗已经进入直接抗病毒药物 DAA 的泛基因型时代。优先推荐无干扰素的泛基因型方案，其在已知主要基因型和主要基因亚型的 HCV 感染者中都能达到 90% 以上的持续病毒学应答（SVR），并且在多个不同临床特点的人群中方案统一，药物相互作用较少，除了失代偿期肝硬化、DAAs 治疗失败等少数特殊人群以外，也不需要联合利巴韦林治疗，因此，泛基因型方案的应用可以减少治疗前的检测和治疗中的监测，也更加适合于在基层对慢性 HCV 感染者实施治疗和管理。但是，泛基因型方案不是全基因型方案，对于少数未经过 DAAs 临床试验，或者已有的临床试验未获得 90% 以上 SVR 的基因亚型和耐药相关替代突变的感染者中，还需要规范的临床试验来确定合适的治疗方案。在国际上已经获批准的DAAs中，大部分已经在我国获得批准。其中，艾尔巴韦/格拉瑞韦以及来迪派韦/索磷布韦用于HCV基因1b型的慢性丙型肝炎患者；索磷布韦/维帕他韦用于HCV基因1b型以外的慢性丙型肝炎患者。

（1）基因1型可选方案 ①达拉他韦联合阿舒瑞韦：达拉他韦片60mg（每天1次）和阿舒瑞韦软胶囊100mg（每天2次），治疗基因1b型无肝硬化或代偿期肝硬化患者，疗程24周。②奥比帕利+达塞布韦±RBV方案：奥比他韦（12.5mg）/帕立瑞韦（75mg）/利托那韦（50mg）复合单片药（奥比帕利2片，每天1次，与食物同服），以及达塞布韦（250mg，1片，每天2次），基因1b型无肝硬化或代偿期肝硬化患者疗程12周；轻度至中度肝纤维化的初治基因1b型患者可以考虑治疗8周。基因1a型无肝硬化患者，联合RBV疗程12周；基因1a型肝硬化患者，联合RBV疗程24周。③艾尔巴韦/格拉瑞韦：每片复合片剂含艾尔巴韦50mg和格拉瑞韦100mg，1片，每天1次，治疗基因1型初治以及聚乙二醇干扰素α联合利巴韦林（PR）经治患者，疗程12周。但是针对基因1a型，在既往抗病毒治疗过程中就失败的患者，需要联合RBV，并且疗程延长至16周。④来迪派韦/索磷布韦：每片复合片剂含索磷布韦400mg和来迪派韦90mg，1片，每天1次，可用于成人以及大于12岁的青少年患者。无肝硬化患者疗程12周，初治的无肝硬化患者也可以8周为一疗程。代偿期或失代偿期肝硬化患者，应联合RBV以12周为一疗程；或者，如有RBV禁忌证或不耐受者，则不使用RBV，但疗程延长至24周。

（2）基因2型可选方案 ①索磷布韦（400mg，每天1次）和RBV（＜75kg者1000mg，每天1次；≥75kg者1200mg，每天1次），疗程12周。肝硬化患者，特别是肝硬化经治患者，疗程应延长至16~20周。②索磷布韦（400mg）/来迪派韦（90mg），每天1次，疗程12周。

（3）基因3型可选方案 索磷布韦（400mg，每天1次）和RBV（＜75kg者1000mg，每天1次；≥75kg者1200mg，每天1次），疗程24周。

（4）基因4型可选案 中国患者基因4型流行率非常低，基因4型患者可以选择的基因型特异性方案如下。①艾尔巴韦/格拉瑞韦，1片，每天1次，治疗基因4型初治以及PR经治患者，疗程12周。但是在抗病毒治疗过程中就失败的患者，需要联合RBV，并且疗程延长至16周。②来迪派韦/索磷布韦，1片，每天1次，可用于成人以及大于12岁的青少年初治患者，无肝硬化或者代偿期肝硬化，疗程12周。经治患者不建议使用此方案。③奥比帕利联合RBV方案：奥比他韦（12.5mg）/帕立瑞韦（75mg）/利托那韦（50mg）复合单片药（奥比帕利，2片，每天1次，与食物同服），联合RBV，无肝硬化或代偿期肝硬化患者疗程12周。

（5）基因5/6型可选方案 来迪派韦/索磷布韦，1片，每天1次，可用于成人以及大于12岁的青少年初治患者，无肝硬化或者代偿期肝硬化，疗程12周。经治患者不建议使用此方案。

（三）辨证治疗

1. 辨证论治

（1）肝气郁结型

治法：疏肝理气。

方药：柴胡疏肝散化裁。柴胡、枳壳、川芎、香附各10g，茯苓、白芍、白术、虎杖各15g，板蓝根30g，甘草6g。

加减：胁痛重者，酌加青皮、川楝子、郁金；若气郁化火，症见胁肋掣痛、心烦急躁、口干口苦、溺黄便秘等，可去川芎，加丹皮、栀子、黄连、川楝子、延胡索等；若气郁化火伤阴，症见胁肋隐痛、心烦头晕等，可去川芎，加当归、何首乌、枸杞子、丹皮、栀子、菊花等；若肝气横逆，脾运失常，症见胁痛、肠鸣、腹泻者，可加薏苡仁、山药、泽泻等；若胃失和降，症见恶心呕吐者，可加陈皮、半夏、藿香、砂仁、生姜等。

（2）肝胆湿热型

治法：清热利湿，疏肝利胆。

方药：龙胆泻肝汤化裁。龙胆草、黄芩、半夏各9g，大青叶30g，栀子、柴胡、川楝子、青皮、泽泻、木通各10g，车前子15g，郁金12g。

加减：若发热、黄疸者，加茵陈、黄柏；若热盛伤津，大便秘结，腹部胀满者，加大黄、芒硝。

（3）痰瘀胶着型

治法：化痰除湿，祛瘀散结。

方药：涤痰汤合活络效灵丹化裁。陈皮、半夏、胆星、当归、川芎、枳壳各10g，竹茹、桃仁、红花各12g，茯苓、丹参各15g，乳香、没药各8g，甘草6g。

加减：胁痛明显者，加延胡索、川楝子、穿山甲、九香虫；纳呆食减者，加焦三仙、炒莱菔子；顽痰难去者加明矾、川贝母适量，研极细末，每次随药吞服0.5g。

（4）肝郁脾虚型

治法：疏肝解郁，健脾和胃。

方药：逍遥散化裁。柴胡、郁金、当归、陈皮各10g，白芍、茯苓各15g，白术12g，制香附、薄荷、甘草各6g。

加减：胁痛明显者，加川楝子、延胡索，并加大白芍用量；纳呆脘痞明显者，加炒枳壳、白蔻；腹胀甚者，加草蔻、厚朴、炒莱菔子、大腹皮；腹泻重者，加葛根、川连、木香。

（5）心脾两虚型

治法：健脾养心，益气补血。

方药：归脾汤化裁。党参、白术、茯苓、龙眼肉各12g，黄芪20g，郁金、当归、枣仁、远志、木香、炙甘草各6g。

（6）肝阴不足型

治法：养阴柔肝。

方药：一贯煎化裁。生地、沙参、枸杞子、白芍各15g，麦冬、川楝子各10g，当归12g。

加减：心中烦热者，加炒栀子、酸枣仁、地骨皮；头晕目眩者，加黄精、女贞子；内热口干，舌绛少津者，加玄参、石斛。

2.外治疗法

（1）针刺疗法　取至阳、足三里、胆俞、太冲穴。每日1次，中度刺激。肝区疼痛甚者，酌加期门、阳陵泉、丘墟；转氨酶升高者，酌加大椎、肝俞、中封、阳陵泉；肝脾肿大者，酌加痞根（第1腰椎棘突下旁开3.5寸；肝脏肿大针右侧，脾脏肿大针左侧）、肝俞、脾俞。适用于肝郁脾虚证。

（2）贴敷疗法

①苦杏仁、生桃仁、栀子、桑椹各适量，压成糊状，与黄黏米和醋调匀，敷于肚脐处。2天换1次。主治胁痛、痞块。

②白芥子、吴茱萸各等份，共为细末。用时水调如糊，涂布于章门、京门穴，干后换药，每日数次。主治胁痛。适用于肝气郁结证。

③川芎12g，香附10g，柴胡6g，芍药6g，青皮6g，枳壳6g。肝气郁结加夏枯草30g，钩藤12g，法罗海12g；血瘀停着加鸡血藤20g，桃仁6g，骨碎补12g；痰火内蕴加地龙20g，木香6g，穿山甲3g。将药物研细，调拌麻油或其他辅料贴于胁肋痛处。适于肝气郁结证。

（3）吹鼻法　公丁香适量研细末，取少许吹鼻，每日3次。主治胁痛。适用于肝气郁结证。

（4）贴脐法　炒穿山甲末100g，乳香、没药醇浸液各70ml。将山甲末喷入乳香没药醇浸液内，烘干，再研细，再加入鸡矢藤挥发油0.5ml，冰片少许。每次用0.2g，食醋调成膏，纱布裹之，敷脐上，5~7天换药1次。主治各类胁痛。适用于痰瘀胶着证。

（5）耳穴疗法　于耳廓相应穴位或痛点中，选胸、枕、神门、皮质下等穴，以王不留行籽压穴位上，胶布固定，2~4天换1次。适用于心脾两虚证。

（6）药熨法

①青皮。青皮打碎，拌醋炒烫，装入布袋，热烫胁痛处。冷则更换，每日2次，每次30分钟。主治因胁下瘀积所致疼痛者。适用于肝郁脾虚证。

②枳壳、小茴香、青盐。枳壳、小茴香打碎，加入青盐炒烫，装入布袋。热烫痛处，药冷则更换。每日2次，每次30分钟。主治胁下痞满疼痛。适用于肝郁脾虚证。

（7）壶熨法　芒硝6g，阿魏1g，麝香1g。上药研极细末，铺于痛处，周围以面粉糊围住，以防药气走散。上盖青布一张，随即用熨斗熨烫，使药气透入腹内。每日1次，每次熨烫2小时左右。主治胁下痞痛。适用于肝胆湿热兼痰瘀胶着证。

（8）艾灸疗法　取艾炷，选期门、肝俞、支沟、太冲、三阴交。气滞加内关、膻中；瘀血停着加膈俞、阳陵泉；肝络失荣加心俞、关元、筋缩。每日灸1~2次，每次3~5壮。适用于肝郁脾虚证。

3. 成药应用

请参阅"HAV""HBV"有关内容。

4. 单方验方

（1）橘枣五味汤　金橘30g，大枣10枚，五味子10g，白糖20g。将前3味水煎取汁，加入白糖饮服。每日1剂，2次分服，连服10~15剂。此方可以健脾益气，养肝解毒。用治病毒性肝炎。适用于肝郁脾虚

证。（何跃青. 单方验方治百病. 福州：福建科学技术出版社.）

（2）香附子汤　香附子、山楂各20g。水煎服。每日1剂，2次分服。此方可以理气解郁，活血护肝。用治病毒性肝炎。适用于肝郁脾虚兼瘀血内结证。（同上）

（3）青皮60g，延胡索150g，共研细末，每服6g，日3服。主治各种胁痛。适用于肝气郁结证。（沈金鳌，吴玉华. 胁痛. 太原：山西科学教育出版社.）

（4）丹参30g，柴胡10g，乌药10g，水煎服，每日1剂。主治肝气郁胁痛。适用于肝气郁结证。（同上）

（5）郁金12g，片姜黄12g，茵陈24g，水煎服，每日1剂。主治胁痛兼有黄疸。适用于肝胆湿热兼肝气郁结证。（同上）

（6）广木香6g，郁金8g，水煎服。主治肝气郁滞型胁痛。（同上）

（四）医家诊疗经验

1. 关幼波

关氏认为病毒性肝炎可以出现黄疸，亦可不出现黄疸，但其病理实质是一样的，都以湿热为本。所以，对"无黄"的治疗也要以清热祛湿为常法，并根据情况佐以活血、解毒、化痰等。关氏认为病毒性肝炎出现黄疸或不出现黄疸均是湿热为患，只是程度轻重不同（无黄者轻）及湿热浸渍瘀阻的深浅有别（"无黄"偏于气分，"有黄"偏于血分）。所以，"无黄"清利宜轻而偏于治气，"有黄"清利宜重而偏于治血。然而，在气在血只是相对而言，"无黄"只不过是偏重气分而已，并非完全不入血分，所以仍要佐以活血。关氏还认为，"无黄"的发生除了湿热为本（湿热较轻而偏于瘀阻气分）的因素外，更重要的是内部因素较为突出，所以临床症状也比较复杂。所谓"内部因素"，主要是肝、脾、肾三脏功能失调或脏腑气血实质性的亏虚，因此，

临床辨证时除了注意分析湿热轻重、偏气偏血、病位在上或在下以外，还应密切结合其症状特点，认真分辨其证候类型，充分重视患者的机体状况和内因依据，从整体观念出发，悉心辨治，才能彻底清除外邪，以防止其迁延和复发。

2. 邹良材

邹氏认为病毒性肝炎湿困中焦，脾运失健者，通常不出现黄疸，易缠绵反复，迁延日久。治疗重点在于化湿而健脾运，常选香砂平胃散治疗。邹氏还常配用虎杖，认为对降低谷丙转氨酶、改善一般症状，均有一定效果。

3. 胡希恕

胡氏认为《灵枢·五邪》篇有关"邪在肝，则两胁中痛，寒中，恶血在内，行善掣节，时脚肿。取之行间以引胁下，补三里以温胃中，取血脉以散恶血，取耳间青脉以去其掣"的记载，颇似对无黄疸型肝炎的论述。前段是论其证，后段是论其治。肝肿大则胁中痛，肝区在右，本应右胁痛，剧者涉及于脾，故两胁中痛；寒中即胃中寒，肝病传脾，脾胃不和而有寒，恶血即瘀血，恶血在内者，肝藏血而喜疏泄，肝病气郁，血液凝滞，因致恶血在内；行善掣节者，谓下肢酸软，行动则觉关节牵掣不利，由气滞血瘀所致；时脚肿者，因于胃虚有寒，不能制水。取之行间以引胁下者，谓刺行间穴用泻法以疏肝；补三里以温胃中，谓刺三里穴用补法以温胃中；取血脉以散恶血者，谓针刺放血以散瘀血；取耳间青脉以去其掣者，谓放耳间静脉血以治行则掣节。基于这些论述和认识，胡氏将治肝大法归纳为三：即疏肝、和胃、祛瘀，治疗肝炎即宗其意，确有良验。

4. 王洪士

王氏认为黄疸型和无黄疸型的急性肝炎病因多为湿热……但黄疸型者多热盛于湿，无黄疸型者多湿重于热，故治疗上须有所区别。一般无黄疸型急性肝炎患者大多数不用苦寒重剂，而需清热解毒，渗湿凉血，佐以理气健胃治法即可收效。

5. 王雨梅

王氏治疗慢性活动性肝炎，主张早、中、晚三个阶段的患者采用不同的治法。对早期患者首选培土疏木法，适于肝脾湿热或肝气郁结者，用逍遥散减当归、白芍，加茵陈、丹参、佛手；若肝气横逆犯胃者，则以泄肝和胃法，用半夏泻心汤减人参、干姜，加沙参、内金、青皮。对中期患者肝肾不足者，用一贯煎加龟甲；若肝火偏旺，则用龙胆泻肝汤减黄芩、木通，加五味子、枸杞子。对晚期肾阳亏者，用六味地黄汤加龟甲、黄柏；肾阳虚者，用金匮肾气丸加金樱子。

五、预后转归

50%~80% 急性丙型肝炎转为慢性或病毒携带。轻度慢性肝炎患者一般预后良好；重度慢性肝炎预后较差，约80% 五年内发展为肝硬化，少数可转为 HCC，病死率高达45%，中度慢性肝炎预后居于轻度和重度之间。慢性丙型肝炎预后较乙型肝炎好。

六、预防调护

（一）预防

病毒性肝炎防治方案（全国第六届病毒性肝炎会议修订）指出：HCV 是法定乙类传染病，具有传染性较强、传播途径复杂、流行面较广、发病率较高等特点，并多转为慢性肝炎，对人民健康危害很大。防止病毒性肝炎感染要贯彻预防为主的方针，加强领导，深入宣传，发动群众搞好爱国卫生运动，采取以切断传播途径为主的综合防治措施。HCV 以切断肠道外如经血传播等途径为主。要力争早发现、早诊断、早隔离、早报告、早治疗及早处理疫点，防止流行，提高疗效。要做好易感人群的保护，减少疾病的发生。

HCV 经输血传播是其重要的途径，故加强献血员的管理就显得非常重要。献血员应在每次献血前进行体格检查，检测谷丙转氨酶及 HBsAg，抗 HCV 测定，肝功能异常或 HBsAg，抗 HCV 阳性者不得献血。鉴于目前还没有 HCV 疫苗对其进行有效的预防，故当前对高危人群及危险因子采取严格的管理是切实可行的有效措施。

HCV 与 HBV 一样，均以血液传播为其主要传播途径，故其预防措施大致相同。具体预防措施可参考 HBV 有关章节。

（二）调护

HCV 的治疗原则目前是适当休息、合理饮食、必要用药。关于药物治疗前面已经谈过，这里主要谈谈休息及饮食。

1. 休息

休息可减少肝脏负担，增加肝血流量。急性 HCV 可以散步活动，症状明显者须卧床休息，病情缓解后可下床活动并逐步增加活动时间，活动量一般以活动后不觉疲劳为限。通常肝脏组织至少半年才能修复，故半年内应避免过度活动。慢性迁延性肝炎及代偿期肝硬化患者亦应适当休息和活动，动静结合以促进肝脏功能的恢复。慢性活动性肝炎患者应休养一段时间，待症状消失，肝功能正常后再休息一个月，方可逐步半日工作，如此两个月后如感觉良好，似可再适当增加工作时间，但应定期复查。

2. 饮食

HCV 患者饮食宜清淡，以易消化且富于营养为原则。急性肝炎恢复期和慢性肝病患者应适当增加蛋白质（以动物蛋白为主，如牛奶、鱼、肉、蛋等），不必限制脂肪。急性期患者应有充分的水的供应，以利于毒素的排除。以往强调肝炎患者饮食

"三高一低"（高蛋白、高糖、高维生素、低脂肪）的原则是不合理的，它只注意到营养需要的一面，忽视了食物的摄取与真正的摄入量。人体基本需要的营养要素必须满足，但又不能太高，如蛋白质和糖供应过多，超过营养需要，可能造成过剩，影响消化、吸收；若摄入脂肪过少，则可影响脂肪酸的供应、脂溶性维生素的吸收等。再者，即使按照"三高一低"的原则调配了食物，而患者不能摄入或不能很好地吸收利用，仍达不到保证营养和治疗疾病的作用。故对 HCV 患者的饮食应合理调配，除了保证足够的蛋白质、糖及丰富的维生素和适量脂肪外，尚需注意让患者自选喜爱的食物，讲究烹调技术和食物的色香味，促进消化吸收。病程中应经常注意患者的消化、吸收情况，防止消化不良（腹胀、腹泻等），出现上述情况可随时调整食物种类或必要的对症处理。

七、专方选要

同慢性乙型病毒性肝炎。

八、研究与展望

HCV 有急性、慢性之分，急性 HCV 亦有"黄疸型"与"无黄疸型"之别。与 HAV 和 HBV 相比，本病无黄疸型占绝大部分。根据临床表现多归属于中医"胁痛""郁证"范畴。一般认为 HCV 与 HBV 的病因病机大致相同。相比较来说，HCV 的湿邪较 HBV 更为重着、黏腻，故更易慢性化且缠绵难愈。正气虚弱，感受湿热疫毒之邪，阻遏中州，蕴结肝胆，由气入血，步步深入。肝失疏泄，脾失健运，由湿致痰，由滞成瘀，痰瘀胶结，变证丛生。病情进一步发展，肝病及胃，肝、脾、肾三脏受损，气、血、水停聚为患，上、中、下三焦俱病，可成积聚、鼓胀等疾。目前认为中西医结合治疗 HCV 的方法较好。中

医药有很好的抗病毒、调节免疫、降酶、退黄、抗纤维化、促进肝细胞再生、改善肝脏代谢等作用。以辨证论治为原则，结合西医学免疫调节及抗病毒等理论，扶正祛邪，调理气血，治疗HBV有较好的效果，移用于治疗HCV，亦可望收到较好的效果。中西医结合，各取所长，优势互补，相信对HCV的治疗一定会有积极的作用。

主要参考文献

[1] 魏来，段钟平，王贵强，等. 丙型肝炎防治指南：2019年版［J］. 实用肝脏病杂志，2020，23（1）：33-52.

[2] 陈园生，李黎，崔富强，等. 中国丙型肝炎血清流行病学研究［J］. 中华流行病学杂志，2011，32（9）：888-891.

[3] 庄辉. 中国丙型肝炎感染现状及防治对策研究报告［M］. 北京：人民卫生出版社，2017.

第五节 丁型病毒性肝炎

丁型病毒性肝炎（HDV）是由HDV病毒所引起的一种病毒性肝病。HDV是一种缺陷RNA病毒，现已证明HDV存在及复制依赖于HBV，而且与单独的HBV感染相比，HBV和HDV共同感染会导致肝硬化的速度加快，及引发急性重型肝炎和肝细胞癌的发生。HBV合并HDV感染时，常使病情加重或慢性化，甚至发展成为急性重型肝炎，其病情比其他类型的病毒性肝炎严重。

一、病因病机

（一）西医学认识

HDV为一球形颗粒，直径为36nm，其外壳由HBV病毒的表面蛋白（HBsAg）构成，内含HDV抗原（HDAg）和HDV基因组。氯化铯中的浮密度为1.25g/ml，耐热、耐冷、耐酸，抵抗力与HBV相似，灭活方法亦与HBV相同。实验发现，只有在HBV参与下，才能形成HDV病毒颗粒并具有感染性。HDV是目前所知的第一个单链环状RNA动物病毒。HDV基因组为单链环形RNA，全长1679bp，70%区域可发生自身配对形成无分支的杆状结构。HDV基因组含有9个开放读框（ORF），其中0.8κb的ORFS编码HDV特异抗原HDAg是迄今为止通过感染和体外表达所发现的唯一的HDV蛋白。HDAg是一种呈强碱的磷酸化蛋白，具有大小两种分子形式，两种分子的HDAg由同一基因编码，在病毒成熟过程中，两种HDAg形成病毒核心，其外面由含HBsAg的脂膜包被，形成的病毒颗粒被释放至细胞外，即具有传染性。研究发现，HDV与HBV的蛋白成分似有同源性，由此推测，HDV似可抑制HBV的复制表达。迄今所知，HDV只有一个血清型。HDV感染后机体产生的抗HD无保护作用。HDV的复制类似于某些植物类RNA病毒，目前认为，HDV RNA采取双滚环机制进行复制。在感染的肝细胞核中，由于改变生理环境，或在某些特异的细胞因子的作用下，HDV RNA由稳定的棒状结构转变为具有催化自裂活性的HDV RNA构象，而后开始复制过程。首先以基因链RNA为模板，在宿主肝细胞的依赖RNA的RNA聚合酶Ⅱ的作用下，以滚环方式合成多聚线性抗基因链RNA，继而在抗基因链核酶的催化下自裂为线性单体抗基因链，再连接环化为环状抗基因链RNA，从而完成第一次滚环复制。接着以抗基因链RNA为模板，按上述方式合成基因链RNA。在感染的肝细胞核中，HDV RNA主要以环状基因链和抗基因链形式存在，同时还有线性单体和二倍体等。在HDV RNA复制过程中，从亲代基因链开始到产生子代环状RNA分子，需经自裂和自连反应，其中自裂反应是在核酶的催化下完成的；而自连的机制尚不清楚，可能是某种酶的催化，或是核酶催化反应的逆式过程。

HDV感染呈世界性分布，但由于各地区情况不同而有差异，与HBV的感染率也不成正比。我国的HDV感染流行情况过去不太清楚，因为我国是HBV感染流行的高发地区，因此HDV感染在各地的流行状况及其在慢性肝病中的地位，是近年来所注目的问题。通过近几年的调查研究，证实我国确实存在HDV感染，而且HDV感染不仅存在边疆少数民族地区，也存在于中原、东南及北方地区。

HDV的传染源是HDV的急、慢性患者和HDV携带者。HDV的传播途径与HBV相同，主要为肠道外途径传播。HDV感染的发生与注射、针刺、输血或血液制品的使用等有关。静脉药瘾者、同性恋者、血友病患者以及血液透析患者为高危人群。人口稠密、居住条件不良、开放性皮肤损伤以及蚊虫叮咬都可促进HDV传播。

HDV对肝细胞损害的机制尚不完全明了，一般认为是病毒对肝细胞有细胞毒作用，而不是通过免疫反应致病，这与HBV的发病机制不同。因此，HDV的复制和数量，与肝细胞的破坏相关。不少文献报道，感染HDV后机体的免疫因素中主要是T细胞对肝细胞的病理损伤起重要作用。然而目前尚不知HDV致病的靶抗原何在，迄今为止的研究仅发现HDV的一种抗原即HDAg。有人认为HDV致病机制可能为：①HDV抗原在肝细胞浆中被加工，使T细胞识别的表位暴露出来，从而使被感染细胞受到杀伤细胞的攻击。②因慢性HDV感染常导致自身抗体的产生，故HDV复制表达可能产生一种新的抗原（或与HBV抗原结合而形成一种新的抗原）作为T细胞识别的靶抗原。HDV病毒是一种缺陷病毒，

必须在HBV或其他嗜肝DNA病毒的辅助下，才能感染人体而致病。HDV合并HBV感染比单独的HBV感染更易导致严重的急、慢性肝炎，包括重型肝炎和肝硬化。故有人提出HBV是HDV致病的决定因素。也有人认为HDAg在肝细胞中大量积累是肝细胞发生病变的原因。研究发现，HDV患者肝细胞坏死区域HDAg阳性细胞的数量较多，坏死周围没有显著的淋巴细胞浸润。HDV感染的致病机制目前尚无定论。HDV感染的病理表现差异也很大，从无症状到重型肝炎均可发生。另外，有些地区HDV感染还有一些典型的特征，这是否与种族或流行毒株有关尚待研究。根据目前已发表的14株HDV的基因组序列的同源性可将全世界流行的HDV分为三种亚型（Ⅰ、Ⅱ、Ⅲ型），不同亚型之间致病机制是否存在差异尚不清楚。

HBV重叠感染HDV者，临床表现多为病情反复发作，迁延不愈，病情呈进行性，易发展为肝硬化、肝功能衰竭，常并发上消化道出血，有的病例可出现急性肝炎症状。急性HDV预后良好，一般转为慢性者较少见。慢性HDV大部分表现为慢性肝炎或慢性肝炎过程中急性加重，甚或发展为重型慢性活动性肝炎、重型肝炎或肝衰竭，或很快进展为肝硬化。据观察统计，约70%慢性HDV发展成为肝硬化。从发病到肝硬化，一般为2~15年。HBV和HDV合并感染者的PLC发生率，高于单纯HBV感染者。

（二）中医学认识

根据其不同的病理阶段和临床表现可分别归入中医"黄疸""急黄""肝着""胁痛""积聚""鼓胀"等范畴。HDV是由HDV病毒所引起的一种病毒性肝病。但HDV不能单独致病，必须在HBV感染存在时才能感染人体而致病，也就是说HDV

往往是合并 HBV 而同时存在，故其临床表现亦与 HBV 雷同。因而中医对 HDV 病因病机的认识亦与 HBV 相一致。有关这方面的论述，请参考"HBV"有关部分。

二、临床诊断

（一）辨病诊断

1. 临床诊断

急性感染期 HDV：系指 HDV 和 HBV 合并感染，通常为急性自限性感染，即病毒在急性肝炎之后被人体清除。因患者原无慢性 HBV 感染，且 HDV 的复制抑制 HBV 的复制，故 HBV 及 HDV 迅速被机体清除，感染自限，呈急性肝炎过程。潜伏期 4~20 周，临床有乏力、厌食、尿黄、黄疸、腹痛、肝痛及肝肿大。部分患者有双峰型 ALT 增高，两峰相间为 2~4 周。于前一峰期，可测得 HDAg 阳性；于后一峰时，出现抗 HD 阳性。急性 HDV 转为慢性仅 5% 以下。

慢性感染期 HDV：由丁型肝炎病毒（HDV）与乙型肝炎病毒（HBV）同时重叠感染引起，多发生于慢性感染者。重叠感染者往往有一时性 HBsAg 消失，约 70% 的重叠感染者最后变为慢性携带者，抗 HD IgM 及 IgG 均升高。HDV 可促使慢性肝炎演变为肝硬化，HDV 如感染于无症状 HBsAg 携带者，亦可发展为慢性肝病。有人称慢性 HDV 为慢性进行性 HDV，肝细胞核中 HDAg 持续阳性，但血清 HDAg 仅一过性出现，抗 HD IgM 及 IgG 高滴度并持续下降。一般而言，慢性 HDV 大部分表现为慢性肝炎或慢性肝炎过程中急性加重，甚或发展为重型慢性活动性肝炎、重型肝炎或肝衰竭、肝细胞癌以及死亡的风险是慢性乙型病毒性肝炎的 2~3 倍。

（1）HDV 感染与临床　只有 HBV 感染者才可能发生 HDV 感染，故 HDV 感染的临床表现决定于伴随的 HBV 感染。感染有一过性感染和持续性 HDV 感染，一过性感染发生时可分为同时感染 HBV 与 HDV 和重叠感染，感染后就形成不同的感染状态，由此产生轻重不一、预后不同的各种临床类型。

①同时感染：指机体在原本无 HBV 感染的情况下，同时受到 HBV、HDV 的感染。临床表现和生化异常类似急性 HBV 感染，但发生急性重型肝炎的较多，高达 5%。此时 HDV 对肝细胞的破坏与 HBV 所引起的机体排斥 HBV 的细胞免疫反应相加，其临床经过较单纯 HBV 感染更为严重。常见转氨酶升高为双相性经过，这可能是 HBV 与 HDV 同时感染。一般而言，慢性 HDV，大部分表现为慢性相继感染的表现。同时感染大多可自行缓解，不发展为慢性。

②重叠感染：当机体原先有 HBV 感染，再感染 HDV 时则发生重叠感染。如原先系 HBsAg 携带者，则表现为急性发作，病情通常较重，发生急性重型肝炎达 10%。此时除 HBsAg 阳性外，因 IgM 抗 HBc、IgM 抗 HA 阴性，临床易疑为 HBsAg 携带者并发 HCV，故必须借血清作鉴别诊断。重叠感染者大部分（70%）呈持续感染，特别是原先系慢性 HBV 患者常因 HBV 与 HDV 持续感染引起双重肝损害而表现为慢性进行性肝病。

③持续感染：指 HBV、HDV 在肝细胞内增殖复制并不断排出病毒超过半年。主要来自 HBV 与 HDV，重叠感染，也可来自同时感染。

（2）凡遇以下情况，即应疑为 HDV，并作病原学诊断或血清学检测。

①无症状性 HBsAg 携带者，突然发生急性肝炎症状者。

②急性 HBV，呈双相性转氨酶升高者。

③慢性活动性 HBV 活动期，但无复制 HBV 依据者。

④慢性 HBV 合并重型肝炎者。

2. 相关检查

HDV 感染的指征是肝内出现 HDAg。HDV 和 HBV 同时感染后，先在血清中出现 HBsAg，随之产生肝内 HDAg。急性丁型肝炎出现 HDAg 血症，持续时间较短，与肝内 HDAg 表达高峰出现相平行。于起病后 4~60 天血中出现抗 HD，并在慢性感染期中长期保持。抗 HD IgM 在急性 HDV 中短暂存在，而在慢性感染中长期存在。

（1）肝内 HDAg 检测　HDAg 在肝内呈细粒状、小球状或弥散分布，大部分在肝细胞核内，是诊断 HDV 的直接证据。

（2）血清 HDAg 检测　血清中检出 HDAg 是诊断急性 HDV 感染的又一直接证据。HDAg 在血中存在时间较短，一般 3~83 天，平均 21 天。在慢性 HDV 感染中，由于血中高滴度抗 HD 可与实验过程中经解离处理暴露出的 HDAg 结合，而出现假阴性，故一般不易检出。

（3）抗 HD 检测　急性 HDV 感染，血清抗 HD 多在发病后 3~8 周出现，滴度 ＜ 1∶100；慢性 HDV 感染时，血清抗 HD 多呈持续高滴度（ ＞ 1∶10000）。但慢性感染如伴免疫缺陷，抗 HD 可始终阴性。

（4）抗 HD IgM 测定　其出现时间几乎与 HDAg 相近，一般持续 2~20 周。急性感染时滴度超过 $1∶10^3$ 为阳性，一般在 1∶5000 以下；慢性感染时可达 $1∶10^7$ 以上，且常与高浓度（ $1∶10^5$ 以上）抗 HD 同时存在。

（5）HDV RNA 检测　是目前确定 HDV 病毒血症最敏感的方法，但由于检测方法操作麻烦、费时、费用高或不敏感、易出现假阳性或假阴性结果，故临床上未能普遍开展。

（二）辨证诊断

可参考"急性 HBV""慢性 HBV"及"重型肝炎"有关内容。

三、鉴别诊断

有关"西医鉴别诊断"及"中医鉴别诊断"，均可参考甲、乙、丙型病毒性肝炎及重型肝炎的有关章节。

四、临床治疗

（一）提高临床疗效的要素

明确本病治疗的目的是缓解症状，防止疾病进展。

1. 详细询问病史和进行仔细体格检查，全面掌握患者的病情特点。

2. 完善相关检查，明确病因。

3. 及时复查相关指标，预防疾病进展，防止造成肝实质的损害。

4. 中西医结合治疗，西医学保肝降酶退黄，中医方面辨证施治，疏肝理气、清热解毒，二者合用更能增强治疗效果。

5. 内外结合，除了口服或静脉用药之外，结合中医贴敷达到调节正邪失衡的效果。

（二）辨病治疗

对于慢性 HDV，目前干扰素仍是唯一推荐的药物。在一部分患者中传统的干扰素和聚乙二醇干扰素均已被证明可以抑制 HDV 病毒血症。传统的干扰素的持续病毒学应答率（SVR）为 14%~50%，聚乙二醇干扰素的 SVR 为 17%~44%。然而，由于治疗方案、用药剂量、用药时间等皆有高度的可变性，而且患者的数量也非常有限，对比研究是很困难的。另外还有几个关于干扰素尚待解决的问题：第一，干扰素在 HDV 感染上的控制机制尚不明确，体外研究也没能证明干扰素在 HDV 复制方面的有效作用；第二，已经证明 IL-28b 基因多态性在 HDV 治疗中没有作用；第三，治疗的最佳时间不能确定。目前建议 HDV 患者最少治疗 1 年。虽然关于干扰素耐受的报道并不多见，但是长期的干扰素治疗仍存在争议。

另外，肝脏移植似乎是一种积极的治疗方法，但由于它不仅受移植技术、术后排异等因素的制约，而且一些接受肝移植术的患者或即还可发生移植肝的 HBV、HDV 再感染。显然，肝移植不能作为常规治疗手段。

（三）辨证治疗

1. 辨证论治

可参考"急性 HBV""慢性 HBV"及"重型肝炎"有关内容。

2. 外治疗法

可参考"急性 HBV""慢性 HBV"及"重型肝炎"有关内容。

3. 成药应用

可参考"急性 HBV""慢性 HBV"及"重型肝炎"有关内容。

4. 单方验方

可参考"急性 HBV""慢性 HBV"及"重型肝炎"有关内容。

目前报道治疗 HDV 的专方尚不多见。但 HDV 往往是合并 HBV 的，且 HDV 病毒只有在 HBV 病毒感染人体时，才能感染致病。故治疗 HBV 在某种程度上就是治疗 HDV。故此，专方选介可参考 HBV 的有关部分。

（四）医家诊疗经验

可参考"急性 HBV""慢性 HBV"及"重型肝炎"有关内容。

五、预后转归

对 HDV 感染尚无有效的治疗方法，关键在于预防，临床以护肝对症治疗为主，抗病毒药物如干扰素等主要是干扰 HBV DNA 的合成，对 HBV DNA 的合成无抑制作用。

六、预防调护

（一）预防

HDV 是一种缺陷病毒，必须在有 HBV 感染存在时，才可感染人体而致病。故预防 HBV 感染即可预防 HDV 感染。鉴于目前尚无特殊的 HDV 疫苗，故按预防 HBV 感染的方法、手段来预防、控制 HDV 感染就显得非常重要。HDV 传播的方式与途径和 HBV 相同，预防 HBV 传播的措施，均适用 HDV。主要为严格筛选献血员和血制品，防止注射或其他操作的医源性传播，开展卫生宣教，避免不正常的性行为等。详细措施可参阅"病毒性肝炎防治方案"。HBV 疫苗不但可预防 HBV 的感染，对 HBV 免疫者亦不再感染 HDV，故也可预防 HDV 的感染。但 HBsAg 携带者或 HBsAg 阳性慢性肝炎患者，如何预防 HDV 重叠感染仍是一个比较棘手的问题。专家们设想，未来的 HDV 疫苗应该既可预防 HBsAg 携带者的 HDV 重叠感染，亦可防止 HDV 重叠感染所出现的严重后果，如严重慢性肝炎与急性重型肝炎，因而 HDV 疫苗的研制仍然是一个不容忽视的问题。提高 HBV 疫苗的接种率，是预防 HDV 最有效的措施。此外，加强血液和血液制品的管理、防止医源性感染，以及提高卫生宣传教育的力度，增加民众的自我保护意识等措施也是非常必要的。其他可拟参"乙型病毒性肝炎防治方案"。

（二）调护

迄今对 HDV 尚缺乏特效治疗方法，因此，适当的休息和合理的饮食安排，仍然是治疗 HDV 的基本方法。

1. 休息

关于休息，在急性期或慢性期症状较重时，应以卧床为主；症状缓解、肝功能好转后可逐渐下床活动，并根据身体情况，适当增加活动量；症状消失、肝功能恢复正常后，可逐渐恢复工作或学习。

2. 饮食

患者饮食安排的基本原则主要应根据患者的症状及消化功能状态而定。一般来说，急性期患者应以清淡、易消化的流食或半流食为主。若患者因厌食明显或因恶心、呕吐而不能进食，则可给予适量葡萄糖注射液静脉滴注，既可补充患者所需要的热量及水液的需要，又可减轻患者胃肠道的负担，促进胃肠功能的恢复。恢复期患者待其食欲明显增进时，可逐步恢复正常饮食。随着消化功能的改善，蛋白质的摄入量也可逐步放宽。合理安排饮食的另一简单标准，是患者在进餐后不觉上腹饱胀，而在下餐饭前已有饥饿感。如前所述，合理安排患者饮食的原则首先是考虑改善患者的消化功能，这一观点与中医学"脾胃为后天之本"的学术思想是一致的。在消化功能不良时，过分强调高蛋白饮食，不仅可引起患者腹胀、大便不调，且可因蛋白质在肠道内发生腐败、产生毒性产物被吸收而加重肝脏损伤。同样，进食过多的糖类物质也非所宜。因为进食糖类物质过多不仅可诱发糖尿病，还可能因患者热量过剩而导致肥胖或脂肪肝。因此，重视HDV患者的饮食治疗，合理安排饮食，无疑是重要的。

七、专方选要

可参考"急性HBV""慢性HBV"及"重型肝炎"有关内容。

八、研究与展望

目前对HDV知之不多，对HDV病毒的生物学特征尚有一些未知之处，尚无特效方法。至于预防，因HDV疫苗的研制尚有许多难题未能克服，故HDV疫苗未能问世。总之，对HDV的研究尚有许多空白。

目前公认，HDV病毒多在HBV病毒感染的基础上，以重叠或合并感染的方式与之共存。因此，防治HBV则是当务之急。在某种程度上，甚至可以说防治HBV就是防治HDV。故有关其辨证思路、治法探讨、分型证治等，可参考HBV的有关部分。

主要参考文献

[1] Shen L P, Gu Y, Sun L, et al. Development of a hepatitis delta virus antibody assay for study of the prevalence of HDV among individuals infected with hepatitis B virus in China [J]. Med Virol, 2012（84）：445-449.

[2] Cunha C, Tavanez J P, Gudima S. Hepatitis delta virus：a fascinating and neglected pathogen [J]. World JVirol, 2015, 4（4）：313-322.

[3] 郑猛. 病毒性肝炎的预防及其疫苗应用 [J]. 世界最新医学信息文摘, 2016, 16（30）：295-296.

[4] European association for the study of the liver.EASL clinical practice guidelines：management of chronic hepatitis B virus infection [J]. Hepatology, 2012（57）：167-185.

[5] Yilmaz E, Baran B, Soyer O M, et al. Effects of polymorphisms in interferon 3（interleukin 28B）on sustained virologic response to therapy in patients withchronic hepatitis D virus infection [J]. Clin Gastroenterol Hepatol, 2014, 12（10）：1753-1758.

第六节　戊型病毒性肝炎

戊型病毒性肝炎（HEV），简称戊型肝炎。是由HEV病毒引起的急性传染病，是经粪-口途径传播的病毒性肝炎。常暴发或流行。其临床和流行病学特点与甲型病毒性肝炎相似，但本病黄疸型多见，常见于青壮年，孕妇易感性高，病情较重，经及时治疗，预后较好。

一、病因病机

（一）西医学认识

戊型肝炎病毒（HEV）基因组包含三个开放阅读框（ORF）。最大的 ORF-1 编码负责病毒复制的非结构蛋白。ORF-2 包含编码衣壳的基因。ORF-3 的功能尚不清楚，但已鉴定出针对 ORF-3 表位的抗体。戊型肝炎是由戊型肝炎病毒感染引起的，并通过流行地区受粪便污染的水传播。但是，在非流行地区，戊型肝炎病毒的主要传播方式是食物传播，特别是食用未煮熟的猪肉、生肝和香肠。戊型肝炎病毒是 Hepevirus 属一种 RNA 病毒。在电子显微镜下观察受肠道非 A、非 B 肝炎病毒污染的粪便时发现了该病毒。该病毒为二十面体，无包膜。它的直径约为 34nm，并包含一条长约 7500 碱基的 RNA 单链。已经鉴定出五种戊型肝炎病毒基因型。基因型 1 和 2 被认为是人类病毒；基因型 3 和 4 是人畜共患病的病毒，并且已从人和动物（例如猪、野猪、鹿）中分离出来，而基因型 7 主要感染单峰驼（单峰骆驼）。

（二）中医学认识

中医认为病毒性肝炎的病因是感染疫毒之邪，对其病机的认识虽不十分确切和统一，但大体不出湿热疫毒，蕴结肝胆，损伤脾胃的范围。再者，中医对疾病病因病机的分析，主要是以发病形式、临床表现及预后转归为依据的。HEV 的传播方式、临床表现、转归和预后与 HAV 极其相似，故中医对 HEV 病因病机的认识亦应与 HAV 雷同。此点可参考"HAV"有关内容。

二、临床诊断

（一）辨病诊断

1. 临床表现

HEV 潜伏期较 HBV 短，比 HAV 略长，一般为 2~9 周，平均 6 周。HEV 的传播方式、临床表现、转归和预后均酷似 HAV，但孕妇肝炎病死率高为本病的一大特点。

（1）急性 HEV　HEV 约 90% 以上表现为急性肝炎，分黄疸型和无黄疸型两种，其中黄疸型占 75% 左右。①急性黄疸型 HEV：起病急，黄疸出现前可有上呼吸道感染症状，多数患者有乏力感，相继出现消化道症状，如食欲不振、厌油、恶心、呕吐、上腹部不适、肝区痛、腹胀、腹泻等，部分患者可有肝脏轻度肿大、触痛及叩击痛。此阶段大约 10 天。各种症状持续至黄疸出现 4~5 天后方可缓解，此点与 HAV 明显不同。随着尿色的逐渐加深，大便颜色变浅，巩膜和皮肤出现黄疸，全身瘙痒，可有肝脾肿大。黄疸期一般 2~4 周，然后进入恢复期。恢复期一般 2~3 周，黄疸逐渐消退，各种症状消失，ALT 恢复正常，肝脏回缩正常。②急性无黄疸型 HEV：临床表现较黄疸型轻，部分患者无临床症状（呈亚临床型），多见于儿童病例。

（2）重型 HEV　重型 HEV 多见于妊娠期妇女，但老年人和病毒重叠感染者（尤以 HBV 患者再感 HEV 者为多）亦易发生重型肝炎。重型 HEV 起病急，消化道症状、全身中毒症状与黄疸同步并进，轻、中度黄疸时即出现一系列重型肝炎的临床表现，多伴自发性出血（多在产后发生阴道出血），有的可出现中毒性巨结肠、肝臭。肝性脑病程度不一，主要表现为极度萎靡、嗜睡，进入浅昏迷、深昏迷；也有经短暂的表情淡漠、沉默寡言，继而狂躁或阵发尖叫，然后进入深昏迷。肝浊音界正常或进行性缩小。后期出现肝肾综合征、电解质紊乱、脑水肿和脑疝而死亡。多数病例因多脏器功能衰竭而死亡。

（3）淤胆型肝炎　症状仅有轻度乏力。黄疸深，一般持续3周以上，有长达120天尚未消失者。常伴皮肤瘙痒和陶土色大便，肝不大或略大，脾不大，肝功能检测除胆红素升高外（血清胆红素升高可达300μmol/L），碱性磷酸酶及其同工酶、谷氨酰转肽酶、胆固醇亦升高，谷丙转氨酶仅轻度升高。淤胆型HEV极为少见，预后良好。

2. 诊断要点

HEV的诊断，主要根据流行病学资料和临床表现，结合实验室检查（如急性期血清抗HEV IgM阳性，或急性期患者粪便中免疫电镜找到HEV颗粒，或急性期抗HEV阴性而恢复期抗HEV阳性）即可确诊。

（1）流行病学　诊断时应调查饮水史、生食史及接触史，对散发病例和未发生过地方性流行的地区亦应提高警惕。

（2）病原诊断　过去主要用排除诊断法，近年来逐步开展基因诊断，具有高度敏感性和特异性，可达到早期诊断。

（3）临床分型　①急性HEV：分急性黄疸型和急性无黄疸型。②重型HEV：分急性重型和亚急性重型。③淤胆型HEV。

（4）临床特点　①急性黄疸型HEV黄疸前期持续时间长，病情重且黄疸深，肝大多见于儿童病例，婴幼儿罕见发病。②重型HEV孕妇发病率高，黄疸在轻、中度时即出现肝性昏迷，孕妇常易发生早产或流产，产后导致大出血，出血后常使病情急剧恶化致多脏器功能衰竭而死亡。③HEV的重型以急性重型为主，亚急性重型病例少。抢救成活病例恢复缓慢，但不出现肝炎后肝硬化。④肝功能检测：急性HEV查ALT和TB即可；重型HEV患者，

凝血因子Ⅱ、Ⅴ，及HDL-C为必查项目。⑤淤胆型HEV极为少见，仅为0.1%，多见于老年，预后良好。

（5）病理特点　可参阅"病毒性肝炎防治方案"有关内容。但急性HEV病理以水肿、气球样变为主。急性重型HEV中，急性水肿性重型肝炎和急性坏死性重型肝炎各半。

3. 相关检查

（1）病原诊断　①HEV病毒（HEV）检测：从患者粪便中检测到病毒颗粒即可确诊。②HEV RNA检测：从患者粪便中检测到HEV RNA即可确诊。③HEV抗原的检测：从患者粪便、胆汁、肝组织中检测到HEV即可确诊。由于病毒颗粒小、存在时间短，标本抗体血清尚未被确认，故阳性率不高或重复性不好。④抗HEV的检测：有时抗HEV的出现要在感染6个月才呈阳性，故抗体和核酸同时检测较好。

病原诊断因受条件限制，目前开展尚有一定困难。相信在不久的将来，HEV的基因诊断、抗原和抗体配套试剂盒也会和其他型肝炎一样同步并进。为早期诊断、监测疫情，为多病毒重叠感染病例，提供确切的病原诊断。

（2）肝功能检查　①血清总胆红素（TB）：TB随病情发展逐步升高，但在HEV中，TB值不能反映病情的轻重。此点是HEV肝功能变化的特点之一。②谷丙转氨酶（ALT）：ALT的异常率和异常值均随病情的发展逐步升高，但与胆红素结合来判断病情，发现重型肝炎不出现酶胆分离，此为HEV肝功能变化的又一特点。③乳酸脱氢酶（LDH）：LDH的升高与病变的严重程度呈正相关，即与肝细胞损害轻重平行。④碱性磷酸酶（ALP）：据统计资料提示，ALP异常率随病情加重而增高，而异常值随病情加重却下降。⑤总胆固醇（TC）及高密度脂蛋白（HDL-C）：TC和HDL-C均在肝脏内合成，重型HEV患者TC和

HDL-C 均有不同程度的降低。可见检测 TC 和 HDL-C 可以反映肝细胞的损伤程度。因 TC 影响因素较多而 HDL-C 影响因素少，故 HDL-C 可代替 TC，成为 HEV 病情严重程度的一项客观指标。⑥凝血因子：HEV 中重型肝炎，尤其妊娠期肝炎出血为临床恶化的焦点（出血主要是由于肝细胞损害和凝血系统障碍所致），故检测凝血因子的变化就显得非常重要。一般在重型肝炎时，常检测凝血酶原时间（PT）或凝血酶原活动度（PTA），这实际上是测定凝血因子Ⅱ。此项检查对妊娠期 HEV 十分重要，可用作提示向重型发展的依据，对估计病情、判断预后有重要价值。另外，经研究发现，凝血因子Ⅴ亦为反映出血的灵敏指标，故也是重型肝炎的筛选指标。

综上所述，可见对 HEV 患者进行肝功能检测时，普通型肝炎检测 ALT 和 TB 即可；妊娠期肝炎除查 ALT、TB 外，应普遍检测 PT 或 PTA；重型肝炎时因 TB 不高，不出现酶胆分离，则需选择其他指标，如凝血因子Ⅱ低下，测 PT 或 PTA 异常时可作为出血的监测指标。Ⅴ因子减少常是重型肝炎的灵敏指标，HDL-C 降低可弥补 TB 不高的缺陷，故凝血因子Ⅱ、Ⅴ，HDL-C 三项为重型 HEV 的必查项目。

（二）辨证诊断

1. 热重于湿型

临床证候：全身黄疸，色泽鲜明，多有发热，体倦乏力，两胁胀痛，腹部胀满，口干口苦，喜欲凉饮，心烦懊恼，恶心欲吐，纳呆厌油，小便赤黄，大便秘结，舌质偏红。舌苔黄腻，脉弦数。

辨证要点：身黄鲜明如橘子色，口渴喜饮，大便干，舌红，脉弦数。

2. 湿重于热型

临床证候：全身黄疸，色泽稍暗，发热轻或无，头重身困，胸闷脘胀，渴不欲饮，口黏口淡，恶心呕吐，小便少而不利，大便溏而不爽。舌质淡黄，舌苔厚腻微黄，脉濡缓。

辨证要点：头重身困，渴不欲饮，大便溏而不爽，舌苔厚腻。

3. 湿热并重型

临床证候：全身皆黄，体倦乏力，发热头重，胸闷胁痛，口干口苦，心烦口渴，纳呆作恶，尿少色赤，大便结而不爽。舌质红，舌苔黄腻，脉弦数。

辨证要点：发热头重，心烦口渴，大便结而不爽，舌苔黄腻。

4. 湿热兼表型

临床证候：黄疸初起，轻度目黄或不明显，畏寒，发热，身痛头重，倦怠乏力，脘闷不饥，小便黄。脉浮弦或浮数。

辨证要点：黄疸初起，畏寒发热，身痛头重，脉浮。

5. 寒湿阻遏型

临床表现：身目色黄晦暗，脘闷腹胀，食欲减退，大便溏薄，神疲畏寒，倦怠乏力。舌淡胖，苔白腻，脉沉细而迟。

辨证要点：黄色晦暗，神疲畏寒，脉沉细而迟。

6. 肝郁气滞型

临床证候：胁肋胀痛，胸闷腹胀，体倦乏力，纳差，嗳气。舌质淡红，舌苔薄白，脉弦。

辨证要点：胁肋胀痛，纳差，嗳气，脉弦。

7. 肝胃（脾）不和型

临床证候：胸胁满闷，时有胀痛，嗳气吞酸，或有呃逆，恶心纳呆。舌质淡红，舌苔白腻或灰腻，脉弦滑。

辨证要点：胸胁满闷，嗳气吞酸或有呃逆，脉弦。

8. 脾虚湿困型

临床证候：脘腹胀满，时有胁痛，纳呆作恶，头重身困，下肢沉重，或有面、肢浮肿，或有畏寒肢冷，小便淡黄，大便时溏。舌质淡白，舌体胖嫩，舌苔薄白或白腻，脉弦缓或沉弦。

辨证要点：脘腹胀满，头重身困，下肢沉重，舌淡体胖，脉弦缓或沉弦。

三、鉴别诊断

1. 与其他病毒性肝炎鉴别

血清学检查和 HEV RNA 检测结果有助于和其他病毒性肝炎相鉴别。

2. 与药物性肝损伤（DILI）鉴别

药物性肝损伤多有各类处方或非处方的化学药物、生物制剂、天然药、保健品、膳食补充剂及其代谢产物乃至辅料的用药史，当诊断 DILI 时，特别是在以氨基转氨酶升高为主的患者中，需首先排除 HEV 感染。

3. 与自身免疫性肝炎鉴别

自身免疫性肝炎是因肝细胞异常自身免疫反应而导致的肝脏慢性炎症性疾病，临床特点包括血清氨基转移酶水平升高、高免疫球蛋白 G 血症、血清自身抗体阳性、肝组织学上存在中重度界面性肝炎等，发病人群以女性居多。因急性戊型肝炎具有自身免疫性肝炎的组织学和生化学特征，自身免疫性肝炎与非特异性"黏性"交叉反应性抗体关系密切，可产生 HEV 假阳性血清学结果，故需完善 HEV RNA 检测进一步鉴别。

四、临床治疗

（一）提高临床疗效的要素

明确本病治疗的目的是缓解症状，防止疾病进展。

1. 详细询问病史和进行仔细体格检查，全面掌握患者的病情特点。

2. 完善相关检查，明确病因。

3. 及时复查相关指标，预防疾病进展，防止造成肝实质的损害。

4. 中西医结合治疗，西医学保肝降酶退黄，中医方面辨证施治，疏肝理气、清热解毒，二者合用更能增强治疗效果。

（二）辨病治疗

HEV 的治疗与 HAV 相同。对 HEV 孕妇的处理，特别强调早期诊断，早期治疗。对重型 HEV 患者除一般综合治疗外，应加强支持疗法，密切观察病情变化，早期应用白蛋白及输注新鲜血液、血浆。这对防止出血，促进肝细胞新生，增强机体免疫力和肝功能恢复等均有积极作用。另外，应积极防治脑水肿及肝肾综合征等并发症的产生。

1. 急性 HEV 的治疗

目前尚无很好的治疗方法。与其他各型病毒性肝炎一样，首先要求隔离，据 HEV 排毒期初步定隔离期为 30 天。其次是休息、营养、药物三大基本治疗原则。急性期应早期卧床休息直到黄疸消退。能进食者应给予清爽可口、易消化、有营养并富含维生素的饮食；不能进食者应静脉补充液体。

具体治疗措施可参考"HAV""急性HBV"有关内容。

2. 重型 HEV 的治疗

治疗原则与其他重型肝炎一样，仍应以综合疗法为主。因重型 HEV 以孕妇多见，故对孕妇肝炎治疗较其他型肝炎更为重要。具体治疗措施可参考"重型肝炎"有关章节。

3. 妊娠期 HEV 的治疗

妊娠期 HEV 的临床表现有两种：普通急性肝炎和重型肝炎。制订治疗方案的原则是"升级治疗"，即高于现有病情选择治疗方案。对普通型急性肝炎应按重型肝炎治疗和监护，对重型肝炎则应重点监测和纠正凝血异常，在综合治疗的基础上，根据每个患者的特点，针对主要矛盾加强监护和调整治疗方案。积极防治并发症，是治疗妊娠期重型 HEV 的关键，因为并发症的出现往往是预后不良的标志。纠正凝血因子异常是治疗妊娠期肝炎的关键，应力争在产前达到纠正。分娩前应输新鲜血液、血浆或凝血酶原复合物等，补充凝血因子，以防产后出血。在产程中应密切观察，注意出血倾向及时止血。产后要检查胎盘，必要时应清理宫腔。产后要监护3天，如有出血倾向应局部和全身同时采取措施，避免出现大出血。妊娠期出现不可避免的流产或死胎时应果断终止妊娠。因目前尚无理想的终止妊娠的手段，故一般情况下不主张终止妊娠，应积极治疗肝炎待其自然分娩。中、晚期妊娠合并重型肝炎时，为抢救孕妇，往往要放弃胎儿、终止妊娠。为避免麻醉后剖宫产对肝脏的影响，多数医家主张使用宫缩剂引产（一般不用麦角类药物）。催产素因能引起黄疸加深，对肝脏不利，故其使用一定要格外慎重。一般妊娠36周后小量的催产素即可引起子宫收缩，可用2.5~5U催产素加入10%葡萄糖液500ml中，静脉滴注，控制滴数以调节子宫收缩和持续时间，使其与正常分娩过程相似。大多数患者均能产生有规律的宫缩而顺利分娩。分娩后可继续使用催产素20~30U静脉滴注1~2天，以防止出血。上述方法如使用1~2天无效，原则上不再应用。

4. 淤胆型HEV的治疗

（1）药物治疗

①熊去氧胆酸：可以改善肝功能、促进胆汁分泌，用于治疗肝内胆汁淤积，可以减少皮肤瘙痒等症状。必须在医生监督下使用，急性胆囊炎和胆管炎禁用。

②肾上腺皮质激素：有退黄作用，长期大量服用引起库欣综合征，症状较轻、肝内胆汁淤积严重、其他退黄药无效时可酌情使用。

（2）手术治疗

肝移植：各种原因所致的中晚期肝衰竭，经积极内科治疗和人工肝治疗疗效欠佳，各种类型的终末期肝硬化可行肝移植。

（3）其他治疗

人工肝支持系统：主要作用是清除患者血中毒性物质及补充生物活性物质，治疗后可使血胆红素明显下降，有助于肝功能恢复，适用于各种原因引起的肝衰竭早、中期。

（三）辨证治疗

1. 辨证论治

（1）热重于湿型

治法：清热利湿，活血凉血，利胆调脾。

方药：茵陈蒿汤加减。茵陈30g，栀子12g，大黄、龙胆草、黄芩各9g，板蓝根、连翘、山豆根、虎杖各15g，白茅根、车前子各20g，生地、葛根各15g，白术、茯苓各12g，生山楂12g，生甘草3g。

（2）湿重于热型

治法：利湿清热，活血凉血，利胆调脾。

方药：三仁汤合胃苓汤加减。薏苡仁30g，杏仁12g，白蔻仁15g，半夏、厚朴各10g，泽泻15g，白茅根、车前子各12g，龙胆草20g，连翘、山豆根各15g，苍术、白术各12g，茯苓皮15g，猪苓、生地各12g，生甘草3g。

（3）湿热并重型

治法：清利湿热，活血凉血，利胆调脾。

方药：茵陈蒿汤合胃苓汤加减。茵陈30g，栀子、大黄各15g，龙胆草12g，板蓝根、连翘、山豆根、金银花、蒲公英各15g，败酱草12g，黄芩9g，苍术、白术各10g，厚朴15g，猪苓、茯苓各12g，泽泻9g，生甘草3g。

（4）湿热兼表型

治法：清热化湿解表。

方药：麻黄连翘赤小豆汤合甘露消毒丹

加减。麻黄 6g，薄荷、藿香、蔻仁、石菖蒲、连翘、黄芩各 10g，滑石、茵陈各 30g，赤小豆 15g，生姜 3 片，大枣 10 枚，木通 3g，甘草 6g。

（5）寒湿阻遏型

治法：健脾和胃，温中化湿。

方药：茵陈术附汤加减。茵陈 30~60g，附子、干姜、甘草各 6g，茯苓 20g，白术、泽泻各 10g。

加减：腹胀苔厚者，去白术、甘草，加苍术、厚朴；皮肤瘙痒者，加秦艽、地肤子。

（6）肝郁气滞型

治法：疏肝理气，活血调脾。

方药：逍遥散加减。柴胡、当归、赤芍、白芍各 9g，丹参 15g，郁金、川芎、香附、枳壳、黄芩、白术、茯苓、陈皮各 9g，炒麦芽 12g，甘草 3g。

（7）肝胃（脾）不和型

治法：疏肝和胃，调脾活血。

方药：柴胡疏肝散合左金丸加减。柴胡、赤芍、白芍各 9g，丹参 15g，郁金、香附、藿香各 9g，白蔻仁、炒吴茱萸各 3g，川连 6g，白术、茯苓各 9g，熟苡仁 20g，炒麦芽 12g，甘草 3g。

（8）脾虚湿困型

治法：燥湿健脾，活血行气。

方药：胃苓汤加减。苍术、白术、猪苓、茯苓各 12g，车前子 30g，泽泻 12g，桂枝 6g，枳壳 9g，砂仁 5g，黄芪 15g，当归 9g，丹参 15g，生苡仁 30g，炒谷芽、炒麦芽、生山楂、山豆根各 12g，甘草 3g。

2.外治疗法

可参考"HAV""急性 HBV""重型肝炎""淤胆型肝炎"有关内容。

3.单方验方

（1）灯笼草　灯笼草（原名酸浆，又名红姑娘，挂金灯）60g。用法：水煎，分 2 次服，可连服 3 剂。又方：①鲜灯笼草根洗净，搞烂取汁服。②灯笼草全草 2 株，水煎浓汁，加糖适量服，每日 2 次。适用于湿热并重证。（孙显军，刘利．土单方．南昌：江西科学技术出版社．）

（2）归芍和胁饮　当归、白芍、炒枳壳、甘草、香附、姜黄、黄芩、青皮各适量。用法：每日 1 剂，水煎 2 次分服。功效：疏肝和胁。主治：无黄疸性肝炎，适用于肝郁气滞证。（山东省老中医吴少怀验方）

（3）清肝凉胆汤　当归、川芎、白芍、柴胡、丹皮、胆草、枳壳、麦芽各适量。用法：每日 1 剂，水煎 2 次分服。功效：疏肝清热，活血理气。主治：传染性肝炎，适用于脾虚湿困证。（山东省老中医吴少怀验方）

（四）医家诊疗经验

可参考"HAV""急性 HBV""重型肝炎""淤胆型肝炎"有关内容。

五、预后转归

HEV 自限性强，一般预后良好，多可自愈，目前认为本病无慢性化。重型 HEV 病情发展快、病程短，多脏器衰竭常同时出现，故死亡率高。其并发症的多少和出现的早晚直接影响预后。老年 HEV 患者因年龄大、恢复慢，同时合并多种老年多发病和常见病，均影响病情和预后。HEV 女性病死率高于男性，妊娠期病死率更高。提示女性，尤其妊娠期女性预后不良，这是 HEV 的突出特点。

六、预防调护

HEV 主要由消化道传播，故严格加强管理、改善环境卫生，供应合格饮水，改变群众饮食习惯等，都能起到积极的预防作用。具体预防调护措施可参阅"HAV""急性 HBV""重型肝炎""淤胆型肝炎"有关章节。

七、专方选要

可参考"HAV""急性 HBV""重型肝炎""淤胆型肝炎"有关章节。

八、研究与展望

关于 HEV 的研究，目前资料尚少。对 HEV 的生物学特征还有许多未知数；HEV 的体外细胞培养尚未完全获得成功；有关 HEV 免疫学方面的报道较少，HEV 的发病机制仍不十分清楚；HEV 病原诊断因各种原因未能普遍开展；目前世界各国对 HEV 尚无一设计严谨、样品足够多、有代表性地采用敏感特异检测方法进行的血清流行病学调查，国内有关 HEV 的血清流行病学研究还刚刚起步；对 HEV 的治疗尚无特殊有效的方法；HEV 疫苗尚未研制成功。总之，对 HEV 的认识，目前尚很肤浅，有待进一步深入研究。有关 HEV 中医方面的病因病机研究、辨证思路研究、治则治法探讨等，可参阅"HAV""急性 HBV""重型肝炎""淤胆型肝炎"有关章节。

主要参考文献

[1] M.T.Perez-Gracia, B. Suay, Mateos-Lindemann. "Hepatitis E: an emerging disease" Infection [J]. Genetics and Evolution, 2014（22）: 40–59.

[2] Hoofnagle JH, Nelson KE, Purcell RH. Hepatitis E. N Engl J Med [J]. 2012, 367（13）: 1237–44.

[3] Khuroo MS, Khuroo MS, Khuroo NS. Transmission of Hepatitis E virus in developing countries [J]. Viruses. 2016, 8（9）: 1–20.

[4] Mushahwar IK. Hepatitis E virus: molecular virology, clinical features, diagnosis, transmission, epidemiology, and prevention [J]. J Med Virol. 2008, 80（4）: 646–58.

[5] Zhuang H, Cao XY, Liu CB, Wang GM. Epidemiology of hepatitis E in China [J]. Gastroenterol Jpn. 1991, 26（3）: 135–138.

第七节　重型肝炎

重型肝炎是以大量肝细胞坏死为主要病理特点为表现的一种严重肝脏疾病，可引起肝衰竭甚至危及生命，是肝病患者死亡的主要原因之一。其特点是急性发病，黄疸急剧加深，肝脏迅速缩小，并出现肝臭、出血［凝血酶原时间明显延长、凝血酶原活动度低于 40% 或国际标准化比值（INR）＞ 1.5］、肝性脑病、脑水肿、肝肾综合征等临床表现，病情进展快，短期内出现肝功能衰竭、肾功能衰竭，病死率高。

一、病因病机

（一）西医学认识

1. 病因

重型肝炎的病因及诱因复杂，最常见的是机体免疫状况改变后免疫激活，在乙型肝炎基础上重叠戊型、甲型肝炎感染，以及乙肝基因突变、妊娠、过度疲劳、精神刺激、饮酒、应用肝损害药物、合并细菌感染，伴有其他疾病如甲亢、糖尿病等。

在重型肝炎患者中，相当一部分病例无任何诱因而急骤起病，但有一些患者可发现某些诱因。如：①急性黄疸型肝炎患者起病后未适当休息，甚至过劳。②营养不良可导致正常肝脏损害，特别是蛋白质缺乏，妨碍肝炎的痊愈，并会增加其严重性。③嗜酒，尤其是酗酒者每引起肝脏损害，患肝炎时严重性较高。④合并感染及其他疾病，可使肝脏受损，尤其急性黄疸型肝炎合并感染、糖尿病、甲状腺功能亢进等，均可增加肝炎的严重性。⑤应用损害肝脏药物。⑥病程中进行手术（麻醉、创伤、出血等）可使肝炎变为严重。⑦妊娠时患急性黄疸型肝炎较易成为重型肝炎。总之，重型肝炎与下列因素有关：有肝脏疾病，又罹患肝炎；无肝脏疾病，但患肝炎后可因某些因素或机体免疫功能异常，而成为重型肝炎。

2. 分类

根据病理组织学特征和病情发展速度，重型肝炎可分为四类：

（1）急性肝衰竭（ALF） 又称暴发性肝炎，特征是起病急，发病2周内出现以Ⅱ度以上肝性脑病为特征的肝衰竭症状。发病多有诱因。本型病死率高，病程不超过3周。

（2）亚急性肝衰竭（SALF） 又称亚急性重型肝炎。起病较急，发病15天~26周内出现肝衰竭症状。首先出现Ⅱ度以上肝性脑病者，称为脑病型；首先出现腹水及其相关证候（包括胸腔积液等）者，称为腹水型。晚期可有难治性并发症，如脑水肿、消化道大出血、严重感染、电解质紊乱及酸碱平衡失调、白细胞升高、血红蛋白下降、低血糖、低胆固醇、低胆碱酯酶。一旦出现肝肾综合征，预后极差。本型病程较长，常超过3周至数月，容易转化为慢性肝炎或肝硬化。

（3）慢加急性肝衰竭（ACLF） 是在慢性肝病基础上出现的急性肝功能失代偿。

（4）慢性肝衰竭（CLF） 是在肝硬化基础上，肝功能进行性减退导致的以腹水或门脉高压、凝血功能障碍和肝性脑病等为主要表现的慢性肝功能失代偿。

3. 分期

根据临床表现的严重程度，亚急性肝衰竭和慢加急性肝衰竭可分为早期、中期和晚期。

（1）早期 ①极度乏力，并有明显厌食、呕吐和腹胀等严重消化道症状。②黄疸进行性加深（血清TBIL ≥ 171μmol/L或每日上升 ≥ 17.1μmol/L）。③有出血倾向，PTA ≤ 40%。④未出现肝性脑病或明显腹水。

（2）中期 肝衰竭早期表现基础上，病情进一步发展，出现以下两条之一者：①出现Ⅱ度以上肝性脑病和（或）明显腹水。②出血倾向明显（出血点或瘀斑），且20% < PTA ≤ 30%。

（3）晚期 在肝衰竭中期表现基础上，病情进一步加重，出现以下三条之一者：①有难治性并发症，如肝肾综合征、上消化道大出血、严重感染和难以纠正的电解质紊乱等。②出现Ⅲ度以上肝性脑病。③有严重出血倾向（注射部位瘀斑等），PTA ≤ 20%。

4. 发病机制

重型肝炎的发病机制相当复杂，有多种机制参与。就病毒而言，感染量多是一个因素，但病毒基因突变似乎更为重要；就人体而言，可能由于体内免疫调节紊乱、发生剧烈的免疫反应等造成肝细胞大量坏死。免疫复合物的产生及免疫复合物损伤、T细胞介导的细胞毒作用、内源性肝细胞生长抑制因子的影响、肝细胞毒性因子的增加、内毒素血症、肿瘤坏死因子诱生及其与其他淋巴因子共同致使细胞坏死作用，以及肝微循环障碍等，均可发生肝损害，并引起机体功能失调，发生脑组织损伤及凝血机制障碍、离子紊乱、代谢障碍等一系列严重症状。但目前就病毒基因如何突变，突变的原因、机制，机体免疫调节如何紊乱，剧烈免疫反应的具体过程等问题的探讨，尚无明确定论，有待进一步的研究。

5. 预后

重型肝炎患者的预后较差，病死率相对较高。随着有关早期诊断的实验室检查的进步、新的有效疗法和措施的应用，重型肝炎的病死率呈下降趋势。影响重型肝炎预后的因素很多，诸如病理类型、病原学分类、肝细胞损害程度、凝血酶原活动度、黄疸深度、肝性脑病、脑水肿等均对重型肝炎的预后影响较大。一般而言，病理改变以水肿为主者存活率高，而病理改变以坏死为主者存活率低；HAV 的病死率为 56.6%，HBV 为 83.4%，非 HAV、HBV 为 90.7%；凝血酶原活动度在 30% 以下者，预后较差；黄疸越深，预后越差；肝脏进行性缩小者，存活机会不大；Ⅱ级以上肝性脑病患者的预后与肝昏迷的级数呈正比，大多因伴有脑水肿而预后较差。

重型肝炎的死亡往往是肝功能衰竭所致。一般认为肝性脑病、出血和感染是重型肝炎的三大主要死亡原因。目前，学者们普遍认为急性重型肝炎存活者，远期预后较好，多不发展为肝硬化和慢性肝炎。国内曾对经抢救而存活的 25 例重型肝炎，进行了第二次肝活检，并与原来的肝脏病理变化进行比较，提示绝大多数病例的病理改变恢复较好，初步肯定了重型肝炎积极治疗的价值和意义。对于更长时间的远期疗效，则需进一步研究。总之，急性和亚急性的重型肝炎存活者，多数恢复较好。慢性重型肝炎患者的存活率较低，其中恢复后仍为慢性肝炎和肝硬化稳定期者，病情仍可多次反复。但只要注意医疗监护，合理治疗，可防止其频繁反复发作。

（二）中医学认识

重型肝炎是病毒性肝炎中的险证，以深度黄疸和严重肝功能损害为特征。患者病情发展迅速，急剧恶化，多有神志异常，往往发生腹水、出血，最后陷入昏迷。本病患者死亡率极高，中医称之为"急黄"或"瘟黄"。

隋代巢元方率先提出"急黄"的病名，并认识到"卒然发黄，心满气喘，命在顷刻"的"急黄"是由"热毒所加"而致。唐代孙思邈进一步指出"时行热病，多必内瘀着黄"。对重型肝炎的传染性、临床发病特点又有所认识，并提出了相应的治疗方法。《圣济总录》亦把重型肝炎称为"急黄"。明清不少医家进一步阐发了重型肝炎的发病机制为"热毒充斥内外"，并发现这类患者起病急骤，病情重笃，具有较强的传染性，常并发出血、神昏谵语等危候。如沈金鳌所著《杂病源流犀烛》说："又有天行疫病，以致发黄者，俗谓之瘟黄，杀人最急。"皇甫中《明医指掌》说："血发黄，则发热，小便自利，大便反黑。"李用粹《证治汇补》说："疸毒冲心，如狂喘满、腹胀。"这些记述，为及时有效的防治本病提供了理论依据。

重型肝炎起病之初有的与一般急性肝炎相似，但黄疸迅速加深，变证迭起。本病的病因有内外之分，外因为温热疫毒，但此湿热疫毒的质和量与一般肝炎有所不同，秽浊无比，其质为邪气极盛，其量为毒热极重。感受此邪极易造成气机壅闭，难以宣发。内因一是患者体内先有伏热（如妊娠、嗜酒等），易于引邪入里；二是素体气血虚弱，正气不足，难以御邪外出，以致毒邪迅速由气入血，充斥三焦，蕴结肝胆，致肝胆瘀滞，胆液暴泄而发本病。由于湿浊痰瘀郁闭于内，毒热窜入心包，清窍受蒙，以致陷入昏迷；正气本亏之体，邪热燔灼于内，营血被耗，最终发展为气阴两虚，正虚邪陷。

综上所述，本病病机大致可概括为：毒热炽盛，湿浊内闭，痰火交攻，三焦不利，热迫心营，脉络瘀阻，清窍受蒙，正虚邪陷。

二、临床诊断

（一）辨病诊断

1.临床诊断

（1）临床分型　急性重型肝炎；亚急性重型肝炎；慢性重型肝炎。

①急性重型肝炎（即暴发性肝炎）：急性黄疸型肝炎患者起病后 10 天内，迅速出现精神、神经症状（肝性脑病Ⅱ度以上症状）而排除其他原因者，患者肝浊音区进行性缩小，黄疸迅速加深，肝功能异常（特别是凝血酶原时间延长、凝血酶原活动度低于 40% 或 INR > 1.5），应重视昏迷前驱症状（行为反常、性格改变、意识障碍、精神异常）以便作出早期诊断。因此，急性黄疸型肝炎患者如有严重的消化道症状（如食欲缺乏、频繁呕吐、腹胀或呃逆），极度乏力，同时出现昏迷前驱症状者，即应考虑本病，即使黄疸很轻，甚至尚未出现黄疸，但肝功能明显异常，又具有上述症状者，亦应考虑本病。

②亚急性重型肝炎（即亚急性肝坏死）：急性黄疸型肝炎，起病后 10 天以上、8 周以内具备以下指征者：a. 出现Ⅱ度以上肝性脑病症状；b. 黄疸迅速上升（数日内血清胆红素上升大于 170μmol/L），肝功能严重损害（血谷丙转氨酶升高、浊度试验阳性、白/球蛋白比例倒置、丙种球蛋白升高），凝血酶原时间明显延长（凝血酶原活动度低于 40%）或 INR > 1.5；c. 高度乏力及明显食欲减退或恶心呕吐，重度腹胀及腹水。可有明显出血现象（对无腹水及明显出血现象者，应注意是否为本型的早期）。凡具有 a 项者称为昏迷型，不具有 a 项者为腹水型。

③慢性重型肝炎：临床表现同亚急性重型肝炎，但有慢性活动性肝炎或肝炎后肝硬化病史、体征及严重肝功能损害。

（2）临床症状

①黄疸程度深：短期内黄疸迅速加深，总胆红素浓度超过 171μmol/L 为重度黄疸；如超过 342μmol/L 则为极重度。普通型肝炎患者在黄疸出现后不久，即感到全身症状有好转，若黄疸出现后自觉症状加重，如高度乏力、食欲极度减退，或自觉心情烦躁、坐卧不安等，要警惕发展为重型肝炎。

②恶心、呃逆、呕吐频繁：可能由于严重的肝脏损害不能将来自肠道的内毒素灭活，以致引起内毒素血症，导致膈神经或迷走神经被刺激之故，应引起注意。

③腹胀明显、腹水迅速出现：如出现明显腹胀、肠鸣音减弱或消失，有可能为内毒素血症引起中毒性肠功能失调。腹水多见于亚急性或慢性重型肝炎，常显示肝脏合成白蛋白障碍，以及一定程度的门静脉高压。

④出血倾向：如有皮肤紫癜或瘀斑，齿龈自发性出血或鼻出血。少数患者直接以上消化道出血的症状起病，如呕血或黑便，提示患者已有凝血机制障碍，表示肝细胞功能严重不良，病情严重。

⑤性格改变、行为乖僻：如患者性格突变、睡眠节律倒置、语言重复、行为乖僻、随地便尿等，均提示患者已进入肝昏迷前期，少数重型肝炎可无预兆而迅速出现意识障碍。一旦出现意识障碍，即表示患者已进入肝昏迷。

（3）体征方面

①肝脏进行性缩小：通过触诊、叩诊或 B 超对肝脏进行动态观察，可发现由于肝坏死而致肝脏进行性缩小。

②扑翼样震颤：病毒性肝炎患者，扑翼样震颤的出现往往有特征性意义。

③神经系统征：有的患者四肢张力增强，出现巴宾斯基征，踝阵挛可出现，提示可能有脑水肿存在。当患者出现构思能力障碍及（或）定向能力障碍时，实际已属肝昏迷征象的范畴。

④其他：肝臭为患者口内排出含有硫醇的挥发性气体，表示患者肝脏损害严重，肝脏不能清除这种气体。血压下降常示预后不良，应注意内出血，有时是由于内毒素引起心肌收缩功能减退、血管张力降低所致。

2. 相关检查

（1）凝血酶原时间明显延长，出现凝血机制障碍　这是正确反映肝脏损害程度的最有价值的指标，一旦肝细胞严重损害，凝血因子很快减少，甚至消失，出现凝血酶原时间延长。

（2）胆碱酯酶明显降低　此酶由肝细胞合成，故肝细胞严重损害可影响该酶的合成，因而血中浓度降低。

（3）胆－酶（胆红素/谷丙转氨酶）分离现象　胆红素进行性增高，而谷丙转氨酶达到一定高峰后反而逐渐下降的现象，简称"胆－酶分离"，常提示预后不良。

（4）其他　普通型肝炎患者的周围血常规呈现病毒感染的一般特点，白细胞计数、分类正常或总数偏低，淋巴细胞比值偏高。而重型肝炎时，白细胞计数常升高，有时中性多核细胞百分比也增高，有可能反映内毒素血症甚至细菌感染的存在，并可伴发持续低热。

（二）辨证诊断

1. 热毒炽盛型

临床证候：黄疸急起，迅速加深，高热烦渴，呕吐频繁，脘腹胀满，烦躁不安，口臭秽重，大便燥结不通或黏腻如胶，尿少而赤。舌质红，苔黄燥或黄厚浊腻，脉洪大弦滑。

辨证要点：黄疸急起，高热烦渴，烦躁不安，舌红苔黄燥或浊腻，脉洪大弦滑。

2. 湿浊内闭型

临床证候：黄疸深重但颜色垢晦无泽，口臭呕恶，胸脘痞满，身热不扬，神志时明时昧，喉中痰鸣，尿黄而少，大便黏腻不爽。舌质暗红，舌苔白腻或淡黄垢浊，脉濡滑或浮大而软。

辨证要点：黄色垢晦无泽，口臭呕恶，身热不扬，神志时昧，舌苔垢腻，脉濡滑。

3. 痰火交攻，三焦不利型

临床证候：身热不宁，烦闷躁扰，时出鼾声或惊叫，甚者手足抽搐，神昏谵语。舌绛而干，脉弦而数。

辨证要点：烦闷躁扰，鼾声或惊叫，舌绛而干，脉弦而数。

4. 热毒内陷型

临床证候：身黄如金，口臭秽重，小便短赤，鼻衄、齿衄、皮下瘀斑或呕血、黑便，或躁扰不宁，甚至狂乱，或神志恍惚，嗜睡、昏睡，以至昏迷不醒。舌红绛或舌体卷缩，舌苔秽浊，脉弦细而数。

辨证要点：衄血，皮下瘀斑或呕血、黑便，神志昏乱，舌红绛，脉弦细而数。

5. 脉络瘀阻型

临床证候：黄色晦暗，尿少尿闭，四肢发凉，皮肤出现瘀点、瘀斑（花斑纹），口气及体气腥臭。舌暗红卷缩，少苔或无苔，脉细涩。

辨证要点：尿少尿闭，皮肤出现瘀点、瘀斑（花斑纹），口气及体气腥臭，脉细涩。

6. 清窍受蒙，正虚邪陷型

临床证候：神志深度昏迷，呼之不应，四肢逆冷，或腹大如鼓、青筋暴怒，色败脉微。

辨证要点：深度昏迷，色败脉微。

三、鉴别诊断

（一）西医学鉴别诊断

1. 与急性普通型黄疸型肝炎鉴别

一般来说，急性普通型黄疸型肝炎乏力程度较轻，黄疸持续时间较短，消化道症状也较轻，持续时间较短。发生黄疸后2周开始退黄，凝血酶原时间变化不大。

2. 与淤胆型肝炎鉴别

淤胆型肝炎患者的黄疸上升也较迅速，而且血总胆红素常升至170μmol/L上，但淤胆型肝炎有"三分离"特征：①黄疸与消化道及全身症状分离，即黄疸逐步加深，而消化道及全身症状较轻或逐步减轻。②黄疸与转氨酶分离，即黄疸加深，而转氨酶上升幅度不高，甚或逐步下降。③黄疸与凝血酶原时间分离，即黄疸加深，而凝血酶原时间延长不明显，甚或正常。淤胆型肝炎实验室检查表现为梗阻性黄疸：血胆红素明显升高，以直接胆红素为主，碱性磷酸酶、γ- 转肽酶、胆固醇均明显增高，此外淤胆型肝炎常有肝脏明显肿大，亦与重型肝炎肝脏逐步缩小明显有别。

3. 与药物性肝炎鉴别

患者有应用可引起肝脏损害的药物史。如为中毒性药物，肝损害程度与用药剂量有关；如为变态反应性药物性肝炎，则患者可有发热、皮疹、关节痛、嗜酸性细胞升高等变态反应的征象。药物性肝炎多数无黄疸、前期发热症状，主要是谷丙转氨酶升高，絮状沉淀试验可阳性。停药观察并定期复查肝功能为有效的鉴别方法。详细鉴别可参阅"中毒性肝病"有关章节。

4. 与中毒性肝炎鉴别

生活中的一些有毒物质有致肝毒素作用，可使肝脏发生脂肪变性或引起肝小叶中心性坏死，临床上可表现为肝肿大、触痛、黄疸及肝功能损害。根据接触毒物史、无黄疸前期发热、谷丙转氨酶升高显著，可帮助鉴别，详参"中毒性肝病"有关内容。

5. 与心源性肝硬化鉴别

心力衰竭，尤其是右心衰时肝脏淤血，肝细胞缺氧，引起肝细胞变性、小叶中央性缺血性肝细胞损害。临床上出现肝脏肿大、谷丙转氨酶升高、黄疸，严重者血清总胆红素浓度可超过340μmol/L，谷丙转氨酶可超过1000U/L。本病鉴别不难，除有关病史外，患者有肝脏显著肿大、肝颈回流征阳性等。心力衰竭得到控制后，临床情况及肝功能即可较快好转。

6. 与精神分裂症鉴别

重型肝炎患者常有精神、行为异常，且可在无明显黄疸时发生，故可被误诊为精神病患者而送至精神病院。精神分裂者有既往史或精神受强烈刺激史，主要症状为精神、思维障碍，行为异常，患者意识清楚，智力良好，无感染症状，肝功能检查正常。

（二）中医学鉴别诊断

1. 急黄与一般黄疸的鉴别

一般黄疸为湿邪阻滞中焦或瘀阻胆道，致胆液不循常道，溢于肌肤而发黄，因病不及心，故不出现神志改变。急黄乃湿热夹毒，热毒炽盛，由气入血，内陷心营，故除出现重度黄疸外，尚有神志改变及出血表现。

2. 鼓胀与水肿的鉴别

鼓胀与水肿重点可从病因病机和临床主症加以鉴别。

（1）病因病机 鼓胀主要由于酒食不节、情志内伤、疫毒感染以及其他疾病转化而来。其病机涉及肝、脾、肾三脏功能失调，形成气滞、血瘀、水停腹中。水肿则主要由于风邪外袭、感受水湿、饮食伤脾以及劳倦伤肾等引起。其病机涉及肺、脾、肾三脏功能失调，水液不能正常通调、输布、输泄，以致水溢肌肤而成水肿。

（2）临床主症 鼓胀以腹部胀大，甚则腹大如鼓为主症。初起腹部胀大但按之尚柔软，逐渐坚硬，以至脐心突出、四肢消瘦。如脾肾阳虚，水湿过盛，后期亦可见四肢浮肿。如肝脾血瘀者，可见腹部脉络显露，颈胸部出现血痣或血缕，以及衄血、吐血。湿热盛者，可出现两目及皮肤发黄。水肿初起，大都从眼睑开始，继则延及头面、四肢以至全身，亦有从下肢开始水肿，后及全身。后期病势严重可见腹胀满、胸闷和气喘不得平卧等症。

四、临床治疗

（一）提高临床疗效的要素

1. 审病求因，四诊合参，辨证准确

重型肝炎毒热炽盛，湿气秽浊，郁闭于内，湿浊之邪胶凝成痰，造成痰火交攻之势，引起窍机不利，或嗜睡，或烦躁；由于毒邪弥漫周身，三焦不利，决渎失司，所以小便既少且浊，留滞体内，更使邪无出路，以致出现腹水胀满；至于血分原有伏热者，内外相引，毒热很快迫入营血，热盛动血，皮肤黏膜可见出血、瘀斑，其脉弦大而数，舌质红绛，舌苔垢腻；痰火交攻，血热相结，以至脉络瘀阻，可见皮肤花斑纹，甚者四肢发凉。

望诊：身黄、目黄、小便黄、腹胀大、烦躁或昏迷，或手足抽搐，或少尿、无尿，或面色垢晦无泽，鼻衄、齿衄或皮肤出现瘀点、瘀斑，或黑便。舌质或红绛或暗红或舌体卷缩，舌苔或垢腻或黄燥。

闻诊：口臭秽重，或体味腥臭，或时出鼾声或惊叫，或喉中痰鸣，或神昏谵语。

问诊：身困乏力，或发热或不发热，或烦渴，或恶心呕吐，或腹满，或胸脘痞闷，大便燥结不通或黏腻如胶。

切诊：或肌肤发热，或四肢逆冷，或腹大如鼓、触之如囊裹水，脉或弦而数，或洪大弦滑，或浮大而软，或脉微欲绝。

2. 重症监护

重症肝炎为肝病的危急重症，需要进行重症监护，密切观察病情变化，并针对病因积极治疗。

3. 中西医结合治疗

在进行西医学积极治疗的同时，予以中医的辨证施治，二者合用更能增强治疗效果。

4. 内外结合

在口服、静脉应用药物的同时，应用中医外治法如中药直肠滴入、脐火疗法等可以祛湿退黄提高临床疗效。

（二）辨病治疗

重症肝炎主要是由于机体对体内病毒产生剧烈反应，而导致肝细胞大量坏死，大量有毒有害物质释放并堆积，合并大量的代谢产物。对于重型肝炎应采取抗病毒治疗，挽救和修复严重损害的肝细胞，使患者的肝细胞有机会"再生"，从而提高存活率。因此，基础治疗、支持治疗、重症监护、适当的抗病毒治疗是有效而必要的。当进展至晚期，内科治疗效果不佳时，通过人工肝等待肝源，进行肝移植是最终的手段。

1. 支持治疗

患者应卧床休息，实施重症监护，密切观察病情，防止医院感染。每日应给予以碳水化合物为主的营养支持治疗，以减少脂肪和蛋白质的分解。补液量为每天1500~2000ml，注意出入量的平衡，尿量多时可适当增加补液量。注意维持电解质及酸碱平衡。供给足量的白蛋白，尽可能减少饮食中的蛋白质，以控制肠内氨的来源，维持正氮平衡、血容量和胶体渗透压，预防脑水肿和腹水的发生。补充足量维生素B、C及K，输注新鲜血浆、白蛋白或免疫球蛋白以加强支持治疗。禁用对肝、肾有损害的药物。

2. 并发症治疗

（1）肝性脑病　低蛋白饮食；保持大便通畅，口服乳果糖、诺氟沙星等抑制肠道细菌，采用乳果糖或弱酸溶液保留灌肠，及时清除肠内含氨物质，使肠内pH值保持在5~6的偏酸环境，减少氨的形成和吸收；用微生态制剂调节肠道微环境；静脉用乙酰谷酰胺、谷氨酸钠、精氨酸、门冬氨酸钾镁有一定的降血氨作用；纠正假性神经递质可用左旋多巴；出现脑水肿表现者可

用 20% 甘露醇和呋塞米快速滴注，并注意水电解质平衡。治疗肝性脑病的同时，应积极消除其诱因。

（2）上消化道出血　预防出血可使用组胺 H_2 受体拮抗剂，如雷尼替丁，有消化道溃疡者可用奥美拉唑；补充维生素 K、C；输注凝血酶原复合物、新鲜血液或血浆、浓缩血小板、纤维蛋白原等。出血时可口服凝血酶或去甲肾上腺素、云南白药，应用垂体后叶素。肝硬化门脉高压引起出血还可用手术治疗。

（3）继发感染　重型肝炎患者极易合并感染，必须加强护理，严格消毒隔离。一旦出现，应及早应用抗菌药物，根据细菌培养结果及临床经验选择抗生素。应用免疫调节药物如胸腺肽等，可提高机体的防御功能，预防继发感染。

（4）肝肾综合征　避免应用对肾功能有损害的药物，避免引起血容量降低的各种因素。目前可应用前列腺素 E 或多巴胺静脉滴注并配合使用利尿剂，使 24 小时尿量不低于 1000ml，大多不适宜透析治疗。对难治性腹水进行大量腹腔穿刺放液往往也不能获得满意疗效，且有诱发肝性脑病发生的危险，可试用特利加压素与白蛋白联合应用。

3. 抗病毒治疗

对于 HBV 导致的重型肝炎，应尽早行抗病毒治疗，抗病毒治疗药物选择以核苷类药物为主，禁止使用干扰素。

4. 人工肝支持治疗

血浆置换是人工肝对症支持治疗应用最为广泛的一种，可有效去除机体血液中的有毒有害物质，并补充调理素、白蛋白、凝血因子等多种生物活性物质。主要作用是清除患者血中毒性物质及补充生物活性物质，治疗后可使血胆红素明显下降，PTA 升高，但部分病例几天后又恢复到原水平。人工肝支持治疗对早期重型肝炎有较好疗效，对于晚期重型肝炎亦有助于争取时间让肝细胞再生或为肝移植做准备。适应证：①各种原因引起的肝衰竭早、中期，PTA 在 20%~40% 之间和血小板 $> 50 \times 10^9$/L 为宜。②晚期肝衰竭肝移植术前等待供体、肝移植术后排异反应、移植肝无功能期。相对禁忌证：①严重活动性出血或弥散性血管内凝血（DIC）者。②对血制品或药品如血浆、肝素和鱼精蛋白等高度过敏者。③循环功能衰竭者。④心肌梗死或脑梗死非稳定期者。⑤妊娠晚期。

5. 肝移植

目前该技术基本成熟。近年采用核苷类似物、高效价抗 HBV 免疫球蛋白进行移植前后抗病毒治疗，明显提高了 HBV 感染所致的重型肝炎患者肝移植的成功率。肝移植是末期 HBV 患者的主要治疗手段，术后 5 年生存率可达 30%~40%。由于肝移植价格昂贵，供肝来源困难，以及易出现排异反应、继发感染（如巨细胞病毒感染）等阻碍其广泛应用。适应证：各种原因所致的中晚期肝衰竭，经积极内科和人工肝治疗疗效欠佳；各种类型的终末期肝硬化。

（三）辨证治疗

1. 辨证论治

（1）热毒炽盛型

治法：清热解毒，泄浊退黄。

方药：黄连解毒汤合五味消毒饮，或清瘟败毒饮化裁。茵陈 60g，黄芩、黄连、栀子、大黄各 10g，赤芍、金银花、连翘各 20g，板蓝根、车前草各 30g。

加减：高热、便秘而神昏者，配合大承气汤泻下通便，清泄救阴；若热毒深重，大热烦渴，皮肤发斑，齿龈出血者，主以清瘟败毒饮清热解毒，凉血救阴。

（2）湿浊内闭型

治法：化湿泄热，泄浊开窍。

方药：菖蒲郁金汤化裁。菖蒲、栀子、

竹叶、藿香各 10g，丹皮、郁金、连翘各 15g，白蔻仁、灯心草、木通各 6g，玉枢丹 2g。

加减：阴寒重者，加服苏合香丸；热邪重者用至宝丹；胸膈痞满、时时呕恶者，配小陷胸汤；腹胀尿少者加车前草、马鞭草；黄疸重者加茵陈、泽兰、丹参。

（3）痰火交攻，三焦不利型

治法：清热平肝泻火，涤痰凉血解毒。

方药：羚角钩藤汤化裁。羚羊角粉 2g（冲服），桑叶、菊花、钩藤、竹茹、胆星各 10g，川贝、生地、丹皮、赤芍、白芍、茯神各 15g，丹参、白茅根、金银花、蒲公英各 30g。

（4）热毒内陷型

治法：清营凉血，解毒开窍。

方药：清营汤或犀角地黄汤化裁。水牛角粉 30g（冲服），生地、赤芍、银花各 30g，丹皮、连翘、板蓝根各 20g，玄参、麦冬、丹参各 15g，栀子、黄连、竹叶、大黄炭各 10g。

加减：神昏谵语，配服安宫牛黄丸、紫雪丹之类；痰热互结或痰湿蕴滞，配服至宝丹、猴枣散之类，甚至"三宝"同用，合力攻邪；若久病转虚，虚风内动，意识昏蒙，抑郁烦躁，表情淡漠，视物不清，四肢发凉，蜷卧头伏，呕恶吐衄，急用至宝丹加人参，以扶正固脱开窍；若热毒煽动肝风，出现颤抖、抽搐者，加羚羊角、钩藤、珍珠母以清热凉肝息风；兼有真阴耗伤者，用三甲复脉汤；如见吐衄、便血、斑疹，速投犀角地黄汤加侧柏叶、仙鹤草、地榆炭、藕节等凉血止血，同时配合西药抢救。

（5）脉络瘀阻型

治法：益气养阴，活血化瘀。

方药：生脉饮合桃红四物汤化裁。西洋参、人参各 10g（另炖），丹参、玄参各 30g，麦冬、益母草各 20g，生地、赤芍、川芎、泽兰各 15g，桃仁、红花、延胡索、五味子、郁金各 10g。

加减：对少尿、无尿、昏迷者，可用导泻灌肠法，取生大黄、芒硝各 30g，地榆、槐米各 15g。

用法：水煎 100~150ml，加食醋 10ml，保留灌肠。每日 1~2 次。

（6）清窍受蒙，正虚邪陷型

治法：回阳救逆。

方药：参附汤合生脉饮化裁。西洋参 15g（另炖），人参 30g（另炖），制附片 10~15g（先煎），麦冬 12g，干姜 15g，三七粉 3g（冲服）。

加减：伴出血者加白及 20g，大黄 10g，生地炭 30g，白茅根 60g，配服云南白药。

2. 外治疗法

（1）贴敷疗法

①石菖蒲、柑子叶各 7 片，生姜 30g。诸药共捣烂，酒炒外敷胸部，每日换 1~2 次，3~5 天为 1 个疗程。功用开窍醒神，用于重型肝炎清窍受蒙，正虚邪陷型。

②以醋调吴茱萸末或苏合香丸敷涌泉穴，回阳救逆，用于重型肝炎清窍受蒙，正虚邪陷型。

③白芷 6g，栀子 15g。水煎后，用布包药渣趁热敷胸口。主治重型肝炎并发胃热吐血。

④生附子捣如泥，外敷涌泉穴，主治重症肝炎并发吐血暴脱。

⑤阿魏 9g，硼砂 6g，蓖麻子 16g，松香 36g，皮硝 18g。诸药共研极细末，上火熬膏约 5 分钟，加入干姜、雄黄粉各 15g 调匀，摊油纸上备用。用时贴水分穴。利尿逐水，适用于重型肝炎气滞血瘀型鼓胀。

⑥大戟、甘遂、沉香、肉豆蔻、木香各 12g，共研细末，以酒 250ml 和匀，装入猪膀胱里，置于神阙穴，外盖塑料薄膜以宽布带环扎固定，药酒干时再换新药。适用于重型肝炎气滞湿阻、阳虚水溢之鼓胀。

⑦雄黄 53g，硼砂 18g，炉甘石 17g，淡牙硝 21g，冰片 23g，麝香 8g。诸药共研极细末，每取 0.6g 纳入脐内，胶布固定，5~7 天换药 1 次。适用于重型肝炎血瘀气滞，肝肾阴虚之鼓胀。

⑧以皂角、半夏、麝香、葱白泥敷神阙穴，清热利湿、开窍醒神，用于重型肝炎清窍受蒙，正虚邪陷型。

⑨生大黄 30g 研极细末，以醋调成厚膏敷脐，外以纱布、胶布固定。每日 1 次，待脐发痒、吐血止时可去掉。适用于重型肝炎并发胃热吐血。

⑩轻粉 6g，巴豆霜 12g，生硫黄 3g。诸药共研细末，制成药饼。用时以药饼 1 片敷脐上，外以纱布、胶布固定。敷药后自然泻下，泻 5~6 次后除去药饼，然后进服温粥调养。主治重型肝炎并发腹水，尤宜于寒湿型鼓胀。

（2）灌肠法

①生石膏 120g，知母、赤芍、丹皮、炙僵蚕、生大黄（后下）、生地、菖蒲各 15g，炙全蝎 3g，钩藤 12g。诸药浓煎 500ml，直肠点滴，每分钟 30~50 滴，每日 1~2 次，5 日为 1 个疗程。适用于重型肝炎热闭神昏。

②将云南白药 30g 溶于生理盐水 150~200ml 中，保留灌肠。每日 1 次。适用重型肝炎并发便血。

（3）药熨法

①将炒过食盐放温后，填放神阙、气海穴，以麦麸加醋炒热布包，放穴上熨之，气通即苏醒。适用于重型肝炎神昏，清窍受蒙、正虚邪陷型。

②小茴香、川椒各等份，与葱、姜适量捣合一处，加盐炒热，放脐部熨之（或于脐中放少许麝香），以神清厥回为度。适用于重型肝炎神昏，清窍受蒙、阳衰厥逆型。

③川椒、炙鳖甲、三棱、莪术、阿魏各 15g。诸药研细末，加白酒适量炒烫后装入布袋，置于神阙穴，上覆热水袋以保持温度。利尿逐水，适用于重型肝炎肝肾阴虚、气滞血瘀型鼓胀。

④水红花 6g，大黄、芒硝、栀子、石灰各 3g，酒曲 1 块。诸药共捣烂，贴于神阙穴，上盖厚布数层，再用水壶熨烫。每日 2~3 次，每次 30 分钟。利尿逐水，适用于重型肝炎气滞湿阻型鼓胀。

（4）艾灸疗法

①将食盐炒热放温后填满脐窝高出肚皮少许，取艾炷置于盐上灸之，至苏醒为止。适用于重型肝炎神昏，清窍受蒙、正虚邪陷型。

②取中脘、膻中、神阙、气海、关元穴，按艾灸法操作，不计壮数，每日 1~2 次。适用于虚证、脱证。或取风池、百会、大椎、身柱、人中、命门、内关、涌泉、足三里、阳陵泉等穴，虚证用之。适用于重型肝炎清窍受蒙，正虚邪陷型。

③取至阴（双）、气海、足三里（双）穴，隔薄棉各灸 5~7 壮，每次 5~10 分钟。以苏醒为度。适用于重型肝炎清窍受蒙，正虚邪陷型。

④上官桂、北细辛、公丁香、干姜各 15g，诸药共研细末备用。每取 15~20g，填满肚脐，用生姜 1 片覆盖药末，以艾炷放姜片上灸之，壮数不拘，至患者苏醒为止。适用于重型肝炎神昏，正虚邪陷型，属虚属寒者尤宜。

（5）薄贴法　苍术、白术、香附、当归、苏梗、黄连、栀子、枳实、山楂、木香、槟榔、赤茯苓、木通、泽泻、生姜（均一般常用量），麻油熬，黄丹收膏。贴于气海穴，利尿逐水。适用于重型肝炎气滞湿阻型鼓胀。

（6）涂搽法　茵陈、栀子、大黄、芒硝各 30g，杏仁 18g，常山、鳖甲、巴豆霜各 12g，豆豉 50g。浓煎取汁，用纱布或棉花蘸药汁轻轻搽脐部，并炒药渣熨脐部。每日 1~2 次，每剂药用 2~4 次。适用于重型肝炎引起阳黄、急黄者。

（7）针刺疗法 基本穴以至阳、阳陵泉、太冲为主。热重加大椎；神昏加人中、中冲、少冲（放血）；高热伤阴动风加百会、风府、风池、大椎、涌泉；热入营血，迫血妄行加曲泽、劳宫、委中、行间、十宣；鼻衄加神庭、天府、合谷、风府、兑端；便血加长强、次门、上巨虚、承山、足三里。每次选穴 3~5 个，每日针刺 1~2 次，每次 30 分钟。适用于重型肝炎痰火交攻，三焦不利型。

（8）穴位注射

①取肝俞、胆俞、至阳穴，注射双黄连或清开灵或苦黄注射液 1ml。每日或隔日 1 次。适用于重型肝炎引发黄疸、阳黄者。

②取足三里穴，注射黄芪注射液 1ml。每日或隔日 1 次。适用于重型肝炎并发上消化道出血，气不摄血型。

③取章门、期门、长强穴，注射丹参或灯盏花注射液，每日或隔日 1 次。适用于重型肝炎鼓胀，瘀血型。

④取涌泉、人中穴，注射醒脑静注射液 0.5~1ml，每日 1~2 次。醒神，用于重型肝炎神昏清窍受蒙，正虚邪陷型。

（9）耳针 取耳穴肝、胆、三焦，施行针刺，肝炎点埋针，有利胆退黄、开窍醒神之效，用于重度黄疸兼神昏者。

3. 成药应用

（1）安宫牛黄丸 每服 1 丸（3g），每日 2~3 次。清热开窍，豁痰解毒。适用于重型肝炎并发神昏痰火交攻、三焦不利型。

（2）真熊胆丸 每服 8 粒，每日 3 次。清热解毒，用于重型肝炎伴黄疸热毒炽盛型。

4. 单方验方

（1）解毒凉血方 升麻 15g，栀子 15g，茵陈 15g，黄芩 15g，生地 15g，藿香 15g，丹皮 15g，丹参 15g，白术 15g，茯苓 15g。

兼见脘腹痞闷、肢体困重等湿邪困脾证者，加厚朴 15g，山药 15g，薏苡仁 15g。兼见两胁胀痛、烦躁易怒等气滞血瘀证者，加枳壳 15g，川芎 15g，郁金 15g。兼见口燥咽干、腰膝酸软等肝肾阴虚证者，加用女贞子 30g，墨旱莲 15g。兼见畏寒肢冷等脾肾阳虚证者，加淡附片 12g，桂枝 10g。食欲不振者，加鸡内金 15g，焦三仙各 15g。脘腹胀满者，加全瓜蒌 30g，木香 15g。腹痛腹泻者，加黄连 9g，木香 15g。大便秘结不通者，可用复方大黄方（大黄 60g，乌梅 30g，黄连 15g）灌肠。治疗 8 周。[侯艺鑫，王宪波，杨志云，等. 解毒凉血健脾方治疗乙型肝炎病毒相关慢加急性肝衰竭高风险患者的随机对照临床研究. 中国中西医结合杂志，2019（11）：1314-1319.]

（2）解毒化瘀汤 茵陈、赤芍各 50g，白花蛇舌草、大黄（后下）、石菖蒲、郁金各 15g。本方化瘀解毒。适用于重型肝炎。水煎服，日 1 剂。[毛德文. 解毒化瘀方. 广西中医药，2007，30（4）：39.]

（四）医家诊疗经验

1. 关幼波

关幼波认为重型肝炎系因湿热结痰，痰热蕴毒，毒火攻心以致内闭。由于毒热势急，迅速耗灼气阴，故而此病开始多属实热但很快出现正虚之候。治疗当以清热解毒，开窍醒神为主。常用清热解毒药有黄连、黄芩、黄柏、栀子、金银花、蒲公英、紫花地丁、绿茶、野菊花、草河车、板蓝根等；化痰药物有杏仁、橘红、半夏、瓜蒌、竹沥水、藿香、佩兰、玫瑰花、绿萼梅等；开窍药物有石菖蒲、远志、莲子心或至宝丹，若热毒炽盛用安宫牛黄丸；平肝镇惊息风药物有钩藤、木瓜、石决明、全蝎等，热盛可用羚羊角粉。

2. 邹良才

邹良才认为重型肝炎的发病诱因主要

是酗酒、饮食失当、过度劳累等。这些因素损伤脾胃，使中焦蕴热，水湿不运，内外相合，湿热疫毒交织而发病。其病理性质初期为邪实，并有热炽和湿盛之分，后期为正虚，或为邪去而正虚，或为阴阳两竭而暴亡。邹氏根据重型肝炎的临床表现，将其分为热毒炽盛、湿浊弥漫、气阴两竭、气衰阳微四个证型，分别治以清热解毒、凉营泄热，化湿泄浊，益气救阴，回阳固脱。他认为重型肝炎在辨证施治过程中，还应注意以下几点：①重型肝炎因肝脏损伤，阴血消耗，其阴气已几成无源之水、无根之木，故一旦邪热火毒大势已去，治疗攻势即应锐减，不可过剂，以免阳气再受戕害，并酌情增加益气养阴之品。②腹水一般只宜淡渗利尿，不宜峻烈攻逐，否则反而速招其祸。③重型肝炎每因热灼阴血成瘀阻血络（DIC形成）而出血不止，应予化瘀止血药。④由于病情危重，非羚羊角、熊胆、西洋参、高丽参、安宫牛黄丸等贵重药品难以获效。如仅用一般药品代替，恐药力不逮，贻误时机。⑤患者大多有厌食、恶心、呕吐等症状，药宜浓煎后少量频服。昏迷患者可予鼻饲。危重阶段临证处方需极其谨慎，饮食一定要以新鲜、清淡的流质或半流质食物为主，少食多餐。此外，精心得当的护理也是必不可少的重要抢救措施。对肝昏迷的治疗，邹氏认为主要分虚实两途。实证是邪毒攻心，属风、火、痰内闭，神明无主。治当平肝息风，养阴解毒，清心开窍。方以羚角钩藤汤合黄连解毒汤为基本方。虚证系正虚邪陷所致，此因阴阳气血衰败，精神竭绝而神明不用。邹氏认为此证重笃，预后极差，如救治得当，尚有一线生机。属气阴涸竭者，可予益气养阴，酌佐清化痰热；属阳气衰亡者，急予回阳救逆，佐以化痰醒窍。

3. 时振声

时氏认为急性重型肝炎病机特点是湿热化火，热毒炽盛。脏腑辨证的定位首在脾胃，而后波及他脏。出现昏迷的病机：在气分则阳明胃腑热结，入血分则是扰营败血。辨证论治主张热毒化火，阳明腑结者，通腑泻火；热毒入营，气营两燔者，清营开窍；肝风内动，风火相煽者，清热息风；热毒内蕴，气化失常者，清热通利。他认为亚急性重型肝炎的病机特点是在湿热蕴结的基础上，气机受阻，津液不能运化而停聚成水，出现腹水。可有两种情况，一是热偏重者，一是湿偏重者。热偏重者治宜清热利湿，湿偏重者治宜温化渗利。

4. 陈继明

陈继明认为重型肝炎病情危急，临床证候错综复杂，可从黄疸、腹水、昏迷、出血四个方面进行辨证论治。陈氏根据自己的临床体会，将其分为四型论治：①疫毒深重，暴急发黄型，治以清热解毒、通腑泄浊。②湿瘀潴留，停聚成鼓型，治以祛湿解毒、泄浊分消。③邪毒充斥，内闭神昏型，治以解毒逐秽、清心开窍。④邪热势甚，络伤血溢型，治以清热解毒、凉血消瘀。

5. 谌宁生

谌氏认为本病系湿热毒盛，弥漫三焦，侵犯脾胃，又伤肝胆，内窜心包，扰乱神明，迫血动血，所以昏迷、出血、腹水、黄疸为其主要见症。主张按温病卫气营血辨证施治，分别用甘露消毒丹、清瘟败毒饮、清营汤、清宫汤，选加安宫牛黄丸、至宝丹、紫雪丹。恢复期用一贯煎、左归丸、六味地黄丸、柴芍六君煎或参苓白术散。

五、预后转归

本病预后不良，病死率较高。年龄较小、治疗及时、无并发症者病死率较低。急性重型肝炎（肝衰竭）存活者，远期预后较好，多不发展为慢性肝炎和肝硬化；亚急性重型肝炎（肝衰竭）存活者多数转为慢性肝炎或肝炎后肝硬化；慢性重型肝炎（肝衰竭）病死率最高，可达80%以上，存活者病情可多次反复。

六、预防调护

（一）预防

重型肝炎是病毒性肝炎中最严重的，故预防病毒性肝炎是防止重型肝炎发生的最根本的措施。具体预防方法可参阅各型病毒性肝炎有关章节。

（二）调护

1. 一般措施

凡急性黄疸型肝炎患者黄疸出现后症状不减反而加重，以及有神经、精神症状者，应高度警惕，仔细鉴别，早期诊断，积极治疗。对急性黄疸型肝炎患者应严格卧床休息，积极治疗，严禁饮酒，避免应用对肝脏有毒的物质及药品。对重型肝炎患者应做好生理、心理护理，解除患者的精神紧张、焦虑和悲观情绪，树立信心，配合治疗。对重型肝炎患者应密切监护，除了观察生命体征、神志、出入量以及定期复查有关化验指标外，还应严格隔离消毒，加强护理禁止探视，避免一切交叉、继发感染，并加强病室用具的消毒工作，对昏迷患者应注意口腔及皮肤护理，避免压疮和呼吸道感染。

2. 饮食调养

重型肝炎患者血浆蛋白减少时，可选用瘦肉、动物肝、鸡蛋、鱼肉、禽肉等高蛋白饮食，这对恢复血浆蛋白、保护肝细胞、修复肝细胞十分有益。但对出现昏迷先兆或肝功能显著减退的患者，应禁止高蛋白饮食，给予新鲜水果、新鲜蔬菜、高维生素及含糖量高、质量好、新鲜的食品，对非血氨增高引起肝昏迷的患者，可静脉输入白蛋白，使血浆白蛋白逐渐恢复到正常水平。

重型肝炎患者饮食要柔软，应有足够的维生素，并避免进食带骨、刺的食物以及芹菜、韭菜、老白菜等含粗纤维的食物，禁食煎、炸等质硬食品，以防刺伤食管引起消化道出血。上消化道出血时应禁食。有出血倾向的患者，可补充凝血性食物，如肉皮冻、蹄筋、海参等；血浆蛋白低伴有贫血时，可增加含铁食物，如肝泥、菜泥、枣泥、桂圆、小豆粥等；有腹水时可加入利尿性食物，如鲫鱼汤、羊奶、西瓜汁、冬瓜等，并注意限制钠盐。适量的脂肪和矿物质对肝脏的修复和肝细胞的再生、增加机体抵抗力以及改善肝脏功能等，亦是十分重要的，应根据患者情况酌情补充。

重型肝炎患者严禁饮酒，不能饮用含有酒精的饮料，并要忌用刺激性食物和各种辛辣调味品，忌用各种含铅及添加剂的罐头及其他食品。

七、专方选要

1. 甘露消毒丹

组成：滑石（先煎）30g，茵陈30g，黄芩15g，石菖蒲10g，木通10g，川贝母15g，藿香15g，豆蔻（后下）10g，连翘20g，射干10g，薄荷（后下）5g。

用法：每日1剂，每剂煎至200ml，早晚分服。

主治：主治乙型肝炎病毒相关慢加急性重型肝炎湿热证。［莫小艾，蒋开平，黄清华，等. 甘露消毒丹治疗乙肝病毒相关慢加急性肝衰竭湿热证疗效及FibroScan变化的临床观察. 中国实验方剂学杂志，2018（16）：170-175.］

2. 补肾生髓成肝方

组成：茵陈、茯苓各30g，熟地、五味子、山药、枸杞、山萸肉各15g，菟丝子、丹皮、泽泻各10g，姜黄6g，生甘草9g。

加减：腹胀者，加槟榔、大腹皮、厚

朴各 10g；纳食不佳者，选加神曲、白术各 10g，党参、鸡内金各 15g；恶心呕吐者，加姜半夏、竹茹各 15g；腹泻便溏者，加黄连 6g，干姜、黄芩各 10g；鼻衄、齿衄或者皮肤瘀斑者，加茜草 15g；舌苔黄厚腻，大便秘结者，去地黄（或熟地改生地），加大黄 6g，栀子 10g。

用法：每天 1 剂，水煎取汁 400ml，分为 2 次温服。

主治：乙型肝炎相关重型肝炎。[戴玲，高翔，叶之华，等.基于真实世界研究"补肾生髓成肝"治疗乙型肝炎相关性肝衰竭的临床疗效.中西医结合肝病杂志，2018（6）：325-327+356.]

八、研究与展望

重型肝炎的病死率高，治疗效果不理想，近年来不少学者在综合治疗的基础上，积极采用中西医结合治疗，显著提高了成活率。实践证明，中西医结合治疗重型肝炎，可以有效地改善肝脏微循环状况、促进肝细胞的再生、调整免疫功能、恢复机体内环境平衡、抗病毒、预防和控制内毒素血症。

中医药治疗重型肝炎的疗效是肯定的，以安宫牛黄丸为主的"三宝"，在治疗重型肝炎时所发挥的作用，已为多数医家、学者承认。研究结果表明，安宫牛黄丸对中枢神经系统有良好的抑制作用，能抗惊厥，对"生命中枢"有一定保护作用。动物实验证实，安宫牛黄丸及改进剂能减少小鼠的自主活动，增强对中枢神经系统的抑制作用，延长睡眠时间；能明显激活小鼠腹腔巨噬细胞的吞噬功能，对"生命中枢"有一定保护作用，并有镇静、抗惊厥、解毒和抗炎作用；能调整儿茶酚胺活性，恢复脑干网状结构功能，从而达到复苏的目的，特别是对肝昏迷的复苏尤为显著。

昏迷大多是病情危重的表现，自古以来，不乏中药外治而获验者。如催嚏开窍法、滴鼻法、熏法等通过鼻黏膜直接送药入脑，以及擦牙开噤、热熨及艾灸等法，廉、便、效、验，在急则治标、醒脑开窍、回阳固脱方面具有重要作用，为昏迷的进一步治疗争取了时间。薄贴、敷贴、敷脐等法，通过皮肤腠理及脐部动、静脉吸收，药物作用持久；灌肠法通过肠黏膜使药物直接进入肝-肠循环，迅速起效。这些方法对于抢救昏迷和治疗虚脱，都起到了补益和调整阴阳的作用。

在内窥镜的直视下，喷以中药止血，或以中药洗胃止血，是随着中医现代化而发展起来的新兴疗法，具有止血迅速、给药方便的特点，为治疗吐血急症的有效方法。另如敷贴、敷脐、热敷、艾灸等法，自古以来应用至今，亦有一定疗效，可供临床应急之用。值得一提的是，膏贴法降低门静脉压力的作用，从预防吐血角度为我们展现了广阔的前景。

重型肝炎出现腹水，病情危急，患者整体情况较差，治疗往往进退两难。此时使用外治法以逐水，可以减少机体正气的耗损，实为内治所不及。外治方面，逐水多通过脐部施药，使药物直接透入血水瘀积之地，意在斡旋三焦气机，健运脾土，宽肠利水。尽管选药峻猛，仍可施于羸弱之躯，收逐水之效。

重型肝炎单纯西医救治疗效不佳，近年来众多医家采用中西医结合的方法，多途径、多层次的整体调治，使本病的治疗取得了不少进展，提高了治愈率，降低了死亡率。相信随着中西医结合研究的不断深入，将会出现更加引人注目的成就和进步。

主要参考文献

[1] 杨绍基，任红.传染病学[M].北京：人民卫生出版社，2011.

[2] 徐道振.病毒性肝炎临床实践[M].北京：

人民卫生出版社，2006.

［3］赵明明. 重型肝炎血浆置换的疗效观察及预后影响因素分析［D］合肥：安徽医科大学，2008.

［4］吕长安，陈东昊. 血浆置换在重型肝炎治疗中的疗效分析［J］. 中国继续医学教育，2018，10（31）：84-85.

［5］刘宇琼. 血浆置换对重型肝炎患者凝血功能的影响［J］. 西医学与健康研究电子杂志，2018（20）：139-141.

［6］靳镝. 血浆置换对慢性重型HBV患者治疗效果的影响［J］. 医疗装备，2018，31（16）：67-68.

［7］关幼波. 关幼波临床经验选［M］. 北京：人民卫生出版社，1979.

［8］王宪波，王晓静. 慢加急性肝衰竭中医临床诊疗指南［J］. 临床肝胆病杂志，2019（3）：494-503.

第八节　淤胆型肝炎

淤胆型肝炎是指病毒性肝炎以肝内胆汁淤积为特征的一个特殊临床类型。可发生于急性肝炎、慢性肝炎、重型肝炎及肝炎后肝硬化患者。其突出的表现是因胆汁淤积出现的临床特征，伴随肝细胞受损的症状。临床上分急性淤胆型肝炎、慢性淤胆型肝炎两个类型。淤胆型肝炎主要临床表现为黄疸往往较深，且持续时间较长，可伴有全身皮肤瘙痒、大便颜色浅或灰白，而消化道症状及乏力等表现常常相对较轻。淤胆型肝炎由HBV或HCV病毒引起者多见，甲型次之，戊型尤次。一般认为HAV病毒引起的淤胆型肝炎，症状较轻且恢复较快。

一、病因病机

（一）西医学认识

1.急性淤胆型肝炎
过去一直认为，本病的发生是由于毛细胆管炎症引起毛细胆管及小胆管的机械性阻塞所致。近年来，通过电镜及组织化学研究，发现毛细胆管、小胆管并无阻塞性病变，但肝细胞胆汁分泌器的改变却很突出，并发现毛细胆管微绒毛增粗、变钝、稀疏甚至消失。因而认为，本病的发生是由于肝细胞胆汁分泌器的损伤引起肝细胞胆汁分泌和排泄功能发生一系列障碍及毛细胆管病变而导致胆汁淤积。毛细胆管及其微绒毛受损，特别是肝细胞内微丝受损伤，对胆汁淤积的发生和发展起着重要作用。当肝细胞病变时，由于微丝的损伤，特别是毛细胆管周围微丝减少乃至消失，使微绒毛失去收缩功能而变粗、减少或消失，从而使毛细胆管扩张、胆汁流量减少和流动减慢，导致胆汁淤积。此外，毛细胆管和小胆管的通透性增强，使胆汁中的水分再吸收增加，胆汁黏稠度增高而形成胆栓并使胆汁淤积加重。肝细胞毛细胆管面或窦面的微管损伤，也会使胆汁淤积加重。

近年来，有些学者发现当肝细胞病变时，毛细胆管膜上Na^+,K^+-ATP酶活性降低，其钠泵作用减弱，致使胆汁淤积。可见，Na^+,K^+-ATP酶系统紊乱亦是发生胆汁淤积的一个重要原因。

2.慢性淤胆型肝炎
慢性淤胆型肝炎的发病机制与急性淤胆型肝炎基本相似，主要是由于肝细胞分泌器排泌功能障碍及毛细胆管病变所致。此外慢性活动性肝炎（CAH）患者因肝细胞碎屑样坏死改变较突出，不仅可使肝小叶界板及黑林管受到破坏，而且肝组织中纤维组织明显增生并可形成纤维隔。这些改变均可阻断胆汁流动，使胆汁淤积进一步加重。肝硬化（PHC）患者纤维组织增生更为显著，使正常肝小叶结构完全破坏，形成大小不等的假小叶；加之纤维组织收缩，使肝内各级胆管明显扭曲和闭塞。这些因素不仅可使 PHC 患者肝内胆汁淤积加重，而且也是 PHC 患者淤胆的常见原因。

（二）中医学认识

淤胆型肝炎，黄疸多迁延难消，中医有称为"瘀黄""黑疸"者。如《医学纲目》说："黄疸日久，变为黑疸。"本病外因与急、慢性肝炎大致相同，亦为湿热疫毒之邪，唯其特点是毒力较深较重，常弥漫周身，瘀滞血分。本病内因主要为脾胃虚寒及饮食不节。饮食不节或饮酒过度、湿热疫毒侵袭及内伤，均可使脾胃功能受损，致湿热疫毒蕴结中焦。病情进一步发展，致脾胃气机升降失常，脾气不升，则肝气郁而疏泄不畅；胃气下降，则胆汁输送排泄失常，加之湿热疫毒郁遏，致胆汁外溢，而发黄疸。湿热疫毒蕴结不散，病邪由气入血，血热相结，瘀阻血络，可出现多种瘀血症状。湿浊受热毒煎熬成痰，复与毒热瘀血凝结，胶固难化，以致黄疸久久不退。本病病因的另一个特点是往往湿浊盛于热毒。湿为阴邪，易伤阳气，阳气受损，可发或转为阴黄；脾胃虚寒，湿从寒化，寒湿郁滞中焦，胆液被阻，溢于肌肤，发为阴黄。另外，内伤不足，脾虚血亏，血败而不华色，亦可见萎黄。

二、临床诊断

（一）辨病诊断

1. 急性淤胆型肝炎

（1）临床表现　急性淤胆型肝炎的起病与急性黄疸型病毒性肝炎极为相似，患者可有发热、乏力、尿黄、食欲不振、厌油腻食物、恶心、呕吐、关节痛等症状。通常在病程第 1 周末至第 2 周出现黄疸。黄疸出现前后数天，患者可有皮肤瘙痒、大便颜色变浅、大便次数增多等症状。当黄疸出现后，多数患者消化道症状及乏力可明显减轻，甚或基本消失。于病程第 2~3 周，患者逐渐出现淤胆型肝炎的典型表现，临床表现为黄疸具有"三分离"及"梗阻性"两个特征。

1）黄疸的"三分离"特征：①黄疸与消化道症状分离：黄疸重而消化道症状往往较轻，且不随黄疸的加深而加剧，有时反而减轻。②酶胆分离：黄疸重而 ALT 上升幅度低，约半数患者仅轻度至中度增高，或在发病初期 ALT 虽有明显升高，但黄疸加重后 ALT 反而迅速下降。③黄疸与凝血酶原分离：黄疸重而凝血酶原时间延长不明显，或凝血酶原活动度下降不明显。

2）黄疸的"梗阻性"特征：淤胆型肝炎除了黄疸重、持续时间长之外，更重要的是在临床上出现类似于梗阻性黄疸的表现，但特殊检查并无肝外梗阻的证据。①全身皮肤瘙痒及大便颜色变浅或灰白，血清胆汁酸浓度明显升高，可达正常水平的 10 倍左右。与普通黄疸型患者可出现一过性皮肤瘙痒及大便灰白不同，其持续时间较长，可达 3~8 周或更长。皮肤瘙痒常在夜间为甚，严重者常难以入眠或安睡。皮肤可因搔抓而出现广泛的条索状破损或皮下瘀斑。②血清 ALP、γ-谷氨酰转肽酶（γ-GT）、总胆固醇（TC）、血清蛋白等可有轻度至中度增高，而尿胆原明显减少或消失。③B 超、CT 等影像学检查均没有肝内外胆管扩张等肝内外胆管梗阻的证据，也无肝脏肿瘤征象。④一般无进行性体力衰退、体重下降改变。体格检查除有明显黄疸外，常伴有心率减慢。肝脏多有明显肿大，伴有触痛及肝区叩击痛。1/4~1/5 患者伴有脾脏肿大，但胆囊肿大者很少见。

（2）实验室检查及其他辅助检查　参阅"临床表现"或"诊断标准"有关内容。

（3）诊断标准　我国全国病毒性肝炎学术会议对淤胆型肝炎的诊断标准有明确的规定，第六届全国病毒性肝炎会议又做了修订，现转录如下：

起病类似急性黄疸型肝炎，但自觉症状常较轻，常有明显肝肿大、皮肤瘙痒。肝功能检查血胆红素明显升高，以直接胆红素为主，表现为梗阻性黄疸，如碱性磷酸酶、转肽酶、胆固醇均明显增高，谷丙转氨酶中度增高。梗阻性黄疸持续3周以上，并排除其他肝内外梗阻性黄疸（包括药源性）者，可诊断为急性淤胆型肝炎。在慢性肝炎基础上发生上述临床表现者，可诊断为慢性淤胆型肝炎。

（4）诊断依据　①临床符合急性病毒性肝炎诊断，肝炎病毒有关抗原、抗体检测阳性。②黄疸色深而持续时间长，并具有"三分离"和"梗阻性"特征（持续3周以上）。③可除外药物等原因所致之肝内胆汁淤积，并除外肝、胆、胰等部位原发性或继发性肿瘤及胆系结石等原因所致之肝外梗阻性黄疸。④肝组织活检符合急性淤胆型肝炎组织学特征。

2. 慢性淤胆型肝炎

（1）临床表现　由于慢性淤胆型肝炎是在 CAH 或 PHC 病变基础上发生的，故既有 CAH 或 PHC 的临床表现，又有梗阻性黄疸的临床特征。梗阻性黄疸的表现与急性淤胆型肝炎相似，CAH 或 PHC 的临床表现可参阅该病有关内容。辅助检查请参阅该病的有关章节。其他请参阅"急性淤胆型肝炎"有关部分。

（2）实验室检查及其他辅助检查　有关 CAH 或 PHC 的实验室检查及其他内容。有关肝炎病毒抗原、抗体检查，可参阅各型病毒性肝炎有关章节。

（3）诊断标准　请参阅"急性淤胆型肝炎"诊断部分。

（4）诊断依据　①临床符合慢性活动性肝炎或肝硬化的诊断。多有 HBV 及 / 或 HCV 现症感染的血清学证据。②有梗阻性黄疸的临床特征，且持续时间长达数周以

上，并排除肝外梗阻性黄疸及其他原因所致的肝内梗阻性黄疸。③肝活检符合慢性活动性肝炎或肝硬化的组织学改变，并有淤胆型肝炎的形态学特征。

（二）辨证诊断

1. 热重于湿型

临床证候：身黄鲜明，目黄，尿黄，身痒，发热口渴，或胁痛，大便秘结。舌苔黄腻，脉弦数。

辨证要点：身黄鲜明，发热口渴，大便干。舌苔黄腻，脉弦数。

2. 湿重于热型

临床证候：身目俱黄，其色不甚鲜明，或身热不扬，口淡不渴，胸脘痞满，厌油纳差，腹胀便溏，尿黄。舌苔厚腻微黄，脉濡数。

辨证要点：身黄无热或身热不扬，口淡不渴。舌苔厚腻微黄，脉濡数。

3. 肝郁气滞型

临床证候：身黄、目黄、小便黄，右胁疼痛，脘痞腹胀，得矢气而稍缓，乏力，纳差，身痒，眠差，大便颜色变浅。舌淡红，苔薄白，脉弦滑。

辨证要点：黄疸，胁痛，脘痞腹胀，得矢气而稍缓。舌淡，苔薄，脉弦滑。

4. 痰湿瘀结型

临床证候：身目发黄，面色晦暗，面目虚浮，目眶暗滞，形体肥胖，胸脘胀满，肢体沉重，困倦乏力，纳减，多痰，大便溏而不爽，女子白带量多。舌体胖嫩，边有齿痕，舌苔黄腻或白腻，脉弦滑或濡。

辨证要点：身目发黄，胸脘胀满，纳差多痰，肢体沉重。舌胖有齿痕，苔腻，脉弦滑。

5. 寒湿阻遏型

临床证候：身目色黄而晦暗，纳少，腹胀，尿黄，大便不实，神疲畏寒。舌淡苔白腻，脉濡缓。

辨证要点：身目色黄而晦暗，大便不实，神疲畏寒。舌淡苔白腻，脉濡缓。

6. 肝郁血瘀型

临床证候：身目发黄而晦暗，口唇紫暗，胁下有痞块或刺疼，脘腹胀满，腹部青筋暴露，皮肤可见赤纹丝缕。舌紫暗或有瘀斑，舌下脉络青紫迂曲，脉弦涩或细涩。

辨证要点：身目发黄而晦暗，脘腹胀满，胁下刺疼，皮肤赤纹。舌暗瘀斑，脉弦涩。

7. 脾虚血亏型

临床证候：面目肌肤萎黄不泽，肢软乏力，心悸气短，便溏。舌淡，脉濡细。

辨证要点：面目肌肤萎黄不泽，心悸气短。舌淡，脉濡细。

三、鉴别诊断

（一）西医学鉴别诊断

1. 与急性黄疸型肝炎鉴别

急性黄疸型肝炎黄疸或轻或重，但持续时间较短，通常为1周，临床症状相对较重，以消化道症状为主。而淤胆型肝炎黄疸较重且持续时间长，一般在3周以上，但临床症状较轻。

2. 与肝外梗阻性黄疸鉴别

肝外梗阻性黄疸病因较为复杂，其中较常见的有壶腹周围癌（包括胰头癌、壶腹癌、胆总管下端癌、十二指肠乳头癌等）、胆系结石、肝癌、肝门区或胆总管周围淋巴结肿大压迫胆管（可疑转移、血白细胞浸润、炎症或结核等引起），其他较少见的原因有原发性硬化性胆管炎、胆管囊肿合并感染、胆管息肉等。肝外梗阻性黄疸一般超声波检查可见胆囊增大，脂肪餐后不收缩，超声波断层扫描或CT可发现胆管扩张、结石或癌肿，纤维十二指肠镜逆行胆道造影可发现梗阻现象。以上均有助于鉴

别。皮质激素治疗性试验有一定意义，肝外梗阻者，治疗后黄疸无改善，必要时可剖腹探查。

3. 与重型肝炎鉴别

重型肝炎肝细胞坏死的临床表现突出：在黄疸进行性加重的同时，全身情况也明显恶化，如极度乏力、明显腹胀、肝脏缩小、迅速出现腹水及明显出血倾向等。而淤胆型肝炎症状较轻，且有黄疸"三分离"特征。

4. 与药物性胆汁淤积鉴别

药物性胆汁淤积黄疸出现前有服用药物（如甲睾酮、硫脲嘧啶、保泰松、氯丙嗪等）的病史；起病时常有过敏现象，如发热、皮疹、瘙痒、关节痛及嗜酸性粒细胞增多等；黄疸多在服用可疑药物1~4周内出现，停药后病情好转，黄疸迅速消退。

5. 与PBC鉴别

PBC好发于40岁以上女性（约90%），起病隐匿，以瘙痒为初发症状，约数月或1年后出现黄疸，病情发展缓慢，但一般情况相对较好。肝、脾均可肿大，常见黄色瘤，ALP显著增高，抗线粒体抗体96%阳性，血清铜亦升高。肾上腺皮质激素治疗常无显著效果。

（二）中医学鉴别诊断

可参阅"HAV""急性HBV"有关内容。

四、临床治疗

（一）提高临床疗效的要素

审病求因，四诊合参，辨证准确。

望诊：身黄、目黄、小便黄，大便颜色变浅或灰白，黄疸或鲜明或晦暗。面部尤其眼睑或身体其他部位的皮肤出现黄色斑块，或蛛纹丝缕。舌质多淡而晦暗，舌苔多黄而垢腻，舌下脉络可见青紫、迂曲、怒张。

闻诊：或有口臭，常无异常体气。

问诊：多周身瘙痒，或难以入眠，或乏力，或发热，或身热不扬，或口干，或口淡，或胁疼，胸脘痞满，大便或秘结或溏泻。

切诊：肌肤或热或不热，胁下或有痞块，脉多弦缓或沉迟。

（二）辨病治疗

对病毒性肝炎治疗的一般原则亦适用于淤胆型肝炎，如适当休息，加强营养、补充维生素、抗病毒治疗等。由于淤胆型肝炎突出的临床表现是黄疸及皮肤瘙痒，故对症治疗（退黄、止痒）就显得特别重要。

1. 退黄

目前在促进黄疸消退方面已不乏治疗方法，其中比较有效和常用有以下几种。

（1）肾上腺皮质激素　肾上腺皮质激素是多年来一直用于治疗淤胆型肝炎的常用药物，从实践经验来看，其对淤胆型肝炎患者的疗效大多是肯定的。尽管其促进黄疸消退的机制尚不完全清楚，但直到目前，仍有许多医家将其列为治疗淤胆型肝炎的首选药物。一般认为，本药的退黄作用与其具有非特异性消炎作用、能增加胆汁流量和促进胆汁排泄有关。

肾上腺皮质激素常用的制剂有：强的松龙或强的松。口服有困难的，可用琥珀酸钠氢化可的松或地塞米松静脉滴注。其用法虽各有不同，但以强的松龙（或强的松）30~60mg/d，早上顿服，这一意见是比较一致的。

由于本药使用不当可直接影响疗效，或引起"反跳"，或出现严重副作用，故在使用本药前后应注意以下问题。

①治疗前应注意患者有无肾上腺皮质激素的禁忌证，如溃疡病、糖尿病、结核病、高血压、精神病或有精神病家族史。对在急、慢性HBV基础上发生的淤胆型肝炎患者，是否采用肾上腺皮质激素治疗，各家意见不一致，多数人倾向不用。

②治疗取得疗效、黄疸明显消退后，应逐步减量，一般认为每5~7天减5mg为宜。待每日剂量减至15~20mg时，减量速度宜放慢。

③用药1周后血清胆红素不见下降，一般视为无效，应有计划地逐渐撤除，改用其他方法治疗，不宜盲目加大剂量，以免出现严重副作用。

（2）苯巴比妥　本药为酶诱导剂，有促进黄疸消退并减轻瘙痒的作用。但本药对肝脏有一定损害，故应用时应十分慎重。苯巴比妥常用剂量为90~180mg/d，分3次口服。一般患者在服药1~2周内即可见到黄疸消退，当血清总胆红素下降超过5%时，可适当减量，总疗程为4~8周。

（3）熊去氧胆酸　熊去氧胆酸可促进胆汁分泌，增加胆汁流量。一般每日服用500~1000mg，20天为1个疗程。

2. 止痒

一般认为瘙痒的发生与胆汁酸在皮肤中堆积，刺激皮肤感觉神经末梢有关。近年来研究认为，这种顽固性瘙痒可能是中枢性的。

（1）考来烯胺（消胆胺）　6~15g/d，分3次口服。待瘙痒明显缓解后，即可逐渐减量至1~3g/d维持。

（2）苯巴比妥　参阅上文"退黄"部分。

（3）氢氧化铝　8~15g/d，分3次口服。

（三）辨证治疗

1. 辨证论治

（1）热重于湿型

治法：清热利湿，通腑泄浊。

方药：茵陈蒿汤加减。茵陈30g，栀子、大黄各10g，连翘15g。

加减：若呕逆者，加竹茹、黄连；右胁疼痛甚者，加柴胡、郁金；腹胀者，加枳实、厚朴；热甚者，加黄柏、黄芩；烦躁失眠，发热口干，衄血者，加赤芍、丹皮。

（2）湿重于热型

治法：利湿化浊，清热解毒。

方药：茵陈五苓散加减。茵陈30g，茯苓15g，猪苓、泽泻、白术各10g。

加减：呕逆者，加半夏、陈皮；食滞不化、大便尚通者，加枳实、神曲；腹胀甚者，加木香、厚朴；兼表证者，可先用麻黄连翘赤小豆汤；湿热并重者，用甘露消毒丹化裁。

（3）肝郁气滞型

治法：疏肝理气，利湿退黄。

方药：柴胡疏肝散合茵陈蒿汤加减。柴胡、当归、白术、白芍各10g，茯苓、茵陈、栀子、大黄各15g。

加减：若恶心厌油，加半夏、神曲、陈皮。

（4）痰湿瘀结型

治法：化痰除湿，祛瘀散结。

方药：涤痰汤合活络效灵丹加减。半夏、陈皮、胆星、川芎、枳壳各10g，竹茹12g，茯苓、丹参各15g，乳香、没药、甘草各6g，山楂20g。

（5）寒湿阻遏型

治法：温中健脾，化湿祛浊。

方药：茵陈术附汤加减。茵陈30g，茯苓、泽泻各15g，白术、附子、干姜、炙甘草各10g。

加减：若气虚甚、腹胀苔厚者，去白术、甘草，加苍术、厚朴；皮肤瘙痒者，加秦艽、地肤子。

（6）肝郁血瘀型

治法：疏肝活血，化瘀退黄。

方药：柴胡疏肝散合失笑散加减。柴胡、栀子各10g，赤芍、枳壳、五灵脂、蒲黄各12g，茵陈30g，川芎、香附、酒大黄、炙甘草各6g。

（7）脾虚血亏型

治法：健脾温中，益气养血。

方药：黄芪建中汤或归脾汤加减。黄芪30g，白芍、当归各15g，桂枝、炙甘草、生姜、饴糖各10g，大枣10枚。

加减：气虚者加党参；血虚者加熟地；阳虚者加附子。

2.外治疗法

（1）针刺疗法

①取穴：胆俞、太冲、合谷、阳陵泉、大肠俞、内庭、期门、日月、支沟、足三里、章门、行间。用泻法，每日1次，每次10~15分钟。适用于阳黄。

②取穴：足三里、三阴交、中极、关元、气海等。用补泻兼施法，每日1次，每次10~15分钟。适用于阴黄。

（2）艾灸疗法

①取肝俞及胁肋部的腧穴，隔蒜灸或艾条灸，每日1~2次，每次15~20分钟。适用于阳黄。

②主灸中极、关元、气海，亦可配合三阴交，每日2~3次，每次10~15分钟。适用于阴黄。

（3）推拿疗法

①于肝区及脘腹区域，轻轻按揉，每日1~2次，每次10~20分钟。适用于阳黄。

②于肝俞、肾俞及胁肋与脘腹区域部轻轻揉按，每日3~5次，每次15~20分钟。适用于阴黄。

③淤胆型肝炎多在背部第9胸椎右侧附近有压痛点，可用一指禅推法4~5分钟，然后点按1~2分钟，再点按胆俞、肝俞、脾俞、膈俞各1分钟，以酸胀为度，然后在上背部两侧膀胱经使用一指禅推法5~6分钟，最后用擦法擦搓背部；让患者仰卧，在肝区（右胸下部及右上腹部）用摩法。即用手掌按顺时针方向慢慢摩动，用力不宜过大，以局部有热感为宜，每次3~5分钟，可改善肝区血液循环，减轻肝区不适感。然后按揉内侧章门、日月、期门各1分钟，以酸胀为度。最后用两手拇指点按两侧阳

陵泉穴，用力较重，以局部酸胀痛感为宜。适用于临床各型黄疸。

（4）耳针疗法　针刺肝炎点、交感、神门、脾、三焦、肝阳。适用于阴黄。

（5）涂搽法　茵陈、栀子、大黄、芒硝各30g，杏仁、常山、鳖甲、巴豆霜各12g，豆豉50g。浓煎取汁，装瓶备用。用时以纱布或棉花蘸药汁，轻轻搽脐部，并炒药渣熨脐部。每日1~2次，每剂药用2~4次，10日为1个疗程。适用于阳黄。

（6）贴敷疗法

①大黄、生明矾、栀子各等份，研末。取适量填脐，外用胶布固定，2~3天换药1次。适用于阳黄。

②丁香10g，茵陈30g。共研末，用生姜汁调敷脐部，外用胶布固定，热水袋热敷15~20分钟，每日1次。适用于阴黄。

（7）灌肠疗法　桃仁、赤芍、枳壳各15g，茵陈、丹参各30g。或大黄、芒硝、黄芩、桃仁各10g，赤芍、茵陈各30g。水煎，取浓汁150ml，保留灌肠20~30分钟。适用于阳黄。

3. 成药应用

（1）真熊胆丸　每次5~8次，口服2粒，每天2~3次。适用于肝胆湿热型。

（2）清肝利胆口服液　每次20~30ml，每日2次，口服。适用于湿热型黄疸。

4. 单方验方

（1）茵陈30g，白糖20g。将茵陈水煎汁，加入白糖代茶饮，用于湿热内蕴所致淤胆型肝炎。（何跃青.单方验方治百病.福州：福建科学技术出版社.）

（2）鲜白茅根60g。水煎，加冰糖少许服，主治湿热黄疸。（孙显军，刘利.土单方.南昌：江西科学技术出版社.）

（3）车前子300g，茵陈15g，鲜柳叶500g，水煎代茶。治疗湿热型黄疸。（董自强.实用单方验方大全.北京：中国工人出版社.）

（四）医家诊疗经验

1. 关幼波

关老对残留黄疸的治疗颇有独到，认为病毒性肝炎患者血胆红素长期增高不退，多由湿困中州、湿浊生痰、肝郁血滞、血痰阻络所引起，因此对残余黄疸的治疗需要再从痰论治。关老经验：阳黄者除治以清热利湿外，更主要的是活血化痰；阴黄者除治以温运脾阳外，也需以活血化痰为主要法则。总结：青黛、白矾具有清肝热、祛痰涎作用，对黄疸的消退有一定效果，但若治阴黄，只能用白矾，不能用青黛；青黛、白矾对合病有效果。

2. 张耀卿

张老认为肾主藏精，为先天之根，乃人体真阴真阳之所在，脾为后天之本，水谷精微赖脾气以化生，以滋养肾中之精气。在治疗中抓住脾肾两者同调，是其在肝病治疗中的特点。黄疸以湿热为主要因素，古今治黄疸常用茵陈为主药。张老认为黄疸乃湿邪为患，或湿热，或寒湿，使胆汁蕴滞而不循常道，治湿邪要化湿、利湿、燥湿，并有湿邪非温不化之论，故在治疗中紧紧抓住温能通阳，能使滞者畅、蕴者通，虽不能直接退黄，却能明显加强其他利湿退黄药之功能。它不但能用于寒湿之阴黄，也能用于湿热之阳黄，对西医学之急性黄疸型肝炎、胆汁淤滞型肝炎能起宣通气机而达到退黄的作用。

3. 金兰升

血虚黄疸是金兰升教授在临证中总结出特有的一型，为诸疸中较难治者，养阴化湿法是金教授治疗此型黄疸的独特之法。肝藏血，故肝病每易伤血，肝血不足则常影响肝之疏泄，致胆汁郁阻，溢于肌肤而发为黄疸。因此血虚黄疸以营血亏耗为本，湿入营血为标，属肝脾同病。血虚黄疸之症状特点：黄而晦暗，且带铜青色，尤其在两鼻孔、上唇及两侧肋部如煤油烟熏，呈暗黑色，并兼形体消瘦、神困语怯、头晕无力、心悸怔忡、急躁易怒、心烦失眠等血虚症状，脉常濡或沉细，舌质淡而不华，苔薄白或水白。治疗时，应禁食生冷、面食及一切油煎食物。

4.赵文霞

其认为瘀血在慢性肝病所致的黄疸中占有重要地位，特别是在顽固性黄疸或"残黄"中，痰瘀交阻肝胆为其病机关键。临床中赵教授尤其重视通过舌底络脉的观察，来判断有无瘀血及瘀血程度的轻重。脏腑的病变可以影响舌下络脉，同时也可以通过舌下脉络的变化来诊断脏腑的疾病。如舌下脉络短细，周围小脉络不明显，瘀证多轻；若舌下脉络增粗，或舌下脉络呈青紫、紫红、紫黑色，或舌下细小络脉呈暗红色或紫红色网状，甚或曲张如紫色珠状大小不等的瘀血结节等改变，则表明瘀血程度较重，故在治疗方面根据瘀血程度的轻重及病情的不同阶段选用药物，瘀血程度较轻则选用理气活血之品，如柴胡、佛手、香附、郁金、川芎、川楝子等；有明显瘀血征象者则选用逐瘀活血药物，如三棱、莪术、土鳖虫、穿山甲、鳖甲等；对病情日久，正气已虚，邪气渐盛者选用养血活血药物，如当归、鸡血藤、红花、三七、丹参、水红花籽等。通过活血化瘀药物的应用使瘀血得祛，胆络通畅，溢泻有度，有利于黄疸的消退。在应用活血化瘀药物时，特别是逐瘀类药物，应注意"衰其大半而止"，或与益气药物同伍，益气摄血活血，使瘀去而不伤正。

五、预后转归

一般而言，急性淤胆型肝炎虽黄疸较重，病程较长（可达月余或更甚），但终能治愈，预后良好。患者恢复正常的标志是大便颜色由灰白逐渐加深而至正常；皮肤瘙痒逐渐减轻而致消失，黄疸亦随之逐渐消退。罕有发展为胆汁性肝硬化及肝肾综合征者。急性淤胆型肝炎患者死亡多由于采用大剂量肾上腺皮质激素治疗而引起多种严重的并发症所致，如自发性胃溃疡出血、穿孔、严重感染等。此外，妊娠期患淤胆型肝炎者，病死率较高。

慢性淤胆型肝炎多由慢性乙型或HCV引起，常有肝细胞受累或局灶性坏死，常可合并内毒素血症或继发肝内外感染，极易转为重型肝炎。部分患者可因肝功能持续损伤而引起肝功能衰竭、出血或肝肾综合征的发生。部分病例可因诊断失误（因胆囊肿大）而行剖腹探查，导致病情急剧恶化而死亡。

六、预防调护

（一）预防

淤胆型肝炎是病毒性肝炎的一个特殊临床类型，故预防病毒性肝炎乃是预防本病的关键。关于病毒性肝炎的预防，请参阅各型病毒性肝炎有关章节。

（二）调护

1.休息

淤胆型肝炎临床症状明显时，应卧床休息，临床症状减轻或消失，肝功能基本恢复正常后，可逐渐开始活动。其活动量以不感劳累，临床症状不加重为原则。若出现症状加重，或已消失的症状又复发，或肝功能恶化，应立即停止活动。病情稳定时，才能逐步增加活动量。

2.饮食

一般来说，淤胆型肝炎患者的饮食以易消化为原则即可。在临床症状明显时，可根据患者的病情和食欲，适当掌握，多进食新鲜蔬菜、新鲜水果，少食肥甘油腻之品。病情好转后，应给予充分热量、蛋白质及维生素，动物脂肪应限制。恢复期应避免体重过度增加，提倡标准体重，不应一味盲目增加营养，以防脂肪肝的发生。淤胆型肝炎患者应严禁饮酒，并避免食用对肝脏有害的食物。如变质、过期的食品及罐头、饮料等有防腐剂、添加剂的食品。

七、专方选要

1. 小柴胡汤联合逐瘀利胆方

小柴胡汤（柴胡根 15g，羌活 10g，香附、瓜蒌各 20g，郁金、半夏姜、南星各 15g，黄芪 30g，桂枝 10g，荆芥穗 20g，甘草 5g）；逐瘀利胆方（白术、柴胡根各 15g，黄芪 30g，郁金 15g，桃仁 20g，茵陈 30g，酒大黄 8g，滑石 30g，车前子 30g，甘草 5g）。均每天 1 剂，水煎 200ml，早晚口服。连续治疗 15 天为 1 个疗程。主治肝郁气滞型。[王忠贝. 小柴胡汤加逐瘀利胆方治疗胆汁淤积型慢性乙型病毒性肝炎随机平行对照研究. 实用内科杂志，2015，25（3）：27-29.]

2. 活血利胆退黄经验方

组成：茵陈 30g，桃仁 20g，赤芍 15g，川芎 10g，白术 15g，枳壳 15g，当归 20g，五味子 15g，甘草 10g。上述药物混合后加水 600ml 煎煮为 100ml，每次 25ml，每日 4 次，口服，每天 1 剂，疗程 5 周。主治肝郁血瘀型。[江治霞. 活血利胆退黄经验方对 CMV 感染相关胆汁淤积性肝炎患儿的辅助治疗效果观察. 辽宁中医杂志，2017，44（2）：291-293.]

3. 秦艽退黄汤

组成：秦艽 15g，赤芍 60g，郁金 15g，当归 15g，苏木 15g，茜草 15g，丹参 15g，茵陈 30g，苦参 15g，薏苡仁 30g，生大黄 10g，生甘草 5g。皮肤瘙痒重者加凌霄花 12g，蝉蜕 10g；热盛伤阴者加生地黄 20g，知母 15g；湿热重者加苍术 12g，黄柏 12g。每日 1 剂，水煎取汁 300ml，分 2 次口服，

4 周为 1 个疗程。主治肝胆湿热兼血瘀证。[肖建欣. 秦艽退黄汤联合腺苷蛋氨酸治疗慢性淤胆型 HBV 临床研究. 河南中医，2014，34（4）：643-645.]

4. 益气活血中药方

组成：黄芪、丹参、赤芍、郁金各 30g，葛根 20g，生大黄 15g，金钱草 15g，三七粉 3g（冲服）。每天 1 剂，水煎服，分 3 次服用。黄疸深重者，赤芍加量至 120~180g；肝区痛者，加延胡索 10g；皮肤瘙痒者，加地肤子、丹皮各 15g；大便稀者减生大黄。[孙群芝. 益气活血中药方联合西药治疗 HBV 胆汁淤积性肝炎的临床效果观察. 临床合理用药，2019，12（9）：58-59.]

5. 理肝退黄合剂药物

组成：醋柴胡、郁金各 12g，炒枳实、生白术、瓜蒌皮、川厚朴各 15g，茵陈、金钱草、丹参、黄芪各 30g。加减：黄疸重者加大黄 10g，车前草 30g；胁肋胀痛加延胡索 10g 或苏木 9g；食欲不振加炒二芽各 15g，鸡内金 15g。每天 1 剂，水煎服，分早晚 2 次服用，每次 200ml，1 个月为 1 个疗程。主治肝郁气滞型。[计洋，郭明星. 理肝退黄合剂治疗慢性乙型淤胆型肝炎 38 例. 中西医结合肝病杂志，2018（3）：180-181.]

八、研究与展望

中医药治疗淤胆型肝炎的疗效是肯定的。目前，中医对淤胆型肝炎在病因病机的认识上基本趋于一致，其辨证思路亦大体以"湿热疫毒入血、湿热疫毒胶滞血分"为主线，治疗除清热解毒、活血化瘀外，尤其注重凉血活血，诸如赤芍、郁金、桃仁等药都有肯定疗效。有关退黄中药的筛选研究亦取得不少进展：大黄通腑祛瘀，茵陈利湿退黄，二者配合，退黄效果较为明显；研究还发现大量金钱草对于湿热型

黄疸，其退黄作用稳定而可靠。中医外治疗法对于黄疸，无论是治疗或是预防或是善后调理，都有较显著的效果。有关本病的中西医结合治疗，众多医家做了许多有益的尝试，并取得了较好的临床效果。中西医结合治疗本病，可以缩短病程，提高疗效，但对西药的应用时机及剂量，一定要严格把握，尤其是激素的应用，应十分谨慎。另外，退黄中药的进一步筛选研究及剂型改革非常重要，这对拓宽中医药治疗淤胆型肝炎的路子，增强中医药的治疗效果，是很必要且迫切的，今后应加强这方面的工作。

主要参考文献

[1] 王忠贝. 小柴胡汤加逐瘀利胆方治疗胆汁淤积型慢性乙型病毒性肝炎随机平行对照研究 [J]. 实用内科杂志，2015，25（3）：27-29.

[2] 江治霞. 活血利胆退黄经验方对 CMV 感染相关胆汁淤积性肝炎患儿的辅助治疗效果观察 [J]. 辽宁中医杂志，2017，44（2）：291-293.

[3] 肖建欣. 秦芍退黄汤联合腺苷蛋氨酸治疗慢性淤胆型 HBV 临床研究 [J]. 河南中医，2014，34（4）：643-645.

[4] 孙群芝. 益气活血中药方联合西药治疗 HBV 胆汁淤积性肝炎的临床效果观察 [J]. 临床合理用药，2019，12（9）：58-59.

[5] 汪承柏. 凉血活血重用赤芍治疗重度黄疸肝炎血浆血栓素变化的研究 [J]. 中西医结合杂志，2009，5（6）：326.

[6] 李志荣. 中西医结合治疗淤胆型肝炎 [J]. 山西中医，2019，10（2）：25.

[7] 计洋，郭明星. 理肝退黄合剂治疗慢性乙型淤胆型肝炎38例 [J]. 中西医结合肝病杂志，2018（3）：180-181.

[8] 刘江凯，赵文霞. 赵文霞临证治疗黄疸经验浅析 [J]. 中华中医药杂志，2015（11）：3982-3984.

第六章 自身免疫性肝病

第一节 原发性胆汁性肝硬化

原发性胆汁性肝硬化（PBC），是一种原因不明的自身免疫性疾病，主要特征是肝内小胆管进行性破坏以及慢性胆汁淤积等，好发于中老年女性，临床上的主要表现是慢性梗阻性黄疸以及肝脾肿大，最常见的是黄疸、皮肤瘙痒以及乏力，严重时可能出现肝功能衰竭或者门静脉高压等现象。即以肝内中、小胆管的非化脓性进行性炎性损伤为特征，最终导致肝硬化和肝衰竭的自身免疫性疾病。

一、病因病机

（一）西医学认识

PBC 的病因和确切发病机制迄今尚未完全阐明，但以下证据提示本病可能和自身免疫有关：①PBC 有家族聚集性，同一家庭内成员可相继发病，已证实一级亲属的发病率明显高于普通人群，而且不发病者也常伴有类似的免疫学异常。②常合并其他自身免疫病，如干燥综合征、硬皮病等。③和其他自身免疫病一样，PBC 和人类白细胞抗原（HLA）有一定关联性（主要是 HLA-DR8）。④90% 以上的患者血液循环中存在抗线粒体抗体（AMA），约 60% 患者血清存在抗平滑肌抗体（ASA），多数患者血清中 IgM 升高。⑤肝脏病变部位浸润的淋巴细胞主要为 CD_4 细胞，且以 Th1 占优势。一般认为，本病的主要发病机制：机体对自身抗原的耐受性被打破，因而肝内中、小胆管不断受到免疫系统的攻击，遂发生破坏性胆管炎及胆汁淤积。

PBC 的发病机制的假说有 3 个：

（1）分子模拟学说 分子模拟是指病原体感染机体时，由于病原体上的某些抗原表位与人体组织蛋白的抗原表位相同或相似，导致病原体刺激机体产生的激活淋巴细胞或抗体与组织抗原发生交叉反应，导致组织、器官的损伤。有研究表明，在 T、B 淋巴细胞水平均存在交叉反应，潜在病原体在一系列反应后可诱导产生多肽及丙酮酸脱氢酶复合物，病原体（包括寄生在体内的细菌）的多肽抗原与自身抗原表位的分子模拟导致隐蔽 T 细胞表位的开放及 T 细胞受体的退化很可能导致自身免疫耐受丧失。该学说认为，带有 PDC-E2 抗原表位的外源性抗原被肝脏局部淋巴结中的巨噬细胞加工处理后递呈给 CD_4^+ 细胞，从而打破了对自身线粒体内膜上的 PDC-E2 抗原的免疫耐受，诱导出自身反应性 B 细胞（产生 AMA）和自身反应性 T 淋巴细胞。有研究发现，某些微生物如细菌、酵母的线粒体上有和人类 PDC-E2 相同的抗原表位，而且 AMA 阳性者中有泌尿系细菌感染史者比例高于 AMA 阴性者。因此有人提出了细菌（特别是大肠埃希菌和不典型分枝杆菌）感染病因说。尽管缺乏足够的证据支持分子模拟机制，但目前的研究确实提示细菌感染在其中发挥的一些作用，血清学证据提示先前存在感染，并且在受损的小叶间胆管周围的单核细胞中发现了细菌代谢产物。浸润在脉管区的单核细胞表达膜辅因子蛋白 2、3，以及小叶外周出现上皮样肉芽肿均提示存在局部细菌感染。研究发现，丙酮酸脱氢酶复合体 E2 不仅诱导体液免疫反应，而且能激活自身免疫性 T 淋巴细胞，导致免疫性损伤。多种动物、微生物，包括细菌的丙酮酸脱氢酶 E2 分子，特别是分子中的硫辛酸结合区序列高度保守。有研究证实，PBC 患者的血清和 T 淋巴细胞均与大肠埃希菌的丙酮酸脱氢酶 E2 发生反应，由此推测 PBC 可能是慢性细菌感染的结果，病原体可能来自于反复发生的尿路感染。对 PBC 患者肝组织病理检查发现，肝脏损害集中在胆管上皮细胞区域，丙酮酸脱氢酶 E2 特异性 T 细胞激活后，仅仅将胆管上皮细胞作为自身免疫靶抗原，是否是因为胆管上皮细胞表达特异性抗原，其原因仍有待进一步研究。但是到目前为止尚未从 PBC 肝组织中发现任何有关细菌的基因或其产物，因此不支持微生物持续感染学说，但不能完全排除细菌感染在 PBC 发病起始阶段的作用。

（2）自我修饰模型　PBC 患者对自身丙酮酸脱氢酶复合物免疫耐受丧失的机制有另一种假说，反映起源于对修改过的自身丙酮酸脱氢酶复合物发生反应，随后对完整的自身丙酮酸脱氢酶复合物产生了反应。首先，胆汁内的异体生物使胆管上皮细胞内的自身丙酮酸脱氢酶复合物发生改变，研究支持以上模型，PBC 患者的抗线粒体抗体对模拟异体生物修改的硫辛酰半抗原的合成结构的反应性高于天然的丙酮酸脱氢酶 E2 分子硫辛酸结合区。其次，丙酮酸脱氢酶 E2 分子在细胞凋亡期间发生自我修饰，产生异常的或隐蔽的表位抗原，通过树突细胞的作用使自身免疫性 T 细胞被激活，表位抗原的扩散导致自身免疫耐受丧失。与其他细胞不同的是，胆管上皮细胞在细胞凋亡期间保持丙酮酸脱氢酶 E2 的免疫原性。酪蛋白酶在体外降解丙酮酸脱氢酶 E2 生成有潜在免疫原性的蛋白片段。原发性致病因素诱导胆管上皮细胞发生凋亡，通过使隐蔽的表位抗原暴露（酪蛋白酶和其他凋亡诱导因子降解丙酮酸脱氢酶复合物）诱导发生免疫耐受丧失，此模型有助于说明表达高度保守其他自身抗原的胆管上皮细胞在细胞凋亡期间丙酮酸脱氢酶复合物能诱导产生新的表位抗原。树突细胞通过吞噬凋亡细胞展现表位抗原，传导免疫性。

（3）胎儿微嵌合学说　由于本病在病理组织学上和移植物抗宿主反应（GVHR）相似，均表现为非化脓性破坏性胆管炎，而且绝大多数患者为进入生育期后的女性，因此有人提出了胎儿微嵌合学说。该学说假设在妊娠期间胎儿细胞进入到母体内并滞留下来，就像移植物一样作为同种异抗原在母亲体内引起抗宿主反应。为了考察母体内是否有胎儿的细胞存留，有人利用 PCR 或原位杂交技术从生过男孩的女性外周血单核细胞中及肝组织中检测来源于 Y 染色体上的 DNA 序列。但是，目前各家的研究结果颇不一致，没有充分的证据支持胎儿微嵌合学说。

PBC 的发展过程各不相同，可数年不影响患者的生活质量，无临床表现的患者在 2~7 年后可出现症状，病情缓慢进展提示患者可长期存活。有些患者 10~15 年仅有轻微的症状，其他患者在 3~5 年恶化。血清胆红素增高，伴有自身免疫紊乱，组织学变化不断进展提示预后不良。胆红素＞6mg/dl（100μmol/L），生存时间＜2年。当瘙痒消失，黄斑瘤萎缩，血清胆固醇下降，提示预后良好。PBC 的最终表现与其他类型肝硬化相似：门静脉高压和食管静脉曲张、腹水、肝肾功能衰竭等。

（二）中医学认识

PBC 是西医学名词。就症状而言，属于中医学"积聚、黄疸、虚劳、胁痛、癥瘕"等范畴，中医学对其病因的认识，可以归纳为以下几方面。

1. 感受外邪

中医最早的经典巨著《黄帝内经》记

载:"湿热相交,民当病疸。""风气流行,脾上受邪,民病腹满。""雨湿流行,肾水受邪,民病腹满。"《灵枢·百病始生》说:"积之所生,得寒乃生。"而金元四大家之一的李东垣则认为:"诸腹胀大,皆属于热,此乃八益之邪,有余之症,自天外而入,是感风寒之邪传里,寒变为热。"隋代巢元方在《诸病源候论》中指出:"因外寒郁内热而腹胀。"《景岳全书》中说:"积聚之病,凡饮食、血气、风寒之属,皆能致之。"《张氏医通·积聚》谓:"按积之成也,正气不足,而后邪气踞之。"这里所说的"湿热""风气""雨湿""八益之邪""外寒""风寒"等,皆指外邪。

2. 酒食不节

医圣张仲景在《金匮要略》中就记载有"酒疸"一病。明代《景岳全书·肿胀》篇描述:"少年纵酒无节,多成水鼓。盖酒为水谷之液,血亦水谷之液,酒入中焦,必求同类,故直走血分……故饮酒者身面皆赤,此入血之证,亦散血之证,扰乱一番,而血气能无损耗者,未之有也。第年当少壮,则旋耗旋生,固无所觉,及乎血气渐衰,则所生不偿所耗,而且积伤并至,病斯见矣……其有积渐日久,而成水鼓者,则尤多也。"不仅指出肝硬化可为长期饮酒所致,且详细描述了发病过程。

3. 情志郁结

《金匮翼·积聚统论》篇说:"凡忧思郁怒,久不得解者,多成此疾。"《格致余论·鼓胀论》:"今也七情内伤、六淫外侵,饮食不节,劳致虚……遂成胀满,经曰鼓胀是也。"《景岳全书·肿胀》篇认为:"凡七情、劳倦、饮食、房闱,一有过伤……乃成此证。"由此可见,古代医家多认为精神因素与本病发生有关。

中医学对本病的形成机制多从肝、脾、肾三脏论述。肝在胁下,性刚,喜条达而恶抑郁,主藏血,主筋,开窍于目,循经行于外生殖器、胁肋、乳房。脾主运化,主统血,性喜燥恶湿。肾主藏精,主命门,主五液,主骨生髓,主纳气,循经与膀胱相表里。本病多与外邪、虫积、酒食不节、情志郁结等因素有关,致使肝失疏泄,肝气郁滞,血行不畅,久而气滞血瘀,脉络瘀阻,故可出现胁痛、肝脾肿大、乳房胀痛、舌质紫暗、腹壁静脉曲张等症。肝郁横逆而乘脾胃,可致食少、恶心、胸脘痞满、腹胀。脾胃受损,运化失职,水湿停留,进而壅塞气机,水湿气血蕴聚中焦,而发生鼓胀。若日久不化,波及于肾,肾阳亏虚,膀胱气化不利,水浊渐积渐多,鼓胀日益加重。复因肾阴亏虚,虚火上旺,致使络伤动血,加之脾虚,统摄无权,可有出血症状。脾虚湿蕴,久则生热,也上犯清窍,以致神昏。由此可见,肝硬化时,其传变过程为由肝及脾,由脾传肾,最后亦可传心。

许多医家认为本病为本虚标实,瘀血是重要病理因素,但名医纷纭,许多医家也有不同认识,董振华认为PBC的基本病机为脾肾正气亏损,湿热瘀血搏结。王红霞等认为,本病属邪实证虚,病位在肝胆,与脾胃密切相关,伤之脾胃,湿阻瘀滞,胆络失和而发本病。在治疗用药方面。杨振名老中医重视"肝肾同治"理论,并自拟柔肝补肾汤,临床疗效显示,自拟柔肝补肾汤联合熊去氧胆酸治疗本病,总胆红素、转氨酶水平降低程度等疗效指标显著优于单用熊去氧胆酸组。王彦刚教授认为湿邪困阻是PBC发病的基本病机,治疗时应抓住湿邪,贯穿化湿于始终,并随病情变化,临证加减。卢秉久则认为本病发病机制主要为"湿""滞""瘀",而"滞"又为首要病机,根据病情不同的阶段,化湿、理气、活血化瘀又有不同的侧重,早期理气为主兼以化湿,中期湿多热化,清热化湿为主要治法,晚期病情复杂,则又秉持

"扶正及祛邪"理念。

二、临床诊断

（一）辨病诊断

1. 临床诊断

（1）临床表现　PBC的主要临床表现为乏力、皮肤瘙痒、黄疸、骨质疏松和脂溶性维生素缺乏。皮肤抓痕以及肝脾增大虽不是特征性的体征，但较多见。其他的症状是右上腹痛、厌食、皮肤色素沉着、黄瘤、黄斑瘤。

（2）病史、症状、体征　多发生在中年女性，起病隐匿、缓慢，临床大致分为4期：①临床前期：AMA阳性，无明显症状，肝功能正常，多在体检时发现。②肝功能异常无症状期：多数因血清ALP升高而检测出AMA阳性。③肝功能异常症状期：乏力和皮肤瘙痒最常见，部分患者因长期胆汁淤积而出现脂肪性腹泻和脂溶性维生素吸收障碍。④肝硬化期：与其他原因引起的肝硬化症状相似。

2. 相关检查

（1）生化检查　胆汁淤积性变化，血清碱性磷酸酶（ALP）伴γ-谷氨酰转肽酶（γ-GT）升高（3~5倍）是PBC最常见的生化异常。AST和ALT轻度升高，显著升高的少见。

（2）AMA检测　PBC的重要标志是血清中存在AMA，85%~90%的PBC患者AMA阳性，但10%~15%的患者存在所有PBC的临床特征，但血清AMA阴性，这些患者有一个类似于PBC的疾病发展过程，曾被称为"AMA阴性的PBC"。低滴度的AMA（1∶40）有特异性。

（3）影像学检查　超声、CT、磁共振胰胆管成像（MRCP）对诊断PBC通常并非必须，但它们对排除其他的疾病尤其是可疑大胆管梗阻性疾病非常有帮助。如果超声检查中发现胆管显示正常、AMA检测阳性，则无须进一步进行胆管的放射显影。如果PBC的诊断不确定或血清胆红素突然升高，有必要行胆管造影。

（4）病理标准　肝活检可以证实PBC的诊断，也可以提供疾病发展阶段和预后的资料，但是对所有的患者进行肝活检来诊断PBC是有争议的。在AMA > 1∶40，具有典型症状和生化异常的患者中，诊断PBC不一定必须做肝活检。如果AMA阴性或滴度低（< 1∶40），或患者以转氨酶升高为主，或服用潜在的肝毒性药物，必须进行肝活检证实或排除PBC诊断。

（二）辨证诊断

1. 肝气郁结型

临床证候：胁肋胀痛或窜痛，烦躁易怒，善太息，口干口苦，或咽部有异物感，纳差或食后胃脘胀痛，腹胀，乳房胀痛或结块，便溏。舌质淡红，苔薄白或薄黄，脉弦。

辨证要点：胁肋胀痛或窜痛，烦躁易怒，善太息，纳差或食后胃脘胀痛。脉弦。

2. 脾虚湿盛型

临床证候：纳差或食后胃脘胀，恶心或呕吐，腹胀，自汗，气短乏力，口淡不欲饮，面色萎黄，便溏或黏滞不畅。舌质淡，舌体胖或齿痕多，苔薄白或腻，脉沉细或细弱。

辨证要点：口淡不欲饮，气短乏力，便溏或黏滞不畅。舌质淡，舌体胖或齿痕，苔薄白或腻。

3. 湿热内蕴型

临床证候：皮目黄染，黄色鲜明，脘闷纳呆，腹胀，恶心或呕吐，口干苦或口臭，胁肋灼痛，小便黄赤，大便秘结或黏滞不畅。舌苔黄腻，脉弦滑或滑数。

辨证要点：皮目黄染，黄色鲜明。舌苔黄腻。

4. 肝肾阴虚型

临床证候：腰痛或腰酸腿软，眼干涩，五心烦热，或低热，口干咽燥，耳鸣耳聋，头晕眼花，胁肋隐痛，劳累加重，小便短赤，大便干结。舌红少苔，脉细或细数。

辨证要点：腰痛或腰酸腿软，眼干涩，五心烦热或低烧。舌红少苔。

5. 脾肾阳虚型

临床证候：纳差或脘闷腹胀，神疲乏力，形寒肢冷，腰膝酸软，阳痿，早泄，耳鸣耳聋，下肢水肿，小便清长或夜尿频数，便溏或五更泻。舌质淡胖，苔润，脉沉细或迟。

辨证要点：神疲乏力，形寒肢冷，腰膝酸软，纳少便溏或五更泻。脉沉细或迟。

6. 血瘀络阻型

临床证候：胁痛如刺，痛处不移，脸色晦暗或面部红纹赤缕，面颈胸部蟹爪纹，朱砂掌，或腹壁青筋暴露，肋下积块，或大便色黑。舌质紫暗或瘀斑，脉弦或沉涩。

辨证要点：胁痛如刺，痛处不移。舌质紫暗或瘀斑。

三、鉴别诊断

（一）西医学鉴别诊断

1. 与良性遗传性复发性胆汁淤积症鉴别

良性遗传性复发性胆汁淤积症是一种少见的综合征，表现为反复发作瘙痒和黄疸。在发作期 ALP 水平升高，肝活检显示胆汁淤积，但是胆管造影正常，病情会自动缓解，不发展成肝硬化，预后良好。

2. 与妊娠期肝内胆汁淤积鉴别

妊娠期肝内胆汁淤积通常发生于妊娠的中、晚期，通常出现瘙痒，黄疸出现于妊娠的后期。症状持续于怀孕期间，分娩 2~4 周后缓解，不遗留长期后遗症。这种情况可以反复发生，可家族发病，可与口服避孕药有关。被认为和胆管对雌激素的敏感性增加有关，治疗用熊去氧胆酸（UDCA）。

3. 与自身免疫性肝炎（AIH）鉴别

AIH 可能和 PBC 混淆，因为 25% 的 AIH 患者可有 AMA，这些患者的 AMA 抗体滴度通常小于 1∶40，但是，约 95% 的 AIH 患者血清中有抗核抗体（ANA）或抗平滑肌抗体（SMA），肝活检显示这些患者很少有胆管破坏。瘙痒症状较为少见，ALP 不太高。2%~3% 的 AIH 患者和 PBC 患者的鉴别诊断不易，在这种情况下，应用免疫抑制剂诊断性地治疗，AIH 可出现快速的治疗反应。

（二）中医学鉴别诊断

PBC 是人体正虚邪实、气滞、血瘀、水停，肝、脾、肾三脏受病的结果。临床病症相继出现黄疸、肝脾区肿块、消化道症状、腹水等一系列表现，最后死于出血及昏迷。中医多属于"积聚""黄疸""虚劳""胁痛""癥瘕"范畴。因此临床上应与"痞满""水肿""石瘕"相鉴别。

1. 与痞满鉴别

痞满作为临床证候包括西医学中的慢性胃炎、胃神经官能症、消化不良等疾病，为脾胃素虚，内外之邪乘虚而入，使脾之清阳不升，胃之浊阴不降所致。患者自觉脘腹痞塞不通，满闷不舒，而腹部无气聚胀急之形可察，更不能扪及坚积包块，而肝硬化之"积聚"，可于上腹部触及包块，临床上可以此为鉴别。

2. 与水肿鉴别

水肿为肺、脾、肾三脏受病致肺失通调，脾失转输，肾失开阖，膀胱气化无权，三焦水道失畅，水液停留，泛溢肌肤所致头面、眼睑、四肢、腹背，甚至全身浮肿；严重水肿的患者，也可出现胸水、腹水。但肝硬化之鼓胀为单腹胀大，腹部有青筋暴露或兼有下肢肿胀，一般头面及上肢不肿。而水肿则头、面、四肢皆肿，即使有腹部胀大，绝无青筋暴露。

3. 与石瘕鉴别

石瘕病名首先见于《灵枢·水胀》篇，为妇科疾病。由于寒邪留滞，客于冲任、胞脉之间，气血瘀滞，结而成块。开始由下腹发生，逐渐向上增大，最后可大如怀胎足月之状，始终按之坚硬，与肝硬化所属之上腹部"积聚"不同。而鼓胀初起，腹部柔软，叩之如鼓，晚期则腹部坚硬，但无下腹部之包块，配以西医学之妇科检查，则鉴别不难。

四、临床治疗

（一）提高临床疗效的要素

明确本病治疗的目的是缓解症状，防止疾病复发，减少肝脏实质的损害。

1. 详细询问病史和进行仔细体格检查，全面掌握患者的病情特点。

2. 完善相关检查，明确病因。

3. 寻找发病诱因。

4. 及时复查相关指标，预防疾病复发，防止造成肝脏实质的损害。

5. 中西医结合治疗，西医学抗胆汁淤积抗炎，中医方面辨证施治，以疏肝理气、清热利湿、健脾益肾，二者合用更能增强治疗效果。

6. 内外结合治疗，除了口服或静脉用药之外，结合中医外治达到疏肝解郁、调节正邪失衡的效果。

（二）辨病治疗

1. 熊去氧胆酸

熊去氧胆酸（UDCA）是目前公认对PBC具有确实疗效的首选药物。关于UDCA治疗PBC，目前主张采用标准剂量［13~15mg（kg·d）］，持续2年以上。而对于UDCA单独治疗疗效不佳的患者，国内外一般采用增加UDCA剂量或联合其他药物。

2. 免疫抑制剂

基于PBC是自身免疫病的认识，临床上应用糖皮质激素、硫唑嘌呤、甲氨蝶呤、环孢素A等治疗PBC。

（1）糖皮质激素　糖皮质激素是临床上第1个被应用于治疗PBC的免疫抑制剂，初始30mg/d，2周后减量至10mg/d。

（2）硫唑嘌呤　2mg/（kg·d），口服。

（3）环孢素A　环孢素A是一强有力的免疫抑制剂。

（4）甲氨蝶呤　对于应用甲氨蝶呤治疗PBC一直存在争议，有研究显示，甲氨蝶呤治疗后患者的生化指标和胆管炎症有所改善。

3. 贝特类

近年发现，UDCA联合降脂药可作为治疗PBC辅助治疗药物，但目前仍缺乏联合降脂药的长期作用。常用非诺贝特100mg，3次/天；苯扎贝特200mg，3次/天。本类药物属于氯贝丁酸衍生物，苯扎贝特是一种广泛使用的降脂剂，是已知的过氧化物酶体增殖物激活受体家族（PPARs）亚型PPARα和PPARr的双重激动剂，并可能通过影响类维生素A受体（PXR），抗胆汁淤积、抗炎、抗纤维化。

（三）辨证治疗

1. 辨证论治

（1）肝气郁结型

治法：疏肝理气。

方药：柴胡疏肝散加减。柴胡、白芍、香附、枳壳、川芎、炙甘草。

（2）脾虚湿盛型

治法：补脾益气，化湿利水。

方药：加味异功散化裁。党参、白术、白芍、橘红、广木香等。

（3）湿热内蕴型

治法：清热利湿。

方药：龙胆泻肝汤加减。龙胆草、柴胡、黄芩、栀子、泽泻、车前子、茵陈、黄柏、生大黄（后下）、川楝子、延胡索、木香。

（4）肝肾阴虚型

治法：滋养肝肾。

方药：一贯煎或六味地黄丸加减。沙参、麦冬、生熟地、枸杞、当归、川楝子、炮甲珠、丹皮、泽泻。

（5）脾肾阳虚型

治法：温肾健脾。

方药：附子理中汤加减。炙黄芪、党参、白术、干姜、制附子等。

（6）血瘀络阻型

治法：活血化瘀，通络软坚。

方药：膈下逐瘀汤化裁。香附、乌药、桃仁、红花、丹皮、五灵脂、川芎、赤芍、丹参、枳壳、延胡索、当归。

2.外治疗法

（1）针灸疗法：选太冲、三阴交、太溪穴，针用补法。腰酸、耳鸣配肾俞。得气后留针20分钟，每5~10分钟捻针1次，每日针刺1次，15天为1个疗程。适用于脾虚湿盛，症见面色萎黄，腹胀，气短乏力，便溏或黏滞不畅等。

（2）穴位贴敷

①柴胡、郁金、茯苓、白术、丹参、山楂、泽泻、川楝子、延胡索、白及、冰片、酒大黄等共研细末，以蜂蜜调和。贴于双侧章门、期门、京门等肝胆经穴位，每日1次，30次为1个疗程。适用于肝气郁结，症见胁肋胀痛，烦躁易怒，善太息等。

②鲜桃叶1000~1500g洗净入锅，再加甘遂15g。水煮至桃叶烂熟去渣，浓缩成膏。摊布上（直径约3寸许），敷脐下3寸许关元穴处，隔2~3日换药1次。适用于血瘀络阻，症见胁痛如刺，痛处不移，面色晦暗，胁下积块等。

③王不留行15g，没药10g，乳香5g，全蝎5g，延胡索10g，制川乌10g，水蛭10g，血竭5g，莪术15g，蒲黄15g，薄荷10g，冰片15g。以上药物制作成软肝巴布剂。将肝体表投影区局部消毒，将软肝巴布剂敷于该位置，每日1次，每次1贴。适用于血瘀络阻，症见胁痛如刺，痛处不移，面色晦暗，胁下积块等。

（3）艾灸 取百会、涌泉（双侧）、三阴交（双侧）、阳陵泉（双侧）和神阙穴。患者取坐位或卧位，暴露足部至小腿部。百会、涌泉、三阴交、神阙采用温和灸法，阳陵泉用雀啄灸法，均以皮肤温热发红为度，切忌烫伤皮肤，每穴10~15分钟。每日1次，连续艾灸5日后间歇2日，为1个疗程，共治疗4个疗程。适用于脾肾阳虚，症见神疲乏力，形寒肢冷，腰膝酸软等。

（4）耳穴疗法 主穴：神门、交感点。配穴：心、肝、肾、脾、胃点以及耳后失眠穴、双手内侧的内关。患者取坐位，每次双耳共用，治疗时选取贴压。用耳穴探测仪器或火柴梗按压，找到所取穴位敏感点。用75%乙醇棉球常规消毒，然后将已准备好的柏子仁耳穴贴（取10mm×10mm左右的医用胶布将柏子仁置于中间）对准敏感点贴于耳部穴位，并轻轻按揉1分钟左右，而后嘱患者每日按揉3~5次，以加强对穴位的刺激。4天换贴1次，4次为1个疗程，共进行4个疗程；对耳背后失眠穴及双手内侧的内关进行按压，每日3~5次，每次5分钟，16天为1个疗程，共进行4个疗程。适用于肝肾阴虚，症见腰腿酸软，五心烦热或低热等。

（5）穴位注射 5%麝香注射液，每支2ml，含生药100mg，取足厥阴肝经之章门和期门穴位注射，每次注射2ml，双侧穴位交替，每周注射2次，4周为1个疗程。适用于血瘀络阻，症见胁痛如刺，痛处不移，面色晦暗，胁下积块等。

3. 成药应用

（1）逍遥丸　每次 6g，每日 3 次，口服。适用于早期肝郁气滞者。

（2）肝回春片　每次 2~4 片，每日 3 次，饭后服。用于肝硬化早期，证属肝气郁结者。

（3）清开灵注射液　以本品 20~40ml 加入 5% 或 10% 葡萄糖液 500ml 中，静脉滴注每日 1 次。适用于黄疸、肝硬化，尤其伴活动性肝硬化证属湿热内蕴者。

4. 单方验方

（1）甘草、甘遂各 15g，鲜姜 9g。前 2 味共为细末，分为 8 等份。每次用鲜姜 9g 去皮捣烂为糊，与其中 1 等份调和，分置于 2 块 5cm×5cm 的胶布上并敷于患者双侧曲泉穴。用于肝硬化腹水，证属脾虚湿盛者（此方相反，取相反相激效速之意）。［王立琴. 内科敷贴疗法近况. 山东中医学院学报，1991，15（3）：59-65.］

（2）核桃仁、大枣（去核）、黑豆、白矾、谷芽、车前子各 500g，杏仁 180g。将上药烘干研末，装瓶备用。每日 2 次，每次 6g，温开水送服，适用于肝硬化腹水，证属肝肾阴虚者。［胡剑北. 中医对肝硬化腹水的临床研究概况. 皖南医学院学报，1983，2（2）：97-100.］

（四）医家诊疗经验

王灵台的调免方：党参（或黄芪）、丹参（或当归）、白术、白芍、灵芝、青皮、石斛、枸杞、生地黄、龟甲（或鳖甲）、鹿角（或淫羊藿）、白花蛇舌草、蛇六谷、栀子、仙鹤草、牡蛎。适用于肝肾阴虚兼有气滞者。

罗生强重用二草（茜草、豨莶草）的愈肝方：茜草、豨莶草、秦艽、大黄、连翘、甘草。适用于湿热内蕴兼有血瘀者。

金实的茵芍二金汤：茵陈、赤芍、金钱草各 30g，广郁金 15g，甘草 5g。适用于湿热内蕴者。

五、预后转归

如能早期及时诊断原发性胆汁性肝硬化，经熊去氧胆酸规范化治疗，大部分患者不至于发展到肝硬化。规范治疗而且疗效满意的患者，寿命可与健康人一样。

初诊时是否有肝硬化、治疗时有无应答及治疗后是否反复发作，是影响长期预后的主要因素。

六、预防调护

（一）预防

1. 立刻防治

PBC 是由多种病因导致的肝脏实质性变性而渐渐发展的结果。要看重对各类原发病的预防，积极防治和治愈慢性肝炎、血吸虫病、胃肠道传染，避免接纳和应用对肝脏有毒的物品，减少致病原因。

2. 稳定情绪

肝脏与精神情志的关系非常密切。情绪不好，精神郁闷，发怒刺激均可涉及肝的功能，加速病变的发展。树立坚强意志，心情开朗，振作精神，消除思想负担，会有益于病况改善。

3. 动静相宜

PBC 会导致代偿功能减慢，并发腹水或感染时应绝对卧床休息。在功能代偿、病况稳定期可做些轻松职业或适当活动，可进行有益的体育锻炼，如散步、做保健操、太极拳、气功等。活动量以不感觉到疲劳为度，不熬夜，多休息。

（二）调护

戒烟忌酒

酒能助火动血，经常饮酒，特别是烈性酒，可招致酒精性 PBC。由于饮酒可使 PBC 患者病况加重，并容易导致出血。经

热内蕴者。

常吸烟不利于肝病的稳定和恢复，可加快PBC的过程，有促发肝癌的风险。

七、专方选要

1. 疏肝利胆通络解毒方（徐琼）

组成：柴胡、广郁金、茵陈、田基黄、虎杖、山甲珠、丹参、白花蛇舌草、红花、莪术、赤芍、甘草。本病以疏肝利胆、通络解毒为治疗原则，通过临床观察，发现使用本方联合UDCA治疗PBC较单用UDCA在改善患者临床症状、肝功能及HF指标方面有更好的疗效。适用于肝气郁结兼有血瘀者。[徐琼，张锋. 疏肝利胆通络解毒方联合熊去氧胆酸治疗原发性胆汁性肝硬化的疗效分析. 中国中医药科技，2016，23（6）：724-726.]

2. 祛湿活血退黄散（刘全忠）

组成：茵陈、金钱草、党参、茯苓、白术、当归、郁金、川芎、丹参、豨莶草、秦艽等。本病后期多为湿阻血瘀，故在祛湿退黄的同时应重用活血化瘀药物，可取得较好临床疗效。适用于湿热内蕴兼有血瘀者。[刘全忠，李素领，梁浩卫. 祛湿活血退黄散治疗原发性胆汁性肝硬化患者60例临床观察. 中医临床研究，2016，8（22）：29-31.]

3. 健脾活血方（席奇）

组成：黄芪、党参、白术、茯苓、猪苓、赤芍、丹参、刘寄奴、桂枝、生山楂等。本方能改善患者后天脾胃生理功能，脾健则湿（痰）自消，血行则瘀血自除。通过临床对照观察，使用本方联合UDCA治疗本病取得了良好疗效。适用于脾虚湿盛兼有血瘀者。[席奇，宋春荣，刘亚珠，等. 健脾活血方联合熊去氧胆酸胶囊治疗原发性胆汁性肝硬化的研究. 现代中西医结合杂志，2016，25（3）：242-244+283.]

4. 益气解毒通络方（刘桂芳）

组成：黄芪、党参、丹参、山甲、茯苓、陈皮等。可有效改善患者的临床症状，提高患者的生活质量。适用于脾虚湿盛者。[刘桂芳. 益气解毒通络方治疗原发性胆汁性肝硬化的临床研究. 世界最新医学信息文摘，2015，15（90）：76-77.]

5. 养肝化瘀方（吕晓峰）

组成：柴胡、鳖甲、丹参、赤芍、白芍、白术、秦艽、茜草、连翘、甘草。治以柔肝健脾，活血化瘀为主，使用本方联合UDCA治疗，较单用UDCA能改善患者的治疗效果，提高生活质量。适用于肝郁脾虚兼血瘀者。[吕晓峰. 养肝化瘀方联合熊去氧胆酸治疗原发性胆汁性肝硬化的临床研究. 中西医结合肝病杂志，2015，25（4）：244-245.]

6. 安络化纤丸（邱慧卿）

组成：地黄、僵蚕、地龙、白术、郁金、牛黄、瓦楞子、牡丹皮、大黄、生麦芽、鸡内金、水牛角浓缩粉等。本方具有健脾养肝、凉血活血、软坚散结之效，联合UDCA治疗本病疗效显著，不良反应少。适用于血瘀络阻兼肝郁脾虚者。[邱慧卿，饶立萍. 安络化纤丸治疗原发性胆汁性肝硬化及对患者免疫学指标的影响. 中华中医药学刊，2015，33（12）：2922-2925.]

7. 疏肝利胆活血化瘀方（徐骅）

组成：茵陈、赤芍、川芎、柴胡、炙甘草、枳壳、广木香、广郁金、红花。本方具有疏肝解郁、活血化瘀、清热利湿、利胆通络之功效，联合UDCA治疗该病在提高有效率、改善临床症状和生化指标方面均显著优于单用UDCA治疗，且不良反应少，长期预后好。适用于湿热内蕴兼肝气郁结者。[徐骅，杨莉，应海峰，等. 中药联合熊去氧胆酸治疗原发性胆汁性肝硬化临床观察. 中医药学报，2015，43（4）：98-100.]

8. 通胆汤（张晓艳）

组成：瓜蒌皮、丝瓜络、生地、青皮、

橘络、明矾。本方能滋阴补肾、化瘀利湿、祛风通胆，联合 UDCA 治疗本病临床疗效显著，能提高整体治疗效果。适用于肝肾阴虚者。[张晓艳. 熊去氧胆酸联合通胆汤治疗原发性胆汁性肝硬化的临床研究. 黑龙江医药科学，2016，39（3）：94-95.]

八、研究与展望

PBC 作为一种累及多系统、多器官的自身免疫性疾病，临床表现复杂，目前治疗的重点是抑制异常的免疫反应，减轻淤积胆汁的毒性作用。中医药应用整体观念对机体内环境的平衡进行调整，能缓解胆汁淤积，对肝内小胆管炎症有一定的作用，早期治疗可以改善 PBC 患者症状与体征，延缓疾病的进展，提高生命质量，且较之单纯用 UDCA 等西药疗效更好。治法上，早期 PBC 患者多为湿热内蕴之象，用清热解毒法治疗本病。叶天士曰："起病气结在经，久病血瘀入络。"可见"瘀血"贯穿于本病始终。名老中医关幼波先生亦提出"治黄必治血，血行黄易却"，临证重用活血化瘀之品，以起到凉血活血、养血活血、温通血脉之功效。肝和脾的生理功能及病理变化息息相关，从五行相生相克来看，肝属木，脾属土，若因肝木过旺，气机上逆则横侮脾胃；或脾土不足，则不耐肝木克制。临床上则常常出现肝郁脾虚等症状。《医宗必读》曰："积之成也，正气不足而后邪气踞之。"瘀血内结日久，正气虚衰，最终则导致肝硬化。故在祛瘀的同时应适当补虚，才能标本兼顾。但是中医药治疗 PBC 的研究确实还存在一些问题值得思考：PBC 作为一个慢性病，临床表现复杂，分无症状阶段和有症状阶段，有症状阶段又可根据生化指标分轻、中、重度，或者根据是否有合并症分为代偿及失代偿期等，并且易合并其他疾病，如干燥综合征、桥本甲状腺炎等。在辨证上非常复杂，

所以给中医的辨证论治带来很大的难度。PBC 从中医学角度应作几种分型？何种分型最多？不同证候之间随着病情的进展是如何演变的？不同证候与预后的关系是什么？这些问题需要大量大样本、随机对照、前瞻性的研究进行阐明。再者，对于本病有效的中药。其特定的作用机制究竟是什么？临床上已有诸多研究，但是仍有许多不解之谜，包括尚未研究过但有疗效的单味中药，以及已有药理实验证实其有效机制的单味中药间是否存在联合作用等。因此临床积极开展细胞因子水平的监测，寻找 PBC 发病机制与中医辨证的关联及中药药理机制与细胞因子水平的相关性以进一步证实中医药对 PBC 的免疫调节作用是一个值得深入研究的切入点。

主要参考文献

[1] 何晓瑾. 原发性胆汁性胆管炎的中医治疗 [J]. 中医杂志. 2019，60（1）：75-76.

[2] 黄停停. 原发性胆汁性肝硬化中西医药物治疗进展 [J]. 世界最新医学信息文摘. 2018，8（18）：67-68.

[3] 刘浩. 扶正化瘀胶囊对原发性胆汁性肝硬化患者肝功能与免疫功能的影响 [J]. 光明中医，2020，35（3）：304-306.

[4] 杨磊，李莹，袁星星，等. 养阴通络汤对原发性胆汁性胆管炎临床疗效及对细胞因子的影响 [J]. 中国中西医结合消化杂志，2017，25（9）：646-650.

[5] 屈瑶."调免 2 号方"治疗熊去氧胆酸应答不佳的原发性胆汁性胆管炎的临床研究 [J] 中西医结合肝病杂志，2019，29（6）：493-496.

[6] 黄祎，杨浦娟，胡文艳，等. 当今名中医论治原发性胆汁性胆管炎思路解析. 中西医结合肝病杂志 [J]. 2019，29（3）：279-281.

[7] 和瑞来，冀瑞英. 原发性胆汁性肝硬化中

医诊疗进展［J］. 中医药临床杂志. 2017，29（11）：1945-1947.

［8］袁超，郝建梅，陈香妮. 柔肝补肾汤治疗原发性胆汁性肝硬化效果观察［J］. 现代中西医结合杂志，2017，26（12）：1297-1300.

［9］杨入，卢秉久. 卢秉久治疗原发性胆汁性肝硬化经验撷菁［J］. 中医药临床杂志，2016，28（11）：1556-1558.

第二节　原发性硬化性胆管炎

原发性硬化性胆管炎（PSC）亦称狭窄性或闭塞性胆管炎，是一种原因不明、病程缓慢、较为罕见的胆道病变。其特点是肝内、外胆管的弥漫性炎症和胆管壁明显增厚，管腔呈节段性狭窄，临床表现呈阻塞性黄疸征象。如果未能得到及时诊治，最终可导致胆汁淤积、肝硬化、门静脉高压症、肝功能衰竭或上消化道大出血而死亡。

一、病因病机

（一）西医学认识

PSC病因迄今未明，研究发现本病患者既无胆系结石、外伤、手术史，也无胆道肿瘤存在，而与自身免疫、遗传、门静脉与胆道的慢性非特异性感染等因素有关。PSC病变可累及肝内、外胆管，以肝外胆管和肝内较大胆管为主，病变可呈局限性或弥漫性，有时呈节段性受累。肉眼可见病变的肝外胆管发硬，呈条索状或形似有血栓形成的静脉，管壁极度增厚，部分胆管可见局限性狭窄和囊性扩张并存。镜下可见管腔明显缩窄甚至闭锁，管壁明显增厚，胆管黏膜看不到病变，自黏膜下到浆膜层可见大量纤维组织沉积、组织间质水肿及淋巴细胞、浆细胞浸润。PSC的肝活检特征为门静脉区在胆管周围形成洋葱样同心圆形纤维性肥厚，纤维化严重者，胆管上皮消失形成纤维芯致使胆管消失。PSC的肝脏病理组织变化并不特异，仅靠肝活检诊断本病困难。但是肝活检对PSC的病期及预后的判定有意义。

PSC的肝脏组织学分期现多按4期分类方法，Ⅰ期：胆管周围纤维化，炎症限于门静脉区；Ⅱ期：门静脉区及其周围的炎症和纤维化波及肝实质；Ⅲ期：门静脉区之间及门静脉区与中央静脉之间纤维间隔形成；Ⅳ期：胆汁性肝硬化。

PSC的自然病程为6个月至15年，从发现症状到死亡平均7年。有报道显示，75%的PSC患者可存活至诊断后9年，但在有症状的PSC患者中近半数平均在6年之后出现症状，约31%的患者最终导致肝功能衰竭或需行肝移植手术。有人认为无症状的PSC患者实际病程可能与有症状的PSC患者相同，因为许多无症状的PSC患者常常在发现时已经伴有肝硬化和门静脉高压症。大多数患者最终发展为肝硬化、门静脉高压和肝功能失代偿等终末期肝病。肝移植是终末期PSC的唯一有效治疗手段。由于肝移植技术的成熟与推广，给PSC中晚期患者带来福音。国外文献报道，PSC患者接受肝移植术后效果良好，在肝移植长期存活例数中居首位。

（二）中医学认识

PSC相当于中医学"胁痛""鼓胀""黄疸"等范畴，该病的根本病机为"本虚标实""正虚夹瘀"，即脾虚湿热蕴结中焦，交蒸于肝胆；久病正虚、气虚。夹瘀即气滞血瘀于肝胆络脉，胆汁淤积，累及胆管则管壁增厚、管腔狭窄。

病位主要在脾胃、肝胆。《金匮要略·黄疸病脉证治并治》篇指出："黄家所得，从湿得之。"湿邪蕴阻中焦，脾胃失健，肝气郁滞，疏泄不利，致胆汁疏泄失常，胆汁不循常道，外溢肌肤，下注膀胱，而发为目黄、肤黄、小便黄之病症。本病内因主要为脾胃虚寒及饮食不节。饮食不节或饮酒过度、湿热疫毒侵袭及内伤，均可使脾胃功能受损，致湿热疫毒蕴结中焦。病情进一步发展，致脾胃气机升降失常，脾气不升，则肝气郁而疏泄不畅；胃气下降，则胆汁输送排泄失常，加之湿热疫毒郁遏，致胆汁外溢，而发黄疸。湿热疫毒蕴结不散，病邪由气入血，血热相结，瘀阻血络，可出现多种瘀血症状。湿浊受热毒煎熬成痰，复与毒热瘀血凝结，胶固难化，以致黄疸久久不退。本病病因的另一个特点是往往湿浊盛于热毒。湿为阴邪，易伤阳气，阳气受损，可发或转为阴黄；脾胃虚寒，湿从寒化，寒湿郁滞中焦，胆液被阻，溢于肌肤，发为阴黄。另外内伤不足，脾虚血亏，血败而不华色，亦可见萎黄。

二、临床诊断

（一）辨病诊断

1. 临床诊断

（1）临床表现　很多患者无症状，常因其他疾病就诊时发现血清碱性磷酸酶增高。症状有黄疸、皮肤瘙痒，渐进性加重的乏力，伴食欲减退、恶心，少数患者可畏寒和发热。在发生胆管狭窄时可有继发性细菌性胆管炎，表现为上腹痛、发热、黄疸，晚期有消瘦、腹水、食管 – 胃底静脉曲张及肝性脑病。体检半数患者有肝肿大、脾肿大、黄疸、黄疣及皮肤色素沉着。

（2）诊断标准　①慢性胆汁淤积，血清碱性磷酸酶高于正常上限 2 倍达半年。②有炎症性肠病病史。③MRCP 或内镜逆行胰胆管造影（ERCP）显示肝内、外胆管有多发性狭窄与扩张相间的串珠状表现。④肝活检组织显示胆管闭塞、胆管周围纤维化、

胆汁稀少或胆汁性肝硬化。⑤有 p-ANCN 阳性及低滴度 ANA、SMA。

2. 相关检查

（1）血常规及生化检查　嗜酸性细胞增多，淋巴细胞可增多，有时可见异型淋巴细胞。若合并细菌感染则白细胞总数及中性粒细胞明显增多，血清结合胆红素升高，ALP 及 γ-GT 升高明显，可为正常的 2~4 倍。ALT、AST 可轻、中度升高。疾病后期可有白蛋白降低和（或）凝血酶原时间延长，总胆固醇升高。铜代谢试验大多异常，可表现为肝铜含量增多，尿铜量增多，血清铜及铜蓝蛋白增加。部分患者血清锌、镁降低。

（2）免疫检查自身抗体检查　多数 PSC 患者抗结肠抗体、抗中性细胞核抗体、抗中性粒细胞胞质抗体阳性，这些抗体在不伴有 PSC 的溃疡性结肠炎患者中阳性率也很高。相反，抗线粒体抗体（AMA）、抗平滑肌抗体（SMA）和抗核抗体（ANA）一般阴性。血中免疫球蛋白升高，以 IgM 为主。

（3）内镜逆行胰胆管造影（ERCP）ERCP 为 PSC 最有价值的诊断方法，不但可清晰地显示病变的部位、范围、性质，必要时还可进行内镜下治疗，如狭窄的扩张、放置内支架等。影像表现为胆管狭窄，常侵犯肝外胆管造成狭窄，肝内胆管也常受累，狭窄的范围可呈弥漫性、局限性或节段性，但狭窄段多数小于 2cm。病变胆管管壁不规则，肝外胆管管腔内径可仅有 2~3mm。肝内胆管分支减少，纤细僵直，呈"修剪过的枯树枝"状。由于胆管壁及胆管周围炎性纤维化的限制，虽然可见肝外胆管明显狭窄，但一般无肝内胆管明显扩张。若肝内胆管呈节段性狭窄，狭窄间的胆管可有轻微扩张呈"串珠状"。亦有胆管边缘极不规则呈杂乱毛发状者，弥漫性非节段性胆管扩张少见，胆管病变最常见

于肝门部大胆管。根据病变胆管的部位可分为肝内型、肝外型及肝内外型 3 型，肝内外型约占 70%。将 PSC 肝内及肝外各自的胆管形态分类如下。肝内型：①胆管直径正常或轻度扩张；②囊状扩张，分支减少；③仅中央分支显影，即使给足够的充盈压力。肝外型：①胆管轮廓轻度不规则，无狭窄；②节段性狭窄；③几乎胆管全长狭窄；④边缘极不规则，憩室样凸出。

（4）磁共振胰胆管造影（MRCP）MRCP 是近年开展的一种胰胆管影像学检查新技术。成像原理是利用磁共振 T_2 的效果，使含水器官显影，从而完成磁共振胰胆管造影。PSC 是一种以多发性节段性狭窄为特征的胆管纤维化疾病，MRCP 能很好地证实其串珠样表现等特征，影像与 ERCP 相近。MRCP 检查为非侵袭性的，安全、无创伤、不用造影剂、无 ERCP 后引起败血症等并发症的危险。但是由于无注入造影剂的压力因素影响，MRCP 显示的胆管扩张程度略小于 ERCP，空间分辨力比 ERCP 差，对诊断早期或轻型 PSC 稍有不足。

（二）辨证诊断

1. 热重于湿型

临床证候：身黄鲜明，目黄，尿黄，身痒，发热口渴，或胁痛，大便秘结。舌苔黄腻，脉弦数。

辨证要点：身黄鲜明，发热口渴，大便干。舌苔黄腻，脉弦数。

2. 湿重于热型

临床证候：身目俱黄，其色不甚鲜明，或身热不扬，口淡不渴，胸脘痞满，厌油纳差，腹胀便溏，尿黄。舌苔厚腻微黄，脉濡数。

辨证要点：身黄无热或身热不扬，口淡不渴。舌苔厚腻微黄，脉濡数。

3. 肝郁气滞型

临床证候：身黄、目黄、小便黄，右胁疼痛，脘痞腹胀；身黄无热或身热不扬，口淡不渴，舌苔厚腻微黄，脉濡数。腹胀得矢气而稍缓，乏力，纳差，身痒眠差，大便颜色变浅。舌淡红，苔薄白，脉弦滑。

辨证要点：黄疸，胁痛，脘痞腹胀，得矢气而稍缓。舌淡，苔薄，脉弦。

4. 痰湿瘀结型

临床证候：身目发黄，面色晦暗，面目虚浮，目眶暗滞，形体肥胖，胸脘胀满，肢体沉重，困倦乏力，纳减痰多，大便溏而不爽，女子白带量多。舌体胖嫩，边有齿痕，舌苔黄腻或白腻，脉弦滑或濡。

辨证要点：身目发黄，胸脘胀满，纳差痰多，肢体沉重。舌胖有齿痕，苔腻，脉弦滑。

5. 寒湿阻遏型

临床证候：身目色黄而晦暗，纳少，腹胀，尿黄，大便不实，神疲畏寒。舌淡，苔白腻，脉濡缓。

辨证要点：身目色黄而晦暗，大便不实，神疲畏寒。舌淡，苔白腻，脉濡缓。

6. 肝郁血瘀型

临床证候：身目发黄而晦暗，口唇紫暗，胁下有痞块或刺痛，脘腹胀满，腹部青筋暴露，皮肤可见赤纹丝缕。舌紫暗或有瘀斑，舌下脉络青紫迂曲，脉弦涩或细涩。

辨证要点：身目发黄而晦暗，脘腹胀满，胁下刺痛，皮肤赤纹。舌暗有瘀斑，脉弦涩。

7. 脾虚血亏型

临床证候：面目肌肤萎黄不泽，肢软乏力，心悸气短，便溏。舌淡，脉濡细。

辨证要点：面目肌肤萎黄不泽，心悸气短。舌淡，脉濡细。

三、鉴别诊断

（一）西医学鉴别诊断

1. 与硬化性胆管癌鉴别

二者鉴别较困难，血清胆红素长期升高可能是合并胆管癌的迹象，动态测定CA19-9，胆管组织检测 K-Ras 和 p53，有时需长期随访才能肯定。胆道镜、组织学检查或 ERCP 筛检或有帮助。

2. 与原发性胆汁性胆管炎鉴别

原发性胆汁性胆管炎多见于女性，抗线粒体抗体阳性高达 70%~90% 且呈高滴度，胆管造影无胆管狭窄扩张的串珠状改变，肝外胆管细小，肝活检有肉芽肿，后期有胆管稀少的表现。

3. 与继发性胆管炎鉴别

继发性胆管炎有胆总管结石或手术史，纤维化胆管段短。

4. 与 AIH 鉴别

AIH 在临床表现、生化检验和组织学等方面与 PSC 有重叠，即重叠综合征。AIH肝实质损害较重，血清转氨酶异常升高，肝活检有碎屑样坏死。有多种自身抗体如ANA、SMA、LKM、SLA 阳性，p-ANCA阳性率高。

（二）中医鉴别诊断

1. 与萎黄鉴别

黄疸与萎黄均有身黄，故需鉴别。黄疸的病因为感受时邪，饮食所伤，脾胃虚弱，砂石、积块瘀阻等；萎黄的病因为大失血，久病脾虚等。黄疸的病机是湿浊阻滞，脾胃肝胆功能失调，胆汁不循常道，随血泛溢；萎黄的病机是脾虚不能化生气血，或失血过多，致气血亏虚，肌肤失养。黄疸以目黄、身黄、小便黄为特征；萎黄以身面发黄且干萎无泽为特征，双目和小便不黄，伴有明显的气血亏虚证候，如眩晕耳鸣，心悸少寐等。二者的鉴别以目黄的有无为要点。

2. 与黄胖鉴别

黄胖多与虫证有关，诸虫尤其是钩虫居于肠内，久之耗伤气血，脾虚生湿，致肌肤失养，水湿渐停，而引起面部肿胖色黄，身黄带白，但眼目不黄。《杂病源流犀烛·诸疸源流黄胖》对此论述颇详："黄胖，宿病也，与黄疸暴病不同。盖黄疸眼目皆黄，无肿状；黄胖多肿，色黄中带白，眼目如故，或洋洋少神。虽病根都发于脾，然黄疸则由脾经湿热郁蒸而成；黄胖则湿热未甚，多虫与食积所致，必吐黄水，毛发皆直，或好食生米、茶叶、土炭之类。"二者的鉴别也以目黄的有无为要点。

四、临床治疗

（一）提高临床疗效的要素

本病治疗的目的是缓解症状，防止疾病复发，减少肝脏实质的损害。

1. 详细询问病史和进行仔细体格检查，全面掌握患者的病情特点。

2. 完善相关检查，明确病因。

3. 寻找发病诱因。

4. 及时复查相关指标，预防疾病复发，防止造成肝脏实质的损害。

5. 中西医结合治疗，西医学抗炎抗硬化，中医方面辨证施治，清热利湿退黄，二者合用更能增强治疗效果。

6. 内外结合治疗，除了口服或静脉用药之外，可结合中医外治达到疏肝解郁、调节正邪失衡的效果。

（二）辨病治疗

对于 PSC 至今尚无根治方法，目前治疗的目的主要在于改善症状，以及延迟或阻止疾病的恶化，推迟进入肝功能不全和肝移植，防止胆管癌的发生。对于终末期肝硬化上消化道出血等并发症的处理同肝硬化的治疗。

1. 一般治疗

患者应注意休息及进食高蛋白、高维生素、高热量、低脂肪饮食。尽量避免应用损伤肝脏的药物，注意保护肝功能。

2. 药物治疗

（1）确诊 PSC 患者，可尝试使用 UDCA 治疗，但不建议给予大剂量 UDCA 治疗［超过 28mg/（kg·d）］。高剂量的 UDCA［超过 28mg/（kg·d）］不但不能令临床获益，而且还增加了不良事件发生的概率，如静脉曲张和需要进行肝移植的比例增加，临床预后更加不良。中等剂量的 UDCA［17~23mg/（kg·d）］治疗 PSC 的临床试验显示 UDCA 可以改善患者肝脏生化指标、HF 程度及胆道影像学表现。

（2）对于主胆管显著狭窄、伴有明显胆汁淤积和（或）以胆管炎为主要症状的 PSC 患者，可行 ERCP 球囊扩张治疗以缓解症状。但 ERCP 治疗在一定程度上会增加患者胆管炎、胰腺炎、上消化道出血及穿孔等并发症的发病风险。

（3）不建议明显胆管狭窄的 PSC 患者行支架置入，严重狭窄患者可采用短期支架。只有对于经球囊扩张治疗和胆汁引流效果欠佳患者才考虑胆管支架置入术。短期支架植入可以减少支架闭塞和胆管炎的风险，建议对于有严重狭窄的患者可以使用短期支架以改善症状。

（4）PSC 患者胆管成像显示明显狭窄者，需行 ERCP 细胞学检查、活组织检查等以排除胆管癌。

（5）PSC 患者行 ERCP 需预防性使用抗生素，以减少胆管炎发生率。对于 PBC 患者，预防应用抗生素和有效引流能显著减低胆管炎的发生，对支架置入术推荐在术前预防性应用抗生素治疗。目前并无前瞻性研究证实最佳的抗生素选择及用量，临床上在术前及术后 3~5 天常应用喹诺酮类或头孢菌素类。对一些不能有效引流的病例也推荐应用抗生素治疗。

（6）条件允许的情况下，PSC 肝硬化失代偿期患者应优先考虑行肝移植治疗以延长患者生存期。PSC 患者出现以下临床表现时可提高其肝移植的优先等级：①胆管炎反复发作，菌血症发作＞3 次，脓毒症发作＞1 次；②胆管癌直径＜3cm 且无转移征象；③顽固性皮肤瘙痒。

（7）其他治疗　合并急性细菌性胆管炎的患者应给予针对革兰阴性杆菌、肠球菌、类杆菌和梭状芽孢杆菌有效的广谱抗生素，可选用对胆道有高度渗透性的药物，常用的抗生素如三代或四代头孢、硝基咪唑类及碳青霉烯类。

（三）辨证治疗

1. 辨证论治

（1）热重于湿型

治法：清热利湿，通腑泄浊。

方药：茵陈蒿汤加减。茵陈 30g，栀子、大黄各 10g，连翘 15g。

加减：若呕逆者，加竹茹、黄连；右胁疼痛甚者，加柴胡、郁金；腹胀者，加枳实、厚朴；热甚者，加黄柏、黄芩；烦躁失眠，发热口干者，加赤芍、丹皮。

（2）湿重于热型

治法：利湿化浊，清热解毒。

方药：茵陈五苓散加减。茵陈 30g，茯苓 15g，猪苓、泽泻、白术各 10g。

加减：呕逆者，加半夏、陈皮；食滞不化、大便尚通者，加枳实、神曲；腹胀甚者，加木香、厚朴；兼表证者，可先用麻黄连翘赤小豆汤；湿热并重者，用甘露消毒丹化裁。

（3）肝郁气滞型

治法：疏肝理气，利湿退黄。

方药：柴胡疏肝散合茵陈蒿汤加减。柴

胡、当归、白术、白芍各 10g，茯苓、茵陈、栀子、大黄各 15g。

加减：若恶心厌油，加半夏、神曲、陈皮。

（4）痰湿瘀结型

治法：化痰除湿，祛瘀散结。

方药：涤痰汤合活络效灵丹加减。半夏、陈皮、胆南星、川芎、枳壳各 10g，竹茹 12g，茯苓、丹参各 15g，乳香、没药、甘草各 6g，山楂 20g。

（5）寒湿阻遏型

治法：温中健脾，化湿祛浊。

方药：茵陈术附汤加减。茵陈 30g，茯苓、泽泻各 15g，白术、附子、干姜、炙甘草各 10g。

加减：若气虚甚、腹胀苔厚者，去白术、甘草，加苍术、厚朴；皮肤瘙痒者，加秦艽、地肤子。

（6）肝郁血瘀型

治法：疏肝活血，化瘀退黄。

方药：柴胡疏肝散合失笑散加减。柴胡、栀子各 10g，赤芍、枳壳、五灵脂、蒲黄各 12g，茵陈 30g，川芎、香附、酒大黄、炙甘草各 6g。

（7）脾虚血亏型

治法：健脾温中，益气养血。

方药：黄芪建中汤或归脾汤加减。黄芪 30g，白芍、当归各 15g，桂枝、炙甘草、生姜、饴糖各 10g，大枣 10 枚。

加减：气虚者加党参；血虚者加熟地；阳虚者加附子。

2.外治疗法

（1）贴敷疗法

①处方：川芎 12g，香附 10g，柴胡 6g，芍药 6g，青皮 6g，枳壳 6g，夏枯草 30g，钩藤 12g，法罗海 12g。

操作方法：将药物研细，调拌麻油或其他辅料贴于肝区，隔日 1 次，10 次为一疗程。

适应证：肝气郁结，症见胁肋胀痛，烦躁易怒，善太息等。

②处方：柴胡、郁金、茯苓、白术、丹参、山楂、泽泻、川楝子、延胡索、白及、冰片、酒大黄等。

操作方法：上药共研细末，以蜂蜜调和。贴于双侧章门、期门、京门等肝胆经穴位，每日 1 次，30 次为 1 个疗程。

适应证：肝郁血瘀，症见身目发黄而晦暗，脘腹胀满，胁下刺痛，皮肤赤纹。

（2）灌肠疗法

处方：大黄、厚朴、枳实、当归、党参、白术、茵陈各 30g。

操作方法：上药水煎，过滤，取浓汁 100ml，中药保留灌肠，保留 1~2 小时，疗程 2 周。

适应证：热重于湿，症见身黄鲜明，目黄，尿黄，身痒，发热口渴等。

（3）隔姜灸

处方：艾绒、生姜。

操作方法：将生姜切成一分厚之薄片置于脐部，艾绒捏成宝塔糖样大小置于姜片上施灸，每次灸 3 壮，每日 2 次，半月为 1 个疗程。

适应证：脾虚血亏，症见面目肌肤萎黄不泽，肢软乏力，心悸气短，便溏。

（4）针灸疗法

处方：太冲、三阴交、太溪，腰酸、耳鸣配肾俞。

操作方法：针用补法得气后留针 20 分钟，每 5~10 分钟捻针 1 次，每日针刺 1 次，15 天为 1 个疗程。

适应证：寒湿阻遏，症见身目色黄而晦暗，纳少，腹胀，尿黄，大便不实，神疲畏寒。

（四）单方验方

（1）茵陈 30g，白茅根 60g，浓煎，每日 1 剂。适用于湿热并重证。［王晓戎，马继松，江厚万．国医大师徐景藩诊治杂症临证经验撷萃．中华中医药杂志，2012，27（6）：1575-1577．]

（2）玉米须、车前草、茵陈各30g，浓煎，每日1剂。适用于湿热并重证。[贺香毓．肝硬化腹水的中西医结合治疗进展．湖南中医药导报，2002，8（11）：644-649．]

（3）淤胆合剂：茵陈30~60g，金钱草30g，大黄10~30g，郁金、桃仁、枳实、厚朴、山楂各10g。腹胀纳呆者，加藿香、佩兰各12g，生苡仁30g，车前子18g；口苦欲饮者，加黄芩、龙胆草各10g。水煎服，每日1剂。适用于湿热并重者。[朱立专．"淤胆合剂"为主治疗淤胆型肝炎22例．江苏中医杂志，1984（1）：22-23．]

（4）利胆活血解毒汤：茵陈、丹参、郁金各15g，栀子、黄芩、皂刺、制大黄各10g，白花蛇舌草、赤芍各20g。水煎服，每日1剂。适用于湿热并重者。[刘玉尧．自拟利胆活血解毒汤治疗肝炎后高胆红素血症32例．国医论坛，2012，27（9）：29．]

（5）疏肝化瘀通络汤：当归、白芍、茵陈（后下）、虎杖、金钱草、片姜黄、怀牛膝、赤芍、刘寄奴、柴胡、赤丹参、白蒺藜、木香。水煎服，每日1剂。适用于肝郁气滞证。[李有成，严文有，李鹏．疏肝化瘀通络汤治疗原发性硬化性胆管炎48例疗效观察．西部中医药，2015，28（1）：66-68．]

（五）医家诊疗经验

钱英

钱英治疗黄疸有三法："治黄必治血，血行黄易却"；"治黄需解毒，毒解黄易除"；"治黄要化痰，痰化黄易散"。钱老在继承中加以发挥，强调在化痰、解毒、活血退黄的过程中要多法联用，分清主次，灵活使用。①治血：治疗黄疸时活血乃常用治法，而瘀血的病机各有不同，需分清主次，伴有瘀热者要凉血活血，多用丹皮、赤芍、紫草、茜草、生地、白茅根、小蓟；伴有血虚者则多用川芎、三七、泽兰补血活血；病久者多为沉寒痼瘀，用桂枝、苏木、鸡血藤以温通活血。②化痰：常用的化痰药为杏仁、橘红、莱菔子、瓜蒌。杏仁多用来治疗寒痰。莱菔子有消食化痰，下气定喘之效，患者纳食不佳伴有痰时选用莱菔子效果更好。肺热燥咳，痰黏不易咳出时用瓜蒌。③解毒：中药中清热解毒之品众多，钱老根据上、中、下焦热的不同程度对证选药。偏上焦热甚者选栀子、金银花、连翘、黄芩；中焦热甚者选黄连、大黄；下焦热甚者则用草河车、蒲公英等。

五、预后转归

原发性硬化性胆管炎的预后较差，发生恶性肿瘤的风险较高，生存期为10~22年，患者需要每3个月复查一次，每6个月到1年筛查是否恶化。

六、预防调护

（一）预防

1. 对于确诊PSC而无炎性肠病（IBD）的患者，应行全结肠镜及活检；有结肠炎的PSC患者从诊断PSC起，每年或者根据个人情况每1~2年行全结肠镜及活检。

2. 腹部超声每年一次，以及时发现胆囊异常。

3. 目前尚无可推荐用于胆管癌早期检测的生化标记物或影像学方法。如果有临床指征，可行ERCP下细胞刷检和（或）活检。

（二）调护

1. 饮食上摄取高蛋白、低脂肪饮食，补充维生素 A、D、K。

2. 注意休息，拒绝烟酒。

七、专方选要

1. 海珠益肝加味方（徐建良）

组成：叶下珠、海藻、太子参、枸杞子、白花蛇舌草各 15g，茯苓 12g，白芥子 10g，莪术 6g。本方能调控免疫反应相关 NF-κB 通路，有效地抑制免疫反应，预防、减轻免疫性肝损伤引起的肝脏炎症，具有保护肝细胞的作用。适用于痰湿瘀结证。[徐建良，盛国光，张云城，等. 海珠益肝加味方对免疫性肝损伤小鼠的防护作用. 中西医结合肝病杂志，2018，28（6）：349-351.]

2. 保肝合剂（赵晨翔）

组成：柴胡、黄芩、法半夏、五味子、三七、白芍、山茱萸、白术、黄芪、炙甘草。保肝合剂具有明显的保肝降酶、减少炎症因子释放、调节免疫以及清除自由基的作用。适用于肝郁血瘀证。[赵晨翔，张雅敏，刘宏胜，等. 保肝合剂对急性免疫性肝损伤小鼠的保护作用. 中成药，2017，39（6）：1144-1148.]

3. 加味当归芍药散（张驰）

组成：当归、芍药、川芎、茯苓、白术、泽泻、柴胡、丹参、苦参。加味当归芍药散可以显著抑制炎症因子的释放，减轻伴刀豆球蛋白（ConA）所诱导的免疫性肝损伤小鼠肝组织损伤程度。适用于脾虚血亏证。[张驰，魏琳，王军，等. 加味当归芍药散对 ConA 诱导的免疫性肝损伤小鼠保护作用. 中药药理与临床，2019，35（6）：11-15.]

八、研究与展望

中医药治疗原发性硬化性胆管炎的疗效是肯定的。目前，中医对该病在病因病机的认识上，基本趋于一致，其辨证思路亦大体相同。阳黄证多由肝郁、脾湿不流、郁热所致，以解郁、清火、利小水为法，溺清则黄自退。阴黄多为内伤，肝郁脾虚，以解郁、补脾为法，血气复则黄必尽退。结合该病中医病机，湿热内阻少阳胆、厥阴肝、太阴脾，使得肝气郁结，不能疏泄，脾运化水湿受阻，阻遏胆汁，外溢肌肤，而身目发黄。久之气机不畅，血流受阻可出现"瘀血黄疸"。治疗除健脾疏肝、活血化瘀外，尤其注重凉血活血，诸如赤芍、郁金、桃仁等药都有确切疗效。岑烈芳认为 PSC 虽病在肝胆，但其病因病机、临床表现均与脾有密切关系，故提出治疗本病应注重健脾。治肝实脾，可使脾气充实，正气强盛，从而截断病邪传变途径，抗邪却病。从西医学角度分析，健脾能调整、提高机体免疫功能和解毒作用，最大限度地发挥机体的防御能力，有助于内环境的稳定和终止一些有害免疫反应的发生，故治肝实脾不失为治疗该病的一个有效方法，治则当以疏肝利胆，健脾利湿，活血化瘀，软坚柔肝。

有关筛选退黄中药的研究亦取得显著进展。大黄通腑祛瘀，茵陈利湿退黄，二者配合，退黄效果较为明显。研究还发现，使用大量金钱草治疗湿热型黄疸，其退黄作用稳定而可靠。黄芪的主要活性成分之一是黄芪多糖，王忠利等发现黄芪多糖能明显降低免疫性肝损伤小鼠模型组 AST、ALT 水平，并降低肝脏指数、脾脏指数、血清肿瘤坏死因子 -α 和白细胞介素 -6 含量，抑制 p65 与核因子 κB 抑制蛋白 α 表达，提示黄芪多糖对免疫性肝损伤的保护作用机制可能与其降低炎症因子水平，抑制

NF-κB 通路有关。赤芍具有消退黄疸、抑制血浆中血栓素的产生、抗肝纤维化、促进肝细胞再生的作用。这些作用均可纠正胆红素代谢障碍，并能抑制黄疸加深、利于退黄。有关本病的中西医结合治疗，众多医家做了许多有益的尝试，并取得了较好的临床效果。中西医结合治疗本病，可以缩短病程，提高疗效，退黄中药的进一步筛选研究及剂型改革非常重要，这对拓宽中医药治疗 PBC 的思路、增强中医药的治疗效果，是很必要、迫切的。

主要参考文献

[1] 张丽丽，胡建华，李丽，等. 钱英教授固肾退黄法治疗黑疸病经验浅析 [J]. 中西医结合肝病杂志，2019，29（6）：541-542.

[2] 李有成，严文有，李鹏. 疏肝化瘀通络汤治疗原发性硬化性胆管炎 48 例疗效观察 [J]. 西部中医药，2015，28（1）：66-68.

[3] 卢秉久. 中医药辨治自身免疫性肝病的优势与困境 [J]. 中西医结合肝病杂志，2019，29（6）：481-482.

[4] 黄鹏，邱华，李家焕. 中医药治疗自身免疫性肝病研究进展 [J]. 亚太传统医药，2020，40（1）：134-139.

[5] 王忠利，王洪新. 黄芪多糖对免疫性肝损伤大鼠的保护作用研究 [J]. 中药药理与临床，2013，29（2）：77-80.

[6] 张永艳，赵文霞. 赤芍防治肝病的作用及机制研究 [J]. 陕西中医，2003，24（7）：655-656.

第三节　自身免疫性肝炎

自身免疫性肝炎（AIH）是由自身免疫反应介导的慢性进行性肝脏炎症性疾病，其临床特征为不同程度的血清转氨酶升高、高 γ 球蛋白血症、自身抗体阳性，组织学特征为以淋巴细胞、浆细胞浸润为主的界面性肝炎，严重病例可快速进展为肝硬化和肝衰竭。该病在世界范围内均有发生，在欧美国家发病率相对较高，我国的确切发病率和患病率尚不清楚，但国内文献报道的病例数呈明显上升趋势。根据血清自身抗体可将 AIH 分为 3 型，Ⅰ型 AIH 最为常见，相关抗体为 ANA 和（或）SMA；Ⅱ型 AIH 的特征为抗 LKM1 阳性；Ⅲ型 AIH 的特征为血清抗 SLA/LP 阳性。也有学者认为，Ⅲ型应归为Ⅰ型。各型的病因及使用糖皮质激素的疗效并无明显差异，因此分型对临床指导意义不大。

一、病因病机

（一）西医学认识

目前 AIH 的发病机制是具有遗传易感性的患者，受环境因素的影响，促发了针对肝抗原的自身免疫反应，引起了渐进性的炎性坏死过程。抗正常肝细胞的免疫反应在 AIH 的免疫病理过程中起着重要作用。可能是某种因素破坏了自身抗原的识别，导致细胞减少或失去对正常肝脏特异蛋白的耐受，而使得产生抗肝脏特异蛋白自身抗体的淋巴细胞得以产生大量自身抗体，而造成 AIH。常见的肝特异性自身抗体有抗核抗体、抗平滑肌抗体、抗膜抗体、抗肝肾微粒体抗体、抗可溶性肝脏抗原抗体及其他抗体（如抗甲状腺微粒体抗体等）。AIH 的病理学特征：门管区周围单核细胞浸润，可贯穿整个肝小叶及至周边，导致肝细胞坏死，呈片状或碎屑样坏死，破坏肝小叶界板，门脉区与中央区出现连接，致肝小叶扭曲，最终可形成肝硬化。

（二）中医学认识

中医学中胁痛、黄疸、鼓胀的病机、临床表现和发展转归与本病类同。一般发病有内邪、外邪之分。久病体虚，或劳倦伤形，而致脾胃虚弱，水湿内停是其内因；情志抑郁，饮食不节，或时邪外感，致肝气郁结，疏泄不利是其外因。内外合邪，正邪相搏，是本病的发病机制，病位在肝胆、脾胃，基本病机为肝气郁结，脾胃失调，气滞血瘀，肝肾两虚。肝郁与脾虚是本病的两个主要病因。情志抑郁，或暴怒伤肝，肝失条达，造成气机失调；外感时邪，亦可入里阻遏气机；饮食不节，或暴饮暴食，湿热之邪内蕴。肝气郁结，横克脾土，可致脾虚水停，更助湿热之邪。若素体虚弱，或劳欲过度，精血亏损，血不养肝，肝肾两虚。肝郁既是病因，又是病理结果，既可引起脾虚之虚证，又可造成气滞血瘀湿热内蕴之实证。肝郁不疏，气机不畅，横逆克脾，湿热内生，熏灼肝胆，阻遏经脉，气滞血瘀终成"黄疸""胁痛""鼓胀"。

二、临床诊断

（一）辨病诊断

1. 临床诊断

AIH 表现为长期的血清丙氨酸氨基转移酶（ALT）和（或）天冬氨酸氨基转移酶（AST）异常，通常伴随高球蛋白血症。约 25% 的 AIH 患者，甚至包括部分肝硬化患者在内，诊断本病时并无临床症状。患者通常表现为疲劳不适、纳差、体重减轻、恶心及闭经等。尽管据报道有 30%~60% 的患者存在关节痛，但关节肿胀者少见。此外，极少数患者可出现皮肤斑丘疹及不明原因发热。约 30% 患者起病时就已进展至肝硬化阶段，故此类患者（尤其是年老者）可出现腹水，提示肝功能失代偿和（或）静脉曲张破裂出血。AIH 有时可表现为急性肝功能衰竭。有些被诊断为隐源性或血清阴性暴发性肝炎的患者很有可能是 AIH 的急性发作。

2. 相关检查

（1）实验室指标　①ALT 和 AST 升高；②血清球蛋白升高；③病毒性肝炎标志物阴性；④循环中自身抗体高滴度阳性（滴度 =1∶40，儿童患者在较低滴度时亦可有助于诊断）。

（2）组织学检查　界面性肝炎（旧称：碎屑样坏死）是 AIH 的典型组织学表现，指汇管区及汇管区周围炎症，炎症特点是始于汇管区，然后破坏肝界板，进而引起门管周围慢性渐进性单个或小簇肝细胞坏死。

（二）辨证诊断

1. 肝气郁结型

临床证候：胁痛以胀痛为主，走窜不定，或因情志变化而疼痛增减，胸闷脘痞，纳减，太息、嗳气频作。脉弦，舌质淡，苔薄。

辨证要点：胁肋胀痛，多与情志有关，太息、嗳气频频。脉弦。

2. 肝胃不和型

临床证候：胸胁胀痛，神疲纳少，大便时干时溏，或见胃脘痞闷，纳呆或呕恶或妇人月经不调。舌质淡，苔薄白，脉弦细或弦滑。可见口干咽燥。

辨证要点：脘闷，胁肋胀痛，纳呆或呕恶。

3. 瘀血停着型

临床证候：胁痛如刺，痛有定处，或胁下有痞块，或低热。舌质紫暗，脉沉涩。

辨证要点：胁痛如刺，固定不移。舌质紫暗，脉沉涩。

4. 肝胆湿热型

临床证候：胁痛，口干口苦，胸闷纳呆，恶心呕吐，厌油腻，小便短赤，大便干结。舌质红，苔黄腻，脉弦滑数。

辨证要点：胁痛，口干口苦，呕恶，小便赤，大便干。舌红苔黄腻，脉弦滑数。

5. 肝经实火型

临床证候：胁肋掣痛，或胀痛，兼见情绪急躁易怒，头晕目眩，口苦咽干，喜饮，心中烦闷，小便灼热，大便干结。舌红苔黄，脉弦数。

辨证要点：胁痛，急躁易怒，口苦咽干，小便赤热，大便干结。舌红苔黄，脉弦数。

6. 肝阴不足型

临床证候：胁肋隐痛，绵绵不休，遇劳加重，口干咽燥，心烦，头晕目眩，或见潮热。舌红少苔，脉弦细，或细数。

辨证要点：胁肋隐痛，遇劳加重，口干咽燥，潮热。舌红少苔，脉弦细。

7. 肝肾两虚型

临床证候：胸胁疼痛隐隐，喜按，或见两颊潮红，头晕耳鸣，腰膝酸软，或遗精早泄。舌质淡红，脉弦细。

辨证要点：胁痛隐隐，头晕耳鸣，腰膝酸软。舌质淡红，脉弦细。

三、鉴别诊断

（一）西医学鉴别诊断

1. 与原发性胆汁性胆管炎鉴别

原发性胆汁性胆管炎与 AIH 在临床症状和实验室检查方面有相似之处，但多见于中年女性，以乏力、黄疸、皮肤瘙痒为主要表现，肝功能检查显示碱性磷酸酶、γ-谷氨酰转肽酶明显增高，血清总胆固醇、甘油三酯、低密度脂蛋白可增高，免疫球蛋白以 IgM 增高为主要表现。血清抗线粒体抗体 M2 为疾病特异性抗体，病理上出现胆管上皮损伤炎症、胆管消失及汇管区肉芽肿有助于该病的诊断。

2. 与原发性硬化性胆管炎鉴别

原发性硬化性胆管炎是以肝内、外胆道系统广泛炎症和纤维化为显著特点，多见于中青年男性，常伴溃疡性结肠炎，84%的患者 ANCA 阳性，但不具特异性。胆管造影可见肝内、外胆管狭窄与扩张相兼而呈串珠状改变，诊断需除外肿瘤、结石、手术、外伤等继发原因，病变仅累及肝内

小胆管时需靠组织学检查诊断，典型改变为纤维性胆管炎。

3. 与急、慢性病毒性肝炎鉴别

急、慢性病毒性肝炎也可发生高球蛋白血症和出现循环自身抗体，但抗体滴度较低并且持续时间短暂，检测血清病毒抗原、抗体对鉴别很有帮助。

4. 与酒精性脂肪性肝炎鉴别

酒精性脂肪性肝炎者有饮酒史，多以血清 IgA 水平升高为主，虽可出现 ANA 和 SMA 阳性，但一般滴度较低，且很少出现抗 LKM1 和 PANCA 阳性。

5. 与 DILI 鉴别

DILI 患者多有服用特殊药物史，停药后肝脏异常可完全消失，一般不会发展为慢性肝炎，病理组织学检查出现小叶或腺泡区带的坏死、嗜酸性粒细胞浸润、单纯性淤胆、肉芽肿型肝炎、肝细胞脂肪变等能提示 DILI。但须注意有些药物可诱发自身免疫反应，临床表现及实验室检查与 AIH 极为相似，鉴别需依靠病理学以及停药后的病情缓解或恢复等。

（二）中医学鉴别诊断

与肝瘟鉴别

AIH 因肝郁气滞、脾胃虚弱而为病，多表现为胁痛、脘闷、乏力、纳差等症状，应与中医之肝瘟相鉴别。

肝瘟多为情志所伤，肝气郁结，气机失调，肝郁克脾，脾虚湿盛，湿热蕴结，阻遏气机，气滞血瘀而发病。肝瘟多为感受湿热疫毒，入里化热，湿热蕴结肝胆，致肝失疏泄而发病。

AIH 可有胁痛、纳差、乏力等，可伴有关节疼、出疹、腹水、水肿等；而肝瘟多发病较快，症状较明显，表现为乏力、纳差、腹胀等，大多黄疸出现较早、较重。

四、临床治疗

（一）提高临床疗效的要素

本病治疗的目的是缓解症状，防止疾病复发，减少肝脏实质的损害。

1. 详细询问病史和仔细进行体格检查，全面掌握患者的病情特点。

2. 完善相关检查，明确病因。

3. 寻找发病诱因。

4. 及时复查相关指标，预防疾病复发，防止造成肝脏实质的损害。

5. 中西医结合治疗，西医学抗炎预防并发症，中医方面辨证施治，疏肝理气、活血化瘀，二者合用更能增强治疗效果。

6. 内外结合治疗，除了口服或静脉用药之外，结合中医外治达到疏肝活血、调节正邪失衡的效果。

（二）辨病治疗

AIH 治疗的主要目的是缓解症状，改善肝功能及病理组织异常，减慢向 HF 的进展。单独应用糖皮质激素或联合硫唑嘌呤治疗是目前 AIH 的标准治疗方案。

1. 治疗指征

（1）绝对指征　血清 AST=10 倍正常值上限，或血清 AST=5 倍正常值上限伴 γ 球蛋白 =2 倍正常值上限；组织学检查示桥接坏死或多小叶坏死。

（2）相对指征　有乏力、关节痛、黄疸等症状，血清 AST 和（或）γ 球蛋白水平异常但低于绝对指征标准，组织学检查示界面性肝炎。

2. 初始治疗方案

（1）单用泼尼松疗法　适合白细胞明显减少、妊娠、伴发肿瘤或硫嘌呤甲基转移酶缺陷者，或仅需短程治疗者（=6 个月）。第 1 周：泼尼松 60mg/d；第 2 周：40mg/d；第 3 周：30mg/d；第 4 周：30mg/d；第 5 周起：20mg/d，维持到治疗终点。

（2）泼尼松与硫唑嘌呤联合疗法　适用于绝经后妇女、骨质疏松、脆性糖尿病、肥胖、痤疮、心理不稳定或有高血压者。泼尼松剂量为第 1 周：30mg/d；第 2 周：20mg/d；第 3 周：15mg/d；第 4 周：15mg/d；第 5 周起：10mg/d。第 1 周开始即同时服用硫唑嘌呤 50mg/d，维持到治疗终点。

3. 初始治疗的终点及对策

成人 AIH 应持续治疗至缓解、治疗失败、不完全反应或发生药物毒性等终点。90% 患者开始治疗 2 周内血清转氨酶、胆红素和 γ 球蛋白水平即有改善，但组织学改善滞后 3~6 个月，所以通常需要治疗 12 个月以上才可能达到完全缓解。尽管有些患者停止治疗后仍可持续缓解，但多数患者需要维持治疗以防止复发。

4. 复发及其对策

复发指获得病情缓解并停药后转氨酶再次升高超过正常上限值 3 倍和（或）血清 γ 球蛋白水平超过 2000mg/dl。一般在停药后的 2 年内发生。复发的患者进展为肝硬化、发生消化道出血及死于肝功能衰竭的危险性更高。对首次复发者可重新选用初治方案，但复发至少 2 次者则需调整治疗方案，原则上采用更低剂量以及更长时间的维持治疗，以缓解症状并使转氨酶控制在正常值 5 倍以下。一般在采用泼尼松诱导缓解后每月减量 2.5mg，直至保持上述指标的最低剂量（多数患者的最低平均剂量为 7.5mg/d）后进行长期维持治疗。为避免长期应用糖皮质激素的不良反应，也可在病情缓解后将泼尼松在每月减量 2.5mg 的同时增加硫唑嘌呤每天 2mg/kg，直至将泼尼松撤除单独应用硫唑嘌呤的最低维持量。此外，也可采用联合治疗的最低剂量。

5. 替代治疗

在高剂量糖皮质激素治疗下仍无组织学缓解，或无法耐受药物相关不良反应的患者可考虑应用其他药物作为替代方案。如环孢素 A、他克莫司、布地奈德等可能对糖皮质激素抵抗的成人患者有效，对不能耐受硫唑嘌呤者可试用 6-巯基嘌呤或吗替麦考酚酯。此外，也可试用熊去氧胆酸、甲氨蝶呤、环磷酰胺等，但上述药物的疗效尚需大规模临床试验加以证实。

6. 肝移植

肝移植是治疗终末期 AIH 肝硬化的有效方法，急性起病表现为暴发性肝衰竭经激素治疗无效及慢性起病在常规治疗中或治疗出现肝功能不全表现的患者应行肝移植手术。移植后 5 年存活率为 80%~90%，10 年存活率为 75%，多数患者于肝移植后 1 年内自身抗体转阴，高γ球蛋白血症缓解。术后可有 AIH 复发，在肝移植前有暴发性肝功能衰竭患者，则复发率高。复发患者的治疗仍为强的松单独治疗或与硫唑嘌呤联合使用，多数患者可有效控制病情，有效提高移植成功率和生存率。

（三）辨证治疗

1. 辨证论治

（1）肝气郁结型

治法：疏肝解郁，理气止痛。

方药：柴胡疏肝散。柴胡、枳壳、白芍、川芎、甘草、香附。

加减：若气郁化火加丹皮、栀子；若胃失和降而呕者加旋覆花、生姜等。

（2）肝胃不和型

治法：疏肝和胃。

方药：逍遥散加减。柴胡、白术、白芍、当归、茯苓、薄荷、甘草。

加减：若胸脘满闷者加砂仁、枳壳；伴有口干口苦者加龙胆草、栀子等。

（3）瘀血停着型

治法：祛瘀通络。

方药：复元活血汤加减。柴胡、瓜蒌、当归、红花、桃仁、大黄、穿山甲、甘草。

加减：若胁下有痞块者加三棱、莪术，

或口服鳖甲煎丸。

（4）肝胆湿热型

治法：清热利湿。

方药：龙胆泻肝汤加减。龙胆草、泽泻、木通、柴胡、当归、黄芩、车前子。

加减：若发热黄疸者加茵陈、黄柏。

（5）肝经实火型

治法：清肝泻火。

方药：栀子清肝汤加减。栀子、丹皮、柴胡、白芍、茯苓、牛蒡子、川芎、甘草。

加减：若口干口苦者加龙胆草、茵陈；大便秘结者加大黄、黄柏。

（6）肝阴不足型

治法：养阴柔肝。

方药：一贯煎加减。沙参、麦冬、生地、枸杞、当归、川楝子。

加减：若心烦加酸枣仁、丹参；头晕甚者加女贞子、桑椹子。

（7）肝肾两虚型

治法：滋补肝肾。

方药：左归饮加减。熟地、山药、枸杞、杜仲、菟丝子、附子、肉桂。

加减：头晕、耳鸣者加白芍；大便溏薄者加怀山药、焦白术。

2. 外治疗法

（1）贴敷疗法

处方一

组成：川芎 12g，香附 10g，柴胡 6g，芍药 6g，青皮 6g，枳壳 6g。

加减：肝气郁结加夏枯草 30g，钩藤 12g，法罗海 12g；瘀血停着加鸡血藤 20g，桃仁 6g，骨碎补 12g；痰火内蕴加地龙 20g，木香 6g，穿山甲 3g。

操作方法：将药物研细，调拌麻油或其他辅料贴于肝区，隔日 1 次，10 次为 1 个疗程。

适应证：肝气郁结，症见胁肋胀痛，多与情志有关，可见太息、嗳气频频等。

处方二

组成：柴胡、郁金、茯苓、白术、丹

参、山楂、泽泻、川楝子、延胡索、白及、冰片、酒大黄等份。

操作方法：上药共研细末，以蜂蜜调和。贴于双侧章门、期门、京门等肝胆经穴位，每日1次，30次为1个疗程。

适应证：瘀血停着，症见胁痛如刺，固定不移等。

（2）灌肠疗法

组成：大黄、厚朴、枳实、当归、党参、白术、茵陈各30g。

操作方法：上药水煎，过滤，取浓汁100ml，中药保留灌肠，保留1~2小时，疗程2周。

适应证：肝胆湿热，症见胁痛、口干苦，呕恶，小便赤，大便干等。

（3）隔姜灸

组成：艾绒、生姜。

操作方法：将生姜切成一分硬币厚之薄片置于脐部，艾绒捏成宝塔糖样大小置于姜片上施灸，每次灸3壮，每日2次，半个月为1个疗程。

适应证：肝阴不足，症见胁肋隐痛，遇劳加重，口干咽燥，潮热。

（4）针刺疗法

处方：太冲、三阴交、侠溪，腰酸、耳鸣配肾俞。

操作方法：针用补法，得气后留针20分钟，每5~10分钟捻针1次，每日针刺1次，15天为1个疗程。

适应证：肝肾两虚，症见胁痛隐隐，头晕耳鸣，腰膝酸软。

（四）新疗法选粹

张安平采用五输穴联合背俞穴针刺的方法收效颇佳，因其能发挥调和气血、扶正固本、调理阴阳等作用。取穴：肝俞、脾俞、心俞、肺俞、肾俞、膈俞穴及五输穴。刺法：治疗时患者保持俯卧位姿势，对针刺部位皮肤进行常规消毒，取一次性刃针，于背俞穴呈45°斜刺进针，纵行、横行各摆动一次，要求以穴位有酸麻感为佳，然后传向肩、背及手部。五输穴利用30号1.5寸毫针，直刺，施补法，留针30分钟，间隔10分钟行针1次，每天1次，连续治疗7天。

（五）医家诊疗经验

1.党中勤

党中勤教授治疗AIH常以肝脾同调为基本原则。肝木疏则脾土健，脾土健则肝血充，肝血充则疏泄正常，一味地疏肝或健脾很难获得满意疗效。若热衷于苦寒清凉解毒，伤其脾胃，日久必伤正气，加重病情。故以疏肝健脾为基本原则，兼以清热利湿、活血化瘀。根据多年经验总结，自拟疏肝化瘀方以疏肝健脾、利湿化瘀，并在此基础上加减应用，治疗AIH颇具良效。其方药组成为柴胡12g，茯苓30g，黄芪20g，白术18g，白芍18g，郁金15g，生薏苡仁30g，白花蛇舌草30g，丹参25g，炙甘草6g。全方针对肝郁脾虚、湿瘀内阻的病机特点，集疏肝解郁、利湿活血等药于一炉，气血津液同治，攻补兼施，疏中有补，补中寓行，使脾虚得健，肝郁得疏，气机调畅，则病证自除。党教授认为AIH病情复杂，应辨证论治，四诊合参，方能奏效。周身皮肤瘙痒者，可加凌霄花、地肤子以祛风活血、利湿止痒；胁痛较甚者，可加木香、延胡索以行气止痛、通络活血；纳差者，可加焦三仙、炒鸡内金以健运消食；肝气郁结、情绪焦虑、烦躁抑郁者，可加贯叶金丝桃、佛手等疏肝解郁之品；脘腹痞满者，可加沉香曲、炒莱菔子等行气通腑；黄疸重者可加金钱草、积雪草等清热利湿，利胆退黄；气虚明显者加绞股蓝、红景天以益气健脾补虚。本病病位虽在肝，但肝肾同源，病久必伤肾，故对于病情日久、出现肝肾阴虚者，在遣方用药时可加入女贞子、墨旱莲等滋补肝肾之品以先安未受邪之地。

2. 王彦刚

龟甲、鳖甲各15g，墨旱莲12g，女贞子9g，沙参15g，石斛12g，乌药9g。龟甲、鳖甲均为血肉有情之品，擅长滋补真阴，故为君药。女贞子、墨旱莲，两药合用乃著名方剂二至丸，善于清补肝肾；沙参、石斛两药相配，不仅善于养阴生津，更长于滋补肝肾之阴，四药合用，共奏清补肝肾之功，共为臣药。乌药疏肝理气，善于调理气机，与诸滋阴药配伍，防其滋腻，故为佐使。伴阴虚盗汗、崩漏遗尿者，选配覆盆子、五味子收敛固摄；伴目暗不明、眼干眼涩者，选配桑椹、枸杞子养肝明目；伴唇睑爪甲色淡、头晕眼花者，选配当归、白芍、生熟地黄养血滋阴；伴口燥咽干者，选配麦冬、天冬、百合、玉竹生津止渴；伴畏冷肢凉者，选配肉桂、巴戟天温肾助阳；伴腰膝酸软、筋骨无力者，选配桑寄生、菟丝子强腰壮骨。

五、预后转归

AIH为一种慢性进行性疾病，可控制而不能治愈，预后差异较大。一般来讲，自发性缓解率仅20%，正规免疫抑制治疗失败率也在20%左右。50%~80%的患者在停止治疗6个月内复发，患者大多进展为肝硬化，死于肝硬化的并发症，若不经治疗，5年生存率仅50%左右，10年生存率在25%左右。免疫抑制治疗是影响患者预后的主要因素，已有肝硬化者治疗失败率较高，5年和10年期望寿命较低。长期免疫抑制治疗与恶性肿瘤的发生有一定的关联，有文献报道，AIH屡有发生肝细胞癌的病例。经统计学处理，AIH患者发生肝癌的危险性是正常人的100倍，其中有肝硬化者是正常人的262倍，肝硬化5年以上者发生肝癌的危险性是正常人的300多倍。故AIH患者，

尤其是伴有肝硬化者在长期接受免疫抑制治疗期间应常规进行AFP和肝脏影像学检查，以便早期发现并发的肝细胞癌。

六、预防调护

（一）预防

因AIH是具有遗传易感性的患者，受环境因素的作用，促发了针对肝抗原的自身免疫反应，引起了渐进性的炎症坏死过程，最终导致纤维化。AIH的发生与遗传有关，亦与免疫调节功能的缺陷有关。AIH发病缓慢，部分患者可无症状，症状与体征变异较大，故早期诊断较为困难。提高本病的诊断率，及早有效地进行正规治疗，是控制疾病的发展，提高存活率的有效措施。

（二）调护

AIH的调护十分重要，首先要树立患者战胜疾病的信心，保持乐观情绪，积极配合治疗，注意休息，预防感染；其次要除去各种诱因，避免刺激性的内服、外用药物及一切外来的刺激因素。

七、研究与展望

AIH可参照"黄疸""胁痛""肝着""积聚""鼓胀"等疾病论治。AIH病位在肝（络），涉及胆、脾胃、肾。病因病机大体是在先天禀赋不足的前提下，六淫侵袭、七情过度，加之饮食失调、劳逸失度，导致肝、脾、肾等脏腑功能失调，气血阴阳失衡，引发本病。AIH病性多为本虚标实，论虚则有血虚、阴虚、气虚，论实则有湿、热、瘀、毒、郁等。常见的证型有脾虚湿滞型、肝郁脾虚型、肝肾阴虚型、气滞血瘀型、气阴两虚型、湿热内蕴型等。治疗上AIH补虚以补气、养血、滋阴、健脾、滋补肝肾为主，泻实以清热、利（燥）湿、

解毒、通络、疏肝、和胃为主。池晓玲等发现气虚质、气郁质、阴虚质是 AIH 常见的体质类型，并提出疏肝健脾、柔肝养阴的治法。周仲瑛认为湿热是基本病理因素，故采用清化湿热的治法，但又根据其自身发病特点，适当加入祛风利湿、凉血解毒、滋阴润燥之品。金实认为本病病机关键是肝络郁滞，治则为流气和络，治法为疏清化补。介世杰等用逍遥散加减治疗 AIH，结果治疗组改善情况优于单纯使用复方甘草酸苷片对照组。李方仁则改用逍遥散合桃红四物汤加味治疗，也得到了同样的结论。范永升认为早期按"胁痛"论治，以疏肝健脾为主；进展期发黄者按"黄疸"论治，以清热利湿退黄为主，不发黄者按"肝着"论治，以疏肝祛瘀为主；晚期按"鼓胀"论治，以活血化瘀利水为主；恢复期治以滋阴通络。陈建杰将滋补肝肾法贯穿该病全过程。杨涛莲等采用秦艽鳖甲散治疗 AIH 证属肝肾阴虚者，有效率为 91.3%。吕文良治以调和气血，以不欲饮食、呕恶、胁肋不适等为主症的治以健脾化湿行气；以黄疸、胁痛、口苦等为主症的治以疏肝活血化瘀、清利湿热。王国三认为 AIH 一般发病时间较长，久病入络，治疗方药中选择活血化瘀药以活血通络。乐春荣认为，其一，疏肝解郁是治疗 AIH 的不二法门，其药物主要包括：疏肝如柴胡、香附、陈皮、郁金等；柔肝如木瓜、白芍、五味子等；泄肝如牡丹皮、桑叶、茵陈等。若患者出现碱性磷酸酶和 γ- 谷氨酰基转移酶异常升高，则提示患者胆汁分泌不畅，此时需要用疏肝利胆之品，如虎杖、大黄、垂盆草、枳实等。其二，若患者热毒胶结，则需用清热解毒之品，如连翘、野菊花、蒲公英等；清肝如黄芩、栀子、虎杖等；凉血可用玄参、赤芍、紫草等；燥湿如黄连、黄柏、龙胆草等。其三，若患者病程缠绵不愈，留恋缠绵，此时说明有湿邪作祟，可

用藿香、佩兰、茯苓、泽泻等。其四，若患者病程日久，留恋缠绵，导致瘀血阻滞肝络，则应用活血化瘀之品如鸡血藤、五灵脂、水蛭、虻虫、土鳖虫、莪术等。其五，本病病性属本虚标实，因而治病求本，顾护正气需贯穿本病治疗始终。刘士敬认为，AIH 归根到底属于一种免疫性疾病，西医学通过免疫抑制剂来治疗本病，虽然疗效确切，但存在副作用大、花费较贵以及容易复发等缺点，也正是因为以上原因，临床上患者常常比较排斥免疫抑制剂的治疗方法，往往希望通过中药来治疗。而以往大量的临床实践表明，中医对于人体自身的免疫系统有确切的调整作用，如川芎、桃仁、赤芍、当归、连翘、水蛭、穿山甲、益母草等药物，在临床上运用疗效颇佳。李晓晴认为在临床实践中对"黄疸"的论治仍多以"湿热"为主，即便辨证为"寒证、阳虚证"，但受"炎症"为"热证"，要"清热解毒"等思维定式的影响，实际上很少用到附子等扶阳药物，如若用到剂量也普遍比较小（6~12g），对重症肝病辨证为阳虚、寒湿的患者效果不大。李晓晴在临床中应用附片，至少用到 10g，最大可用至 60g，临床效果十分显著。说明在辨证准确的前提下，大剂量附片等扶阳药物在重症肝病的治疗中有很大价值。李小丹认为本病病机关键是肝肾亏虚，自拟滋补肝肾方（茵陈 30g，垂盆草 15g，丹参 15g，墨旱莲 15g，女贞子 15g，当归 15g，炒白芍 15g，山萸肉 15g，山药 15g，生地黄 15g，牡丹皮 10g，甘草 6g），并选取 114 例肝肾阴虚型 AIH 患者为研究对象，随机分为 2 组，研究组 57 例，对照组 57 例。对照组予异甘草酸镁治疗，研究组则在对照组的基础上加用滋补肝肾方，治疗 3 个疗程后，观察 2 组治疗前后 IgG4、GGT 以及血清 CCL-2、CXCL-8、CXCL-9、CXCL-10 水平的变化，分析后发现，研究组治疗

的总有效率明显高于对照组，且研究组的中医症状积分相较对照组来说下降更为显著，说明滋补肝肾方在改善实验室检查指标以及临床症状方面均有确切的疗效。杨涛莲等选取肝肾阴虚证的AIH患者23例，均使用秦艽鳖甲散治疗，每日1剂，早晚2次分服。观察患者治疗6个月前后的体征、症状、肝功能以及自身抗体检查，分析数据后得出结论：使用秦艽鳖甲散治疗后的患者在以上四个方面均有显著改善，说明秦艽鳖甲散治疗AIH肝肾阴虚证疗效确切。钱金花等将93例自身免疫性肝炎患者分为3组，分别为A组脾虚湿滞型、B组气滞血瘀型、C组肝肾阴虚型，分别服用黄芪建中汤加减、逍遥散合桃红四物汤加减以及一贯煎加减，记录治疗前后患者症状以及血清AST、ALT、GGT的变化，发现A组总有效率85.19%，B组的总有效率为82.76%，C组总有效率为86.49%，说明中医药复方治疗AIH的效果优良。在查阅文献的同时发现了目前中医研究存在的许多问题，如治疗方面多属于个案报道或名家经验，缺乏大样本的、随机对照的、前瞻性的研究；且尚未形成统一的病名及疗效判定标准，难以有效总结规律。总之，国内中医药界对于AIH的研究大部分为理论研究，临床研究较少，有待于进一步加强。

主要参考文献

[1] 李秋霞. 静滴茵栀黄注射液辅助治疗自身免疫性肝炎患者的价值分析现代诊断与治疗 [J]. 2019, 30 (17): 2945-2947.

[2] 雷静. 利肝隆联合甘草酸二铵治疗自身免疫性肝炎患者疗效及其安全性研究 [J]. 实用肝脏病杂志, 2018, 21 (1): 108-109.

[3] 蔡熙, 翁宏华, 缪利娅. 茵栀黄注射液对自身免疫性肝炎患者临床疗效和肝纤维指标的影响 [J]. 世界华人消化杂志, 2017, 25 (8): 726-731.

[4] 徐璐一, 刘思萌, 潘会珍. 党中勤教授从肝脾相关论治自身免疫性肝炎经验 [J]. 中医临床研究, 2019, 11 (26): 56-58.

[5] 杨天笑, 袁宗洋, 王晓梅. 浅析王彦刚教授从肝肾阴虚治疗自身免疫性肝炎经验 [J]. 河北中医药学报, 2019, 34 (5): 55-57.

[6] 刘麟, 王宪波. 王宪波教授诊治自身免疫性肝炎思路和经验 [J]. 中西医结合肝病杂志, 2015, 25 (3): 165-166.

[7] 刘洋, 李贺薇. 谢晶日教授以"肝脾论"治疗自身免疫性肝炎探析 [J]. 国医论坛, 2015, 30 (4): 17-18.

[8] 倪瑶, 刘明坤, 张婷婷, 等. 吕文良教授从"调和气血"论治自身免疫性肝炎 [J]. 辽宁中医药大学学报, 2017, 19 (10): 122-124.

[9] 谢函君, 叶志伟. 温肾补肝法治疗自身免疫性肝炎26例临床观察 [J]. 中国中西医结合消化杂志, 2016, 24 (5): 400-402.

[10] 薛建华, 吴香香, 成扬, 等. 陈建杰教授滋肾柔肝法治疗自身免疫性肝炎经验 [J]. 世界中西医结合杂志, 2018, 13 (1): 26-28+31.

[11] 李文新, 王金光, 刘晔, 等. 自身免疫性肝病从中医络病理论辨治浅析 [J]. 环球中医药, 2017, 10 (10): 1126-1128.

[12] 田秋红, 刘维. 自身免疫性肝炎中西医临床研究进展 [J]. 辽宁中医药大学学报, 2019, 21 (9): 104-108.

[13] 王思颖, 赵文霞. 中医学对自身免疫性肝炎的认识 [J]. 中国中医药现代远程教育, 2020, 18 (1): 137-140.

[14] 张安平. 五输穴联合背俞穴治疗自身免疫性肝炎 [J]. 世界最新医学信息文摘, 2017, 17 (6): 129.

第七章　肝纤维化

肝纤维化（HF）指由各种致病因素导致肝细胞发生炎症和坏死时，细胞因子及其网络失控，肝脏内以胶原纤维为主的细胞外基质（ECM）弥漫性过度增生、降解相对不足、过度沉积的病理过程。结构上表现为肝窦毛细血管化与肝小叶内以及汇管区纤维化；功能上可以表现为肝功能减退、门静脉高压等。其细胞病理学基础为肝星状细胞（HSC）活化、增殖并产生胶原。而在持续性肝损伤或存在促纤维化刺激因子的作用下，肝脏内纤维结缔组织异常增生，轻者称为纤维化，重者使肝小叶结构改建，形成假小叶及结节，称为肝硬化（HC），两者是连续的发展过程，难以截然分开。HF 是慢性肝病向肝硬化发展的必然病理过程，因此能否终止 HF 进展甚或逆转至正常，是治疗各种慢性肝病的关键。

HF 发病率和患病率的可靠数据不易统计，因为它没有明显的症状，更重要的是没有准确的非侵入性诊断方法，但可以从以下数据中窥见一斑：西方国家肝硬化的患病率大约是 1.1%；肝硬化是胃肠道疾病中常见的死亡原因；经历了数年甚至数十年的 HF 过程，约有 10% 肝硬化通过活检被确诊；全球 60 亿人口中，约 20 亿有 HBV 病毒（HBV）感染的证据，其中 3.5 亿 ~4 亿为慢性 HBV 感染，约占全球人口 6%；全球 HCV 流行率平均为 3%，慢性 HCV 已达到一定的流行率。由此可推断，HF 在人群中的发病是相当普遍的。

一、病因病机

（一）西医学认识

1. 致病原因

多种原因（如病毒、乙醇、药物与毒物、肝内脂肪沉积、自身免疫性、胆汁淤积、血吸虫、代谢与遗传等）可引起慢性肝损伤，肝细胞死亡或受损是 HF 链式反应的开始，肝细胞坏死的直接原因包括：①能量代谢紊乱；②过氧化应激或抗氧化剂不足；③溶酶体酶类释放；④细胞膜完整性破坏。慢性 HBV 感染是发展中国家肝硬化的常见病因，而乙醇滥用、越来越多的慢性 HCV 病毒（HCV）感染及非酒精性脂肪性肝病（NAFLD）是发达国家肝硬化的最主要病因。此外，其他少见病因也需考虑在内，如先天性 HF。

2. 发病机制

目前多从细胞、细胞外基质、细胞因子及信号转导通路 4 个方面来探讨 HF 的发生机制，而肝血窦的毛细血管化及血管新生也促进了 HF 的发展。

（1）细胞方面　肝细胞通过 β- 连环蛋白（β-catenin）上调 CCN1 的表达，CCN1 通过旁分泌作用，影响肝星状细胞的功能，参与 HF 的发生发展。肝窦内皮细胞本身可合成 ECM，受损后出现表型转移及筛孔的变化，导致基膜和胶原生成增多导致纤维化的发生，库普弗细胞能够通过分泌多种细胞因子特别是 TGF-β 刺激细胞外基质的合成、细胞增殖、活化 HSC；肝星状细胞是 HF 是细胞外基质的最主要的来源细胞，其活化是 HF 发生的关键和中心事件。

（2）细胞外基质方面　细胞外基质

（ECM）包括胶原、非胶原糖蛋白、蛋白多糖及弹性蛋白，它们构成了间质细胞的基质及上皮细胞和血管的基底膜，肝脏 ECM 以胶原为主要成分，主要是 Ⅰ、Ⅱ、Ⅲ 型胶原，尤其是 Ⅰ 型胶原是肝纤维间隔的重要来源。在 HF 时，ECM 的量改变（肝脏内过量胶原形成及沉着）和质改变（ECM 在局部重建和重分布），使 ECM 的合成与降解失衡，在肝内过多积聚和沉积。

（3）细胞因子方面　血小板源生长因子（PDGF）是对 HSC 作用最强的有丝分裂原，肝损害引起包括库普弗细胞在内的细胞合成释放 PDGF，通过相应的信号传导、靶基因转录与表达以活化 HSC，活化的 HSC 又能分泌 PDGF 并过量表达相应的受体，从而合成、分泌大量细胞外基质。血小板转化生长因子 -β（TGF-β）在 HF 的起始及持续发展中起关键作用，刺激 HSC 转化为肌成纤维细胞（MFb），活化后的 HSC 自身也合成分泌 TGF-β1，这种自分泌正反馈调节是 HF 得以发展的重要环节，同时也可诱导基质基因的表达，抑制基质降解，诱导肝细胞凋亡结缔组织生长因子（CTGF）可诱导大鼠 HSC 增殖及迁移，上调 Ⅰ 型胶原及 α-SMA 表达，并通过激活 ERK1/2 信号途径而促进大鼠 HSC 增殖。胰岛素样生长因子（IGF）通过与其他细胞因子如 PDGF 相互作用，有助于 HF 的形成。干扰素（IFN）具有抑制 HSC 活化，诱导 HSC 凋亡，增加胶原酶活性，促进 ECM 的降解作用。肿瘤坏死因子 -α（TNF-α）对 HSC 的影响是多方面的，可以增强 HSC 的增殖，并对 HSC 产生凋亡诱导作用。白细胞介素（IL）-1、IL-6 有促进成纤维细胞和 HSC 的增殖，抑制 MMPs 的合成，在多个环节参与了 HF 过程，而白细胞介素（IL）-10 可能是一种抗肝纤维因子。血小板活化因子（PAF）介导细胞间的相互作用并引起细胞表型改变，参与了 HSC 的激活。其他如瘦素、激活素、

内皮素、表皮生长因子及肝细胞生长因子也参与了 HF 的过程。

（4）信号转导通路方面　各种信号通路间相互联系、相互交错，构成了一个复杂的信号交流网络，其中包括转化生长因子 β（TGF-β）信号通路、血小板源生长因子（PDGF）通路和核转录因子 κB（NF-κB）信号通路、瘦素（leptin）信号传导通路、Wnt 信号传导通路、脂多糖 /Toll 样受体（TLR）4 信号传导通路、维生素 A 信号通路、结缔组织生长因子信号通路和 Rho-ROCK 等。肝窦的毛细血管化会使其失去大量通透性极好的筛状排列的窗孔结构，影响肝细胞与血液之间进行活跃的物质交换，这将加重肝细胞供能及供养障碍，促进肝脏纤维化发展，同时 HF 区域的新生血管本身未成熟，故无法改善局部的组织缺氧，基本属于无功能血管。新血管生成又加重肝窦毛细血管化，促进 HF 发展，二者之间的恶性循环最终形成了以肝窦毛细血管化为特征的肝硬化。目前认为，肝实质细胞损伤时，肝细胞、内皮细胞、库普弗细胞及血小板均可通过旁分泌作用，使细胞因子及其网络失控，刺激因子相继增多，抑制因子含量相对不足，通过促进肝内炎症反应，介导肝细胞损伤，诱导免疫细胞分化增殖，经多条信号通路导致肝星状细胞激活、增殖，向过渡细胞——肌成纤维样细胞转化，ECM 各成分不相称地合成增加，ECM 结构改变，最终肝窦毛细血管化和 HF 形成，其病理特征为汇管区纤维结缔组织增多，形成细小的条索与菲薄的间隔，由汇管区向小叶内延伸，但无假小叶与再生结节的形成。

（二）中医学认识

1. 病名

中医无肝硬化病名，根据其临床症状、体征及病理特征可以归属于"胁痛""黄

疝""痞证""癥瘕""积聚""鼓胀""虚劳"等范畴，亦有"肝着"及"肝积"之称。也可以通过取类比象的方法结合其临床症状来命名。

2.病因

中医目前对本病的病因认识，多包括感受外邪（湿热疫毒等）、饮食所伤、情志失调、劳倦久病、体虚等多个方面。《灵枢·百病始生》："温气不行，凝血蕴里而不散，津液涩渗，著而不去，而积皆成矣。"①外感湿热疫毒，从表入里，郁而不达，内阻中焦，脾失健运，湿热疫毒交蒸于肝胆不能疏泄。②饥饱失常，嗜酒过度，损伤脾胃，以致运化功能失职，湿浊内生，郁而化热，熏蒸肝胆。③情志失调，肝气不疏，脏腑失和，气机阻滞，脉络受阻，血行不畅，气滞血瘀。④素体脾胃虚弱，久病或劳欲过度，致精血亏损，肝阴不足，血虚不能养肝。多种病因导致肝脾损伤，气、血、津液搏结，经脉壅滞不通，引起血凝在里不能消散，津液的输布也发生涩滞，终致痰浊、瘀血沉积，肝络瘀阻形成，其基本病机为肝络瘀阻，气虚血瘀是病机的关键，病位在肝、脾、肾，正虚邪实并存，"本虚"体现在肝脾肾气血阴阳亏虚，"标实"涉及湿热、疫毒、痰浊、瘀血等诸多方面，二者互为因果，影响疾病发展、变化与转归。

3.病机特点

（1）肝郁脾虚贯穿本病始终　肝炎后进展为 HF 的整个过程中，皆可见肝郁脾虚证。感受外邪及饮食所伤均可导致湿热内停，困阻脾胃，脾胃运化升降失常，气机阻滞，肝失疏泄，形成肝木克土，肝郁脾虚；情志所伤，肝气不疏，肝乘脾土，可使脾失健运，中焦大气不行，加重肝气郁结；脾胃运化失常，气血不足，肝失所养，肝体用失常，亦可导致肝气郁结，肝郁脾虚，而气滞及气虚均可致血瘀内停，形成

肝络瘀阻。

（2）痰瘀互结是本病的病理基础　脏腑津液在病理状态下"涩渗"，涩于络中则为"瘀"，渗于络外则为"湿"，湿聚成"痰"，津血凝聚，导致痰瘀内阻。感受外邪、饮食所伤、情志失调、劳倦久病、体虚均导致体内三焦输布失常，脏腑津液代谢失常，形成"痰瘀湿浊"，因肝郁脾虚，痰瘀阻滞肝络，肝络瘀阻，形成本病。而痰瘀内停既是病理产物，又是致病因素，形成恶性循环，久则耗伤正气，迁延难愈。目前已有研究结果提示痰瘀互结是肝炎后 HF 的中医病理基础。

在 HF 的不同发展阶段，某一方面的病因病机所起到的作用更为突出，HF 早期，以湿热疫毒、肝郁脾虚为主，HF 晚期，正虚表现较为明显，但湿热疫毒、肝郁、正虚等均可导致和促进血瘀、痰凝的形成及发展。可以认为 HF 的病机演变是一个动态变化的过程，即是"由实至虚、由聚至积、由气入血及络"的病变过程，对其病因病机是沿"湿、热、毒、郁、痰、瘀、虚"的轨迹来认识和理解的。

二、临床诊断

（一）辨病诊断

1.临床诊断

HF 患者的临床表现无特异性，差异较大。常见的临床表现有疲倦乏力、食欲不振、大便异常、肝区不适或胀或痛、面色晦暗、舌质暗红、舌下静脉曲张、脉弦细等。部分患者可无明显症状与体征，或可表现为伴同于原发病的其他临床表现。

2.相关检查

（1）组织病理学检查　至目前为止，肝组织病理活检仍是 HF 诊断的金标准，部分因取样误差（一次取材不一定能反映整个肝脏的全貌）而有一定的局限性，且因其

具有一定的创伤，不能作为临床诊断和随访的常用方法。尽管属于创伤性检查，但其发生并发症的概率极低。为进一步降低肝活检的风险，建议需严格把握适应证和禁忌证，并推荐影像学引导下的活检。肝活组织检查的基本要求包括力求用粗针穿刺（最好用 16G），标本长度 1cm 以上，在镜下包括 6 个以上汇管区。根据纤维增生程度与部位，将 HF 程度分别分为 1~4 期：0 期为无；1 期为汇管区纤维化扩大，局限窦周及小叶内纤维化；2 期为汇管区周围纤维化，纤维间隔形成，小叶结构保留；3 期为纤维间隔伴小叶结构紊乱，无肝硬化；4 期为早期肝硬化。

（2）HF 血清学标志物

①直接血清学标志物：反映 HF 的病理生理过程，有助于早期诊断 HF，主要包括：a. 纤维连接蛋白（FN）、Ⅲ型前胶原肽、Ⅳ型胶原蛋白、血清透明质酸（HA）、层黏连蛋白（LA）、N- 聚糖等可反映 ECM 合成和降解程度的标志物。b. 脯氨酰羟化酶、脯氨酸肽酶、基质金属蛋白酶（MMP）及基质金属蛋白酶抑制剂（TIMP）等胶原酶类。c. 转化生长因子 -β1（TGF-β1）及血小板源性生长因子（PDGF）等细胞因子类血清标志物。肝纤谱与肝组织的炎症坏死程度关系密切，其血清水平往往受到肝脏炎症的影响，而血清 TIMP-1 水平与 HF 分期呈正相关，且不受肝组织炎症分级的影响。

②间接血清学标志物：反映 HF 对机体的影响，主要包括与肝功能相关的常规实验室检查，如天门冬氨酸氨基转移酶（AST）、丙氨酸氨基转移酶（ALT）、谷氨酸转肽酶（GGT）、碱性磷酸酶、白蛋白、结合珠蛋白（HPT）、载脂蛋白 A1（ApoA1）、α-2 巨球蛋白（A2M）、凝血酶原时间（PT）、总胆红素（TB）、铁蛋白、转铁蛋白饱和度和血小板计数（PLT）等。

（3）影像学诊断 影像学检查 HF 的传统手段，包括超声波检查、电子计算机 X 射线断层扫描技术（CT）、磁共振成像（MRI）等，对肝脏纤维化的检查都是建立在肝脏形态学改变的基础之上，包括肝右叶体积缩小、肝左叶及尾状叶相对增大、肝裂增宽、肝脏表面结节状等，以及门脉高压的表现如脾脏增大、门静脉增宽、侧支循环形成等。这些方法仅能检测肝硬化及其并发症，而对肝硬化的早期筛查及其前期 HF 的检测缺乏敏感性。近年的弹性成像技术（即通过超声或磁共振弹性成像方法来评价肝脏硬度）可以动态监测纤维化进程，成为传统影像学方法诊断 HF 的重要补充，其操作简便、重复性好且具有较高的灵敏性和特异性。

①瞬时弹性成像（TE）：建立在超声诊断基础上，其原理是基于一维瞬时弹性波传播速度与媒介硬度呈正比，通过测定弹性波在肝脏的传导速度从而推测肝脏硬度。由法国 Echosens 公司生产的测定肝组织硬度的专用超声仪被命名为 FibroScan。具有的无创快捷、可重复性高、操作简便、结果客观等优势。但 TE 也存在一些缺陷，如肋间隙过窄、过度肥胖（脂肪组织对低频剪切波和超声波可产生强烈的衰减作用）、腹腔积液（低频弹性波不能通过液体传播）是 TE 检测的限制因素。此外，要获得较为准确的肝脏硬度值需要满足 10 次成功的测量、60% 以上的成功率以及其四分位值小于中位值的 30% 等条件。显著的肝脏炎性活动、胆汁淤积等也会对肝脏硬度值产生影响，从而影响其准确性。

②声辐射力脉冲成像（ARFI）：属于振动性弹性成像的一种，可检测传统超声检查确定的感兴趣区域的弹性特征，它将传统的超声影像学技术与特定区域肝组织硬度评价相结合，探头产生低频推力脉冲，组织受力后产生纵向压缩以及横向振动，通过收集这些细微变化并计算出横向剪切

波的波速，间接反映该区域肝组织的硬度，可获得较好的诊断显著 HF/HF 的效能。

③磁共振弥散加权成像：通过检测组织内水分子的变化来显示组织内病理生理改变的量化诊断信息，能够在微观分子水平上反映 HF 的情况，能对 HF 形态学改变出现之前分子水平的结构变化和代谢、功能改变进行评估，常用不同弥散敏感度和表观扩散系数描述生物分子在体内的扩散量。有学者认为表观扩散系数能有效检测中重度 HF 和早期肝硬化。

④磁共振弹性成像（MRE）：是一种发展迅速的、能直观显示和量化组织弹性的新型无创成像技术，被认为是一种"影像触诊"。MRE 的基本原理是使用磁共振技术检测体内组织在外力作用下发生的质点位移，利用运动敏感梯度将质点的位移反映在磁共振相位图上，通过计算机演算得出组织内各点的弹性系数分布图，能直观、定量地反映组织的弹性。MRE 理论上可检测整个肝脏的弹性硬度，减少取样误差；并且不受肥胖、腹腔积液、脂肪肝、操作者经验等因素影响。但需指出的是，MRE 是检测肝脏弹性度，而非肝脏纤维化程度。肝脏弹性及 HF 程度的非线性相关，使 MRE 诊断早期 HF 的敏感性和特异性弱于中重度 HF。而且，MRE 测量的肝脏弹性硬度也受肝脏炎性活动、肝血管充血、胆汁淤积、门静脉高压等因素影响。

（二）辨证诊断

1. 肝胆湿热型

临床证候：胁胀或痛，纳呆，胃脘胀闷，倦怠乏力，口干口苦或口臭，皮肤巩膜或见黄染，大便黏滞臭秽或干结。舌质红，苔黄腻，脉弦数或弦滑数。

辨证要点：胁胀或痛，皮肤巩膜或见黄染，舌红，苔黄腻，脉数。

2. 肝郁脾虚型

临床证候：胁肋胀满疼痛，胸闷，善太息，精神抑郁或性情急躁，纳食减少，脘腹痞闷，神疲乏力，面色萎黄，大便不畅或溏泻。舌质淡有齿痕，苔白，脉沉弦。

辨证要点：胁肋胀满疼痛，胸闷，善太息，脘腹痞闷，舌质淡有齿痕。

3. 痰瘀互结型

临床证候：胁肋闷痛或刺痛，疲乏，面色暗，或见蜘蛛痣、肝掌，胁肋下或见包块，皮肤巩膜或见黄染。舌质暗紫或有瘀点、瘀斑，苔白厚或黄，脉沉弦或滑。

辨证要点：胁肋闷痛或刺痛，或见蜘蛛痣、肝掌，舌质暗紫或有瘀点、瘀斑。

4. 肝肾阴虚型

临床证候：胁肋隐痛，遇劳加重，口燥咽干，心中烦热，或见腰膝酸软，头晕目眩，失眠多梦，两目干涩。舌质红，苔薄白少津，脉弦细数。

辨证要点：胁肋隐痛，或见腰膝酸软，失眠多梦，两目干涩。舌红，苔少津。

三、鉴别诊断

（一）西医学鉴别诊断

与肝硬化鉴别

肝硬化是 HF 进展后的阶段，与 HF 相比，肝硬化难以逆转，而且可能进展为肝癌，或肝功能衰竭，威胁生命。由于肝硬化的病变更为明显，因此通过上述影像学检查、病理检查更容易发现。

（二）中医学鉴别诊断

现代医家多数将 HF 按"黄疸""胁痛""积聚"认识，并多属"积聚"范畴之"积证"，因其积在肝，缠绵难愈，故为"肝积""肝着"之病，与以下病症鉴别。

1. 与腹痛鉴别

两者皆可由气滞血瘀、瘀血内结、脉络

不通引起腹部疼痛，痛处固定不移，甚则出现腹部包块等症。积证之腹痛，或胀或痛，疼痛不甚，但以腹中包块为主要特征；腹痛之瘀血阻滞型，可出现少腹疼痛，部位固定不移，痛势较剧，痛如针刺，甚则出现腹部包块等症，但以腹部疼痛为主要表现。

2. 与鼓胀鉴别

积证与鼓胀均有情志抑郁、酒食所伤、感染虫毒等致气滞血瘀的病机，其病变部位可同在肝脾，皆有胀满、包块等临床表现。积证以腹内结块，或胀或痛为主症，但鼓胀以腹部胀大、脉络暴露为临床特征，疼痛不显，以胀为主，病机可有水饮内停，因而腹中有无水液停聚是积证与鼓胀鉴别之关键所在。

3. 与聚证鉴别

积证与聚证的病机、主症皆有不同。聚证病机以气机逆乱为主，腹内结块聚散无常，痛无定处，病在气分，多属于腑，病史较短，病情一般较轻；积证病机以痰凝血瘀为主，腹内结块触之有形，固定不移，痛有定处，病在血分，多属于脏，积证多为逐渐形成的过程，结块大多由小渐大，由软渐硬，继而疼痛逐渐加剧，病史较长，病情一般较重。

四、临床治疗

（一）提高临床疗效的要素

1. 清除病因

针对原发病的病因治疗是抗 HF 最主要的有效手段。我国 HBV 感染人数多，由此发展而来的 HF 在临床上占绝大多数，湿热疫毒之邪乃是导致 HF 的主要因素，是疾病发展变化的启动因子。湿热毒邪久蕴体内，伤及肝木，肝失疏泄气机不畅，血行不通瘀血停滞，微观上造成不同程度的微循环障碍及结缔组织代谢异常。《张氏医通》有

云："以诸黄虽多湿热，然经脉久病，不无瘀血阻滞也。"因此清热解毒、清除病因是治疗慢性肝病 HF 的重点。临证中酒精性肝炎、脂肪肝等慢性肝病发生 HF 亦较常见，饮食不节或酒毒为害，火失于潜藏，妄动乘脾反生湿浊，湿郁化热，酿湿成痰痹阻肝络，瘀血内生，应以健脾化痰为切入点，配合活血解毒。同时叮嘱患者改变不良生活习惯，做到饮食有节，劳逸有度，经常运动，才能有效清除病因，巩固疗效。

2. 调整肝脾肾功能

肝为藏血之脏，慢性肝病久病体虚，加之湿热稽留，"肝肾同源"必然耗伤肝肾阴血，"肝病传脾"进而引起肝、脾、肾三脏功能失调，故肝脾肾虚是 HF 发展的病机基础，调整肝脾肾功能是阻止 HF 的关键。滋补肝肾法不仅对肝脏非特异性炎症有抑制作用，而且能抑制纤维结缔质形成，减轻肝硬化，是防止 HF 发展的重要一环，所以要将滋补肝肾贯穿于抗 HF 治疗的全过程，做到"未病先防，既病防变"。同时还应兼顾补气不能壅滞，扶正不能留邪，养血不能留瘀。

3. 活血化瘀，软坚化痰

HF 的病理机制复杂，西医学针对纤维结缔组织生成与降解关键环节的靶向药物往往有严重的副作用，中医药具有多成分的特点，可发挥多层次、多环节的综合调节作用，在一定程度上与 HF 复杂病理机制契合。发挥中医药特长，降解已形成的肝脏纤维化，清除肝脏的病理产物是防止肝硬化的重要手段。然肝硬化阶段病机繁杂，湿热、正虚、痰瘀不可截然分开，抗纤维化的方药组成必是活血化瘀、滋阴软坚、化痰清湿热等多法并用，绝非一方一药就能解决问题。

（二）辨病治疗

1. 病因治疗

根据引起肝脏炎症的病因不同，给予相

应的针对病因处理，如病毒性肝炎所致者，如需抗病毒治疗，需给以西医抗病毒治疗，常用的抗病毒药物有干扰素α（IFN-α）、利巴韦林、拉米夫定、替比夫定、恩替卡韦、阿德福韦酯、替诺福韦酯及胸腺肽等；酒精性、脂肪性损伤所致者，需嘱患者戒酒、低脂饮食、运动及控制体重；药物损伤所致者，停用对肝脏有损伤的药物或尽量使用肝毒性小的药物；免疫损伤所致者，根据患者情况使用免疫抑制剂，同时避免其种病因再次损伤肝脏。

2. 针对 HF 的治疗

（1）抗氧化剂 维生素 E 能减少脂质过氧化、HSC 活化和 I 型胶原基因表达，已知对 CCl_4 和铁过量诱发 HF 有抑制作用。磷脂酰胆碱（PPC）是一种从大豆提取的多不饱和磷脂，能减少脂质过氧化、氧化应激，引起肌成纤维性 HSCs 积聚减少；而且，PPC 能抑制培养的 HSCs 活化和 PDGF 的致有丝分裂作用，并能刺激溶胶原活性。

（2）干扰素 干扰素 -γ 能降低 mRNA 的稳定性，明显减少 HSC 激活和胶原合成，减少实验性肝纤维化 ECM 的沉积。干扰素 -γ 可通过抑制 HF 过程中 HSC 激活、增生和分泌 ECM 而达到抗 HF 的效果。尤其适用于慢性肝炎后 HF，既能针对病因治疗，又能对症治疗。

（3）秋水仙碱 秋水仙碱可抑制细胞微管蛋白聚合，从而干扰细胞的胶原分泌，能刺激胶原酶的活性、增强降解，又能作用于巨噬细胞，抑制单核细胞，抑制生长因子的释放，减少白细胞介素 -1 的分泌。

（4）水飞蓟素 水飞蓟素是从菊科药用植物水飞蓟种子的种皮中提取出来的植物提取物。能保护肝脏细胞免受毒性物质侵害，尤其是酒精及环境污染物（农药、重金属等）入侵损害肝脏；具有较强的抗氧化功能，能保护肝脏细胞免受自由基破坏，效力远胜于维生素 E；促进蛋白质的合成，加快制造新的肝脏细胞，或令已受损的肝脏细胞自行修复。

（5）己酮可可碱 己酮可可碱是一种磷酸二酯酶抑制剂，常用来治疗区域性微循环障碍，近来发现该药能在体内外减少 HSC 增殖，阻止 PDGF 相关性信号传导；另外，其尚具有抗氧化作用，抑制 TNF-α 生成，减少胶原分泌。

（6）前列腺素类似物 前列腺素 E1 类似物能减轻胆碱缺乏及胆管结扎所致的 HF，其机制可能是直接抑制了 I 型胶原 mRNA 的表达，而其与抗炎作用关系不大。它还可增加细胞内 cAMP 从而增加细胞内胶原降解。另外它能增加肝血流，改善膜流动性，改变血中胰岛素及胰高血糖素的水平，抑制巨噬细胞释放炎性因子。

（7）马洛替酯 马洛替酯是二硫戊环衍生物，是肝细胞合成蛋白的诱导剂，该药具有抗炎症作用，在动物实验中发现，该药具有肝保护作用，能抑制细胞色素 P50 活性，减少胶原沉积。

（8）重组 IL-10 白细胞介素 10（IL-10）是 HF 间质炎症的重要炎症介质因子，因而是阻断 HF 过程基因治疗的重要靶点。重组 IL-10 能够显著抑制体外培养的库普弗细胞产生超氧化物离子和肿瘤坏死因子 -α。

（9）无环视黄酸 无环视黄酸用于 HF 动物，可通过干扰库弗细胞分泌肿瘤坏死因子 -α、增高 HSC 纤溶酶原 / 纤溶酶的浓度和活化潜伏 TGF-β 等阻止纤维化进展。

（10）氨氯吡脒 氨氯吡脒是一种 Na^+/H^+ 抑制剂，对心肌纤维化具有防护作用，可减少 PDGF 引起的 HSC 增生，调节氧化应激致纤维化作用。研究显示，氨氯吡脒对实验性 HF 也有效果。

（11）脯氨酸 -4 羟化酶抑制剂 HOE077 和 S4682 可以减少羟脯氨酸含量及肝组织纤维化，在体内外均能抑制星状细胞活性。

（12）Trichostatin-A Trichostatin-A 是

组蛋白去乙酰化抑制剂，已证明该因子能抑制培养的和体内 HSC 活化，可抑制 HSC 转化为肌成纤维细胞及抑制Ⅰ、Ⅱ型胶原的合成，故其在实验动物体内有抗 HF 形成的作用。

（13）TNP-470 半合成烟曲霉素类似物 TNP-470 具有抗血管生成活性，可用于治疗癌肿，它能通过阻滞细胞从 G1 期到 S 期的转化，抑制 HSC 的增殖，抑制 HSC 活化，减缓 HF 进展。

3. 基因治疗

基因药物是一类特殊的药物，其成分是特定的核苷酸序列。目前基因治疗主要集中于调控 HF 相关细胞因子的表达，包括 TGF-β1、HGF 及 IFN-γ。常见的方法有通过基因工程技术阻断 TGF-β1 在肝脏的信号传导；增强 HGF、IFN-α、MCP-1 在肝脏的表达，抑制胶原 mRNA 表达；增加 MMPs 活性，抑制炎症反应的发展；通过核酶高度靶向性地对 HF 有关的内源性 RNA 进行破坏；利用载体将抗 HF 基因导入靶组织等。研究证实上述方法均可改善 HF 或肝硬化患者或动物的肝功能，缓解 HF，甚至使肝硬化动物免于死亡。有研究显示，上调肝细胞核因子 4a 在 HSC 的表达，可抑制活化 HSC 的间质细胞特性，从而逆转 HF，但其作用机制尚不明确。

（三）辨证治疗

1. 辨证论治

（1）肝胆湿热型

治法：清热化湿。

方药：茵陈蒿汤加味。茵陈 15~30g，栀子 5~10g，大黄 10~15g，黄芩 5~10g，泽泻 10~15g，车前草 15~30g 等。

（2）肝郁脾虚型

治法：疏肝健脾。

方药：逍遥散加减。柴胡 6~10g，芍药 10~15g，当归 6~10g，薄荷 6~10g，甘草 6~10g，川芎 6~10g，白术 15~30g，茯苓 10~15g 等。

（3）痰瘀互结型

治法：活血化瘀，化痰软坚。

方药：二陈汤合血府逐瘀汤加减。姜半夏 6~10g，陈皮 6~10g，茯苓 10~15g，当归 6~10g，川芎 6~10g，赤芍 10~15g，姜黄 10~15g，丹参 15~30g，茜草 15~30g，桃仁 10~15g，枳壳 10~15g，浙贝母 15~30g，莪术 5~10g 等。

（4）肝肾阴虚型

治法：滋养肝肾。

方药：一贯煎加减。北沙参 10~15g，麦冬 10~15g，生地黄 10~15g，枸杞子 10~15g，山药 15~30g，山茱萸 10~15g，丹皮 10~15g，泽泻 10~15g，茯苓 10~15g 等。

2. 外治疗法

（1）贴敷疗法

处方一：水红花子 500g，醋白术 500g，炒水蛭 250g，藏红花 50g，败酱草 500g，郁金 500g，皂刺 250g，茵陈 500g，橘络 250g。

操作方法：以上九味，取白术、郁金置挥发油提取装置中提取挥发油，蒸馏后的残液另收集；将水红花子、皂刺、橘络、败酱草、茵陈加 10 倍量水，浸泡 4 小时，煎煮，共 3 次，合并 3 次煎液，浓缩；将浓缩液与白术、郁金提油后的残渣合并。滤过，浓缩为膏状，喷雾干燥；水蛭、藏红花烘干成超微粉。上述细粉混合均匀，加入提取好的挥发油，均匀，干燥，分装即得，密封备用。上述药粉 50g，用姜汁适量调成膏状，平摊于 4cm×4cm 的纱布上，分别贴敷于肝、脾体表投影区；另取 30g 药粉，调膏后分摊于 2cm×2cm 的纱布上，分别贴敷于神阙穴、双侧足三里穴，胶布固定，以神灯照射 20 分钟，1 天 2 次，24 小时换药 1 次。次日用适量醋调膏，贴敷方法同上。1 个月为 1 个疗程。

适应证：痰瘀互结，症见胁肋闷痛或刺痛，或见蜘蛛痣、肝掌，舌质暗紫或有瘀点、瘀斑。

注意事项：可能出现局部轻度皮肤瘙痒和红疹等过敏现象，涂用抗过敏药物可消失。

处方二：红花、朴硝、三棱、莪术、当归、赤芍各等量。

操作方法：上述药物研末，将药末用醋调，敷于肝区，隔日1次，10次为一疗程。

适应证：痰瘀互结，症见胁肋闷痛或刺痛，或见蜘蛛痣、肝掌，舌质暗紫或有瘀点、瘀斑。

注意事项：少数患者会局部出现轻度皮肤瘙痒和红疹等过敏现象，涂用抗过敏药物或暂停后可消失。

（2）艾灸疗法

处方：黄芪、党参、白术、丹参、肉桂、薏苡仁。

操作方法：上述诸药加工为细粉，加水调成药丸，大小与肚脐相当。药丸置于脐部，艾条一端点燃，使艾条燃烧端垂直于脐正上方2~3cm处施灸，时间20~30分钟，以温热能耐受为度，避免烫伤，每天1次，1个月为1个疗程，连用3个疗程。

适应证：肝郁脾虚，症见胁肋胀满疼痛，胸闷，善太息，脘腹痞闷，舌质淡有齿痕。

注意事项：均以皮肤温热发红为度，切忌烫伤皮肤；若不慎灼伤皮肤，致皮肤起透明发亮的水疱，须注意防止感染；艾灸部位烫伤或起泡时立即停止，须注意防止感染。

取穴：百会、涌泉（双侧）、三阴交（双侧）、阳陵泉（双侧）和神阙。

操作方法：患者取坐位或卧位，暴露足部至小腿部。百会、涌泉、三阴交、神阙采用温和灸法，阳陵泉用雀啄灸法，均以皮肤温热发红为度，切忌烫伤皮肤，每穴

10~15分钟。每日1次，艾灸5日后间歇2日，为1个疗程，共4个疗程。

适应证：肝郁脾虚，症见胁肋胀满疼痛，胸闷，善太息，脘腹痞闷，舌质淡有齿痕。

注意事项：均以皮肤温热发红为度，切忌烫伤皮肤；若不慎灼伤皮肤，致皮肤起透明发亮的水疱，须注意防止感染；艾灸部位烫伤或起泡时立即停止，须注意防止感染。

3. 成药应用

（1）大黄䗪虫丸　由熟大黄、土鳖虫、制水蛭、制虻虫、炒蛴螬、煅干漆、桃仁、苦杏仁、黄芩、地黄、白芍、甘草组成，具有活血破瘀，通经消痞作用。研究发现其能使胶原含量明显下降，显著抑制TIMP1的生成，促进ECM的降解使HF程度明显减轻。适用于痰瘀互结证。每次3g，每日2次，口服。

（2）强肝软坚丸　由制鳖甲、穿山甲、次沉香、京三棱、茅莪术、醋青皮、白蔻仁、三七粉、片姜黄、板蓝根等组成，具有化瘀软坚、活血散结、行气活血的作用，可调节免疫、保护肝细胞，对实验性HF有治疗作用。适用于痰瘀互结证。每次6g，每日3次，口服。

（3）鳖甲煎丸　由鳖甲、射干、桃仁、牡丹皮、芍药、凌霄花、大黄、鼠妇、土鳖虫等组成，具有行气活血、祛湿化痰、软坚消癥作用。研究证明其可以降低血清HA、LN含量，改善血液循环，增加肝内循环血量，减轻胶原沉积或可增加胶原降解，使已形成的肝胶原重吸收，减缓HF发展。适用于痰瘀互结证见胁下癥块，触之硬痛，舌暗无华者。每次3g，每日2次，口服。

（4）复方鳖甲软肝片　由冬虫夏草、党参、鳖甲等11味中药组成。功能软坚散结、化瘀解毒、益气养血。适用于慢性肝炎HF及早期肝硬化属瘀血阻络、气阴亏虚、热

毒未尽者。治疗慢性 HBV HF 可使炎症活动度和 HF 程度明显减轻。适用于慢性乙型肝炎肝纤维化，以及早期肝硬化属瘀血阻络、气血亏虚兼热毒未尽的病症。每次 4 片，每日 3 次，口服。

（5）扶正化瘀胶囊 由桃仁、冬虫夏草、丹参、松花粉四味中药组成，共奏活血化瘀、益精养肝、解表之功效。临床研究证实，该药具有抗纤维化作用，还有抑制炎症反应、保护肝细胞、抗肝损伤作用，能显著促进胶原的重吸收及肝功能的复常，可抑制炎症活动期 HF 显著增高的肝组织胶原酶活性，促进肝内胶原的降解。适用于乙型肝炎肝纤维化属瘀血阻络，肝肾不足证者。每次 5 粒，每日 3 次，口服。

（6）安络化纤丸 由地黄、三七、水蛭、僵蚕、地龙、白术、郁金、牛黄、瓦楞子、牡丹皮、大黄等组成，具有健脾养肝、凉血活血、软坚散结作用，试验表明本品对 D- 氨基半乳糖、四氯化碳引起的大鼠或小鼠急性肝损伤，显示有降低动物血清 ALT、AST 活性及减轻肝细胞变性坏死的作用；针对四氯化碳引起的大鼠慢性肝损伤，可使动物血清 ALT、AST 活性，以及唾液酸、肝组织羟脯氨酸降低，肝组织纤维化病变程度减轻。适用于慢性乙型肝炎、乙肝后早、中期肝硬化表现为肝脾两虚、瘀热互结证候者。每次 6g，每日 2 次，口服。

中医治疗 HF 的时间较长，且需坚持疗程治疗。急性炎症损伤严重时，在给予西药保肝抗炎治疗的同时，即可配合汤剂治疗，如肝功能恢复正常，可给予中药汤剂或制成丸散口服以达到长期治疗的目的，从而逆转 HF。

4. 单方验方

小柴胡汤 组成：柴胡，半夏，甘草，人参，黄芩，生姜，大枣。用法：将上药一同入锅加适量的清水煎煮半小时，然后

去渣取汁即成，每天患者可代茶饮用，每日坚持饮 1 剂，并且分 3 次服完。功效和作用是具有明显的保肝、抗纤维化功效，并且帮助患者控制和逆转肝硬化。尤其是伴随着寒热、胸胁苦满、食欲不振、心烦、口苦、咽干、目眩的肝病患者代茶饮，效果最好。适用于肝郁气滞证。[李晋，徐尚福，李远洋. 小柴胡汤对肝纤维化大鼠肝脏 MMP-2、TIMP-2 表达的影响. 辽宁中医杂志，2018，45（5）：1066-1068.]

（四）新疗法选粹

天灸，别称发疱灸、冷灸。其机制可能与中医皮部理论高度相关，天灸药物通过刺激皮肤后导致皮肤表皮受损，能增加角质层细胞的渗透作用，通过渗透进入经络、脏腑，发挥治疗作用。运用天灸，远期恢复效果更加稳定，天灸能激活人体补体系统，调节体液免疫，促进 HBV 清除。

操作方法：取斑蝥适量研为细末。使用时先取胶布一块，中间剪一小孔如黄豆大，贴在施灸穴位上，以暴露穴位并保护周围皮肤，将斑蝥粉少许置于孔中，上面再贴胶布固定，以局部皮肤灼热疼痛为度，然后去除胶布与药粉；也可用适量斑蝥粉以甘油调和外敷；或将斑蝥浸于醋或 95% 乙醇中，10 天后擦涂患处。

（五）医家诊疗经验

1. 钱英

钱英从 HF "久病入络" "肝失荣养" 的病机入手，结合 HF 伴有出血倾向的临床实际，主张在抗 HF 的治疗中不可单一活血化瘀，应当根据 "肝体阴用阳" 的生理特点，及 HF 过程中肝体损伤和肝用失调的病理特点，倡导使用 "养血柔肝法" 进行治疗。

2. 周仲瑛

周仲瑛认为慢性病毒性肝炎的基本病机特点是 "湿热瘀毒郁结"，随着病情迁延和

加重，肝炎伴有 HF、肝硬化阶段，"瘀热"病机逐渐成为主要矛盾，邪毒久羁，暗耗正气，往往先有气虚，继之阴虚，或气阴两虚。病位在肝胆、脾胃，日久可及肾等。周老在临证之际，常把清热化湿、凉血解毒作为基本治法，再根据患者的具体情况随证加减、灵活应用，或两调肝脾，或滋养肝肾，或肝脾肾同治，在把握基本病机的同时注重病机共性和个性的统一，常能取得良好的临床疗效。

3. 刘学勤

刘学勤认为病因多为感受外邪、饮食所伤、情志失调、劳倦久病及体虚，肝郁脾虚贯穿本病各个阶段，痰瘀互结是本病的病理基础，治疗上详辨虚实，补泻兼施，巧用益气健脾、疏肝理气、活血化瘀、化痰软坚散结、清热化湿诸法。

4. 田德禄

田德禄认为酒精性 HF 属中医"酒癖"范畴，纵酒日久，湿热为患，痰湿蕴结，体质从化是酒癖发病的重要原因之一；脾胃虚弱贯穿于酒癖病程的始终；肝郁脾虚，气、痰、瘀互结是酒癖病机的关键；把握病机规律是确立辨治法则的前提；注重脾胃，鼓舞正气是阻止病机演变的关键；辨证与辨病相结合治疗酒精性 HF，宜在调肝理脾基础上加用解除酒毒之品。

5. 王绵之

王绵之认为慢性肝病 HF 病机多与肝郁气滞，湿热内蕴，痰瘀互结有关，治疗以疏肝理气为要，重用活血化瘀，不忘软坚散结，清除湿热余邪，养正顾护脾胃。

6. 李德新

李德新认为 HF 的病机是以血瘀为主，可兼见湿热、气滞、脾虚、肾虚等证；病位在肝，与脾、肾关系密切，确立了活血通络、化瘀软坚的治疗大法，活血通络，则多选用辛散温通、活血而不破血之桃仁、红花、川芎、当归等，化瘀软坚，则选用

鳖甲、牡蛎。再结合辨证进行加减，即脾虚者，兼以补脾；肾虚者，兼以补肾；湿热者，兼以清利湿热；肝郁者，兼以疏肝理气。李教授对 HF 调养阶段的治疗，除治肝外，尤其重视脾胃及肾，常从脾肾两脏入手，以补中益气汤或六味地黄丸为主方进行加减调治。

五、预后转归

HF 是慢性肝病向肝硬化发展的必然病理过程，终止 HF 进展或逆转 HF，是治疗各种慢性肝病的关键。目前研究证明，肝纤维经过治疗可以逆转，如失治或误治，迁延日久则形成肝硬化，或并发肝衰竭及肝癌，出现肝性脑病、上消化道出血等危及生命。

六、预防调护

（一）预防

肝纤维的预防主要预防肝细胞受损，要预防嗜肝病毒感染，避免摄入酒精及损伤肝细胞的药物、毒物，减少脂肪的沉积、避免胆汁淤积及预防自身免疫性损伤。

（二）调护

1. 舒畅情志

中医学认为，情绪变化对脏腑的功能有影响，如怒伤肝，忧思伤脾，惊恐伤肾，以及怒则气上，思则气结，恐则气下，惊则气乱等，肝病 HF 患者思想上多有顾虑，可能引起患者情志改变，如情绪变化大，会影响病情及失眠，使病情加重，形成恶性循环，应鼓励患者保持乐观精神，舒畅情绪，达到《内经》中所云："使志安宁，精神内守，病安从来。"

2. 饮食有节

中医强调"病从口入""药补不如食补"，指的是要合理饮食。首先适量、合理补充

食物，要从其所好，达到增加食量，但要有节制，注意五味的调和，避免进食辛辣油腻之品；其次要定时定量，切忌暴饮暴食，中医认为脾胃主升降，胃肠虚实交替，满而不能实，如饮食不规律，即可损伤脾胃，加重病情；再次要根据病情，适当搭配营养，补充人体所需的蛋白质、糖、维生素及脂肪；最后，可以服用一些具有益气健脾化湿、行气活血化瘀作用的药食两用的中药，如山药、莲子、玉米仁、丝瓜、冬瓜、扁豆、玫瑰花、山楂、牡丹皮等。

3. 生活起居规律

肝病患者充分的休息对恢复病情极为重要，而适当的运动锻炼对人体气血流动有帮助，肝功能异常严重时要绝对卧床休息，轻度异常时可进行适当的轻微活动，肝功能正常的可以正常活动，但要避免剧烈运动，做到不过劳过逸，每日生活规律，作息定时。

七、专方选要

益肝抗纤法

刘寄奴 20g，茯苓 20g，白芍 15g，泽泻 15g，茵陈 15g，香附 15g，生白术 15g，泽兰 15g，郁金 15g，柴胡 10g。方中寄奴可以起到平肝化瘀、解毒的作用，茵陈和泽兰以及泽泻的共同应用，可以达到疏利三焦的作用，茯苓和白术共同作用可以起到健脾祛湿的作用。诸药合用，共奏疏肝健脾，活血化瘀，清热解毒，利湿之功。适用于肝郁脾虚证兼有血瘀者。[冯育均. 中医综合方案治疗慢性乙型肝炎肝纤维化的效果. 中国继续医学教育，2020，12（15）：159-160.]

八、研究与展望

近代至今，HF 的治疗现状为中西医汇通。中医为体，西医为用，发挥中医药疗效优势，主导着当前论治 HF 的研究。HF

的病因病机复杂，且在 HF 发展的不同时期，辨证亦不同，多处于湿热疫毒、气机郁滞、气虚血瘀等虚实夹杂的病理状态。因此，治疗时应扶正祛邪并重，分清主次。组方遣药时，要始终把握"祛邪不伤正，扶正不恋邪"的治疗原则，攻补有度，以期取得更好的临床疗效。大量实验和临床研究证明，中医药可多途径、多方面、多环节发挥作用，具有不同程度的抗 HF 作用，且疗效肯定、不良反应少。中医药抗 HF 的优势越来越多地得到关注与肯定。为了更好地发挥中医药诊治 HF 的作用，在今后的研究中，应进一步深入对 HF 病因病机在中医方面的基础性研究，为中药治疗 HF 提供科学、可靠的理论依据；通过大量深入的研究以及设计合理的大样本、多中心联合、随机、双盲、安慰剂对照的临床试验，以明确中医药治疗抗 HF 的科学性、有效性、安全性；同时要针对患者的不同体质、辨证分型等，制定相关的中药使用规范，设计合理、有效、安全的剂量，防止中药毒副作用的发生。此外在遵循中医整体化观念的同时要注意个体化的辨证论治。

主要参考文献

[1] 刘平. HF 肝硬化的中西医结合诊疗发展问题 [J]. 中国中西医结合杂志，2015，35（3）：268-271.

[2] 张福庆. 张俊富治疗慢性肝病肝纤维化临床经验 [J]. 内蒙古中医药，2020，39（4）：92-93.

[3] 柯梦琼，高兴亮，高博，等. 中医治疗肝纤维化的研究进展 [J]. 湖北民族学院学报（医学版），2016，33（4）：59-61.

[4] 冯育均. 中医综合方案治疗慢性乙型肝炎肝纤维化的效果 [J]. 中国继续医学教育，2020，12（15）：159-160.

[5] 蒋芳玉. 用中医药治疗肝纤维化的研究进展 [J]. 当代医药论丛. 2016，14（7）：

119–121.

[6] 杜燕，梁爽，周波，等．肝纤维化中医证治研究进展［J］．中医药临床杂志，2019，31（3）：416–419.

[7] 罗小闯．近30年肝纤维化中医证候及方药规律分析［J］．中医学报，2015，30（6）：891–894.

[8] 房经富．慢性病毒性乙型肝炎肝纤维化的中医证候特点探讨［J］．中外医疗，2017，36（2）：19–21.

[9] 张弘，陶森，段毅力，等．慢性丙肝不同肝纤维化程度中医证候相关分析［J］．天津中医药，2018，35（8）：576–579.

[10] 张欣．李鲜教授辨证论治肝纤维化经验［J］．中医研究．2017，30（5）：56–58.

[11] 隆鹏，曹文富，唐书娟．中西医结合治疗肝纤维化研究进展［J］．实用中医药杂志，2015，31（4）：355–356.

[12] 高衍义，薛敬东．益肾疏肝活络方合恩替卡韦治疗肾虚血瘀型慢性乙型肝炎肝纤维化的研究［J］．现代中西医结合杂志，2015，24（15）：1621–1624.

[13] 林涛发，王少扬，吕美煌，等．安络化纤丸联合恩替卡韦治疗肝郁脾虚型与湿热中阻型乙型肝炎肝纤维化疗效比较［J］．中医药临床杂志，2016，28（7）：980–983.

[14] 张玲，曾健，李军，等．软肝化纤汤治疗慢性乙型肝炎肝纤维化患者50例临床观察［J］．中华中医药杂志，2016，31（12）：5382–5385.

[15] 邱智辉，黄毅斌，陈春雷，等．自拟丹皮汤治疗病毒性肝炎肝硬化的临床研究［J］．世界中医药，2016，11（9）：1736–1738+1742.

第八章　肝硬化

肝硬化是指各种慢性肝病进展至以肝脏弥漫性纤维化、假小叶形成、肝内外血管增殖为特征的病理阶段，代偿期无明显临床症状，失代偿期以门静脉高压和肝功能严重损伤为特征，患者常因肝硬化腹水、消化道出血、脓毒血症、肝性脑病、肝肾综合征和癌变等导致多脏器功能衰竭而死亡。发病年龄以 20~50 岁最多，占 85.2%。男性多于女性，男女比例为（3.6~8.1）：1。

一、病因病机

（一）西医学认识

1. 病因

导致肝硬化的病因很多，我国以病毒性肝炎引起的肝硬化最为常见，在欧美则以酒精性肝硬化最多见。

（1）病毒性肝炎后肝硬化　病毒性肝炎占我国肝硬化病因的 40%~65%，主要由乙型、丙型肝炎引起，其中最常见的是 HBV、HCV，甲型、HEV 一般不发展为肝硬化。其病理改变主要与肝炎病毒导致的机体变态反应及部分病毒（如非甲型、非 HBV 病毒）直接损伤肝细胞有关。其演变过程主要为慢性肝炎，尤其是慢性活动性肝炎阶段而形成，少部分急性或亚急性肝炎如有大量肝细胞坏死和纤维化，也可直接演变为肝硬化。从病毒性肝炎发展至肝硬化，其病程短则仅数个月，长则达 20~30 年。

（2）酒精性肝硬化　长期大量酗酒，导致慢性酒精中毒，是欧美国家引起肝硬化的主要原因，占全部肝硬化的 50%~90%；而在我国，酒精性肝硬化占肝硬化的总数不高于 7%。酒精对肝细胞有直接损伤作用，酒精中间代谢产物——乙醛，可直接损害肝细胞，使线粒体肿胀变形，从而影响辅酶 I 和三羧酸循环，使脂肪氧化减弱，肝内脂肪酸合成增加，超过肝脏处理能力，导致脂肪肝和酒精性肝炎。饮酒量每天 80g 以下，肝脏受损害较少；每天 160g 持续 11 年，25% 发生肝硬化；每天 210g 持续 20 年，50% 发生肝硬化。近些年来，随着人民物质生活水平的提高，我国对酒的消耗量正逐年升高，尤其是长江以北地区。因此，对酒精性肝硬化也应引起警惕。

（3）寄生虫性肝硬化　多由于感染血吸虫或肝吸虫等虫体，其虫卵沉积在肝脏的汇管区及小叶间纤维束中，在虫卵及其毒素作用下，引起肝脏结缔组织大量增生，导致肝硬化。

（4）胆汁性肝硬化　包括 PBC 和继发性胆汁性肝硬化。PBC 的病因不明，可能与自身免疫反应有关，女性多见，主要病变为肝内小胆管非化脓性炎症与阻塞，临床少见，主要临床表现为长期阻塞性黄疸、肝大、皮肤瘙痒。继发性胆汁性肝硬化，多由于结石、肿瘤、寄生虫、良性狭窄及各种原因引起的胆管外高压和先、后天的胆管闭塞等原因引起的肝内、外胆管梗阻，从而导致胆红素、胆汁酸引流受阻，肝内淤积，损害肝细胞，引起变性坏死，纤维组织增生与纤维化，长期淤胆，最终可发展为肝硬化。

（5）心源性肝硬化　慢性充血性心力衰竭、缩窄性心包炎、巴德－基亚里综合征（Budd–Chiari 综合征）等，导致肝脏长期淤血，以致肝细胞缺氧坏死，纤维结缔组织增生，而引起肝硬化。

（6）中毒性肝硬化　长期反复接触某些有毒化学物质，如砷、磷、四氯化碳等；

长期服用某些药物，如甲基多巴、四环素、氯丙嗪、硫氧嘧啶、异烟肼、甲氨蝶呤、双醋酚酊等，均可引起肝细胞坏死、胆汁淤积或肝内过敏性炎症反应，从而引起慢性肝炎，最后演变为肝硬化。

（7）代谢性肝硬化　代谢性肝硬化多为遗传性和代谢性疾病的肝脏病变逐渐发展而成，包括：①血色病：又称遗传性血色病，是一种罕见的代谢病。由常染色体隐性遗传，为遗传基因失常后，引起铁代谢紊乱，致铁在小肠吸收过多，使全身组织中含铁血黄素沉积，血清铁增高。主要表现为肝硬化、糖尿病、皮肤色素沉着。②肝豆状核变性（HLD）：又称威尔逊症，是一种常染色体隐性遗传的铜代谢障碍所引起的肝硬化和脑变性疾病。主要表现为肝硬化和进行性加重的肢体震颤、肌强直、构音困难、精神症状及色素环，属大结节性肝硬化。

（8）营养不良性肝硬化　营养不良是否会导致肝硬化，长期以来，一直缺乏直接证据。多数学者认为，营养不良可导致含胱氨酸的蛋白质减少，肝细胞内酶的生成减少，趋脂物质、胆碱或合成胆碱所必需的蛋白质缺乏，肝内与中性脂肪合成的磷脂减少，引起肝细胞脂肪堆积、变性，发生脂肪肝，最后形成肝硬化。

（9）先天梅毒性肝硬化　在胎儿期，孕妇感染梅毒后经胎盘传染给胎儿所致。

（10）原因不明的肝硬化　又称隐源性肝硬化，是由患者病史及组织病理学检查无法确诊其病因的肝硬化。

2.发病机制

正常肝脏纤维结缔组织的生成与分解始终保持着动态平衡。肝硬化的形成，在组织学上主要是肝纤维结缔组织的生成与分解失衡，出现了病理性的增生，使肝脏组织结构发生了纤维化，形成了纤维隔。而肝脏纤维化，实际上同其他组织器官损伤后的结缔组织增生一样，是一种对损伤的修复反应，长期持续的肝损伤，使纤维组织过度增生，若进一步发展，可出现有再生结节的假小叶，肝脏萎缩变硬，以致肝脏失去了正常的形态和功能，从而形成肝硬化。近年来，由于生物化学、分子超微水平，以及细胞生物学、免疫学的发展，对肝脏纤维化的病理演变过程有了进一步的阐明。总之，引起肝硬化的病因较多，发病机制亦未完全明了，但对 HF 的研究进展表明，HF 与其他脏器的纤维化不同，很少有玻璃样瘢痕，因此并非完全不能逆转。

3.病理生理

如前所述，肝硬化主要出现肝功能障碍及门静脉高压为主的一系列临床表现。

（1）肝功能障碍的后果　①蛋白质代谢障碍；②糖代谢紊乱；③脂肪代谢障碍；④维生素代谢障碍；⑤氨基酸代谢紊乱；⑥氨代谢障碍；⑦性激素的变化；⑧肾素 - 血管紧张素 - 醛固酮系统的激活；⑨甲状腺激素；⑩促黑色素激素增多；⑪出血与贫血；⑫骨与关节变化。

（2）门静脉高压　门静脉主干由脾静脉和肠系膜上、下静脉汇合而成。在肝硬化时，肝内门静脉血流受阻，血液淤积及门静脉血流量增加，可导致门静脉压力增高。若压力达 2.356KPa（24cmH$_2$O）以上时，即出现门静脉高压症。临床上出现侧支循环开放、脾肿大和脾功能亢进、腹水三方面的症状。

总之，引起肝硬化的病因较多，发病机制复杂，肝硬化导致的并发症较多。虽然其中有许多机制尚不十分明了，但通过人类对 HF 及并发症机制研究的逐渐深入，为今后研制有效的抗纤维化及防治各种并发症的药物指明了方向。

肝硬化患者的预后取决于肝功能的代偿状况。代偿期肝硬化的患者若注意调护，可较长时间存活；失代偿期肝硬化患者 70%~95% 在 5 年内死于食管 - 胃底静脉曲张破裂出血、严重感染、肝性脑病、肝肾综合征等，仅个别病例生存达20年。其具体预后转归与患者的年龄、性别、病因、临床表现的轻重、肝功能状况、有无并发症以及治疗措施是否得当密切相关。

4. 预后转归

一般来说肝实质损害为主者其预后较间质损害为主者差，坏死后肝硬化较门脉性肝硬化预后差，非酒精性肝硬化较酒精性肝硬化预后差。

有临床观察显示，女性患者的预后优于男性，年轻者优于老年人。据报道，一组患者中女性患者5年和10年存活率明显高于男性，多认为男性HBsAg阳性率和肝细胞癌发生率高是其主要原因；但也有学者通过观察认为性别与预后无显著相关性，而年龄<60岁者5年和10年生存率分别为71%和50%，>60岁者为53%和25%，有显著差异，其原因主要为老年人肝脏储备和再生能力减退，肝脏的蛋白及一些酶的合成能力降低，以及老年人心血管及呼吸系统疾病，导致功能的下降，致肝脏有效血液循环量降低，肝功能的失代偿程度相应加重所致。

（二）中医学认识

肝硬化是西医学名词。它包括在中医学"癥""癖""痞""积""鼓胀"等疾病之中。"癥""癖""痞""积"，包括腹内一切肿块，并不都是西医学中的肝硬化，但代偿期肝硬化却包含在"癥""癖""痞""积"之中；而失代偿期肝硬化，包含在中医学的"鼓胀"之中。

中医学对肝硬化病因的认识，可以归纳为以下几方面：

1. 感受外邪

中医经典巨著《内经》记载："风气流行，脾土受邪，民病飧泄……腹支满。""雨湿流行，肾水受邪，民病腹痛。"《灵枢·百病始生》说："积之始生，得寒乃生。"而金元四大家之一的李东垣则认为："诸腹胀大，皆属于热，此乃八益之邪，有余之。"隋代巢元方在《诸病源候论》中指出："因外寒郁内热而腹胀。"《景岳全书》中说："积聚之病，凡饮食、血气、风寒之属，皆能致之。"《张氏医通·积聚》曰："按积之成也，正气不足，而后邪气踞之。"这里所说的"湿热""风气""雨湿""八益之邪""外寒""风寒"等，皆指外邪。说明本病是感受外来之邪而生，大体相当于西医学中的肝炎后肝硬化。

2. 感染寄生虫

《诸病源候论》中记载："此由水毒气结聚于内，全腹渐大，动摇有声……名水蛊也。"明代李中梓《医宗必读》说："此病名有鼓胀与蛊胀之殊……蛊胀者，中实有物，腹形充大，非虫即血也。"据《说文解字》对蛊字的解释："蛊，腹中虫也，从虫从皿。"明确指出水中有虫为患。相当于西医学中的血吸虫性肝硬化。

3. 酒食不节

医圣张仲景在《金匮要略》中就记载有"酒疸"一病。《景岳全书·肿胀》描述："少年纵酒无节，多成水鼓。盖酒为水谷之液，血亦水谷之液，酒入中焦，必求同类，故直走血分……故饮酒者身面皆赤，此入血之证，亦散血之证，扰乱一番，而血气能无损耗者，未之有也。第年当少壮，则旋耗旋生，固无所觉，及乎血气渐衰，则所生不偿所耗，而且积伤并至，病斯见矣……其有积渐日久，而成水鼓者，则尤多也。"不仅指出酒精性肝硬化乃长期饮酒所致，且详细描述了发病过程。

4. 情志郁结

《金匮翼·积聚统论》说："凡忧思郁怒，久不得解者，多成此疾。"《格致余论·鼓胀论》："今也七情内伤，六淫外侵，饮食不节，房劳致虚，脾土之阴受伤，转输之官失职，胃虽受谷不能运化，故阳自升阴自降，而成天地不交之否，于斯时也清浊相混，隧道壅塞，气化浊血瘀郁而为热。热留而久，气化成湿，湿热相生，遂成胀满，经曰鼓胀是也。"《景岳全书·肿胀》认为："凡七情、劳倦、饮食，一有过伤……乃成此证。"由此可见，古代医家多认为精神因素与本病发生有关。虽然西医学在病因学上没有明确提出精神状态与肝硬化的关系，但通过西医学研究已经证实，长期情志不佳可造成人的细胞免疫功能低下和体液免疫异常，因此可以认为情志不佳能够造成人们对肝炎病毒的易感状态。

中医学对本病的病机多从肝、脾、肾三脏论述。肝在胁下，性刚，喜条达而恶抑郁，主藏血，主筋，开窍于目，循经行于外生殖器、胁肋、乳房。脾主受纳、腐熟水谷，主运化，主统血，性喜燥恶湿。肾主藏精，主命门，主五液，主骨生髓，主纳气，循经与膀胱相表里。本病多与外邪、虫积、酒食不节、情志郁结等因素有关，致使肝失疏泄，肝气郁滞，血行不畅，久而气滞血瘀，脉络瘀阻，故可出现胁痛、肝脾肿大、乳房胀痛、舌质紫暗、腹壁静脉曲张等症。肝郁横逆而乘脾胃，可致食少，恶心，胸脘痞满，腹胀。脾胃受损，运化失职，水湿停留，进而壅塞气机，水湿气血蕴聚中焦，而发生鼓胀。若日久不化，波及于肾，肾阳亏虚，膀胱气化不利，水浊渐积渐多，鼓胀日益加重。复因肾阴亏虚，虚火上旺，致使络伤动血，加之脾虚，统摄无权，可有出血症状。脾虚湿蕴，久则生热，也可上犯清窍，以致神昏。由此可见，肝硬化时，其病理传变过程为由肝及脾，由脾传肾，最后亦可传心。

二、临床诊断

（一）辨病诊断

晚期肝硬化的诊断一般不难，而早期肝硬化的诊断比较困难。因早期可无症状，或仅有一些消化系统的非特异症状，所以对遇到的可疑病例，诸如病毒性肝炎、长期酗酒及不明原因的肝肿大患者，应及时进行各项检查，特别是 HF 无创诊断和 HF 的血清学指标。应严密随访观察，以便早期诊断和及时治疗。现临床上，多依据肝硬化的表现，将其分为肝功能代偿期和失代偿期。

1. 肝功能代偿期

（1）症状 疲倦乏力多为早期症状之一，另外还常有食欲不振、消化不良、恶心、呕吐、腹胀、右上腹隐痛和腹泻等。

（2）体征 不甚明显，可出现肝肿大，部分患者可伴脾肿大，可有肝掌、蜘蛛痣、肝病面容、肝舌、灰指甲及毛发异常（男性呈女性阴毛分布、腋毛和阴毛脱落）等。

（3）肝功能检查 代偿期肝功能检查多在正常范围内，即使异常，也多为血清转氨酶或 γ-GT 水平轻度增高。

（4）HF 的检测 肝硬度测定值（LSM）LSM $\geqslant$ 17.5kPa 诊断肝硬化。

（5）影像学检查 B超检查和CT、MRI 扫描可显示肝脏大小和形态学变化，早期可发现肝脏肿大。

（6）组织学检查 可采用肝穿活检，但具有一定的盲目性，可通过腹腔镜检查直接观察肝表面的病变，并且镜下穿刺活检可获得较大的组织标本，易于提供准确的组织学诊断依据，与盲穿相比可提高肝硬化诊断的阳性率，但缺点是具有创伤性。

2. 肝功能失代偿期

（1）症状 可出现肝功能减退和门静脉高压所致的两大临床表现。除代偿期出现的一切症状程度加重外，还可有显著营养不良、黄疸、发热、夜盲、皮肤黏膜瘀斑及出血点、牙龈鼻腔出血、呕血和黑便，女性常有月经过多，男性性欲减退、阳痿，并可出现神经、精神症状，如嗜睡、兴奋和木僵等，即肝性脑病。

（2）体征　可出现面容黧黑污秽无光泽、手掌纹理和皮肤皱褶等处色素沉着；可有面容消瘦枯萎，面颊部、下肢小血管扩张，口唇干燥及皮肤手掌足心呈黄色，黄疸，蜘蛛痣，肝掌，指甲白色横纹或苍白或呈匙状，及睾丸萎缩、男性乳房女性化；皮肤和黏膜还可出现瘀斑、瘀点、血肿及新鲜出血灶；并可出现皮肤粗糙、毛囊角化、舌光滑、口角炎、阴囊炎、脂溢性皮炎，以及胸腹壁静脉曲张、胸水、腹水、脾肿大等。

（3）一般实验室检查

①血常规检查：肝功能代偿期，血常规多在正常范围，而失代偿期可因脾肿大、脾功能亢进出现血白细胞及血小板降低，并可因出血、营养不良和脾功能亢进等因素而发生轻重不等的贫血，多数病例呈正常细胞性贫血，少数病例可为大细胞性贫血。

②尿常规检查：肝功能失代偿期可出现尿液异常，如尿蛋白及管型尿等，有黄疸时尿胆红素和（或）尿胆原阳性。

（4）肝功能试验

①血清胆红素测定：在失代偿期约半数患者出现黄疸，血清直接胆红素、总胆红素含量均有升高。

②血浆蛋白质测定：肝功能失代偿后，因肝功能明显减退，白蛋白合成减少。γ球蛋白虽然不是在肝脏中制造，但由于坏死的肝细胞可以作为抗原，刺激淋巴细胞制造大量的球蛋白，从而导致白蛋白和球蛋白的比例倒置。

③血清转氨酶测定：有 ALT 与 AST 检测，可反映肝细胞损害的程度。ALT 与 AST 均存在于胞质中，但 AST 还存在于胞质线粒体内。因此，肝硬化时可有 ALT 或 AST 增高。一般以 ALT 升高较显著，但在肝细胞严重坏死时，AST 可高于 ALT。正常 AST/ALT 比值为 0.6~1.12 之间；> 1.2 提示肝损害程度较大，一般慢性活动性肝炎引起的肝硬化（大结节性）ALT 可持续升高；胆汁性肝硬化 ALT 活性较高，可与黄疸平行；AST 升高不似 ALT 显著；门脉性肝硬化时则以 AST 升高为多。

④胆碱酯酶（ChE）：ChE 可反映肝脏贮备能力。肝硬化失代偿期，ChE 活力常明显下降，其下降程度常大体与血清白蛋白平行，若明显降低，提示预后不良。ChE 活性与肝功能代偿状况呈正相关，与白/球比值降低相平行。动态观察 ChE 变化对评价肝功能状态有一定临床价值。

⑤凝血酶原时间测定：早期肝硬化患者凝血酶原时间多正常，而晚期活动性肝硬化和肝细胞严重损害时，则明显延长。

⑥甲胎蛋白（AFP）：肝硬化时由于肝细胞坏死和再生，AFP 可升高，尤其是活动性肝硬化 AFP 可明显增高，但一般在300ng/ml 以下。经治疗，若肝功能好转后，AFP 即逐渐下降至正常。若持续增高，应警惕肝癌的存在。

（5）腹水检查　肝硬化时腹水为淡黄色的漏出液；若并发腹膜炎，则为渗出液；细菌培养可为阳性，而乳酸含量（>3.663mmol/L）的检测对诊断并发腹膜炎的敏感性可达 100%，特异性为 96%。

（6）超声波检查　肝硬化时，因肝内纤维性变，使肝实质内回声致密，回声增强增粗。实时超声显示均匀的、弥漫的、密集点状回声。晚期肝脏缩小，回声增强，如有门静脉高压存在，则门静脉主干内径经常增宽，可大于 13mm，脾脏增厚，脾静脉内径可大于 8mm。

（7）食管钡餐X线检查　食管静脉曲张时，由于曲张的静脉高于黏膜，钡剂在黏膜上分布不均，可出现虫蚀样或蚯蚓样充盈缺损，纵行皱襞增宽；胃底静脉曲张时，钡剂呈菊花样充盈缺损。

（8）电子胃镜检查　可直接观察到食管、胃底是否有静脉曲张及曲张程度和范围，不仅有助于上消化道出血的鉴别诊断，而且检查准确率高于X线检查，且可在出血时进行。

（9）放射性核素扫描　早期显像肝脾呈一般性肿大，但中晚期肝脏则缩小，肝区可见放射性普遍稀疏不均匀或斑点状放射减低区；脾脏多明显肿大，且放射性密集度超过肝脏。

（10）计算机X线断层扫描（CT）与核磁共振（MRI）　CT和MRI均可看到肝脏外形不规则，如早期肝肿大，晚期肝缩小，肝左右叶比例失调，伴脾肿大和腹水。

（11）选择性肝动脉造影　可以反映肝硬化的程度、范围和类型，对于PLC的鉴别诊断有一定的意义，但为创伤性检查，临床不宜作为常规检查。

（二）辨证诊断

1. 肝气郁结型

临床证候：主症：①胁肋胀痛或窜痛；②急躁易怒，喜太息；③口干口苦，或咽部有异物感；④脉弦。次症：①纳差或食后胃脘胀满；②便溏；③腹胀；④嗳气；⑤乳房胀痛或结块。

诊断要点：具备主症2项和次症1项或2项。

2. 水湿内阻型

临床证候：主症：①腹胀如鼓，按之坚满或如蛙腹；②胁下痞胀或疼痛；③脘闷纳呆，恶心欲吐；④舌苔白腻或白滑。次症：①小便短少；②下肢浮肿；③大便溏薄；④脉细弱。

诊断要点：具备主症2项和次症1项或2项。

3. 湿热蕴结型

临床证候：主症：①目肤黄染，色鲜明；②恶心或呕吐；③口干或口臭；④舌苔黄腻。次症：①脘闷，纳呆，腹胀；②小便黄赤；③大便秘结或黏滞不畅；④胁肋灼痛；⑤脉弦滑或滑数。

诊断要点：具备主症2项和次症1项或2项。

4. 肝肾阴虚型

临床证候：主症：①腰痛或腰酸腿软；②胁肋隐痛，劳累加重；③眼干涩；④五心烦热或低烧；⑤舌红少苔。次症：①耳鸣、耳聋；②头晕、眼花；③大便干结；④小便短赤；⑤口干咽燥；⑥脉细或细数。

诊断要点：具备主症2项和次症1项或2项。

5. 脾肾阳虚型

临床证候：主症：①腹部胀满，入暮较甚；②大便稀薄；③阳痿早泄；④神疲怯寒；⑤下肢水肿。次症：①小便清长或夜尿频数；②脘闷纳呆；③面色萎黄或苍白或晦暗；④舌质淡胖，苔润；⑤脉沉细或迟。

诊断要点：具备主症2项和次症1项或2项。

6. 瘀血阻络型

临床证候：主症：①胁痛如刺，痛处不移；②腹大坚满，按之不陷而硬；③腹壁青筋暴露；④胁下积块（肝或脾肿大）；⑤舌质紫暗，或有瘀斑瘀点；⑥唇色紫褐。次症：①面色黧黑或晦暗；②头、项、胸腹见红点赤缕；③大便色黑；④脉细涩或芤；⑤舌下静脉怒张。

诊断要点：具备主症2项和次症1项或2项。

三、鉴别诊断

（一）西医学鉴别诊断

失代偿期肝硬化因具有典型的肝功能减退和门脉高压的临床表现，诊断一般不难；而肝硬化的早期诊断比较困难，因早期肝硬化无特异性临床表现，仅可出现一些非特异性的消化系统症状，甚至可无任何症状。因此临床上欲及早作出肝硬化的诊断，要注意以下几个方面：

1. 脾肿大应与疟疾、霍奇金病、白血病及血吸虫病等相鉴别

疟疾有反复发作史，血中可查到疟原虫；霍奇金病常伴淋巴结肿大，淋巴结活检可确诊；白血病其周围血白细胞分类中可见幼稚细胞，骨髓检查可确诊；血吸虫病有反复疫水接触史，晚期也有窦前性肝内门静脉阻塞和高压、脾功能亢进和腹水表现，血吸虫环卵试验、血吸虫补体结合试验及皮肤试验等检查为阳性，直肠黏膜活检可找到血吸虫卵。

2. 肝硬化腹水需与结核性腹膜炎、腹膜癌肿、卵巢癌、缩窄性心包炎等相鉴别

结核性腹膜炎有结核中毒症状，腹部有柔韧感、压痛及反跳痛，腹水性质为渗出液；腹膜癌肿可因癌肿转移至腹膜而产生腹水，患者尤以老年人居多，腹水可为血性，腹水中可查到癌细胞，且腹水增长迅速；卵巢癌特别是假黏液性囊腺瘤，常以慢性腹水为主要表现，腹水性质也为漏出液，腹腔镜及妇科检查可帮助诊断；缩窄性心包炎因体循环瘀血可出现肝肿大、颈静脉怒张、大量腹水，但可有奇脉、心音增强、脉压差缩小。

3. 肝硬化并发的上消化道出血应与消化性溃疡、出血性胃炎等所致的出血鉴别

消化性溃疡患者常有节律性上腹痛史，无脾肿大及脾功能亢进的表现，尤其

值得注意的是肝硬化时，因门静脉高压导致胃黏膜屏障的破坏，消化性溃疡的发生率亦显著增高，需通过急诊胃镜检查相鉴别；出血性胃炎可由药物、酗酒等因素引起，伴胃部疼痛，但肝硬化时因胃黏膜充血、水肿等因素也可导致门脉高压性胃黏膜病变，此时鉴别则较困难，其鉴别诊断可靠方法为胃镜检查。另外还要与其他原因所致的上消化道出血如食管贲门撕裂症、胃黏膜脱垂、上消化道肿瘤、胆道及胰腺出血等相鉴别。

（二）中医学鉴别诊断

肝硬化是因人体正虚邪实、气滞、血瘀水停，肝、脾、肾三脏受病。临床病症相继出现肝脾区肿块、消化道症状、腹水等一系列表现，最后死于出血及昏迷。中医多属于"积聚""鼓胀"的范畴，因此临床上应与"痞满""水肿""石瘕""肠覃"相鉴别。

1. 与痞满鉴别

痞满作为临床证候包括西医学中的慢性胃炎、胃神经官能症、消化不良等疾病，为脾胃素虚，内外之邪乘虚而入，使脾之清阳不升，胃之浊阴不降。患者自觉脘腹痞塞不通，满闷不舒，而腹部无气聚胀急之形可察，更不能扪及坚积包块，而肝硬化之"积聚"，可于上腹部触及包块，临床上可以此为鉴别。

2. 与水肿鉴别

水肿为肺、脾、肾三脏受病致肺不通调，脾失转输，肾失开阖，膀胱气化无权，三焦水道失畅，水液停留，泛溢肌肤所致头面、眼睑、四肢、腹背，甚至全身浮肿；严重水肿的患者，也可出现胸水、腹水。但肝硬化之鼓胀为单腹胀大，腹部有青筋暴露或兼有下肢肿胀，一般头面及上肢不肿。而水肿则头、面、四肢皆肿，即使有腹部胀大，绝无青筋暴露。

3. 与石瘕、肠覃鉴别

病名皆首先见于《灵枢·水胀》篇，为妇科疾病。由于寒邪留滞，客于冲任、肠脉之间，气血瘀滞，结而成块。开始由下腹发生，逐渐向上增大，最后可大如怀胎足月之状，始终按之坚硬，与肝硬化所属之上腹部"积聚"包块不同，而鼓胀初起，腹部柔软，叩之如鼓，晚期则腹部坚硬，但无下腹部之包块，若配以西医学之妇科检查，则不难鉴别。

四、临床治疗

（一）提高临床疗效的基本要素

1. 谨守病机，注重实脾

《金匮要略》指出："见肝之病，知肝传脾，当先实脾。"肝硬化患者多由各种慢性肝病迁延不愈，久病伤及脾胃，致使脾失健运，肝失血养而成。脾失健运，木横侮之，土不制水，腹水乃成。因此，肝硬化患者久病致虚，正气耗伤为本病的一个重要病理机制，为本虚标实之证。治疗当注重调理脾胃，健脾益气，辅以疏肝通络、活血祛瘀、清热利湿。尤其是对久病年老体弱者，脾胃耗损较重，更不能简单地活血化瘀、清热利湿，而应首当考虑实脾，因培土可恢复脾胃功能，抑制肝木太过，使其恢复元气，促使病情好转。古人云"气行则血行"，益气有助于活血祛瘀。肝硬化，尤其是晚期肝硬化患者，因存在凝血机制障碍及门脉高压症，食管-胃底静脉曲张，有出血倾向，单纯活血化瘀有助出血之虞，而脾主统血，在注重实脾的基础上加以活血，则能免除活血导致的出血之虑。肝病及脾，脾失健运，水湿内停，久生湿热，而清热利湿之品，其性略带苦寒，用之不当，易伤脾胃，使脾虚更甚，则湿热更难祛除。对湿热内蕴之证，亦应在扶脾固本之中，佐以清热及不伤正气之淡渗利湿之品。

2. 溯本求源，不忘补肾

肝硬化患者，尤其是中晚期并发腹水者，多为肝郁脾虚日久及肾，致肾阳亏虚则膀胱气化不利。水为阴邪，易于寒化，脾肾之阳衰微，则水寒不行，腹水长期停留，临床以形寒肢冷、腰膝酸软等肾阳虚表现为主。从西医学角度看，晚期肝硬化多因灌注不足，肾素-血管紧张素-醛固酮系统激活等致水、钠潴留，腹水难以消退，而温补肾阳可改善微循环，增加机体血液灌注，提高机体对疾病的反应能力。而久病亦可致肾阴亏损，加之晚期肝硬化患者长期应用利尿剂，伤阴更重，致水不涵木。滋肾可以养肝，肝得所养则肝之条达疏泄功能正常，此即滋水涵木，虚则补其母之意。但给药应有偏重，以妥善解决阴阳二者之矛盾。肾虚者临床多见于中晚期肝硬化患者，此时若在认真辨证的前提下，不忘补肾，用药方可达到满意的疗效。

3. 审时度势，攻补兼施

肝硬化之证候为本虚标实，临床上应仔细辨本虚、明标实。早期肝硬化多以实证为主，而晚期肝硬化则以虚证为主，故在治疗时应根据虚实之侧重决定给予攻药、补药之主次。实者先攻后补，使瘀血得行，湿热得清，再辅以补虚，则病情尚可缓解持久，若单纯攻逐，虽可暂收一时之效，但体虚加重，复发难疗。虚中兼实者，因以虚为主，当注重补虚，补虚的同时亦应考虑祛邪（古人认为腹水因病而生，为病理产物，又转而成为继发病证的因素，故认为腹水同样亦属于邪）。因补虚只宜缓图，若不兼以祛邪，治疗亦难以奏效，故治疗应根据患者邪正斗争的情况和虚实的变化，抓住主要矛盾，决定攻补施治之侧重点。

4. 中西合用，提高疗效

西医学认为肝硬化是各种致病因素长期

反复作用于肝脏，致纤维结缔组织过度增生，肝脏失去了正常的结构和功能，进一步发展（出现有再生结节的假小叶，肝脏萎缩变硬）而形成。治疗除预防和治疗各种病因外，现尚无逆转肝脏纤维化的有效药物，即使实验研究证实有抗纤维化作用的药物，诸如青霉胺、秋水仙碱等，亦因疗效不肯定，不良反应多，临床很少应用。而部分中药虽然通过现代研究有改善肝脏微循环，恢复肝组织细胞正常代谢，促使肝细胞再生及抗纤维化的作用，但疗效也不十分理想，故采用中西医结合治疗本病已形成一种新的发展趋势，尤其是肝硬化腹水的治疗，采用中医专方加减或辨证论治，以中药扶正活血治本，祛邪利水治标，结合西药保肝、支持、利尿和对症处理，可弥补中医、西医的一些不足，疗效可有较大提高。

5. 内外结合，协同施治

西医学认为肝脏是人体最大的一个"化工厂"，一方面从消化道吸收进入体内的物质以及体内的储存物质需经过肝脏的再加工方可变成人体生命活动的基础物质，以供给组织器官的需要；另一方面吸收进入体内的和体内代谢过程中所产生的废物和毒物，都要在肝脏解毒之后排出体外。因此，长期大量的内服药物，不仅可损伤胃肠功能，还可加重肝脏负担，甚至可引起药物性肝损伤，使本已恶化的肝功能进一步加剧，加之肝硬化时门脉高压，胃黏膜充血水肿，影响药物的吸收。故在内服中、西药物治疗的同时辅以外治法，一可提高疗效，二可适当减少内服药物的种类及药量，减轻药物的副作用，取得更佳的治疗效果。

6. 明辨病证，中西合参

辨证论治是中医理论之精髓。中医重视辨证。"证"是疾病某个阶段的主要矛盾和个性，是对疾病发展某阶段的病理概括，是认识疾病、治疗疾病的主要依据。"病"是对疾病全过程的病理概括。辨证是对疾病进行动态的观察，是对疾病的程序性的诊断；而辨病是对疾病进行静态的鉴别。肝硬化为西医病名，隶属于中医"积聚""鼓胀"等范畴。但同一种病，患者不同，或同一患者，病理发展阶段不同，中医辨证亦不同，切不可拘泥于一病一方或以方机械套病，即使按西医的"肝硬化"，亦有其发展的不同病理过程。如肝硬化晚期可并发上消化道出血、肝肾综合征、肝性脑病，则属中医"血证""癃闭""昏迷"的范畴，应根据具体情况辨证后再行施治。若不辨病则胸中无全局观念，不辨证则不能抓住疾病某阶段的主要矛盾，论治则无依据，难以获得良好的治疗效果。尤其应把西医的"病"与中医的"证"结合起来，弥补中医辨证与西医辨病的不足。如肝硬化早期肝脾肿大不重时，肋下虽不能触及包块，但可通过B超等现代手段检查确诊之后即可按中医"积聚"辨证论治。因肝硬化的各种理化指标是建立在西医学科学发展的基础上的，特异性较强，中医辨证虽然有许多优越之处，但毕竟受历史条件的限制，反映的病理过程并不确切，若能二者有机结合起来，将会使中医辨证水平大大提高，对疾病的疗效及转归做到心中有数。

（二）辨病治疗

肝硬化的治疗目前尚无特效药物。代偿期主要以合理调护为主，辅以一般药物治疗，但应避免应用较多的药物，以防加重肝脏负担，对肝脏组织修复不利；失代偿期肝硬化除考虑应用一般药物治疗外，还应注意防治各种并发症。

1. 一般药物治疗

（1）保护肝脏及促进肝细胞再生的药物　①葡醛内酯（肝泰乐）：有保肝解

毒、阻止糖原分解、增加肝糖原量的作用。②肌苷：为细胞激活剂，在体内可提高三磷腺苷的水平，并可转变为多种核苷酸参与能量代谢和蛋白质的合成。③水飞蓟宾（益肝灵、西利马灵）：有保护肝细胞膜和对抗多种肝脏毒物的作用。④磷酸胆碱（氯磷胆碱）：具有促进肝脏卵磷脂的合成、保肝解毒的作用。用于早期肝硬化。⑤凯西莱（硫普罗宁）：具有保护肝线粒体结构，改善其功能，促进肝脏细胞再生及活性氧的清除，对抗多种肝损伤的作用。⑥联苯双酯：为合成五味子丙素的中间体，对肝脏中 ALT 活性有较强的抑制作用，有保肝解毒，适用于肝硬化。⑦甘草甜素（强力宁、甘利欣、甘美）：为中药甘草中提取的甘草酸（强力宁为甘草酸单胺、L 半胱氨酸、甘氨酸配伍制成；甘利欣为甘草酸二铵；甘美为异甘草酸镁）。具有皮质激素样作用，而无皮质激素的副反应，有较强的抗炎、保护肝细胞膜及改善肝功能的作用。

（2）维生素类药物　肝硬化时可有维生素缺乏的表现，可相应补充所需各种维生素。其中维生素 C 有促进代谢和解毒作用；维生素 B 族参与糖、蛋白质、脂肪的代谢，有保护肝细胞的作用，常用复合维生素 B、酵母片等制剂；维生素 E 有抗氧化和保护肝细胞作用；有凝血障碍者可给予维生素 K1。

（3）抗纤维化药物　本类药物在动物实验中可阻止 HF，但临床应用，疗效尚不十分理想，因此临床使用并不广泛。

①霉胺：为青霉素的代谢产物，含有巯基的氨基酸，与铜络合，抑制含铜氨基氧化酶如赖氨酰氧化酶的活力（即单胺氧化酶）切断胶原形成过程中的前胶原的共价交联，使胶原纤维的形成受阻，激活胶原酶，促进胶原分解及吸收。因其不良反应较多，且疗效不肯定，临床较少应用。注意用前应做青霉素皮试。

②秋水仙碱：可抑制胶原纤维的组合并增加胶原酶的产生，对胶原有分解作用，有提高肝硬化患者生存率、抗炎、抗纤维化作用。

③中成药治疗：扶正化瘀胶囊适用于瘀血阻络、肝肾不足者；强肝胶囊适用于肝郁脾虚、湿热内蕴者；复方鳖甲软肝片适用于瘀血阻络、气血亏虚兼热毒未尽者；大黄䗪虫丸适用于瘀血阻络、正气不虚者；鳖甲煎丸适用于肝脾血瘀、正气不虚者。

2. 肝硬化腹水的处理

（1）肝硬化腹水治疗的原则　治疗目标为腹水消失或基本控制，改善临床症状，提高生活质量，延长生存时间。一线治疗，包括：①病因治疗；②合理限盐（4~6g/d）及应用利尿药物［螺内酯和（或）呋塞米］；③避免应用肾毒性药物。二线治疗，包括：①合理应用缩血管活性药物和其他利尿药物，如特利加压素、盐酸米多君及托伐普坦等；②大量放腹水及补充人血白蛋白；③经颈静脉肝内门体静脉分流术（TIPS）；④停用非甾体抗炎药（NSAIDs）及扩血管活性药物，如血管紧张素转换酶抑制剂（ACEI）、血管紧张素受体拮抗剂（ARB）等。三线治疗，包括：①肝移植；②腹水超滤浓缩回输或肾脏替代治疗；③腹腔 α-引流泵或腹腔静脉 Denver 分流。

（2）利尿剂和其他相关药物　利尿药物是治疗肝硬化腹水的主要方法，常用的利尿药物有醛固酮拮抗剂、祥利尿剂及血管加压素 2 型（V_2）受体拮抗剂等。①醛固酮拮抗剂：螺内酯是临床最广泛应用的醛固酮拮抗剂，其次为依普利酮等。推荐螺内酯起始剂量为 40~80mg/d，以 3~5 天阶梯式递增剂量，常规用量上限为 100mg/d，最大剂量不超过 400mg/d。不良反应：高钾血症、男性乳房发育胀痛、女性月经失调、行走不协调等。依普利酮临床主要用于治疗高血压，缺少治疗肝硬化腹水的临床疗效及安全性报道。②袢利尿剂：呋塞米是最常用的袢利尿剂，其他有托拉塞米等。呋塞米存在明显的剂量效应关系，随着剂量加大，利尿效果明显增强，且药物剂量范围较大。对于肝硬化腹水复发及顽固型腹水患者，袢利尿剂联合螺内酯的疗效与安全性优于单用螺内酯。呋塞米推荐起始剂量为20~40mg/d，3~5天可递增为20~40mg，呋塞米常规用量上限为80mg/d，每天最大剂量可达160mg。不良反应：体位性低血压、低钾、低钠、心律失常等。③高度选择性血管加压素 V_2 受体拮抗剂：这类药物包括托伐普坦、利伐普坦等。托伐普坦对肝硬化腹水和（或）伴低钠血症患者、终末期肝病患者合并腹水或顽固型腹水均有较好的疗效及安全性。短期（30天内）应用托伐普坦治疗肝硬化腹水和（或）伴低钠血症患者安全、有效，且血钠纠正患者其生存率显著提高。开始一般15mg/d，根据服药后8、24小时血钠浓度与尿量调整剂量，最大剂量为60mg/d，最低剂量为3.75mg/d，一般连续应用不超过30天。禁忌证为低血容量低钠血症。不良反应包括口渴、高钠血症、肾功能衰竭等，需密切监测血钠及肝、肾功能。④其他类利尿药物：噻嗪类利尿药，氢氯噻嗪是最常用的噻嗪类利尿药，常用量为口服每次25~50mg，每天1~2次。噻嗪类利尿剂可引起糖代谢紊乱与胰岛素抵抗，可增加糖尿病的发生，因此，肝硬化腹水患者不建议长期应用。不良反应与呋塞米相似；盐酸阿米洛利和氨苯蝶啶是保钾利尿药，与噻嗪类或袢利尿剂合用具有协同作用。如果螺内酯不能耐受，可用阿米洛利替代治疗，10~40mg/d。由于该药价格较贵且疗效较螺内酯差，临床应用很少。⑤收缩血管活性药物：特利加压素。内脏血管扩张是肝硬化腹水，特别是顽固性腹水或大量放腹

水后发生循环功能障碍的关键因素。在大量腹腔放液后给予特利加压素（6~12mg/d）联合人血白蛋白 [1g/（kg·d）] 可以有效预防大量放腹水后循环功能障碍及肝肾综合征（HRS）。特利加压素联合人血白蛋白与单用人血白蛋白比较，Ⅰ型 HRS 及全身炎症反应综合征患者的肾功能有明显改善，可用于肝硬化患者顽固型腹水和 HRS 的治疗。特利加压素禁忌证为孕妇及未控制的高血压；相对禁忌证包括缺血性心血管疾病等；不良反应为腹部绞痛、大便次数增多、头痛和动脉压增高等，与剂量及静脉滴注速度有关。用法：每次1~2mg，每12小时1次，静脉缓慢推注（至少15分钟）或持续静脉滴注，有治疗应答反应则持续应用5~7天；如果无反应，每次1~2mg，每6小时1次，静脉缓慢推注或持续静脉滴注，有反应则持续应用5~7天。停药后病情反复，可再重复同样剂量。如果无反应，可增加剂量，最大剂量为12mg/d。盐酸米多君，为α受体激动剂，常用于治疗低血压，可增加肝硬化顽固型腹水患者24小时尿量和钠排泄，对非氮质血症肝硬化腹水患者具有较好疗效。

（3）营养支持治疗与限盐 ①合理限盐补钠和限盐一直是肝硬化腹水治疗中争论的问题。限盐是指饮食中钠摄入80~120mmol/d（4~6g/d）。若更大程度限制钠的摄入，虽然有利于消退腹水，且10%~20% 初发型腹水患者的水钠潴留明显改善，减少腹水复发风险，但长期限钠会导致患者食欲减退及低钠血症，加重营养不良。另一方面，严格限钠，血浆低钠时 RAAS 活性增强，尿钠排泄减少，形成难以纠正的恶性循环。研究表明，短期大剂量利尿药物及适当补充盐治疗肝硬化腹水安全、有效。因此，多数学者认为肝硬化腹水患者不必严格限制钠的摄入。②低钠血症及处理：绝大多数肝硬化腹水患者不必

要限水，但如果血钠小于125mmol/L时应该适当限水。临床发现，60%左右肝硬化腹水患者存在不同程度的等容量或高容量低钠血症。由于多数肝硬化低钠血症发生缓慢，常常被肝硬化其他症状所掩盖，高渗盐水可快速纠正低钠血症，但本身会导致更多的水钠潴留，故一般不推荐使用高渗盐水溶液纠正低钠血症。肝硬化腹水患者如有重度的低钠血症（血钠小于110mmol/L）或出现低钠性脑病，可适当静脉补充3%~5%NaCl溶液50~100ml。托伐普坦能够纠正低钠血症。在使用托伐普坦过程中，应严密监测患者尿量、体征和电解质，24小时血钠上升不超过12mmol/L，以免加重循环负荷或导致神经系统脱髓鞘损害。③人血白蛋白及新鲜血浆：人血白蛋白具有十分重要的生理功能。在肝硬化腹水，特别是顽固型腹水、HRS患者的治疗中，补充人血白蛋白对于改善肝硬化患者预后及提高利尿药物、抗菌药物的治疗效果都十分重要。对于一次性放腹水不超过5L或伴SBP患者，补充人血白蛋白剂量缺乏临床循证医学的依据，专家意见仍不统一，值得进一步研究。

（4）腹腔穿刺放液 腹腔穿刺放腹水仍然是顽固型腹水的有效治疗方法，也是快速、有效缓解患者腹胀的方法。大量腹腔穿刺放液后的常见并发症是低血容量、肾损伤及大量放腹水后循环功能障碍。

（5）经颈静脉肝内门体静脉分流术（TIPS） TIPS是治疗顽固性腹水的有效方法之一，可作为需要频繁进行腹穿放腹水或频繁住院患者（3次/月）或肝移植的过渡治疗。TIPS同样可以缓解60%~70%难治型肝性胸腔积液患者的症状。研究显示，TIPS不仅可以降低门静脉压力，缓解腹水，而且能改善尿钠排泄和肾脏功能。但TIPS后肝性脑病发生率为25%~50%，60岁以上者风险更高。TIPS会增加心脏前负荷，既

往有心脏病的患者容易诱发心力衰竭。因此，肝性脑病、心肺疾病、肝功能衰竭（胆红素5.8mg/dl以上）、脓毒血症被认为是TIPS的绝对禁忌证，2012年AASLD治疗指南中，还将70岁以上高龄、Child-Pugh评分12分以上作为TIPS的禁忌证。

（6）腹水超滤浓缩回输及肾脏替代治疗 ①无细胞腹水浓缩回输（CART）：CART也是临床治疗顽固型腹水的方法之一。CART可提高药物治疗无反应的失代偿期肝硬化顽固型腹水患者的生活质量，改善部分患者的症状，对肾功能无明显影响，也可作为一种有效的姑息性治疗方法。大部分患者可出现发热。②腹腔α-引流泵：一种自动化腹水引流泵系统，通过腹腔隧道PleurX™引流导管将腹水回输至膀胱，可通过正常排尿来消除腹水。对恶性腹水具有一定的效果，对肝硬化顽固型腹水患者的应用经验较少。③腹腔静脉Denver分流：1970年左右腹腔静脉Denver分流是常见的外科治疗腹水方法。然而与内科治疗比较，腹腔静脉Denver分流并发症多、生存期无延长，临床不推荐使用。④肾脏替代治疗：有报道通过床旁血液透析或持续静脉血液滤过治疗肝硬化顽固型腹水及肝肾综合征，但肾脏替代治疗与其他治疗方法（如血管收缩药物）之间并无对照研究。

（7）肝移植 对于Child-Pugh C级肝硬化合并顽固型腹水患者应优先考虑肝移植。肝移植前尽可能控制急、慢性肾损伤及感染，在等待肝移植的患者中，对血管活性药物治疗有反应者，有可能延缓进行肝移植的时间。

（8）病因治疗与随访 引起肝硬化腹水的病因包括病毒感染、酒精、胆汁淤积、免疫、遗传代谢、药物及寄生虫感染等，应重视对原发疾病的治疗。对可进行病因治疗的肝硬化要积极进行病因治疗。病因治疗可减轻HF，降低门静脉压力，阻止或

逆转 HF、肝硬化的进展。

3. 食管－胃底静脉曲张破裂出血的治疗

肝硬化门静脉高压症导致的上消化道出血病因较多，如食管－胃底静脉曲张破裂出血、门静脉高压性胃病、肝源性溃疡、异位静脉曲张、胃窦毛细血管扩张症及肝性胃肠功能衰竭等。前三者临床常见，尤以食管－胃底静脉曲张破裂出血最为常见，且因其出血量大，来势凶险，死亡率高，为肝硬化的主要死亡原因，故本处重点论述食管胃底静脉曲张破裂出血的处理。

（1）监护　临床注意平卧位休息、禁食、吸氧、保温、密切观察并记录生命体征（体温、脉搏、呼吸、血压）及神志变化。注意观察记录呕吐物及粪便的性状及单位时间的出血量，保持呼吸道通畅，以防止呕血引起的窒息。记录24小时出入水量，有条件者可监测中心静脉压，并监测血红蛋白、红细胞压积、尿素氮、血肌酐，注意并发症的出现。烦躁不安者可给予异丙嗪或地西泮，禁用吗啡或巴比妥类药物。

（2）扩容治疗　大量出血时可出现低血容量休克，进一步加重肝细胞损害，诱发肝性脑病等。此时宜给予扩容治疗，而不应通过升压药物提高血压纠正休克。扩容最好采用输入新鲜全血（3日内），因库存血含氨较多，易诱发肝性脑病。输血指征不能拘泥于血红蛋白低于80g/L，而应根据出血量、血压情况综合判断。因大出血早期组织液尚来不及渗入血管补充血容量稀释血液，而在3~4小时后才开始显示血红蛋白、红细胞压积比值的下降，故早期血红蛋白和红细胞压积值并不能反映失血的程度。输血量宜在正确估计失血量的基础上，给予失血量的1/3~2/3，最多不超过3/4，以防输血过多进一步增加门静脉压力，加重食管－胃底静脉曲张破裂程度。在配血过程中可首先补入生理盐水、复方氯化钠注射液、糖盐水等晶体液及羟乙基淀粉40

氯化钠注射液、琥珀酰明胶注射液（血定安）等代血浆。晶体液的输入只限于每日水分的需要，不宜过多，以免发生组织水肿，且它的扩容作用只是暂时的，而代血浆用品只能扩容，但不能携带氧，并能弥散至血管外间隙，故均不如全血理想。当出血逐渐停止后，若红细胞压积达到40%可暂缓输血，期间应注意水、电解质及酸碱平衡。

（3）药物降低门静脉压力治疗　20世纪80年代初 Lebeec 首先应用药物降低门静脉压力治疗，通过多年来的临床观察发现，药物降低门静脉压力治疗不仅可明显提高急性出血期的抢救成功率，而且在预防再出血中有重要作用。此类药物可分为缩血管药物和扩血管药物两大类。

①缩血管药物。血管加压素（VP）及其衍生物：其中垂体后叶素是目前临床应用最为广泛的治疗食管－胃底静脉曲张破裂出血的药物，它可直接收缩内脏血管的小动脉和毛细血管前括约肌，使内脏血流量下降，从而降低门静脉血流，并可收缩肝动脉，减少肝动脉血流，使肝窦内压下降，从而降低门脉压力，还可减少胃左静脉和奇静脉的血流灌注，降低曲张的食管－胃底静脉的张力和压力。临床疗效在40%~90%之间。目前多主张持续静脉滴注，0.2~0.4U/min，12~24小时后未有继续出血者，可用药量减半维持24~72小时；若减量或停药后发生再出血，则重新应用初始剂量。近期止血率为40%~60%。因其可使全身小动脉和平滑肌收缩，导致血压升高、心肌梗死、心衰、心律失常、心脏骤停、缺血性肠坏死、腹绞痛、加重肝实质损害、排便及里急后重等副作用，老年人尤其是冠心病患者不宜使用。近年来，有文献报道其长效衍生物——特利加压素即三甘氨酰赖氨酸加压素（TLV）与VP同样有效，且副作用小。首剂2mg静脉注射，之后每

4~6 小时 1mg，近期止血率为 70%。

生长抑素（SS）：为一种胃肠道激素，能抑制胰岛素、胰高糖素和其他胃肠激素的分泌，选择性地收缩内脏血管，明显减少内脏血流，进而降低门脉压。现临床常用其类似物奥曲肽（善得定）、施他宁（人工合成制品）；用法：奥曲肽，首剂 0.1mg+NS 20ml，缓慢静脉滴注，继之以 25μg/h 持续给药 36~48 小时，出血停止后逐渐减量；施他宁，以 250μg/h 的速度持续给药，开始后 1~2 分钟给予 250μg 作为首剂负荷量静脉缓注，注意滴注不能中断，可持续 24~48 小时。本类药物价格比较昂贵，但鉴于其止血效果确切，并可减少患者的输血量，防止进一步出血后出现肝功能恶化、肝性脑病及肝肾综合征等，并且较使用垂体后叶素安全、方便、副作用少，因此近几年临床应用逐渐增多。

β 受体拮抗剂：多用于预防首次出血和出血后再发出血。代表药物为普萘洛尔（心得安）：自 1980 年应用于临床以来，为 β 受体拮抗剂中应用时间最长，疗效最佳的预防静脉曲张破裂出血的药物，剂量可自 20mg/d 开始，分 2 次服，3~6 日内逐渐递增剂量至患者心率下降约 25% 为宜。长期应用其副作用有嗜睡、性功能减退、气促、雷诺现象、恶心、头晕、头痛、肝性脑病等。长期服药后如突然停药，可引起再度出血和阻滞剂停药综合征，甚至心律失常、猝死。心衰、哮喘、COPD 患者忌用。

②扩血管药物。临床上最常用的为硝酸盐类扩血管剂。代表药物为硝酸甘油、二硝酸异山梨酯、5- 单硝酸异山梨酯；另有 α 受体拮抗剂、α₂ 受体激动剂、S₂ 受体拮抗剂、钙通道阻滞剂、血管紧张素转换酶抑制剂等。常用量：硝酸甘油 40μg/min 静滴，每 15 分钟增加 40μg/min，直至 400μg/min，使平均动脉压 ≤ 13.3kPa 为止。二硝酸异山梨酯 10mg，3 次 / 日，舌下含服。5- 单

硝基异山梨酯因其为已经活化的单硝基化合物，不需再经肝脏脱硝基，且半衰期长，尤适用于肝肾功能明显损害者，用量为 20~40mg/d。α 受体拮抗剂如酚妥拉明，α₂ 受体激动剂如可乐定，S₂ 受体拮抗剂如酮色林，钙通道阻滞剂如桂利嗪、汉防己甲素及血管紧张素转换酶抑制剂如依那普利等，通过近几年的临床观察，均有降低门脉压的作用。

③缩、扩血管药物的联合应用。目的在于加强降低门静脉压力的作用，同时减少缩血管药物对全身血流动力学的副作用，在当今临床中最为常用。其中最常用的药物联合：垂体后叶素 + 硝酸甘油，在急性出血期多为首选；垂体后叶素 + 二硝酸异山梨酯；普萘洛尔 + 二硝酸异山梨酯或 5- 单硝酸异山梨酯等。后者多用于预防出血的治疗。

（4）其他止血药物的应用

①局部止血治疗。胃内降温：可通过胃管以 10~14℃冰水反复灌注胃腔而使胃内降温，从而使血管收缩、血流减少，出血部位的纤溶酶活力下降而达到止血目的；也可在冰盐水 100ml 中加入去甲肾上腺素 4~8mg，10~15 分钟重复 1 次，以加强止血作用。凝血酶：口服或内镜下直接喷洒在出血部位，促使纤维蛋白原变成纤维蛋白，使血凝块堵塞小血管残端而起到止血作用；用量为 2000~8000IU，2~6 小时使用 1 次；此药在酸性环境中易失活，故应同时应用抑酸剂。孟氏液：为碱式硫酸镁 $[Fe_4(OH)_2(SO_4)_5]$，可使血液凝固、闭塞出血的血管，每次 30~50ml，经胃管注入，1~2 小时重复 1 次，可用 2~3 次，不能口服。

②静脉给予药物治疗。因肝硬化患者有凝血酶原时间延长、血小板减少，可酌情选用维生素 K₁ 20~30mg，酚磺乙胺 0.75~1.0g，6- 氨基己酸 4.0~6.0g，氨甲苯酸 0.4g，静滴。另外，近年来也多应用巴曲

酶（立止血）治疗，本药为自巴西蝮蛇中提取的高效止血剂，含有类凝血酶和类凝血激酶活性成分，仅促进出血部位的血小板聚集，也为临床中可口服、肌内注射及静脉注射的一种制剂。每次 1~2U，每日 2 次，直至出血停止。

（5）三腔二囊管压迫止血　为传统的治疗食管静脉曲张大出血的首选方法，但仅为控制出血的一种临时措施，其近期止血率为 70%~90%，并发症有食管壁缺血坏死、破裂，呼吸道阻塞窒息，吸入性肺炎，少数可出现心脏并发症，如心律失常、心脏骤停等。

（6）内镜下硬化剂注射及套扎术　近几年，国内外开展食管 – 胃底静脉曲张破裂出血镜下治疗已较为广泛，因疗效肯定，其止血率可达 80%~100%，治疗后静脉曲张消失率为 90% 左右，因此已成为治疗食管 – 胃底静脉曲张出血的重要手段（详见以下有关篇章）。

（7）外科治疗　目前国内在急性出血期多采用断流术。断流术常用的有贲门周围血管离断术、胃底贲门周围血管结扎术和胃底横断术。一般多采用脾切＋贲门周围血管离断术，止血效果满意，并可保证肝脏门脉血流灌注，手术操作相对简单，创伤小，肝功能要求低。而早期开展的门腔分流术，虽降压效果较好，再出血率低，但因大量门静脉血分流至体循环，发生肝性脑病的概率较高。另外还有选择性分流术等，虽可保留部分门静脉的向肝血流，但降压效果差，吻合口较多，易发生栓塞。

（8）介入治疗　（详见以下有关篇章）。

（9）肝移植　各种原因引起的肝硬化末期均可考虑肝移植。肝硬化合并食管 – 胃底静脉曲张的治疗，均以止血为主，而对肝硬化的根本问题难以解决，且以上治疗措施不仅对肝脏本身无益，反而有害，因此肝移植成为用其他方法不能治愈的各种慢性、不可逆的肝脏疾病有效的治疗手段。但由于技术较为复杂，且供肝来源困难，国内仅有少部分医院开展。因报道例数不多，其成功率及生存期尚难准确统计。

4. 肝性脑病的治疗

肝硬化患者在上消化道出血、感染、大量放腹水、镇静药或麻醉剂、严重脱水、利尿或呕吐所致低钾碱中毒、摄入过量蛋白、酗酒、便秘、低血压、缺氧及门腔分流术、TIPS 等因素作用下，可发生肝性脑病。发病机制：血 – 脑屏障在结构与功能上发生改变，以氨为主的多种毒性物质在血内沉积，致脑能量代谢障碍；支链氨基酸比例失衡；假性神经递质及 γ- 氨基丁酸兴奋等。临床主要表现为性格改变、睡眠颠倒、定向力理解力减退、书写错误、神志恍惚，以及木僵、嗜睡等，终至昏迷。昏迷前也可有抑制和兴奋交替出现，以及取物不准、握物不牢、步履蹒跚等运动失常的表现，但以扑翼样震颤最具特征性。其治疗现尚无特效方法，应以去除病因，减少肠内毒物的生成和吸收，促进有毒物质的代谢清除，纠正氨基酸代谢紊乱及其他综合措施为主。

（1）去除诱因　临床上，90% 以上 MHE/HE（肝性脑病）存在诱发因素，去除 MHE/HE 的诱因是治疗的重要措施。对于肝硬化 HE 患者，感染是最常见的诱发因素，应积极寻找感染源，即使没有明显感染灶，但由于肠道细菌易位、内毒素水平等升高，存在潜在的炎症状态，而抗菌药物治疗可减少这种炎症状态。因此，应尽早开始经验性抗菌药物治疗。消化道出血也是 HE 的常见诱发因素，出血当天或其后几天，均易诱发 HE；隐匿性消化道出血也可诱发 HE。应尽快止血，并清除胃肠道内积血。过度利尿引起的容量不足性碱中毒和电解质紊乱会诱发 HE。此时应暂停利尿剂、补充液体及白蛋白；纠正电解质紊乱（低钾或高钾血症，低钠或高钠血症）。低血容量性低钠血症（特别是血钠小于 110mmol/L），应静脉补充生理盐水；而对于高血容量或等容量低钠血症患者，可使用选择性血管加压素 2 型受体（V₂）拮抗剂。对于 3~4 级 HE 患者，积极控制脑水肿，20% 甘露醇（250~1000ml/d，2~6 次 / 天）或联合呋塞米（40~80mg/d）。

（2）药物治疗　降血氨药物：高血氨是 HE 发生的重要因素之一，因此降低氨的生成和吸收非常重要。①乳果糖。乳果糖是由半乳糖与果糖组成的二糖，在自然界中并不存在。其不良反应少，对于有糖尿病或乳糖不耐受的患者也可以应用。乳果糖在结肠中被消化道菌群转化成低分子量有机酸，导致肠道内 pH 下降，并通过保留水分，增加粪便体积，刺激结肠蠕动，保持大便通畅，缓解便秘，发挥导泻作用，同时恢复结肠的生理节律。在 HE 时，乳果糖促进肠道嗜酸菌（如乳酸杆菌）的生长，抑制蛋白分解菌，使氨转变为离子状态；乳果糖还减少肠道细菌易位，防治自发性细菌性腹膜炎。多项随机对照试验结果显示，乳果糖不仅可以改善 MHE 患者神经心理测验结果，提高生活质量，还可以阻止 MHE 进展，预防 HE 复发。常用剂量为每次口服 15~30ml，2~3 次 / 天（根据患者反应调整剂量），以每天 2~3 次软便为宜，必要时可配合保留灌肠治疗。对乳果糖不耐受的患者可应用乳糖醇或其他降血氨药物，乳糖醇和乳果糖在灌肠时疗效相似。②拉克替醇。在肠道不吸收双糖，能清洁、酸化肠道，减少氨的吸收，调节肠道微生态，有效降低内毒素。拉克替醇治 HE 的疗效与乳果糖相当，同时起效速度快，腹胀发生率低，甜度较低，糖尿病患者可正常应用。推荐的初始剂量为 0.6g/kg，分 3 次于餐时服用，以每日排软便 2 次为标准来增减服用剂量。③L- 鸟氨酸 -L- 门冬氨酸

（LOLA）。可作为替代治疗或用于常规治疗无反应的患者。10~40g/d，静脉滴注，对 OHE 和 MHE 均有治疗作用，LOLA 可单药或联合乳果糖，也有口服制剂。

镇静药物：HE 与氨基丁酸神经抑制受体和 N- 甲基 -D- 天门冬氨酸 - 谷氨酸兴奋性受体的上调有关，导致抑制性和兴奋性信号的失衡。理论上应用氟马西尼、溴隐亭、左旋多巴和乙酰胆碱酯酶（AChE）抑制剂均是可行的。对于有苯二氮䓬或鸦片类药物诱因的 HE 昏迷患者，可试用氟马西尼或纳洛酮。溴隐亭、左旋多巴治疗 HE 有效的证据较少，还需进行仔细评估，一般不推荐使用。①纳洛酮：血浆内啡肽（β-EP）与 HE 的发生关系密切，一方面 β-EP 干扰脑细胞 ATP 的代谢过程，导致细胞膜稳定性下降及功能障碍；另一方面，β-EP 与大脑内阿片受体结合，抑制大脑皮质血液循环，脑组织血供不足，进一步加重脑细胞功能障碍。meta 分析发现，LOLA 联合纳洛酮治疗 HE，治疗后血氨、TBIL 水平低于对照组，意识转清醒时间缩短，NCT、DST 显著改善，无明显不良反应发生。有研究显示，纳洛酮单用或与乳果糖等药物联合，具有促进患者清醒的作用，但这些研究样本量均较小，且设计上存在一定缺陷。②丙泊酚：有研究比较了丙泊酚对 40 例有狂躁症的 HE 患者临床疗效及不良反应，与地西泮比较，丙泊酚可以更安全、更有效地控制 HE 的狂躁症状。与咪唑唑仑相比，丙泊酚组恢复时间更短，认知功能恢复更快。③苯二氮䓬类镇静药：由于肝硬化患者焦虑、抑郁、疼痛性疾病的发生率较高，扰乱睡眠 - 觉醒周期，因此这些患者常有镇静催眠或止痛药物使用史，这些药物可以诱发 HE。氟马西尼是一种苯二氮䓬拮抗剂，对于严重精神异常，如躁狂、危及他人安全及不能配合医生诊疗者，向患者家属告知风险后，可使用苯二氮䓬镇

静药首先控制症状，药物应减量静脉缓慢注射。

（3）人工肝治疗　肝衰竭合并 HE 时，在内科治疗基础上，可针对 HE 采用一些可改善 HE 的人工肝模式，能在一定程度上清除部分炎症因子、内毒素、血氨、胆红素等。常用于改善 HE 的人工肝模式有血液灌流、血液滤过、血浆滤过透析、分子吸附再循环系统（MARS）、双重血浆分子。吸附系统（DPMAS）或血浆置换联合血液灌流等。

（4）肝移植　对内科治疗效果不理想，反复发作的难治性 HE 伴有肝衰竭，是肝移植的指征。

5. 肝肾综合征的处理

肝硬化晚期，尤其有过度利尿、消化道出血、大量放腹水、腹泻的患者，有效血容量减少，交感神经张力增加，肾小球血管阻力增加，以及体液因子如血管收缩因子（肾素-血管紧张素、前列腺素 PGF_2、血栓素 TXA_2、肠道内毒素等）增加，血管扩张因子［如缓激肽、前列腺素（PGI_2、PGE_2）、心钠素、肾小球加压素等］减少，引起肾脏有效循环血量减少，肾小球滤过率降低，可致功能性肾衰。临床表现为尿少、尿常规检查多无蛋白、尿沉渣无异常、尿钠减少、尿渗透压及比重升高、血尿素氮增加等。后期可有恶心、呕吐、口渴加重、嗜睡等，有时不易与肝性脑病区别。治疗尚无较好办法，预后极差。原则上应在积极改善肝功能的基础上酌情采用以下措施：①早期防止和消除可能的诱发因素如感染、出血、电解质紊乱、过度利尿及放腹水等；②避免使用有肾损害的药物；③扩容、控制输液量；④给予血管活性药物；⑤清除肠道内毒素；⑥少量多次放腹水或腹水浓缩回输；⑦腹腔颈静脉分流术；⑧血液透析；⑨肝移植。

6. 继发感染的处理

多出现细菌及真菌感染。细菌感染多为肠道的内源性感染，以革兰阴性杆菌居多，可通过肠壁、肠淋巴管进入腹腔，引起原发性腹膜炎；或通过侧支循环进入体循环；也可逆行至上部肠道进入胆道；尚可通过接触医源性操作进入呼吸道、泌尿道等。深部真菌感染以念珠菌属多见，可根据感染的病因采取相应的抗菌治疗，并注意药物的肝肾功能损害及加强支持治疗。

7. 脾功能亢进的处理

脾功能亢进最有效的治疗是脾切除术。但单纯脾切除术仅可暂时使门静脉压力下降及血常规（尤其是血小板）好转，而脾与周围组织之间丰富的侧支循环，一旦在术中被切断，反使门静脉压力升高，给以后的脾肾静脉吻合术造成困难，故脾切同时应行脾肾静脉吻合术，对降低门静脉压更有利。另外还可经导管血管闭塞术栓塞脾动脉和末梢血管，副作用有肝区疼痛、发热、脾脓肿和肺炎等。

8. PLC 的治疗

肝硬化时易并发肝癌，尤其是肝炎后肝硬化多见，治疗可酌情给予免疫治疗、化疗、肝动脉栓塞化疗等，肝硬化早期并发肝癌者可考虑外科手术治疗。

9. 肝移植

各种原因引起的肝硬化，伴或不伴顽固性腹水、原发性细菌性腹膜炎、反复上消化道出血、肝肾综合征、肝性脑病，并除外严重肝外疾病者，可酌情考虑肝移植。

（三）辨证治疗

1. 辨证施治

（1）肝气郁结型

治则：疏肝理气。

方药：柴胡疏肝散。柴胡、白芍、枳壳、香附、川芎、陈皮、炙甘草。

加减：兼脾虚证者加四君子汤；伴有苔

黄、口干苦、脉弦数，气郁化火者加丹皮、栀子；伴有头晕、失眠，气郁化火伤阴者加制首乌、枸杞、白芍；胁下刺痛不移、面青、舌紫者加延胡索、丹参；精神困倦、大便溏、舌苔白腻、质淡体胖、脉缓，寒湿偏重者加干姜、砂仁。

（2）水湿内阻型

治则：运脾化湿，理气行水。

方药：实脾饮。白术、熟附子、干姜、木瓜、大腹皮、茯苓、厚朴、木香、草果、薏苡仁、车前子、甘草。

加减：水湿过重者加肉桂、猪苓、泽泻；气虚明显者加人参、黄芪；胁满胀痛加郁金、青皮、砂仁。

（3）湿热蕴结型

治则：清热利湿，攻下逐水。

方药：中满分消丸合茵陈蒿汤。黄芩、黄连、知母、厚朴、枳实、陈皮、茯苓、猪苓、泽泻、白术、茵陈蒿、栀子、大黄、甘草。

加减：热毒炽盛、黄疸鲜明者加龙胆草、半边莲；小便赤涩不利者加陈葫芦、马鞭草；热迫血溢、吐血、便血者，去厚朴，加水牛角、生地、丹皮、生地榆；昏迷属热入心包者鼻饲安宫牛黄丸。

（4）肝肾阴虚型

治则：滋养肝肾，活血化瘀。

方药：一贯煎合膈下逐瘀汤。生地、沙参、麦冬、阿胶、牡丹皮、当归、赤芍、白芍、枸杞子、川楝子、丹参、桃仁、红花、枳壳。

加减：内热口干、舌红少津者加天花粉、玄参；腹胀明显者加莱菔子、大腹皮；阴虚火旺者加知母、黄柏；低热明显者加青蒿、地骨皮；鼻衄甚者加白茅根、墨旱莲。

（5）脾肾阳虚型

治则：温补脾肾。

方药：附子理中丸合五苓散，或《济生》肾气丸合五苓散。熟附子、干姜、党参、白术、猪苓、茯苓、泽泻。偏于脾阳虚者用附子理中丸合五苓散，偏于肾阳虚者用济生肾气丸合五苓散。

加减：腹部胀满，食后较甚，在附子理中丸合五苓散基础上加木香、砂仁、厚朴；如面色灰暗、畏寒神疲、脉细无力可在济生肾气丸合五苓散基础上加巴戟天、淫羊藿；如腹壁青筋显露加赤芍、桃仁。

（6）瘀血阻络型

治法：活血行气，化瘀软坚。

方药：膈下逐瘀汤。当归、川芎、赤芍、桃仁、红花、丹参、乌药、延胡索、牡蛎、郁金、炒五灵脂、枳壳。

加减：瘀积明显者加炮山甲、䗪虫、水蛭；腹水明显者加葶苈子、瞿麦、槟榔、大腹皮；若兼见气虚者加白术、人参、黄芪；兼见阴虚者加鳖甲（研末冲服）、石斛、沙参等；兼见湿热者加茵陈、白茅根等。

2.外治疗法

（1）针刺疗法　取中脘、肝俞、脾俞、内关为主穴。肝胃不和配胃俞；脾虚湿滞者加足三里；湿热未清者配阴陵泉；肝肾阴虚者加太溪；肾虚配肾俞；血瘀加膈俞、气海；腹水者配肾俞、三焦俞、中极、气海、三阴交、阴陵泉；鼻及齿龈出血者加风府、大椎、天柱、合谷、手三里、三阴交、太溪；消化道出血者加膈俞、胃俞、肠风、阳陵泉、曲泽、郄门；烦躁不安者加神门；昏迷者加合谷、人中、十宣、涌泉。方法：实则泻之，虚则补之。每日1次，10次为1个疗程。适用于肝气郁结、湿热蕴结型。

（2）三棱针　取肝俞、脾俞、大椎、足三里，点刺出血3~5滴，隔日或数日1次。并注意针具消毒，适用于瘀血阻络、湿热蕴结型。

（3）艾灸疗法

①取肝俞、脾俞、期门、太冲，每日灸1~2次，每穴灸3~5壮。肝郁气滞者加膈中、内关；血瘀加膈俞、阳陵泉；有鼻衄、齿衄及消化道出血者加血海；利水加三焦俞、膀胱俞、肾俞、气海。适用于肝气郁结型。

②将黄芪、党参、白术、丹参、肉桂、薏苡仁加工为细粉，加水调成药丸，大小与肚脐相当。药丸置于脐部，艾条一端点燃，使艾条燃烧端垂直于脐正上方2~3cm处，施灸20~30分钟，以患者能耐受为度，避免烫伤，每天1次，1个月为1个疗程，连用3个疗程，适用于脾肾阳虚型。

（4）耳针疗法　取肝、胆、脾、胃等穴。肝区疼痛加神门、皮质下；食欲不振、腹胀、胰、胆、皮质下；尿少加肾、膀胱。一般留针30~40分钟。每日1次，10次为1个疗程。行针前要严格消毒，以防感染，适用于脾肾阳虚型。

（5）拔罐法　取穴：第一组为大椎、肝俞、胃俞、期门穴；第二组为脾俞、胆俞、至阳、中极穴。操作方法：刺络拔罐法，两组穴交替使用，每日一组，10天为1个疗程，适用于瘀血阻络、湿热蕴结型。

（6）灌肠疗法　取柴胡15g，当归15g，茯苓15g，白芍15g，白术15g，炙甘草15g，干姜6g，薄荷6g，大黄10g，厚朴15g，丹参30g，黄芪30g，上方水煎取至100ml，温度控制在35~40℃，灌肠时患者取左侧卧位，将臀部抬高，髋、膝部屈曲，然后将吸痰管插入肛门25~30cm，缓慢、匀速滴入中药，完毕后转换为右侧卧位并保持至少1小时，每晚1次，2周为1疗程，适用于肝气郁结型。

（7）穴位注射　将华蟾素注射液5ml注射入双足三里穴，每日1次，3个月为1个疗程。适用于脾肾阳虚型。

（8）贴敷疗法　将红花、朴硝、三棱、莪术、当归、赤芍各等量，上述药物研末，

将药末醋调，敷于肝区，隔日1次，10次为1个疗程，适用于瘀血阻络型。

（9）中药离子导入　取黄芪30g，丹参25g，赤芍20g，鳖甲15g，每日1剂，煎取70ml，浸入药垫，选取期门穴、章门穴、肝俞穴、阿是穴，以中药离子导入仪导入，每日1次，每次30分钟，电流控制在4~10mA，每6日休息2日，总疗程2个月，适用于瘀血阻络型。

3. 成药应用

（1）逍遥丸　每次6g，每日2~3次，口服。适用于肝硬化早期肝郁气滞者。

（2）强肝软坚丸　每次6g，每日3次，口服。适用于肝硬化肝脾肿大肝脾血瘀型。

（3）肝炎膏　每次1贴，将膏药用热容器外加热软化后摊开，洗净皮肤，贴于肝区，每1~2日1次。适用于肝炎后肝硬化早期脾肾阳虚型。

（4）肝回春片　每次2~4片，每日3次，饭后服。用于肝硬化早期水湿内停型。

（5）复肝丸　每次3g，每日3次，饭后服。主治早期肝硬化肝功能损害，肝脾肿大或仅肝肿大肝脾血瘀型。

（6）舟车丸　每次6~9g，每日1次，早晨空腹用红糖水或蜂蜜送服。用于肝硬化大量腹水者湿热蕴结型。禁用于伴食管-胃底静脉曲张或多次呕血、黑便以及有肝昏迷先兆者。

4. 单方验方

（1）马鞭草60g，半边莲、半枝莲、田基黄、白花蛇舌草各30g。用法：水煎。每日1剂，分2次服。说明：本方以马鞭草为主，其他各药根据不同情况斟酌加减。适用于各种证型鼓胀。（石洪. 中草药单方验方选编. 长沙：湖南科学技术出版社、湖南人民出版社.）

（2）四月花（紫薇）根500g，七叶黄荆（牡荆）根18g，车前草3株，山楂树根60g，野南瓜树根120g，栀子根30g，路边

荆 30g，水灯草 9g。用法：第一剂煎后放甜酒少量；第二剂煮豆腐两小块；第三剂煮猪小肠 30~60cm；第四剂起加煮瘦猪肉。一般以水 10 碗煎成 1 碗，头煎当天晚餐后服，二煎次晨空腹服。重者连服 15 剂以上，轻者 10 剂左右，腹水消后再以本方加艾 3 根煎水。适用于各种证型鼓胀。

（四）新疗法选粹

近些年来，西医学针对肝硬化的治疗，尚无解决根本问题的办法，其新技术、新疗法，主要体现在防治其并发症食管 - 胃底静脉曲张的治疗上。

1. 镜下治疗

（1）食管静脉曲张硬化剂治疗 目前常用的硬化剂有 5% 鱼肝油酸钠、1% 乙氧硬化醇、乙醇胺油酸盐、无水乙醇。在急诊出血时，经药物或三腔管压迫止血，同时通过输血、补液等稳定生命体征 4~6 小时以上后，经胃管或三腔管洗胃至胃液清晰为止。拔除胃管或三腔管，经胃镜边注气、边观察食管和胃底曲张静脉，找到出血灶，在其上方或下方 2~3cm 处曲张静脉内进行穿刺，注射上述硬化剂中的一种。静脉旁注射时，只刺入黏膜层，注射后可见局部水肿，形成皮丘即可。注射点应尽量靠近曲张静脉根部，注射部位尽量避开红色征部位，选其远端进行。注射完成后应在内镜监视下边退针边继续注药，以便在注射孔局部黏膜内形成水肿封闭针孔。术中、术后注意其并发症如胸骨后疼痛、吞咽困难、发热及溃疡，甚至穿孔。

（2）食管静脉曲张皮圈结扎治疗 本法包括使用外套管的单个皮圈结扎法和不使用外套管的连续结扎法。前者于 1989 年美国 Stiegmann 首先使用于临床，国内于 1992 年方开始使用；后者 1996 年始见日本有应用报道，国内于 1997 年开始应用于临床。为一种简单、易行、安全、有效的新方法，

较单纯硬化疗法急诊止血率及静脉曲张消失率略高，且并发症少。

2. 介入治疗

（1）脾动脉栓塞术 应用 Seldinger 法经股动脉穿刺，应用栓塞剂对脾动脉进行部分栓塞，从而达到止血的目的。优点是保留了部分脾脏免疫功能，尤其是伴有脾功能亢进者。并发症有发热、脾区疼痛、胸腔积液和脾脓肿。

（2）经肝食管 - 胃底曲张静脉栓塞术 方法为经肝穿刺，将导管置入门静脉并选择插入胃冠状静脉及胃短静脉，然后经导管注入栓塞剂。常见并发症有刺破肝被膜或肝外大血管引起腹腔内出血、刺破胸腔引起气胸及脾门血栓等。

（3）经颈静脉肝门体分流术（TIPS） 本法尚不作为控制和预防食管静脉曲张破裂出血的基本措施，多用于硬化剂或套扎治疗失败及不宜外科手术分流者，或为肝移植术前准备。方法：局麻下经颈静脉穿刺，将 TIPS 专用器械经上腔静脉送入肝静脉（一般为肝右静脉），在肝内以细穿刺针向门静脉方向穿刺，直至穿入门静脉左干或右干，以球囊导管对该段肝实质进行扩张，以形成肝内分流通道，选择合适直径和长度的金属内支架置放于分流道内，有活动出血或明显食管 - 胃底静脉曲张者，可同时对胃冠状和胃短静脉及食管胃底静脉进行硬化栓塞治疗。其优点为可显著降低门静脉压力，止血速度快，创伤小，对肝功能差者尤为适用。与外科分流术相比，肝性脑病的发生率较低，程度较轻，且多数患者可腹水消退及肝功能改善。其并发症有分流道再狭窄或肝静脉狭窄，支架移位，肝门附近血管和（或）器官穿孔，肝包膜穿破致血性腹膜炎，支架位置放置不当，压迫肝动脉及穿破胆管、肝动脉、胆囊及右肾，菌血症，急性心肌梗死，肾衰等。

（4）组织黏合剂栓塞治疗术 食管曲张

静脉硬化剂注射和皮圈结扎治疗对控制食管静脉曲张出血和清除曲张静脉、降低早期再出血率，虽有相当疗效，但并不如初始期望的那样理想，尤其对出血性胃静脉曲张疗效较差，常可早期再发出血。有报道显示，其发生率最高可达30%左右，是最常见的致死原因。适应证：①急性活动性食管和（或）胃底曲张静脉出血；②3度红色征（＋）的食管静脉曲张；③2度、3度胃底静脉曲张。其并发症主要因栓塞技术错误和用量过大及静脉旁、黏膜下或过深食管肌层注射及过量注射，造成再发大出血、食管狭窄或穿孔（深大溃疡所致）。

（五）医家诊疗经验

1. 王庆国

王教授认为肝硬化的病因病机主要是湿热毒邪贯穿于病程始终，尤其是在病变活动明显的阶段，湿热之象更为突出，肝硬化的标实主要表现为肝郁气滞、湿热瘀血，其中以瘀血阻络为病机关键。王教授临床上多将肝硬化分为湿热久羁、瘀血阻络，湿热未清、瘀血阻络、肝热脾寒、寒热互见，肝脾不和、气滞血瘀，肝肾阴亏、瘀热内阻等4种证候进行辨证施治。他强调病证结合、中西互参、辨治兼顾，临床取得了较好的疗效。

2. 王月琳

吴师机《理瀹骈文》载："外治之理，即内治之理。外治之药，亦即内治之药，所异者法耳。"王月琳认为，肝硬化患者多伴门静脉高压，外治法避免了口服药物诱发曲张的胃底静脉破裂而致上消化道出血的风险，并且药物不经肝脏代谢进而减轻肝脏负担。但如何取得患者的信任，让其相信通过外治方法可以缓解临床症状、改善化验指标，需要加强医患沟通，同时选取合理的操作技术。肝硬化单纯采用西药或中药效果均不十分理想，如能综合多种

方法联合应用治疗肝硬化，或可提高临床疗效。

3. 熊艳

肝脏是人体最重要的器官之一，具有调达气血、舒畅情志、健运脾胃、通利三焦等功能，熊艳认为肝硬化属于中医学积聚范畴，患者肝失疏导、气滞血瘀、脾胃运化障碍，久而久之便导致肝脏纤维化增加以致发展为肝硬化。因此对于该病的治疗应以活血化瘀、改善气血、疏泄水气为主。莪术、桃仁、红花、土鳖虫、水蛭、穿山甲均有活血化瘀之功效，能有效促进血液流通，使患者临床症状得以恢复。同时根据患者病情加减药物，如柴胡、枳壳、郁金具有疏肝解郁理气的功效，黄柏、大黄、黄芩、栀子、茵陈、土茯苓、龙胆草具有清热利湿的功效，四物汤养血柔肝，四君子汤健脾益气。同时中医认为"见肝之病、知肝传脾、当先实脾"，因此患者在接受药物治疗的同时应注意饮食，摄入充足营养物质、保证饮食多样化、多食入优质蛋白，同时应适当运动，保持积极乐观，戒烟戒酒。综上所述，采用中医活血化瘀法治疗肝硬化代偿期患者的可行性较高，能显著改善患者肝功能水平，对肝硬化的治疗具有临床实际意义，值得推广。

4. 朱良春

朱良春先生据《神农本草经》谓庵闾子主"五脏瘀血，腹中水气"，《名医别录》庵闾子"疗心下坚，膈中寒热"之说，早年就用庵闾子、楮实子为主随证加味，并配合早年创制之复肝丸治疗肝硬化腹水，屡用得效。朱师指出：古代文献中的片言只字，均具深意，值得探索。肝硬化腹水虽病由肝起，却是一种影响全身的错综复杂的病变，表现为虚实交错的病机。故朱师提倡逐水力避攻劫，化瘀务求平和，甘淡补脾，补中去水之法。和清代喻嘉言《寓意草》中所载之"培养法""招纳法""解散法"

三大治则有异曲同工之妙。尤其是今之西化潮流中，肝硬化腹水患者多先经西医利尿药的治疗，极易伤阴。如硬化腹水患者使用双氢克脲噻、呋塞米等利尿药，几日内即见舌质转红，舌苔剥等伤阴症状，如不速用养阴生津、益气活血之剂以助恢复，则有诱发肝昏迷坏证的可能。仿朱师"甘淡补脾，补中去水"之法，颇能提高疗效。

5. 田红霞

田红霞认为，中医外治法具有简便、有效、价廉、不良反应少等优点，且克服了口服药物首过效应对肝脏的影响，值得临床推广。但多数临床报道为单方或验方的临床经验或观察，缺少大样本随机对照临床研究作为循证医学证据，辨证分型缺乏统一标准，中药外用剂型多为粗放加工应用，缺乏统一的标准及理论研究，有待进一步深入研究和探讨。

6. 关幼波

肝硬化腹水属中医"鼓胀"范畴，为临床常见难治病症，我国古代就将其列为"风、痨、鼓、膈"四大顽症之一。关老治疗肝硬化腹水的经验总结如下：①"见水不单治水，重视调气补中"。有关鼓胀的成因，《内经》认为是"浊气"，《诸病源候论》认为与感染"水毒"有关。古人的认识与当今感染"病毒"基本一致，或说主要因感染病毒、饮酒过多、饮食不节及其他疾病转变而致。西医学认为肝硬化腹水主要是由于肝脏严重受损、肝-血循环障碍、门静脉高压、低白蛋白血症引起的。关老认为肝硬化腹水的形成是由于正虚（气虚、脾虚、阴虚），肝郁血滞，中州不运，湿热凝聚结痰，瘀阻血络，更由于肝、脾、肾三脏功能失调，三焦气化不利，气血运行不畅，水湿不化，聚而成水。因此，在治疗上主张以扶正为主，逐水为辅，以补虚扶正为常法，逐水攻邪为权变。认为肝硬化腹水均有气虚血滞，气为血帅，气虚则血无以帅行，或血行不畅而滞留，气血不行则水湿难化。同时，脾居中州，为水湿运化之枢机，脾虚或肝病及脾，运化失职，水湿不能正常运化而胀满为鼓。因此，治疗上重视补气调中，使之气足血行而水化。常重用生黄芪，补气扶正以帅血行，更能走皮肤之湿而消肿，常用量为30~60g，最大用量可达120g。选用党参、白术、茯苓、薏苡仁、木瓜、厚朴、大腹皮等健脾运湿，亦与"见肝之病，知肝传脾，当先实脾"之旨同。②疏理三焦以行水，重视调理气血。肝硬化腹水的发生是由于气血运行不畅，气郁血滞，肝、脾、肾三脏功能失调，以致聚水而为胀，而三焦气化不利则水湿停聚。三焦的决渎作用，排泄水液功能，与肺、脾、肾的生理功能密切相关，即《内经》所谓"上焦如雾""中焦如沤""下焦如渎"。肺主气，司呼吸，肺气宣达肃降，才能通调水道，下入膀胱；脾主运化，升清降浊；肾主水，司开阖，肾阳的温煦具有调节体内水的输出与排泄的作用。因此，若肺、脾、肾功能失调，则三焦气化无主，临床除肝硬化腹水的一般症状外，每因水气上泛而见气短、咳喘、胸胁满闷、腹胀、腿肿、尿少而黄、苔白或白腻等症，治疗上当注意疏利三焦以行水，临床上常用麻黄、杏仁、葶苈子、防风等宣通肺气，以开上焦；用白术、茯苓、薏苡仁、厚朴、大腹皮等健运脾气，以理中焦；选用肉桂、桂枝、防己、木通、车前子、猪苓、赤小豆等温肾通关，以利下焦。关老强调在疏利三焦的同时，仍应注意补气、调理气血。重视调理气血是关老治病的最大特点，认为"治病必治本，气血要遵循"，不论外感、内伤、急性、慢性，只有使气血和畅，才能给疾病的痊愈创造最有利的条件。③重视活血行气化痰以助利水。腹水是肝硬化的失代偿阶段，肝硬化的发生多与病毒性肝炎关系密切。湿热疫毒之邪，困阻脾胃，脾失健运，气血化源不足，湿浊不运，正气不行，湿浊顽痰凝聚胶结；另一方面，热淫血分，伤阴耗血。气虚血滞，以致瘀血停留，着而不去，瘀血与痰湿凝结，阻滞血络则成痞块，进而凝缩坚硬，推之不移，脉道受阻，则络脉怒张，青筋暴露。关老认为气虚血滞，痰浊内阻为肝硬化之本，活血行气化痰要贯穿肝硬化治疗的全过程。在腹水的治疗中，应重视活血行气化痰以助利水。补气活血化痰药常用生黄芪、当归、赤芍、泽兰、红花、益母草、藕节、杏仁、橘红、水红花子等；行气活血化痰则加用香附、郁金、枳壳等；活血化痰软坚时加用炙鳖甲、生牡蛎、王不留行、地龙等；若兼血热有瘀，则加用丹皮、赤芍、白茅根、小蓟等；若无热象而有血瘀，可适当加用肉桂、干姜、桂枝、附子，以助温运活血，通阳利水。对于肝郁血滞，痞块积聚，强调多用当归、白芍、鳖甲、龟甲等养血柔肝，滋阴软坚之品，治疗中很少或不用三棱、莪术、水蛭、虻虫等破瘀攻伐、峻下逐水之剂，认为扬汤止沸，徒伤其正。

7. 刘学勤

肝硬化的治疗是一个系统且长期的工作，刘学勤教授治疗时在顾护正气的前提下，注重"治脾""软坚""祛瘀"三个方面，特别是"活血化瘀"，喜用血府逐瘀汤和通窍活血汤加减化裁。活血药物具有调和血脉、活血养血、活血不伤正的特点。刘老认为，活血药适用于肝硬化各型，常用当归、白芍、紫丹参等。当归性温，油润，有活血止痛、滋补肝血之功效，为"血病之要药"。当归既补血活血，又善止痛。药理研究证实，当归能促进肝细胞合成蛋白质，抑制血小板聚集，显著提高血红蛋白、红细胞水平。白芍性微寒，味酸苦，入肝、脾经，有养血活血、柔肝止痛、平抑肝阳之功效。紫丹参有活血祛瘀、凉血养血之

功效，能改善微循环障碍，提高免疫功能。刘老主张，对于肝硬化的治疗，可分为代偿期阶段和失代偿期阶段分而论之。在代偿期阶段，可参照中医"胁痛""积聚"辨证施治，应遵循中医"未病先防、既病防变"的"治未病"思想，依据"扶正祛邪、补虚泻实"的原则，采取"早期截断"疗法，肝脾（胃）同治，治肝不忘健脾，兼顾治肾，目的在于防止肝硬化病情进展到失代偿阶段。如果已经进入失代偿期比如肝腹水阶段，应谨守"急则治标、缓则治本"的原则，辨证分型治疗，可从湿热蕴结、脾虚湿困、肾气虚衰、气滞血瘀等方面辨证，结合"三阶段疗法"，即祛水、疏肝、扶正三个阶段以治之，这三个阶段要有机结合，也可交叉使用，每个阶段又必须辨证求本而分为上述四个证型，对于每个证型的具体治疗，则是实施分段治疗的基础。据此，刘老总结多年辨治肝病经验，在祛水治疗阶段应用"祛水丸"，疏肝阶段应用"疏肝健脾丸"，扶正阶段应用"肝肾调补丸"。其次，还要注意攻补两法，相机而施，临证要正确处理标、本、虚、实及轻、重、缓、急的关系。再次，对于肝硬化的治疗，应以活血通络为大法，贯穿治疗始终。最后，还应证病同治，谨防复发。

五、预后转归

肝硬化患者的预后取决于肝功能的代偿状况。代偿期肝硬化的患者若注意调护，可较长时间存活；70%~95% 失代偿期肝硬化患者在 5 年内死于食管 - 胃底静脉曲张破裂出血、严重感染、肝性脑病、肝肾综合征等，仅个别病例生存达 20 年。其具体预后转归与患者的年龄、性别、病因、临床表现的轻重、肝功能状况、有无并发症以及治疗措施是否得当密切相关。影响肝硬化患者预后的因素比较复杂，虽然上述各种单项指标在判断肝硬化患者预后方面

有一定的临床价值，但由于肝功能是多方面的，上述各种单项指标对于判断预后常有一定的局限性。因此，长期以来人们更注重利用多项指标进行综合判别，即把能体现肝功能损害程度的一些主要指标分成不同等级，以判断肝硬化患者的预后。

六、预防与调护

（一）预防

1.积极防治肝硬化的各种病因

肝硬化的病因复杂，在我国占第一位的为病毒性肝炎，其中尤以HBV后肝硬化居多，防治病毒性肝炎是预防肝硬化的关键。预防措施包括注意饮食卫生；避免日常生活接触传染；严格执行器械消毒常规，严格管理及选择献血人员，控制医源性传播；并做到早期发现和隔离病毒性肝炎患者，并给予积极治疗。但由于管理传染源比较困难，切断传播途径也不容易，而HBV疫苗预防效果较好，因此，HBV疫苗的预防注射也相当重要。另外，应注意节制饮酒，合理营养。针对防治血吸虫工作应采取综合防治措施，包括查治患者、病畜，加强粪便及水源管理、消灭钉螺等。积极治疗心功能不全、缩窄性心包炎、巴德－基亚里综合征及肝内外梗阻等可能发展为肝硬化的病因。避免应用对肝脏有损害的药物，加强劳动保护，避免工、农业生产中各种有害化学物质的接触中毒。对易感人群应定期体检，做到早期发现、早期干预治疗已发现肝硬化的患者，应注意休息，防止并发症的出现。

2.中草药预防

（1）肝炎后肝硬化的预防　引起肝炎后肝硬化最常见的病因为慢性HBV，因此预防上除上述防护措施外，可应用中草药防治急、慢性HBV。其方法简便易行，疗效确切。流行期间的预防：①板蓝根冲剂，每次1包，每日3次，冲服。②茵陈60g，炒槐角10g（研）。③茵陈蒿30g，凤尾草30g。④茵陈蒿30g，生甘草10g。⑤决明子15g，贯众15g，生甘草10g。①～⑤方法中可任选一种，其中②～⑤方用法为水煎服，每日1剂。

（2）急、慢性肝炎患者的防治　①虎杖、茵陈、红枣各30g，煎水100ml加糖适量，分两次服，每日1剂。②青叶胆30g，水煎服，每日1次。③肝炎糖浆Ⅱ号：车前草、败酱草、龙胆草、大青叶、青蒿。上药适量水煎制成糖浆，每日2次，连服半月。

（3）酒精性肝硬化的预防　除节制饮酒外，一旦发生醉酒，可用下述方法解酒，防止肝损伤。①茅根汁100~200ml饮服。②生葛根汁100~200ml饮服。③黑豆30g煮汁温服。④枳椇子10g，煎汤服。

（4）瘀血性肝硬化的预防　除用其他措施积极治疗慢性充血性心衰、缩窄性心包炎等原因外，可配合中药治疗。①葶苈子，每日3~6g，分3次服。②生蟾蜍1份，茯苓9份，研末，每日30g，分3次服。

（二）调护

肝硬化系因肝脏组织结构功能紊乱而导致的肝功能障碍，目前尚无根治方法，治疗上除控制病因，尽量早期发现和阻止病程发展外，注重日常调护亦为重要。

1.休息

对于确诊为代偿期肝硬化的患者，可参加一般轻体力劳动，但要注意劳逸结合避免中、重度体力劳动；对于失代偿期肝硬化患者，一般病情较重者须休息，有并发症者须绝对卧床及住院治疗。

2.饮食

代偿期肝硬化患者，应以高热量、高蛋白、维生素丰富、易消化食物，每日供给热量应在10.45~12.4KJ。其中以蛋白质、碳水化合物为主，蛋白质可较多由鱼、瘦肉、蛋类、牛乳、豆制品等高生物效价的蛋白质食品提供，每日供给量按 1.5~2.0g/（kg·d），脂肪每日摄入量不宜超过 1.0g/（kg·d），其余为糖类。失代偿期肝硬化患者，饮食以易消化、富含营养为宜。每日饮食供给总热量为 8.37~10.46kJ，蛋白质按 1.0~1.5g/（kg·d）计，适当的高糖、低脂，脂肪提供的热量以不超过总热量的 1/3 为宜。对于有明显食管-胃底静脉曲张的患者，饮食则宜进质软膳食，避免进坚硬、粗糙的食物，以防划破曲张静脉，导致出血。有腹水者应予少钠盐或无钠盐饮食。针对有显著肝功能减退或肝性脑病倾向者，则应以糖类为主，严格限制动物蛋白的摄入量，一般给予富含支链氨基酸的植物蛋白，严重病例必须禁食蛋白质。无论代偿期与失代偿期肝硬化患者，均应补充富含维生素 A、B、C、D、K，以及烟酸、叶酸的食物，促进损伤肝细胞的再生与修复，增强肝脏的解毒能力。对进食不足、禁食或进食困难的患者，可酌情采用胃肠外营养，补充相应所需的营养成分。

3. 食疗

（1）鸭肺散　组成：鸭肺适量。用法：焙干研末。每服 5~10g，每日 3 次。适用于肝硬化代偿期：一般无特异性症状，仅有纳差，腹胀，肝区不适，肝脾轻度肿大，舌质暗红或淡，脉弦，重按无力，适用于水湿内停，瘀血阻络型。（蒋芳才.常见病食疗方歌诀.北京：中国医药科技出版社.）

（2）冬笋香菇汤　冬笋 250g，香菇 50g。锅内翻炒 20 分钟左右，再加汤、调料煮而成。健脾益气行血。适用于积聚各型。（同上）

（3）黑豆饼　黑豆粉、藕粉 500g，大蓟、小蓟、桑椹、首乌、生地各 100g，每日 100g，做成饼食用，连用数日。凉血止血。适用于肝硬化所致脾功能亢进、鼻衄及血小板或白细胞减少。（同上）

（4）红柳甲鱼汤　甲鱼 1 只，知母肉、地骨皮各 6g，调料各适量。用法：知母、地骨皮煎取浓汁 20ml，甲鱼宰杀后去壳，用沸水烫，捞出，剁成 8~12 块。砂锅内放葱、姜、甲鱼，添清汤及药汁，火上蒸至酥烂。甲鱼起出置大盘中，剩余的清汤加味精、料酒、胡椒粉，倒入砂锅中煮沸片刻，一起倒入大盘中即成。适用于肝脾肿大之肝肾阴虚型。（同上）

4. 避免应用可引起肝损害的药物

据统计，目前至少有 600 多种药物可引起肝损害。如四氯化碳、对乙酰氨基酚、氟烷、丙戊酯、阿司匹林、非甾体类消炎镇痛药、噻嗪类利尿剂、烟酸、氯贝丁酯、吉非贝齐、红霉素、磺胺类、利福平、异烟肼、胺碘酮、奎尼丁、甲基多巴、甲氨蝶呤、别嘌呤醇、性激素、氯丙嗪、卡马西平、赛庚啶、甲苯磺丁脲（D860）、巴比妥类、SASP、丙硫氧嘧啶等对肝脏均有不同程度的毒性，应尽量避免使用，要尽量选择对肝脏毒性最低的药物，并且剂量要小、疗程要短，以求减少这些药物的用量不影响其疗效，同时要注意肝功能的监测，一旦发现肝功能损害应立即停药。

5. 注意患者心理与精神状态的调护

肝硬化患者一旦了解其病情后，多处于消极和紧张状态，尤其是失代偿期患者。作为医护人员要在精神及心理上给予耐心的解释、反复的开导、热情的鼓励，使其增强信心，保持乐观的情绪，积极配合治疗。要帮助患者克服和消除急躁、忧郁、悲伤、恐惧等不良情绪，防止七情所伤等，以免加重病情。并要做好患者家属的工作，实事求是向家属说明患者的病情及预后，让家属了解医院正在为患者进行的积极、负责的治疗，并通过他们给患者以开导，使其密切配合；医护人员要有热忱而严肃负责的工作态度，不仅对患者态度要和蔼可亲、体贴耐心，还要沉着乐观，充满自信。切忌患者危重或治疗困难时，在患者面前流露出紧张、焦虑的情绪，加重患者心理负担或出现其他意外。

七、专方选要

1. 黄芪莪术汤

生黄芪 20g，莪术 30g，炒白术 15g，草红花 20g，醋柴胡 10g，土鳖虫 10g，白矾 2g，生甘草 12g。本方活血化瘀，疏肝理气，益气健康。适用于早期肝硬化脾虚湿盛型。水煎，每日 1 剂，早晚饭后分服，3 个月为 1 个疗程。（何发斌. 奇难杂症验方. 广州：广州出版社.）

2. 鼓胀复原汤

柴胡 10g，当归 10g，黄芪 40g，丹参 30g，茯苓 30g，党参 15g，郁金 15g，炒白术 20g，猪苓 20g，泽泻 20g，大腹皮 20g，醋鳖甲 20g，炒山药 20g，砂仁 6g，三七粉 5g。胁痛加延胡索 12g，白芍 12g；衄血加白茅根 30g，茜根 20g；有黄疸加龙胆草 10g，黄柏 10g；腹胀加莱菔子 15g，厚朴 10g，鸡内金 12g，木香 6g。每日 1 剂，水煎分 2 次服，30 日为 1 个疗程，一般治疗 2 个疗程以上。适用于肝气郁结、水湿内阻型。[薛宝生，马雄飞，慕东旭. 鼓胀复原汤治疗肝硬化腹水 30 例临床观察. 河北中医，2004，26（9）：676.]

3. 健脾化瘀利水汤

白术 30~60g，丹参 30g，海藻 30g，茯苓 30g，陈皮 10g，神曲 10g，香附 10g，汉防己 15g，法半夏 15g。苔薄黄加苦参 30g；头晕乏力加黄芪 30g，腹水甚加马鞭草 30~60g，腹胀甚加大腹皮 10g，四肢不温加淫羊藿 10g，四肢痉挛加木瓜 10g，衄血加田七粉 3g。每日 1 剂，水煎分 2 次服。适用于水湿内阻型及瘀血阻络型。[陈贱平. 健脾化瘀利水汤治疗肝硬化腹水 54 例. 实用中西医结合临床，2008（2）：49.]

4. 益气健脾消鼓汤

黄芪 60g，党参 20g，白术 30g，山药 15g，砂仁 10g，鸡内金 15g，当归 15g，赤芍 15g，白芍 15g，茯苓 20g，猪苓 20g，泽泻 30g，香附 15g，厚朴 18g，郁金 15g，泽兰 15g，丹参 20g，大腹皮 15g，杏仁 12g，茵陈 20g。2 天 1 剂，每日 3 次，水煎服，30 天为 1 个疗程，治疗 3 个疗程。适用于水湿内阻型及瘀血阻络型。[谢建新. 益气健脾消膨汤治疗肝硬化腹水 31 例观察. 实用中医药杂志，2008，24（6）：358.]

八、研究与展望

近些年来，中医药治疗肝硬化的临床和动物实验研究取得了不少的成绩，证实其有广阔的发展前景。不论在临床证候和肝功能的改善上，还是在抗纤维化、修复病理损伤等方面，都有不可忽视的治疗作用，但也应该看到中医药治疗本病还有许多不足之处，掣肘着中医药诊治水平的快速发展，因此要想取得关键性突破，还需做好以下一些工作：

（1）由于肝硬化的病因病机复杂，病变涉及面广，证候不一，对其基本规律尚未完全掌握，故至今仍未总结出一个能够真正体现其辨证施治规律的诊治标准，不利于本病的规范化治疗，于临床经验总结及科研工作不利。因此应加强中西医结合的研究，依据中医四诊八纲辨证理论，通过现代科学手段，从组织、细胞、分子以及更深层上探明中医各种证型与疾病发生、发展的微观变化，从而摸索出肝硬化不同病理发展过程中各种证型的本质，为中医药的规范化治疗奠定基础。

（2）中药复方存在着药味增减、药量轻重、功能配伍与剂型的复杂变化，肝硬化同一证型，不同个体、不同病理发展过程，组方不一定相同，正因其有灵活的一面，才使中医药两千多年来长盛不衰，但同时也应该认识到其灵活的特点又不易使其对本病的治疗规范化，进而影响着中医药对本病的整体治疗水平，制约着其剂型向使用方便化、科学化的发展。虽然现在临床上出现了一些复方浓缩提取制剂，但其治疗不易兼顾肝硬化的各种辨证分型，因此，加强复方制剂的现代研究，阐明复方制剂的现代药理作用机制，对药物有效成分的提纯及剂型的改善，有着重要的意义。

（3）中医药治疗肝硬化具有改善肝功能、促进肝细胞再生、扩张肝内血管、增加肝血流量、抑制纤维结缔组织再生及溶解纤维组织、提高机体免疫力等作用，且毒副作用小，安全可靠疗效持续、稳定。存在的问题：①辨证分型有待规范。②病例选择有待加强，研究对象尚需细化。要针对不同的成因，有选择地进行观察研究。③观察指标不够全面，尤其对一些先进的指标运用不够，如活检、门静脉血流动力学等。④研究水平有待提高，目前对中医药治疗肝硬化作用机制的研究，大多停留在细胞、组织学水平，尚缺少采用现代分子生物学技术，从基因水平上加以阐明的报道。今后应针对以上薄弱环节做进一步研究。

（4）中医药是一门古老的医药学科，在长期的发展过程中总结出了中药、针灸、食疗、外敷、气功等多种治疗手段。采用中医综合治疗可避免长期服用西药的副反应，但也应该承认西医学在新药物、新技术的更新上均优于中医药，因此应把中、西医治疗有机结合起来，才能在不远的将来明显提高对本病的疗效。

主要参考文献

［1］曹艺. 中医思维对肝硬化病因病机认识及治疗运用体会［J］. 亚太传统医药，2014，10（21）：41.

［2］洪旭伟. 中西医结合治疗肝炎后肝硬化研究进展［J］. 新中医，2014，46（1）：208.

［3］闫军堂. 王庆国教授治疗肝硬化的证治经验［J］. 现代中医临床，2017，24（2）：36.

［4］王月琳. 中医外治法治疗肝硬化概况［J］. 湖南中医杂志，2016，32（1）：175.

［5］熊艳. 中医活血化瘀法治疗肝硬化代偿期的可行性分析及临床价值［J］. 光明中医，2018，33（8）：1138.

［6］刘学勤. 刘学勤辨治肝胆病［M］. 北京：人民军医出版社，2014.

［7］田红霞. 肝硬化腹水中医外治法研究简况［J］. 实用中医内科学杂志，2016，30（10）：104.

［8］邱志济，朱建平，马璇卿，等. 朱良春治疗肝硬化腹水临床经验和用药特色［J］. 辽宁中医杂志，2001，28（8），468-469.

［9］刘敏，李献平. 关幼波治疗肝硬化腹水的经验［J］. 中医药通报，2006（4）：11-12.

［10］周后全. 中医辨证治疗156例肝硬化临床疗效观察［J］. 中国中西医结合脾胃杂志，2000，8（5）：289.

［11］黄洪沛. 补气活血法治疗肝硬化25例［J］. 实用中医内科杂志，2001，15（2）：27.

第九章 中毒性肝病

第一节 药物性肝损伤

药物性肝损伤（DILI）是指由各类处方或非处方的化学药物、生物制剂、传统中药（TCM）、天然药（NM）、保健品、膳食补充剂（DS）及其代谢产物乃至辅料等所诱发的肝损伤。TCM 是指在我国中医等传统民族医药学理论指导下生产和使用的各种草药和非草药类的中药材、饮片和复方中成药，NM 是指应用现代医药理论和技术制备的天然药用物质及其制剂。DILI 是最常见和最严重的药物不良反应（ADR）之一，重者可致急性肝衰竭（ALF）甚至死亡。

一、病因病机

（一）西医学认识

1.病因

随着现代医药工业的高速发展，大批新药的不断问世，也因于医生与患者求新用新观念的趋势和药物滥用现象的不断出现，使药物引起的药源性疾病也日趋增多。由于肝脏是药物进入体内后浓集、转化、代谢的主要器官，故 DILI 的发生率也相应增加。据统计，DILI 的发生率占所有药物反应病例的 5%~10%，仅次于皮肤黏膜损害和药物热。目前已知，能引起不同程度肝损害的药物多达 600 种以上，但仍以长期、大量用药为其主要病因。DILI 的临床表现常与急、慢性肝炎及肝硬化相似，故而易被误诊，又因为许多药物是隐匿地损伤肝脏，患者无显著临床表现，因而常被漏诊。临床医生以科学审慎的态度，在追求临床疗效的同时，严格掌握毒副作用较大药物的用量，使药物对机体的损伤降至最低限度。

2.发病机制

DILI 发病机制复杂，往往是多种机制先后或共同作用的结果，迄今尚未充分阐明。通常可概括为药物的直接肝毒性和特异质肝毒性作用，其过程包括药物及其代谢产物导致的"上游"事件以及肝脏靶细胞损伤通路和保护通路失衡构成的"下游"事件。

药物的直接肝毒性是指摄入体内的药物和（或）其代谢产物对肝脏产生的直接损伤，往往呈剂量依赖性，通常可预测，也称固有型 DILI。药物的直接肝毒性可进一步引起免疫和炎症应答等其他肝损伤机制。

特异质肝毒性的发生机制是近年的研究热点。药物代谢酶系（细胞色素 P450 等 Ⅰ 相代谢酶系和多种 Ⅱ 相代谢酶系）、跨膜转运蛋白（ATP 结合 B11 等）及溶质转运蛋白（阴离子转运多肽 1B1 等）的基因多态性可导致这些酶或转运蛋白功能异常，而 HLA 的基因多态性可导致对某些药物较易产生适应性免疫应答，这些基因多态性及其表观遗传特点可增加宿主对 DILI 的易感性。药物及其活性代谢产物诱导的肝细胞线粒体受损和氧化应激可通过多种分子机制引起肝细胞损伤和死亡。持久和过强的内质网应激反应（ERSR）将打破非折叠蛋白反应（UPR）对应激的缓解效应，促进 DILI 进展。药物及其代谢产物可活化多种死亡信号通路，促进细胞凋亡、坏死和自噬性死亡的发生。适应性免疫攻击可能是 DILI 的最后共同事件。首先，细胞损伤和死亡所产生的危险信号可活化抗原递呈细胞而诱导适应性免疫攻击。其次，许多药物代谢产物可能作为半抗原与宿主蛋白结合形成新抗原。若适应性免疫应答针对新抗原中的宿主蛋白，将导致自身免疫应答；若识别新抗原中药物代谢产物，将导致抗药物免疫应答。此外，适应性免疫应答不仅可以介导DILI，还可能引起肝外免疫损伤，产生发热和皮疹等全身性表现。炎症应答主要是与免疫激活及一系列相关细胞和分子事件的组合，炎症和药物暴露的相互作用是DILI发病机制的重要假说之一。外源性炎症既是DILI的独立易感因素，也是促使DILI进展的因素；而药物或其代谢产物也可激发肝内炎症应答，促使DILI进展。最后需要指出，药物在启动肝损伤的同时也将激发恢复性组织修复（RTR）。肝损伤启动后，若RTR缺乏则损伤迅速进展，若RTR及时而充分则能限制和逆转肝损伤。因此，RTR是肝损伤进展或消退的内在决定性因素。DILI损伤的靶细胞主要是肝细胞、胆管上皮细胞及肝窦和肝内静脉系统的血管内皮细胞，损伤模式复杂多样，与基础肝病的组织学改变也会有相当多的重叠，故其病理变化几乎涵盖了肝脏病理改变的全部范畴。在某些DILI病例，所用药物与肝损伤类型相对固定；而在大多数DILI病例，仅有某种药物所致肝损伤的个案报告和有限的肝穿刺活检资料。病理学检查应结合患者临床表现和用药史对组织学改变进行评估，同时描述肝损伤的类型和程度，这对于明确诊断至关重要。

（二）中医学认识

中医对DILI的认识是以临床表现为主要依据的，认为药毒伤人是发病的主要原因，因肝胆疏泄不利，脾胃转输升降失调而滋生之湿热、痰浊、血瘀等则是内在发病条件。毒气内侵，正邪相搏是主要发病机制。病位在肝胆、脾胃、肾，其病理机制是肝胆失疏，脾胃失调，药毒壅滞，湿困气阻，气阻痰凝，气血壅塞，瘀血停着等。药毒伤人，有先损脾胃而后肝胆者，有先碍肝胆而后肝木克脾土者，或肝胆、脾胃同时受损。脾胃失调的主要病理产物是湿邪，此时药毒与之结合则成湿毒，湿毒郁而化热，湿热毒气熏蒸肝胆而致肝胆疏泄障碍；另外，湿热毒气亦可胶结凝练成痰，痰凝气滞，气滞血瘀，而造成病变的复杂性。毒邪伤肝，肝络郁滞可致"胁痛"；药毒不散，痰凝血瘀，诸邪壅而不行，滞于胁下而成"积聚"；脾胃受伤，转输升降失常则生湿浊，湿浊反过来又可困脾而使之更虚，如此交困日久，中焦清浊相混，水湿不得运化，愈积愈多，加之肾也受累，开阖失司，水湿不得外泄，遂成"鼓胀"。本病"黄疸"的形成出自两端，一为湿热毒气熏蒸肝胆而成；二为积聚不消，瘀血阻滞胆道，胆汁外溢而成。

二、临床诊断

（一）辨病诊断

1. 临床诊断

急性DILI的临床表现通常无特异性。潜伏期差异很大，可短至一日至数日、长达数月。多数患者可无明显症状，仅有血清ALT、AST及ALP、GGT等肝脏生化指标不同程度地升高。部分患者可有乏力、食欲减退、厌油、肝区胀痛及上腹不适等消化道症状。淤胆明显者可有全身皮肤黄染、大便颜色变浅和瘙痒等。少数患者可有发热、皮疹、嗜酸性粒细胞增多甚至关节酸痛等过敏表现，还可能伴有其他肝外器官损伤的表现。病情严重者可出现ALF或亚急性肝衰竭（SALF）。

慢性DILI在临床上可表现为慢性肝炎、HF、代偿性和失代偿性肝硬化、AIH样DILI、慢性肝内胆汁淤积和胆管消失综合征（VBDS）等。少数患者还可出现肝窦阻塞综合征（SOS）/肝小静脉闭塞病（VOD）及肝脏肿瘤等。可呈急性，并有腹水、黄疸、肝脏肿大等表现。

DILI的临床表现可分为轻、中、重三度。

轻度：临床表现仅见纳差、恶心、上腹部压痛、时有肝区痛、转氨酶升高等。

中度：临床表现为倦怠、呕吐、胁痛、肝脏肿大、腹胀痛、黄疸、发热、皮疹、腹泻等，若经积极合理的治疗，大多数预后良好。

重度：临床表现则为肝脾肿大压痛、深度黄疸、恶心呕吐、纳呆腹胀、发热或畏冷、皮疹瘙痒、烦躁抽搐、意识障碍、腹水出血，或肝脏进行性缩小、脉缓等，预后不良。

当前，DILI的诊断仍属排他性诊断。首先要确认存在肝损伤，其次排除其他肝病，再通过因果关系评估来确定肝损伤与可疑药物的相关程度。

2. 相关检查

（1）生化指标　多数DILI患者的血常规较基线并无明显改变。过敏特异质患者可能会出现嗜酸性粒细胞增高（>5%）。需注意基础疾病对患者血常规的影响。血清ALT、ALP、GGT和TBIL等改变是目前判断是否有肝损伤和诊断DILI的主要实验室指标。血清ALT的上升较AST对诊断DILI意义可能更大，其敏感性较高，而特异性相对较低，一些急性DILI患者ALT可高达正常值上限100倍以上，但也应注意某些DILI未必出现血清ALT显著上升，如50%服用他克林的患者可表现为ALT轻度升高，通常不进展为更严重的肝损伤。对于ALP升高，应除外生长发育期儿童和骨病患者的非肝源性ALP升高。血清GGT对胆汁淤积型/混合型DILI的诊断灵敏性和特异性可能不低于ALP。血清TBIL升高、白蛋白水平降低和凝血功能下降均提示肝损伤较重。其中，血清白蛋白水平下降需除外肾病和营养不良等病因，凝血功能下降需除外血液系统疾病等病因。通常以凝血酶原时间国际标准化比率（INR）≥1.5判断为凝血功能下降，也可参考凝血酶原活动度（PTA）等指标加以判断。

（2）影像检查　急性DILI患者，肝脏超声多无明显改变或仅有轻度肿大。药物性ALF患者可出现肝脏体积缩小。少数慢性DILI患者可有肝硬化、脾脏肿大和门静脉内径扩大等影像学表现，肝内、外胆道通常无明显扩张。影像学对SOS/VOD的诊断有较大价值，CT平扫见肝肿大，增强后的门静脉期可见地图状改变（肝脏密度不均匀，呈斑片状）、肝静脉显示不清、腹水等。超声、CT或MRI等常规影像学检查和必要的逆行胰胆管造影对鉴别胆汁淤积型DILI与胆道病变或胰胆管恶性肿瘤等有重要价值。

（3）DILI新的生物标志物　理想的DILI生物标志物应有助于判断亚临床DILI，提高临床DILI的诊断率，区分DILI的严重程度，鉴别适应性和进展性DILI，帮助判断DILI的预后等。目前临床常用指标为血清ALT、ALP、TBIL以及INR，尽管可帮助判断DILI严重程度及预后，但对DILI诊断缺乏特异性。近年报道，多种新的与DILI相关的血清学、生化学和组织学生物标志物，如与细胞凋亡相关的细胞角蛋白18片段（CK-18Fr），可溶性Fas和FasL（sFas/sFasL），可溶性TNF-α和TNF受体（sTNF-α/sTNFR），以及可溶性TNF相关性凋亡诱导性配体（sTRAIL）；与细胞坏死相关的如全长CK-18（CK-18FL）、高迁移率族B1蛋白（HMGB1）、miR-122等微小RNA；线粒体特异性生物标志物；针对CYPs等药物代谢酶的循环自身抗体；反映胆汁淤积的生物标志物；反映对DILI易感性的遗传学生物标志物，如HLA、药物代谢酶和药物转运蛋白等的基因多态性。但上述标志物对 DILI 诊断均缺乏特异性，临床应用价值尚需广泛验证。目前发现吡咯 - 蛋白加合物是诊断土三七引起 SOS/VOD 的重要生物标志物，对乙酰氨基酚有毒代谢产物 N- 乙酰基亚胺醌和 APAP- 蛋白加合物是诊断 APAP-DILI 的特异性生物标志物。

（4）病理组织学检查　经临床和实验室检查仍不能确诊 DILI 或需进行鉴别诊断时，行肝活检病理组织学检查有助于进一步明确诊断和评估病损程度。

（二）辨证诊断

1. 肝脾不调型

临床证候：胸闷胁痛，性情急躁或精神抑郁，善太息，脘痞纳差，腹胀便溏或大便不调，倦怠懒言。舌苔白，脉弦。

辨证要点：胁痛，善太息，脘痞纳差。脉弦。

2. 湿热蕴结型

临床证候：心中懊恼，倦怠身困，身目俱黄，小便短赤，脘腹胀满，纳差，厌油腻，恶心呕吐，大便秘结或溏而不爽，或有发热。舌苔黄腻，脉弦滑或滑数。

辨证要点：身目俱黄，倦怠身困。苔黄腻。

3. 毒入营血型

临床证候：身热夜甚，黄疸迅速加深，狂躁不安，有时谵语，心烦不寐或嗜睡，频繁呕吐，衄血、呕血、便血，或斑疹显露。舌质红绛，苔黄燥或少苔，脉细数。

辨证要点：身热夜甚，谵语，衄血，便血。舌质红绛。

4. 肝脾血瘀型

临床证候：或腹大坚满，脉络怒张，胁腹攻撑作痛，面色暗黑，或头颈胸臂有蛛纹血痣，或肝掌赤痕，唇色紫褐，口渴不能饮，大便色黑。舌质紫红或有紫斑，脉细涩。

辨证要点：腹大坚满，攻撑作痛，蛛纹血痣，面暗唇紫。舌有紫斑，脉涩。

5. 肝肾阴虚型

临床证候：腹大胀满，甚则青筋暴露，面色黧黑，咽干目涩，五心烦热，腰膝酸软，眩晕耳鸣，小便短少。舌红少津，脉弦细数。

辨证要点：腰膝酸软，眩晕耳鸣，五心烦热。舌红少苔。

6. 脾肾阳虚型

临床证候：或腹大胀满不舒，入夜尤甚，或面色苍黄，神倦怯寒，或下肢浮肿，小便短少不利，或呕血、便血，或汗出如油，或冷汗淋漓，或渐由嗜睡、昏眩转入昏迷。脉沉细而弦，舌质淡胖而紫。

辨证要点：神倦怯寒，下肢浮肿，冷汗出，昏睡。

三、鉴别诊断

DILI 临床表现复杂，几乎涵盖目前已知的所有急性、亚急性、慢性肝损伤表现。排除其他肝病对建立 DILI 诊断有重要意义。为此，需通过病史、症状、体征和病程特点、病原学检查、生化学异常模式、影像学乃至病理组织学检查等，与各型病毒性肝炎（特别是散发性 HEV）、NAFLD、酒精性肝病、AIH、PBC、HLD、α1 抗胰蛋白酶缺乏症等各类肝胆疾病相鉴别。对于应用化疗药物或免疫抑制药物且合并 HBV 或 HCV 标志物阳性的患者，若出现肝功能异常或肝损伤加重，应注意鉴别是 HBV 或 HCV 再激活，还是化疗或免疫抑制药物所致的肝损伤，抑或两者兼而有之。对正在接受人类辅助生殖技术（ART）的 AIDS 患者，若合并 HBV 或 HCV 标志物阳性且出现肝损伤，也应注意 ART 所致肝损伤与肝炎病毒复制再激活所致肝损伤之间的鉴别。此外还应排除感染、中毒、心力衰竭、低血压或休克、血管闭塞以及肺功能不全等引起的全身组织器官缺氧性损伤。需注意 SOS/VOD 可以腹水为首发临床表现。

与 AIH 等的鉴别

少数 DILI 患者因临床表现与经典 AIH 相似，可出现相关自身抗体阳性，临床较难与经典 AIH 鉴别。下列三种情况需特别注意：①在 AIH 基础上出现 DILI；②药物诱导的 AIH（DIAIH）；③ AIH 样的 DILI（AL-DILI）。AL-DILI 最多见，是指肝损伤同时伴有血清免疫球蛋白显著升高，抗核抗体（ANA）、抗平滑肌抗体（SMA）、抗肝肾微粒体抗体-1（LKM-1）阳性，偶见抗线粒体抗体（AMA）阳性；往往呈慢性病程，表现为 AIH 样症状，但急性发作也可致肝功能衰竭，对糖皮质激素应答良好且停药后不易复发，支持 AL-DILI 的诊断。肝组织学同样也可作为鉴别 AL-DILI 和经典 AIH 的主要手段之一，AIH 特征性组织学表现包括浆细胞浸润、肝细胞呈"玫瑰花环"样改变，以及淋巴细胞穿入现象；而汇管区中性粒细胞和嗜酸性粒细胞浸润及肝细胞胆汁淤积等更多见于 AL-DILI。对初次发病、用药史明确、自身免疫特征明显而不能确诊者，在停用可疑药物后，可考虑糖皮质激素治疗，病情缓解后逐渐减量直至停药；随访过程中如无复发迹象则支持 DILI 诊断，若未再次用药而病情复发则多可诊断为 AIH。

四、临床治疗

（一）提高临床疗效的要素

明确本病治疗的目的是缓解症状，减少肝脏实质的损害。

1. 详细询问病史和进行仔细体格检查，全面掌握患者的病情特点。

2. 完善相关检查，明确病因。

3. 寻找发病诱因。

4. 及时复查相关指标，预防疾病复发，防止造成肝脏实质的损害。

5. 中西医结合治疗，西医学抗炎，预防并发症，中医方面辨证施治，疏肝理气、活血化瘀，二者合用更能增强治疗效果。

6. 内外结合，除了口服或静脉用药之外，还可结合中医外治达到疏肝活血、调节正邪失衡的效果。

（二）辨病治疗

1. DILI 的基本治疗原则

（1）及时停用可疑肝损伤药物，尽量避免再次使用可疑或同类药物。

（2）应充分权衡停药引起的原发病进展和继续用药导致的肝损伤加重风险。

（3）根据 DILI 的临床类型选用适当的药物治疗。

（4）ALF/SALF 等重症患者必要时可考虑紧急肝移植。

目前无证据显示 2 种或以上抗炎保肝药物对 DILI 有更好的疗效，因此尚不推荐 2 种或以上抗炎保肝药物联用。在抗结核治疗等 DILI 发生风险相对高的治疗中，也无确切证据表明预防性应用抗炎保肝药物可减少 DILI 的发生，但在用药期间，特别是用药的前 3 个月应加强生化检测，及时发现肝损伤并给予合理的治疗。

2. 停药

及时停用可疑的肝损伤药物是最重要的治疗措施。怀疑 DILI 诊断后立即停药，约 95% 患者可自行改善甚至痊愈；少数会发展为慢性，极少数进展为 ALF/SALF。有报道显示，肝细胞损伤型恢复时间为（3.3±3.1）周，胆汁淤积型约为（6.6±4.2）周。由于机体对药物肝毒性的适应性在人群中比较普遍，ALT 和 AST 的暂时性波动很常见，真正进展为严重 DILI 和 ALF 的情况相对少见，所以多数情况下血清 ALT 或 AST 升高 ≥ 3ULN 而无症状者并非立即停药的指征；但出现 TBIL 和（或）INR 升高等肝脏明显受损的情况时，若继续用药则有诱发 ALF/SALF 的危险。

美国 FDA 于 2013 年制定了药物临床试验中出现 DILI 的停药原则。出现下列情况之一应考虑停用肝损伤药物：①血清 ALT 或 AST > 8ULN；② ALT 或 AST > 5ULN，持续 2 周；③ ALT 或 AST > 3ULN，且 TBIL > 2ULN 或 INR > 1.5；④ ALT 或 AST > 3ULN，伴逐渐加重的疲劳、恶心、呕吐、右上腹疼痛或压痛、发热、皮疹和（或）嗜酸性粒细胞增多（> 5%）。上述原则的适用对象为药物临床试验受试者，且有待前瞻性系统评估，因此在临床实践中仅供参考。对固有型 DILI，在原发疾病必须治疗而无其他替代治疗手段时可酌情减少剂量。

3. 药物治疗

重型患者可选用 N- 乙酰半胱氨酸（NAC）。NAC 可清除多种自由基，临床越早应用效果越好。成人一般用法：50~150mg/（kg·d），总疗程不少于 3 天。治疗过程中应严格控制给药速度，以防不良反应。NAC 是 2004 年被美国 FDA 批准用来治疗对乙酰氨基酚（APAP）引起的固有型 DILI 的唯一解毒药物。美国急性肝衰竭（ALF）研究小组 8 年 24 个中心 173 例非对乙酰氨基酚所致 ALF 患者的前瞻性对照研究显示，NAC 可提高早期无肝移植患者的生存率。2011 年美国肝病学会（AASLD）ALF 指南推荐 NAC 用于药物及毒蕈引起的 ALF 的治疗。2014 年克罗恩病（ACG）的 IDILI 临床诊治指南推荐应用 NAC 治疗早期 ALF 患者。因在儿童非对乙酰氨基酚（APAP）引起的 ALF 随机对照治疗研究中结果不一致，故不建议 NAC 用于儿童非 APAP 所致药物性 ALF 的治疗，尤其是 0~2 岁的患儿。糖皮质激素对 DILI 的疗效尚缺乏随机对照研究，应严格掌握治疗适应证，宜用于超敏或自身免疫征象明显，且停用肝损伤药物后生化指标改善不明显甚或继续恶化的患者，并应充分权衡治疗收益和可能的不良反应。由于在注册的随机对照研究中可较好地降低 DILI 患者的 ALT 水平，我国 CFDA 批准增加急性 DILI 为异甘草酸镁的治疗适应证，可用于治疗 ALT 明显升高的急性肝细胞型或混合型 DILI。有经验表明，轻至中度肝细胞损伤型和混合型 DILI，炎症较重者可试用双环醇和甘草酸制剂；炎症较轻者可试用水飞蓟宾。胆汁淤积型 DILI 可选用熊去氧胆酸（UDCA）。有报道显示，腺苷蛋氨酸（SAMe）治疗胆汁淤积型 DILI 有效。上述药物的确切疗效有待严格的前瞻性随机对照研究加以证实。对 SOS/VOD 早期应用低分子肝素等抗凝治疗有一定效果。妊娠期 DILI 的治疗，除了停用肝损伤药物外，还应关注妊娠结局的改善，注意预防早产，加强胎儿监护以把握终止妊娠时机。

4. 肝移植

对出现肝性脑病和严重凝血功能障碍的亚急性肝衰竭（SALF），以及失代偿性肝硬化，可考虑肝移植。

（三）辨证治疗

1. 辨证论治

（1）肝脾不调型

治法：疏肝解郁，健脾助运。

方药：逍遥散合金铃子散加减。柴胡、当归、太子参、茯苓各 12g，白芍、陈皮、白术、郁金、川楝子各 10g，甘草 6g。

加减：胁肋胀痛明显者，重用白芍、郁金、川楝子，加延胡索；腹胀重者，加厚朴、木香、大腹皮；气短乏力者，加党参、黄芪。

（2）湿热蕴结型

治法：清热祛湿，利胆退黄。

方药：茵陈五苓散加减。茵陈 30~60g，茯苓、猪苓各15g，泽泻、白术、藿香、佩兰叶、白茅根各12g，丹参、郁金、车前子各10g。

加减：若热偏重表现为阳黄者，加大黄、栀子、黄柏；若湿偏重者，则重用祛湿药如茵陈、藿香、佩兰叶、车前子。

（3）毒入营血型

治法：清营解毒，凉血止血。

方药：犀角地黄汤加味。水牛角30g（研粉，冲服），生地20g，赤芍、丹皮、玄参各15g。

加减：神昏谵语者加服安宫牛黄丸或至宝丹，或肌内注射醒脑静注射液，每次2~4ml，4个小时后可重复使用；抽搐者加羚羊角粉；呕血者加三七粉、白及粉、大黄粉；便血者加侧柏炭、槐花炭或加服十灰丸。

（4）肝脾血瘀型

治法：活血化瘀。

方药：调营饮加减。川芎、当归、赤芍、丹参、鳖甲各20g，三棱、莪术、桃仁各12g，红花、泽兰、甘草各6g。

加减：少量腹水者，加葶苈子、桑白皮、汉防己；若腹水甚，体质尚好者，可暂用舟车丸攻逐水气，中病即止。

（5）肝肾阴虚型

治法：滋肝益肾，凉血化瘀。

方药：一贯煎合膈下逐瘀汤加减。生地、沙参、麦冬、枸杞子、山茱萸各15g，当归、川芎、赤芍各12g，川楝子、茯苓、泽泻各10g，莪术、红花各6g。

加减：口干甚者加玄参、石斛；午后潮热者加银柴胡、地骨皮、白薇；鼻齿衄血者加仙鹤草、白茅根。

（6）脾肾阳虚型

治法：温补脾肾，回阳救逆。

方药：右归丸加减。肉桂、熟地各15g，制附子、山药、杜仲、山茱萸、仙茅、巴戟天各12g，甘草10g。

加减：若见神志昏迷，四肢厥冷，面色苍白，汗出不止之亡阳证，宜急用参附汤灌服或鼻饲，待阳气复苏，病情稳定后，再进行辨证调理。

2.外治疗法

（1）针刺疗法

①急性DILI 取穴：足三里、太冲、阳陵泉。呕吐配内关、中脘；胁痛配章门、期门、肝俞；黄疸配至阳；腹胀配天枢。采用泻法或平补平泻手法，留针30分钟，每隔10分钟捻针1次，每日针刺1次，10次为1个疗程。适用于湿热蕴结证。

②慢性DILI 取穴：肝俞、大椎、足三里。肝区痛、腹胀甚者配期门、章门；肝脾肿大者，肝俞透胆俞，胆俞透脾俞。采用平补平泻手法，留针30分钟，每隔10分钟捻针1次，每日针刺1次，10次为1个疗程。适用于肝脾亏虚证。

（2）刺血疗法　急性者主穴取肝俞、胆俞，配穴行间、太冲、阳陵泉，点刺出血3~5滴。隔日或数日1次。适用于实证、热证或瘀血证。

（3）艾灸疗法　慢性者取肝俞、脾俞、胆俞、足三里、阴陵泉等穴，每日灸1~2次，每次3~5壮；或艾条灸，每穴每次灸5~10分钟，10日为1个疗程。适用于虚证。

（4）耳穴疗法　取肝、胆、脾、胃、神门、皮质下等穴。留针30分钟，每日1次，10次为1个疗程。或采用菜籽、王不留行耳穴贴压法，仍取上述穴位，每天按压各穴数次，3天更换1次，2周为1个疗程。适用于本病各证型。

（5）穴位注射　并可根据针刺取穴原则，并参考其取穴，选用丹参注射液、当归注射液单独或配合使用，每次选2~4个穴，每穴注射药液量为1ml，每日或隔日1次，10次为1个疗程。具有活血化瘀之效，适用于血瘀阻络证。

（6）拔罐法

①急性者：取大椎、肝俞、胆俞、章

门、期门。用刺络拔罐法，每日 1 次，每次取 2~3 个穴，留罐 20 分钟，1 周为 1 个疗程。适用于实证、热证或血瘀证。

②慢性者：取足太阳膀胱经之膈俞至三焦俞，用走罐法，每日 1 次，每次 10 分钟，1 周为 1 个疗程。适用于虚证。

（7）贴敷疗法

①桃红止痒膏贴敷：桃仁、红花、杏仁、生栀子各等份，冰片适量，共研细末，加凡士林或蜂蜜调成膏状，制成大小适宜的药饼，直接敷于神阙穴上，用胶布固定，每日换药 1 次。用于 DILI 胆汁淤积型之皮肤瘙痒者。

②瓜蒂散填脐：甜瓜蒂、秦艽各 60g，青皮、紫草、黄芩、丹参各 30g，铜绿 15g，冰片 6g。上药共研细粉，取适量敷脐，胶布固定。用于 DILI 以谷丙转氨酶增高为主者。

③阿魏膏贴敷：取阿魏 10g，薄荷油适量。先将阿魏研粉，再加上薄荷油摊在布上，贴右胁处（肝脏体表相应部位），用绷带固定，连贴 1 周。用于 DILI 之肝脏肿大者。

3. 成药应用

（1）逍遥丸　每次 6g，每日 2 次，口服，具有疏肝健脾、养血调经之效，适用于肝郁脾虚证。

（2）龙胆泻肝丸　每次 6g，每日 2 次，口服，具有清利肝胆湿热之效，适用于肝胆湿热证。

（3）舒肝健胃丸　每次 6g，每日 3 次，口服，具有疏肝开郁、导滞和中之效，适用于本病伴纳差，属肝胃不和证者。

（4）舒肝丸　每次 6g，每日 3 次，口服，具有舒肝和胃、理气止痛之效，适用于肝郁气滞证。

（5）鳖甲煎丸　每次 3g，每日 2~3 次，口服，具有活血化瘀、软坚散结之效，适用于肝脾肿大，属瘀血阻络证者。

（6）己椒苈黄丸　每次 1 丸，每日 3 次，口服，具有攻逐水饮、利水通便之效，适用于腹水属湿热蕴结证者。

4. 单方验方

（1）保肝解毒汤

组成：茵陈蒿、车前子、丹参、石斛、赤芍、茯苓、白术、麦芽、党参各 10g，黄芪 15g，沙参、厚朴、柴胡、白芍各 10g，甘草 3g。

加减：气阴两虚明显加生地黄 15g；黄疸明显者加栀子 10g，大黄 5g；恶心呕吐明显加法半夏 10g，竹茹 10g；痰多去沙参，加瓜蒌、陈皮各 10g。

用法：每日 1 剂，水煎，早、晚 2 次分服，饭后 30 分钟服用。

功效主治：清利湿热、益气养阴、调气行血、健脾益肝。随证加减可用于药物性肝病多种证型。[杨林，袁利明. 保肝解毒汤治疗药物性肝病 60 例临床观察. 中医中药杂志，2006，3（14）：267-268.]

（2）小柴胡汤

组成：柴胡 6g，党参 12g，黄芩 10g，制半夏 10g，大枣 15g，生甘草 5g，生姜 5g。

用法：每日 1 剂，水煎，分早、晚 2 次服用。15 日为 1 个疗程。

功效主治：疏肝解郁，补中扶正，和胃降逆。适用于本病属肝脾不调证者。[严兆洪. 小柴胡汤治疗药物性肝炎. 安徽中医临床杂志，1997，9（1）：4.]

（3）软肝煎

组成：柴胡、炒枳壳、京三棱、蓬莪术、制鳖甲各 10g，制香附、生麦芽、云茯苓、京赤芍各 20g，紫丹参 30g，生黄芪 40g，生甘草 5g。

用法：水煎，每日 1 剂，分 2 次温服。

功效主治：本方具有疏肝解郁、活血软坚之功，适用于药物性肝硬化属肝脾血瘀证。（金远林. 中国肝胆病秘方全书. 北京：科学技术文献出版社.）

（4）贯蚕解毒汤

组成：贯众、重楼各30g，白花蛇舌草20g，连翘、生黄芪、五味子各15g，软柴胡、茅苍术、广木香各10g，龙胆草6g。

加减：转氨酶持续不降加升麻20g；黄疸不退加赤芍18g；肝脾肿大加炮甲珠9g；厌油、纳差加砂仁、姜半夏各9g。

用法：水煎，每日1剂，分2次温服。7~14天为1个疗程。

功效主治：本方具有清热解毒、疏肝益脾之功，适用于药物性肝病之急性肝损害属肝胆湿热兼气阴亏虚证者。（同上）

（5）化痰益肝汤

组成：青皮25g，柴胡20g，茯苓、香附、白芍各15g，前胡、旋覆花各12g，熟大黄、党参各10g，五味子8g。

加减：乏力甚者加炙黄芪15g；腹胀甚者加大腹皮10g，木香12g；纳差甚者加佩兰10g，炒麦芽20g，白术12g；恶心甚者加半夏12g，竹茹15g；口干苦甚者加石斛12g，天花粉15g；发热甚者加白花蛇舌草、败酱草各15g；黄疸甚者加茵陈20g，黄连10g，栀子12g；大便溏薄甚者加苍术12g，厚朴10g。

用法：水煎服，每日1剂。

功效主治：行气化痰、益肝健脾，适用于糖尿病药物性肝病属肝郁脾虚证者。（同上）

（6）党参12g，炒白术、茯苓各10g，薏苡仁30g，山药15g，陈皮、香附、炒枳壳各5g，柴胡、郁金各6g。

加减：兼有瘀血征象者，加当归10g，丹参15g；兼有湿热黄疸者，加茵陈、夏枯草、泽泻、猪苓、蒲公英各10g，栀子6g；伴有腹胀者，加枳实、青皮、厚朴各6g，砂仁3g；伴有恶心呕吐，加姜半夏、竹茹各6g，代赭石15g，旋覆花10g；兼有食滞，加焦楂曲、鸡内金、炒谷芽各10g。

用法：上药加水煎煮2次，将两煎药液

兑匀，分2次服，每日1剂。

主治：化疗药物引起的药物性肝损害属肝郁脾虚证者。（张学明. 肝病全方666. 石家庄：河北科学技术出版社.）

（7）炙鳖甲、板蓝根各18g，夏枯草、金银花、连翘各24g，生牡蛎、蒲公英各30g，黑豆60g，丹参、麦芽、谷芽、白芍各12g，神曲10g，当归、柴胡各6g。

加减：呕吐，恶心，食欲不振，加竹茹、代赭石、姜半夏、枳实、生姜；胁痛，加延胡索；胁胀，加青皮、陈皮；阴虚，加石斛、沙参、麦冬；鼻衄，加黑栀子、生地。

用法：上药先用冷水浸泡半小时，再煎煮2次，药液兑匀，分2~3次服，每日1剂。

主治：长期接触化学药物或应用化学药物所致肝损害，症见胁下不适，形体消瘦，疲乏无力，头晕，失眠，食欲不振，舌质红绛，脉细数者。（同上）

（8）肝炎膏（张国松）

张国松用自制肝炎膏治疗药物性肝炎及肝硬化，一般在10次以内可愈。药物组成：栀子15g，杏仁10g，巴豆、阿魏、樟脑各5g，麝香0.3g，红高粱米100g。先将栀子、巴豆、樟脑、杏仁、阿魏等研粉备用，然后将高粱米用水煮至半开花时滤水，趁热捣烂如泥与混合药粉搅拌和匀，摊棉布上，然后撒上麝香粉，不烫后贴于肝区，绷扎，松紧适度，3~4天换药1次，轻者2~3次治愈。

（四）医家诊疗经验

1. 关幼波

"阳黄"与"阴黄"均因湿热为患。"阳黄"湿热较重，偏于病在血分，"阴黄"湿热较轻，偏于病在气分。治疗上"阴黄"清利宜轻而偏于治气，"阳黄"清利宜重而偏于治血。

2. 夏德馨

夏德馨认为，DILI之急性期是以邪毒为根本，故必须给邪毒以出路，使药毒排出是治疗的最好方法。其治法有四，即利肝胆、利大便、利小便、利汗腺。在运用清利方药中佐以和胃之品，既能祛邪，又无败胃之弊。

3. 邹良材

急性肝病的发病原理，中医以"湿热"二字可以概括。邹良材认为，临床虽有热重于湿、湿重于热之分，但尤以湿困中焦者较为难治，因其缠绵反复而转为慢性。治疗重点在于化湿健脾，香砂平胃散为常用方。

4. 姜春华

姜春华认为，中医之"肝"，一是主藏血之肝，二是主疏泄、主情绪之肝，两者并不相同。认为肝实质性病变乃是肝细胞肿胀坏死，属藏血之肝，血行郁滞，用疏肝解郁难以奏效，活血化瘀才是治本之道。故常采用《金匮》下瘀血汤治疗肝实质损害之肝病，临床多获良效。

5. 顾丕荣

顾丕荣认为，肝病之虚在中焦，而肝病之实亦在中焦。初则湿热交蒸，继则寒热错杂，后则虚中夹实。初治当以祛邪为主，邪去则正自安。中治务须权衡虚实寒热，缓急轻重晚期务须顾正，以久病必虚，穷必及肾也。总之，治肝以三法为要：一曰扶正培本法，正复邪自达；二曰祛瘀通络法，络通邪难留；三曰清热解毒法，热清毒自解。临证根据肝的生理、病理特点，本着《金匮》"见肝之病，知肝传脾，当先实脾"的旨意，在辨证的基础上，以白术为主药，用量分大剂、中剂、小剂（大剂60~100mg，中剂30~60mg，小剂15~30mg），炮制分生用、焦用两种，对治疗肝病、改善肝功能和消退腹水等有显著功效。

6. 李平

李平教授在继承中医"治黄不利小便非其治也"等经典理论基础上，总结出临床治疗"药黄"的治则宜为通腑泄浊、利湿退黄、活血消肿、疏肝健脾。辨证选用茵陈、栀子、垂盆草等药物清热利湿退黄。大黄通腑泻浊，金钱草、车前草、泽兰等药物利胆泄浊，茜草、水红花子活血消肿等，诸药合用使病理产物湿热从大小便两条通路消退，达到减轻炎性肝细胞肿胀，促进胆红素代谢，从而降低药物所致异常增高的转氨酶及胆红素。适用于本病属湿热蕴结兼血瘀证的黄疸患者。

五、预后转归

DILI大多数预后良好，在中止病因后，经积极有效的治疗，一般在短期内（1~3周）病情即能逐渐缓解。但也有一部患者，可因原有肝功能不良、中毒较重、发现较晚、治疗不及时、治法不得当、营养调理不能配合等多种因素而使之迁延不愈或逐渐加重，甚或死亡。

六、预防调护

（一）预防

1. 重视识别用药

（1）患者在药物治疗期间，特别是用新药治疗时，要注意监视各种毒副反应，并做到定期测定血常规、尿常规、胆红素、转氨酶和碱性磷酸酶。

（2）对既往有药物过敏或过敏体质的患者，用药时应特别注意。

（3）对原有肝功能不良和营养障碍者，药物的使用和剂量应慎重考虑。

（4）对有DILI病史的患者，应避免再度给予相同或化学结构相类似的药物。

2. 尽快祛除病因

（1）一旦出现肝功能异常或黄疸被确诊

或疑诊为 DILI，应立即停用对肝脏有损害或可疑有损害的药物，或在原治疗疾病病情许可的情况下，中止药物治疗。

（2）视药物进入机体的方式、剂量、时间及速度等，酌情采用洗胃、导泻、利尿、静脉滴注葡萄糖等治疗，特殊情况需行血液透析，以减少药物的吸收，促进药物的排泄。

3. 提高民众用药知识

用药一定要在有经验的医生指导下或在严格掌握其适应证、服用方法、剂量及毒副作用后方可使用，切不可"小病进药店"而滥用药物。

（二）调护

1. 休息

休息是治疗 DILI 的一项重要措施。临床表现明显者，一般应卧床休息 2 周或更长时间。卧床休息能降低人体代谢速度，增加肝脏血流量，有利于受损肝脏的恢复，尤其是出现深度黄疸，显著全身乏力，疲倦，恶心呕吐者更应彻底卧床休息。而在症状消退，疾病逐渐恢复的过程中，为加速其康复，在注重休息的基础上，可配合适当的活动。

2. 精神调护

DILI 的主要病机就是肝气郁滞，患者多出现精神抑郁、性情急躁、动辄发怒等情志异常表现，这对肝损害的治疗及恢复都会产生不良影响。经长期大量的临床观察，患者的精神情志活动与疾病的康复密切相关。情绪乐观，有助于病情改善；精神抑郁，可使病情加重恶化。在治疗过程中，要了解患者的心理状况，解除患者的抑郁烦躁情绪及对疾病的恐惧、疑虑心理，减轻患者悲观失望的思想负担，使患者心情舒畅，树立战胜疾病的信心，增强机体的抗病能力。

3. 饮食调护

（1）营养调配

①高蛋白饮食：蛋白质饮食对肝细胞受毒物作用时发生坏死及坏死程度有密切关系。高蛋白饮食有益受损肝细胞的恢复；反之，则使之受损更为严重。

②高维生素饮食：DILI 患者，由于肝功能不良，使维生素的吸收、储存及转化过程受到影响，维生素利用率降低。故饮食中应调配足量的维生素，并注意补充较易缺乏的维生素，如维生素 A、B_1、C、E 等。

③低脂饮食：饮食中过多的脂肪不但要加重患者的消化道症状，而且还会引起肝内脂质存积，形成脂肪浸润，妨碍和降低肝脏的代谢功能。

④适量补糖：糖类有保肝和解毒的功能，适量补糖，可增加肝糖原，提高肝脏的解毒功能，增加肝脏抵抗力，有利于受损肝细胞重获新生。

（2）饮食有节　DILI 因肝功能受损而致消化功能减退，患者饮食减少，或因恶心呕吐而不能进食，应服用一些健脾开胃之品，以改善食欲，能食者也宜少吃多餐，以保证正常生理需求。在疾病好转的过程中，当食欲增加时，也切忌暴饮暴食，以免加重肝脏负担。

（3）饮食宜忌　宜食新鲜蔬菜、各种瓜果、瘦肉、河鱼、蛋、奶、糖类、豆制品等营养丰富而低脂的饮食。忌食酒类、海鲜、公鸡及辛辣刺激性食品，少食肥肉及油炸熏炙食物。

七、研究与展望

中医药治疗在 DILI 的治疗学中占有重要地位，而且有毒副作用小的优势，治疗效果是肯定的。急性 DILI 的常用治法包括清热祛湿、利胆退黄，清热解毒，解毒凉血，泻下解毒，活血化瘀解毒，疏肝解郁、健脾和胃等法。慢性 DILI 的常用治法是疏肝行气，消滞化瘀，软坚消癥，化气行水，滋补肝肾等。除上述常用治法外，关幼波根据数十年的研究结果，提出治血治黄、治痰治黄、解毒治黄的"三治"之法。夏德馨强调给邪以出路，提出相应的利肝胆，利大便，利小便，利汗腺"四利"之法。印会河提出治疗肝性腹胀宜疏肝开肺，调畅三焦，此"利金修木"之法也。顾丕荣治疗肝病，在重用白术的基础上，提出治肝三法：一为扶正培本法，正复邪自达；二为祛瘀通络法，络通邪难留；三为清热解毒法，热清毒自解。临床观察，中医药治疗在保肝降酶、利胆退黄、活血祛脂、抗 HF 等方面有着独特的功效，并经动物及临床试验筛选出了治疗 DILI 的常用有效药，如当归、白术、苍术、柴胡、赤芍、丹参、郁金、茵陈、五味子、山楂等，分别具有健脾护肝、凉血祛瘀、疏肝利胆、消食祛脂、保肝降酶的功效，均能促进肝功能的恢复，选用这些药物治疗本病，无疑会提高临床有效率。

然而有许多中药亦可导致 DILI，目前已发现或证实对肝脏有损害作用的中药：黄药子、苍耳子、农吉利、千里光、猪屎豆、鱼胆、四季青、苦楝皮、贯众、铅丹、砒石、草乌、雷公藤、艾叶、羊角菜子、红茴香根皮、有毒蜂房、薄荷油等。其损伤肝功能的机制其一为直接毒害作用：中药或其代谢产物在肝内达到一定的浓度时可损伤肝细胞，其特点是发病率高，潜伏期短，对剂量有依赖性，如黄药子的直接毒性作用；其二为变态反应：某些中药虽无毒性，但能使特异质者发生肝脏损害，其特点是发病率低、潜伏期长、对剂量无依赖性，如中药四季青所引起的肝损害即属此类。临床病理特点有 3 型：肝细胞毒损害型的主要病理改变为肝实质细胞的损害，

引起肝细胞脂肪变性或坏死；混合型可引起混合类病理损害；胆汁淤积型的病理改变为肝小叶中心区的肝内淤胆及毛细胆管胆栓或伴发胆管炎，一般无肝实质细胞损害。有的中药如黄药子等，既有肝实质细胞损害，又有胆汁淤积，临床上可见血清转氨酶和碱性磷酸酶中度升高和不同程度的黄疸。综上可知，某些中药的毒副作用是不可忽视的，临床应用时应尽量避免。有临床观察发现，复方青黛丸可致 DILI，有些患者在服用 10~20 天后即可出现肝损害的临床表现。

中医治疗 DILI 有辨证、辨病、对症、食疗、外治等多种治疗手段，而辨证论治则是其治疗系统中的核心。DILI 的证候很多，各型之间的临床表现和轻重程度差异很大，应在宏观辨证和微观辨病相结合的原则下，恰当灵活地运用各种治疗方法，常可收到事半功倍的临床效果。非药物疗法是本病治疗中不可忽视的方面，本法既有简便快捷的特点，并且能巧妙地避开因内服药既多且杂而加重受损肝脏负担之弊，故大有开发研究的价值。由于 DILI 多采用综合治疗，为避免使已受损的肝脏"雪上加霜"，应把握好用药的量是至关重要的。其基本原则：配伍宜精、用药从简；剂量宜小、以轻取胜；疗程宜短、间停用药。

主要参考文献

[1] 中国中西医结合学会肝病专业委员会. 药物性肝损伤中西医结合诊疗指南. 药品评价，2007，4（4）：261-264.

第二节 酒精性肝病

酒精性肝病是指长期过度饮酒，因酒精的毒性作用而引起的以肝脏损害为主的疾病。按临床病理学，可概括为：①酒精性

脂肪肝；②酒精性肝炎；③酒精性肝硬化三类。此三类病变可独立存在也可同时出现。

一、病因病机

（一）西医学认识

1. 病因

目前，饮酒已成为世界各国人民日常生活中的一部分，随着全球酒精消耗量的不断增加，酒精性肝病的发病率及死亡率也呈上升趋势。近十几年来我国酒精消耗量大幅度增加，嗜酒成瘾者逐年增多。酒精性肝病的发病率与个人饮酒量及酗酒时间长短有关，有人估计长期饮酒，每日乙醇消耗超过80g者即有可能发生酒精中毒，其中多数患酒精性肝炎或肝硬化。但另有人提出，就酒精性肝硬化而言，日消耗乙醇量少于80g为无害量，超过160g以上为酒精性肝硬化发生高危量。还有人估计体重70kg的正常人，每24小时可以代谢乙醇200g。对酒精的代谢个体差异很大，同时还受种族、性别、遗传、免疫等因素的影响。此外，酒精性肝损害可增加HBV病毒的易感性，而HBV病毒感染也会增加酒精性肝损害的发生。

2. 发病机制

酒精饮入后绝大部分在上消化道被吸收（胃吸收30%，小肠上段吸收70%，其中90%~98%在肝脏代谢，其余2%~10%经肾脏、呼吸道和皮肤排出）。目前已知，有三种酶参与肝内酒精代谢，即乙醇脱氢酶（ADH）、微粒体乙醇氧化酶（MEOS）和过氧化氢分解酶。其中以乙醇脱氢酶最为重要。乙醇在肝细胞浆内的乙醇脱氢酶的作用下先氧化为乙醛，再经乙醛脱氢酶进一步代谢为乙酸，乙酸以乙酰辅酶A的形式进入三羧酸循环代谢，生成 CO_2 和 H_2O。乙醛、乙酸均可进入血液，参与周围组织细胞代谢。有20%~25%的乙醇要经过另一条途径代谢，即微粒体乙醇氧化系统，此系统的功能主要依赖于细胞色素 P_{450} 酶被乙醇诱导。在正常情况下，ADH对低血浓度的乙醇氧化起主要作用。在长期饮酒及血液中高浓度酒精下则并非如此，微粒体乙醇氧化系统诱导发挥了重要作用。应用缺乏ADH的鹿、鼠进行的实验显示，乙醇在其体内的氧化主要是通过微粒体乙醇氧化系统介导的。即使ADH存在，微粒体乙醇氧化系统亦参与不同浓度的乙醇氧化，特别是在浓度较高的情况下。过氧化氢分解酶亦参与酒精的代谢，但在人类，此酶可能并不重要。

（二）中医学认识

我国是酒文化古国，酗酒者古已有之，故中医对酒精中毒性疾病早有认识。张仲景在《金匮要略》中对酒疸的因、证、脉、治做了专门论述。《景岳全书·肿胀》对酒精性肝硬化的论述更详，分析精辟："少年纵酒无节，多成水鼓。盖酒为水谷之液，血也水谷之液，酒入中焦，必求同类，故直走血分。……故饮酒者身目皆赤，此入血之征，亦散血之征也。扰乱一番，而血气能无耗损者，未之有也。第年当少壮，则旋耗旋生，固无所觉，及乎血气渐衰，则所生不偿所耗，而且积伤并至，病斯见矣。……其有积渐日久，而成水鼓者，则尤多也。"

酒，性热而体湿，少饮有益，酗酒则害。本病之直接成因就是长期过度饮酒，损伤脾胃，以致运化不健，水湿不能输布，湿浊凝聚，郁久化热，湿热相搏，熏蒸肝胆，并可造成气滞、血瘀、痰凝、水停等一系列病理变化。本病的病位在肝胆、脾胃、肾，主要病理机制是脾胃功能失调，湿热内生，肝胆疏泄不利，气滞血瘀痰凝水停。脾胃受损，功能失调的主要病理产物是湿邪，湿邪为患，又可发生诸多变端，如湿浊不化，聚久成痰，痰阻气滞，气滞血瘀，而致"胁痛"；血行不畅，脉络壅塞，痰浊与气血搏结，交阻日久，渐成"积聚"；积聚日久不消，瘀阻胆道，胆汁外溢而发"黄疸"；酒湿壅于中焦，致使清阳不升，浊阴不降而清浊相混，土壅木郁则肝失条达，气血运行受阻而瘀生，水液不能代谢而停留，肝肾同源，肾也受累而开阖不利，水不得泄，遂成鼓胀。酒湿不化，郁久化热，湿热相搏，相互交结，熏蒸肝胆，使肝失疏泄，胆汁外溢而发为"酒疸"，正所谓"黄家所得，从湿得之"。素体阳虚，脾胃虚寒，湿从寒化而见脾虚寒湿之证，但此种情况临床比较少见。

二、临床诊断

（一）辨病诊断

1. 临床诊断

酒精性肝病是依靠病史、体征，参考实验室检查进行临床诊断的，以肝组织活检进行最后确诊。

（1）病史 一般认为，每日饮酒80~150g（乙醇含量45%左右），连续几年即可造成肝损害。每日饮酒200g，连续5年可发生脂肪肝。每日大量饮酒（250g以上），历时20年以上，40%~50%会发生肝硬化。除此之外，了解有关病毒性肝炎（HBV或丙肝）感染史对诊断也有帮助。

（2）症状 酒精性肝病多数无症状。酒精性脂肪肝少数可伴有口苦口干、胁肋不适、舌苔黄腻等湿热证。酒精性肝炎可出现黄疸、恶心、呕吐、胁痛、肝肿大等。酒精性肝硬化与其他原因引起的肝硬化症状相似。

在经肝活检证实的酒精性肝病患者中，11%出现肝区不适、沉坠感、肝区胀痛等肝脏症状；35%有食欲不振、恶心呕吐、腹胀腹泻等胃肠道症状；其余54%可无任何症状或可能出现其他系统的临床表现。症状虽对酒精性肝病的诊断有指引价值，但据此不能作出酒精性脂肪肝、酒精性肝炎与酒精性肝硬化三者的诊断与鉴别。

（3）体征 酒精性脂肪肝及酒精性肝炎患者可有肝肿大、轻度压痛。酒精性肝炎和肝硬化可出现肝肿大、腹水、黄疸、脾肿大等。也有许多酒精性肝病无任何体征，故体格检查无异常并不能排除酒精性肝病的诊断。另外，肝硬化时可见肝掌、蜘蛛痣、男性乳房发育等。

2. 相关检查

（1）肝活检 肝活组织检查是确定本病诊断及分类鉴别的唯一可靠手段，此项检查不仅能明确有无酒精性肝损伤及损伤程度，还可对酒精性脂肪肝、酒精性肝炎及酒精性肝硬化作出鉴别。三者在肝活检中的主要区别如下。脂肪肝：可见大量脂肪滴积聚于肝细胞，有中心静脉周围和窦周的纤维化；酒精性肝炎：肝细胞气球样变及排列紊乱，并伴有巨噬细胞浸润；肝硬化：有假小叶形成。

（2）CT、B超、MRI、瞬时弹性成像检查表现对脂肪肝的诊断有一定的敏感性。

①脂肪肝的CT特征：弥漫性肝脏密度降低，肝脏与脾脏的CT比值≤1。弥漫性肝脏密度降低，0.7＜肝/脾CT比值≤1.0者为轻度，0.5＜肝/脾CT比值≤0.7者为中度，肝/脾CT比值≤0.5者为重度。

②脂肪肝的B超特征：探测脂肪肝部位呈强回声。在肝硬化的检查方面，B超较CT容易发现。

③MRI诊断：磁共振波谱分析、双回波同相位和反相位肝脏MRI可以定量评估酒精性肝病肝脏脂肪变程度。磁共振弹性成像（MRE）用来诊断HF的界值为2.93kPa，预测的敏感度为98%、特异度为99%。MRE可完整评估肝脏实质的病变，且不受肥胖、腹水的影响。

④瞬时弹性成像诊断：能通过1次检测同时得到肝脏硬度和肝脏脂肪变程度2个指标。受控衰减参数（CAP）测定系统诊断肝脏脂肪变性的灵敏度很高，可检出仅有5%的肝脏脂肪变性，特异性高、稳定性好，且CAP诊断不同程度肝脏脂肪变性的阈值不受慢性肝病病因的影响。

（二）辨证诊断

1. 湿热蕴结，热重于湿型

临床证候：身目俱黄，其色鲜明如橘，发热汗出不解，口渴欲饮，心中懊恼，恶心呕吐，口气酒味或臭秽，或腹部胀满，或胁下胀满疼痛，大便秘结，小便短少色黄。舌质红，苔黄腻或兼灰黑，脉弦数。

辨证要点：身黄鲜明如橘，心中懊恼，口渴欲饮，大便秘结。舌质红，脉弦数。

2. 湿热蕴结，湿重于热型

临床证候：身目俱黄，其色稍暗，多无发热或身热不扬，头重身困，口淡不渴，心中懊恼，胸脘痞满，不欲食，腹胀便溏而不爽，小便短黄。舌苔厚腻或淡黄，脉濡稍数或弦滑。

辨证要点：头重身困，口淡不渴，心中懊，大便溏而不爽。舌苔厚腻。

3. 胆热郁蒸型

临床证候：黄疸，胁肋灼胀疼痛，高热烦躁，口干口苦，恶心呕吐，腹胀纳呆，大便秘结，小便短赤。苔黄糙，脉弦滑数。

辨证要点：胁肋灼胀疼痛，高热烦躁，口干口苦。苔黄糙，脉弦滑数。

4. 肝郁脾虚型

临床证候：胸胁胀满窜痛，善太息，情志抑郁或急躁易怒，身困乏力，纳呆腹胀，肠鸣便溏或腹痛便泻，泻后痛减。苔白或腻，脉弦。

辨证要点：胸胁胀痛，善太息，腹胀便溏。脉弦。

5. 血结正虚型

临床证候：胁下痞块且疼痛不舒，腹大坚满，按之如鼓，腹壁青筋暴露，面色萎黄或黧黑，唇色紫褐，朱纹血痣，大便色黑，小便不利，神疲倦怠，气短懒言。舌质暗或瘀斑，舌花剥或光红无苔，脉细涩或芤。

辨证要点：胁下积块，唇紫舌瘀，神疲气短。脉细涩。

6. 脾阳不振型

临床证候：腹大胀满不舒，或按之如囊裹水，入暮尤甚，面色苍黄，脘闷纳呆，神疲怯寒，肢冷或下肢浮肿，大小便不利。舌胖淡紫，苔白腻，脉沉细而弦。

辨证要点：腹胀纳呆，怯寒肢冷。

7. 肝肾阴虚型

临床证候：腹大有青筋，面色晦滞，唇紫，或形瘦神疲，午后低热，五心烦热，腰膝酸痠，口燥咽干，或时有鼻齿衄血，或朱纹血痣，小便短赤，大便色黑。舌红少津，苔黄少或剥脱，脉弦细数。

辨证要点：腰膝酸痠，五心烦热，口燥咽干。舌红少津。

三、鉴别诊断

急性酒精性肝病应与病毒性肝炎、DILI、毒物性肝炎进行鉴别，见表9-2-1。

表9-2-1 酒精性肝病的鉴别诊断

	急性酒精性肝病	病毒性肝炎	DILI	毒物性肝炎
流行病学	有长期大量饮酒史	类似患者密切接触史，输血史	有明确的服药史	有明确的亲肝毒物接触史

	急性酒精性肝病	病毒性肝炎	DILI	毒物性肝炎
年龄	中、老年多	儿童、青壮年	无差别	无差别
性别	男性居多	多无差别	无差别	无差别
起病	大量饮酒后发作，呕吐厌食等胃肠症状明显，全身可有发热，毒血症状轻	全身毒血症状多明显、胃肠症状亦突出	症状与体征轻微或无，可有纳少、恶心呕吐、腹痛泻，停药后恢复较快	急性：起病急，迅速出现恶心呕吐、腹胀食欲不振等消化障碍。慢性：起病缓慢，逐渐出现疲劳、腹胀恶心、食欲不振、肝区痛等
肝肿大	明显增大	一般不超过肋下3cm	常见	常见
AST	明显增加	增加	无或轻微增加	正常或升高＞ALT
ALT	不如AST高	明显增加＞AST	明显升高	正常或轻度升高
甘油三酯	明显升高	多无变化	多无变化	多无变化
HBsAg	（－）	（＋）	（－）	（－）
治疗反应	戒酒后多很好快转	对治疗反应较慢，有其自然过程	停药后症状或体征恢复较快、再次给药时肝损害症状可重现	对治疗反应较快

四、临床治疗

（一）提高临床疗效的要素

明确本病治疗的目的是减少肝实质的损伤，防止疾病复发，减慢疾病发展速度。

1. 详细询问病史和仔细进行体格检查，全面掌握患者的病情特点。

2. 完善相关检查，明确病因，禁酒。

3. 及时复查相关指标，预防疾病复发，防止造成肝实质的损害。

4. 中西医结合治疗，西医学予抗炎保肝，中医方面辨证施治，予清热利湿、疏肝健脾，二者合用更能增强治疗效果。

5. 内外结合，除了口服或静脉用药之外，结合中医针灸或贴敷达到疏肝解郁、调节正邪失衡的效果。

（二）辨病治疗

酒精性肝病的治疗原则是减轻酒精性肝炎的严重程度，消除肝脂肪浸润，防止或逆转HF，并改善已存在的继发性营养不良。

1. 戒酒

急性酒精性肝炎的死亡率为1.5%~8%，及时彻底地戒酒可使死亡率明显降低。对无肝细胞坏死的脂肪肝，可在戒酒后数周内消退。戒酒对肝功能异常及血清酶学改变也有明显的减轻作用，对轻度HF者可阻止其发展，但对已形成肝硬化者，戒酒也难以逆转肝脏病变，不能防止其继续发展及提高生存率。

2. 药物治疗

（1）美他多辛可加速酒精从血清中清除，有助于改善酒精中毒症状、酒精依赖以及行为异常，从而提高生存率。

（2）糖皮质激素可改善重症酒精性肝炎患者 28 天的生存率，但对 90 天及半年生存率改善效果不明显。

（3）S-腺苷蛋氨酸治疗可以改善酒精性肝病患者的临床症状和血清生物化学指标。

（4）多烯磷脂酰胆碱对酒精性肝病患者可防止组织学恶化的趋势。

（5）甘草酸制剂、水飞蓟素类和还原型谷胱甘肽等药物有不同程度的抗氧化、抗炎、保护肝细胞膜及细胞器等作用，临床应用可改善肝脏生物化学指标。

（6）双环醇治疗也可改善酒精性肝损伤。但不宜同时应用多种抗炎保肝药物，以免加重肝脏负担及因药物间相互作用而引起不良反应。

3. 营养支持疗法

酒精性肝病患者可出现继发性蛋白质热量不足及维生素缺乏性营养不良。临床研究证实，营养不良会加重病情并使死亡率上升。静脉滴注氨基酸并辅以含蛋白质 100g 的饮食，连续应用，对病情的改善有良好的作用。

此外，酒精性肝硬化后期的并发症可有肝性脑病、肝肾综合征、门静脉高压、腹水、食管静脉破裂出血等，可参照肝硬化及其他有关章节的治疗。

（三）辨证治疗

1. 辨证论治

（1）湿热蕴结，热重于湿型

治法：清热祛湿，和胃除烦。

方药：茵陈蒿汤合栀子大黄汤加减。茵陈 30~40g，大黄（后下）10g，枳实 12g，栀子 12g，茯苓 30g，猪苓 30g，泽泻 30g，黄柏 10g，黄芩 12g，豆豉 10g。

加减：呕吐者加半夏、竹茹；右胁痛甚者加柴胡、郁金、延胡索；热甚、口干口苦、渴喜冷饮、目赤者，合用龙胆泻肝汤。

（2）湿热蕴结，湿重于热型

治法：利湿化浊，和中清热。

方药：茵陈五苓散加减。茵陈 30~60g，茯苓 20g，猪苓、泽泻、白术、藿香、蔻仁、滑石各 10g，厚朴、栀子各 5g。

加减：兼呕逆者加半夏、陈皮；腹胀甚者加大腹皮、木香；便溏不爽者加葛根、赤芍、槟榔。

（3）胆热郁蒸型

治法：清热利胆退黄。

方药：清胆汤加减。金钱草、丹参各 30g，茵陈、蒲公英各 20g，金银花、连翘各 15g，柴胡、黄芩、半夏、枳实、大黄各 10g。

加减：胁痛甚者加郁金、川楝子、延胡索；高热烦躁，口干口苦不减者合龙胆泻肝汤。

（4）肝郁脾虚型

治法：疏肝解郁健脾。

方药：逍遥散加减。白芍、当归、茯苓各 15g，柴胡、白术、郁金、延胡索、太子参、薄荷各 10g，甘草、生姜各 6g。

（5）血结正虚型

治法：活血化瘀，补益气血。

方药：膈下逐瘀汤合八珍汤加减。桃仁、当归、川芎、赤芍各 15g，香附、党参、白术、茯苓、生地、熟地、乌药、延胡索各 12g，红花、五灵脂各 10g。

加减：瘀血甚者，加三棱、莪术、䗪虫；积块坚硬作痛者，吞服鳖甲煎丸；有腹水者合己椒苈黄丸。

（6）脾阳不振型

治法：温中健脾，化气行水。

方药：实脾饮合茵陈术附汤或五苓散加减。附子、干姜、茯苓、大腹皮、泽泻各 15g，白术、木瓜、厚朴、木香、草果仁各 12g，车前草 10g，甘草 6g。

（7）肝肾阴虚型

治法：滋养肝肾，活血行水。

方药：六味地黄丸或一贯煎合膈下逐瘀汤加减。当归、白芍各15g，生地、山茱萸、山药、茯苓、泽泻、丹皮、栀子各12g，柴胡、延胡索、川芎、桃仁、红花、枳壳各10g。

加减：若阴虚而兼湿热者，去生地、山茱萸，加厚朴、茵陈；若出现潮热者，加地骨皮、银柴胡、白薇；若鼻、齿衄血，加仙鹤草、白茅根；若阴虚阳浮出现戴阳者，加龟甲、鳖甲、牡蛎。

2. 外治疗法

（1）针刺疗法

①急性酒精中毒性肝病取穴：主穴取足三里、行间、太冲、阳陵泉，配穴取内关、胆俞、至阳、肝俞、章门。每次选主穴2个，配穴2~3分钟，每日针刺2次，采用提插泻法，留针20次，1周为1个疗程。适用于肝胆湿热证。

②肝硬化期取穴：主穴取肝俞、大椎、足三里。肝胀痛甚者配期门、章门；肝脾肿大者肝俞透胆俞、胆俞透脾俞。采用平补平泻手法，留针30分钟，每隔10分钟捻针1次，每日针刺1次，10次为1个疗程。适用于肝脾不调证。

（2）刺血疗法：急性酒精性肝炎可取中冲、少商点刺出血；或舌下金津、玉液点刺出血。另取太阳、阳陵泉、耳尖点刺出血3~5滴，隔日或数日1次。适用于湿热酒毒、蒙蔽神窍型，有促醒之功或者用于本病实证、热证或者血瘀证。

（3）艾灸疗法

取穴：足三里、关元、三阴交、涌泉、阴陵泉、肝俞、脾俞、胆俞。每次取穴3~5个，每日灸1次，每穴灸3~5壮，2周为1个疗程。适用于酒精性肝硬化之血虚阳虚者。

（4）耳针疗法

主穴：肝、胆、脾、胃。

配穴：食欲不振加胰；肝区痛加神门、皮质下；腹胀加皮质下、胰、大肠；转氨酶高者加肝阳、耳尖。

操作：针刺双耳，每次选4~6穴，中等刺激，每日或隔日1次，留针10小时，10次为1个疗程。适用于本病各种证型。

（5）穴位注射

选穴：肝俞、期门、日月、阳陵泉。

用药及操作：每次选1种药，穴位注射，每穴1ml，每日1次，10次为1个疗程。选用黄芪注射液，进行穴位注射，具有益气扶正之效，适用于本病气血亏虚证；选用当归注射液、丹参注射液，具有活血化瘀之效，适用于本病瘀血阻络证。

（6）贴敷疗法

①行气消瘀膏：川芎12g，香附10g，柴胡、白芍、青皮、枳壳各6g。将上药研细末，用麻油调成稠膏状，贴敷于大包、期门、章门等穴位处。具有疏肝理气、活血之效，适用于肝郁气滞兼血瘀证，主治本病伴肝脾肿大者。

②软坚化瘕膏：鳖甲60g，穿山甲30g，具有活血化瘀、软坚散结之效，适用于瘀血阻络证。

③甘遂敷脐散：甘遂、芫花各等份，共研细末，取适量敷神阙穴内，胶布固定，每48小时换药1次。具有泻下逐水之效，适用于肝硬化腹水属湿浊内蕴证。

3. 成药应用

（1）逍遥丸　每次6g，每日2次，口服，具有疏肝健脾、养血调经之效，适用于本病肝郁脾虚证。

（2）龙胆泻肝丸　每次6g，每日2次，口服，具有清利肝胆湿热之效，适用于肝胆湿热证。

（3）舒肝丸　每次6g，每日3次，口服，具有舒肝和胃、理气止痛之效，适用于肝郁气滞证。

（4）鳖甲煎丸　每次3g，每日2~3次，口服，具有活血化瘀、软坚散结之效，适用于本病肝脾肿大属瘀血阻络证者。

（5）复方鳖甲软肝片　每次4片，每日3次，口服，具有软坚散结、化瘀解毒、益气养血之效，适用于肝纤维化或者早期肝硬化属瘀血阻络、气血亏虚兼热毒未尽证者。

（6）己椒苈黄丸　每次1丸，每日3次，口服，具有攻逐水饮、利水通便之效，适用于本病腹水属湿热蕴结证者。

（7）护肝片　每次4片，每日3次，口服，具有疏肝理气、健脾消食之效，适用于AST、ALT升高属于肝郁脾虚证者。

4. 单方验方

（1）解酒清肝汤

组成：葛花、柴胡、泽泻、黄芩各15g，茯苓、白茅根、鳖甲、佩兰各10g，丹参30g，甘草6g。

加减：气虚者加黄芪、党参；阴虚者加枸杞子、生地黄；血瘀盛者加桃仁、红花；心烦易怒加栀子、龙胆草。

用法：每日1剂，水煎，分早、晚2次服。

功能主治：疏肝解郁，清热燥湿，利湿解毒。用于酒精性肝病属肝胆湿热证者。[何炜. 解酒清肝汤治疗酒精性肝病46例. 陕西中医杂志，2006，26（9）：1074-1075.]

（2）解酒护肝饮

组成：柴胡、香附、郁金、川楝子各15g，茵陈蒿20g，青蒿、虎杖各15g，葛根20g，丹参15g。

用法：每日1剂，水煎至200ml，分早、晚2次服，每次100ml，6周为1个疗程。

功能主治：清利肝胆湿热，行气活血化瘀。适用于酒精性肝病属肝胆湿热兼血瘀证者。（杨建宇，史金花，魏素丽，等. 古今疗病秘典. 郑州：中原农民出版社.）

（3）软肝消水汤

组成：葛根20g，生黄芪50g，扁豆、海藻、鸡内金、土鳖虫、青皮、丹参各10g，青黛6g，白术、泽兰、莱菔子、昆布、柴胡、泽泻各15g，茵陈18g。

加减：气虚者加红参或西洋参10g；血虚者加当归6g；阴虚者加鳖甲20g；阳虚者加附子10g。

用法：水煎服，每日1剂。

功能主治：疏肝理气，化痰活血，益气健脾。适用于本病属痰瘀互结兼脾虚证者。（金远林. 中国肝胆病秘方全书. 北京：科学技术文献出版社.）

（四）医家诊疗经验

1. 关幼波

关幼波对中毒性肝病出现黄疸者，提出"治黄需解毒，毒解黄易除"的治疗观点。认为本病是湿热久羁蕴毒而成，应在清热祛湿的基础上加用解毒药物则黄疸易于消退，其常用的解毒方法有化湿解毒，常用药为薄荷、野菊花、藿香、佩兰、黄芩、黄连等；有凉血解毒，常用药为金银花、蒲公英、草河车、板蓝根、土茯苓、白茅根、青黛、石见穿等；有通下解毒：常用药为大黄、黄柏、败酱草、白头翁、秦皮等；有利湿解毒：常用药为金钱草、车前子（草）、木通、萹蓄、瞿麦、六一散等；有酸敛解毒：常用药为五倍子、乌梅、五味子等。

2. 赵文霞

本病的病理因素为湿热、痰浊、气滞、血瘀，病位在肝，与脾、胃、肾等脏腑关系密切。病机为痰湿蕴结、气血阻滞，影响肝之疏泄，日久闭阻肝络。临床上分为5型：肝郁脾虚证、肝胆湿热证、痰湿内阻证、瘀血阻络证、肝肾阴亏证，强调辨证时抓住患者主要病机，辨清虚实寒热，治疗时多采用实脾、化瘀、解毒之法，注重以上三法的早期应用，即"肝病早实脾、炎症早化瘀、祛邪早解毒"，如此才可起到截断病势的作用。

3. 丁光迪

丁光迪认为中毒性肝病从临床所见，大多为肝脾不调的证候，病机主要为肝失条达，脾失健运，治宜补脾调肝，注重调理。处方遣药要抓住肝脾、虚实、补泻几个字，随证增损。

4. 胡建华

胡建华认为在中毒性肝病的慢性阶段，当肝火亢盛，湿热之邪留恋不清，谷丙转氨酶持续异常之际，施用伐肝泻火法之时，必须与滋水涵木之剂同用，若单用伐肝泻火，则肝体损伤，邪热势必羁留，导致缠绵难愈。

五、预后转归

1. 酒精性脂肪肝

多数预后情况良好，一般在戒酒及进食高蛋白饮食 2~4 周内肝内脂质即逐渐消退，肝肿大也随之恢复。但也有极少数患者猝死于多发性脑或肺的脂肪急性栓塞。脂肪肝并非肝硬化的前期，一般不转化为肝硬化，但若脂肪肝伴有肝小静脉周围纤维化而又继续饮酒者，则有发展成为肝硬化的可能。

2. 酒精性肝炎

其预后取决于急性病变的严重程度及是否合并肝硬化、腹水、脑病、凝血酶原时间延长、肾衰竭等。据统计，仅有轻微肝组织学改变者，5 年存活率为 70%；病变较严重者，5 年存活率为 50%。有研究对 61 例最初并无纤维化改变的酒精性肝炎做系列肝活检，显示在不到 5 年的时间内，有 38% 发展为肝硬化，戒酒并不能完全保证酒精性肝炎不发展成为肝硬化，所以，酒精性肝炎的长期预后不佳，主要是因为有很大概率可能发展成为肝硬化。此外，有极少数酒精性肝炎可表现为暴发性肝炎，迅速出现腹水、肾功能衰竭、肝性脑病等，并于几周内死亡，临床应予以重视。

3. 酒精性肝硬化

酒精性肝硬化的预后要取决于有无并发症，是否失代偿及戒酒情况等。无腹水、黄疸或仅有一次呕血史且已彻底戒酒的肝硬化患者，5 年存活率为 89%，继续饮酒者仅 68%。若出现并发症但已戒酒者，5 年存活率也会降至 60%，继续饮酒者仅 34%。据此可知，戒酒可改善无黄疸或腹水患者的生存期，但对已有静脉曲张而反复呕血的患者则不能延长其生存期。另据统计，严重酒精性肝硬化者约 30% 可发生 PLC。有肝活检发现，酒精性粗大结节性肝硬化最易发展成 PLC，而女性酒精性肝硬化一般为细小结节性，不发展成肝癌。若戒酒后又出现腹水、黄疸者，应注意有并发肝癌的可能，此时肝脏急剧增大，AFP 阳性。

六、预防调护

（一）预防

酒精性肝病发病的直接原因是长期大量的饮酒，所以，防止酒精性肝病发生的唯一措施是戒酒。

（二）调护

1. 戒酒

戒酒可改变酒精性肝病的进程。但对已产生酒精依赖的患者，突然的禁酒常会出现戒酒综合征，意志不坚强的患者，很可能会戒酒失败，此时应给予相应的对症治疗，同时也要进行适当的心理调护，使患者树立自信心，坚持度过戒酒反应期，使戒酒成功。

2. 休息

酒精性肝病临床表现明显者应注意适当休息，必要时应住院卧床休息。待自觉症状及体征消失，肝损害恢复后方可进行正常活动。

3. 饮食

酒精性肝病患者的饮食应以高蛋白、高维生素、低脂肪为原则进行主副合理搭配，并要新鲜可口，易于消化吸收。可以牛奶、豆浆、米面、鲜鱼、瘦肉为主食，并宜多食新鲜蔬菜、水果等。尽量避免油腻、烹炸、坚硬及辛辣刺激之品。但有肝昏迷先兆的患者，应给予低蛋白或无蛋白饮食，以免加重病情。对已出现腹水的患者，应予低盐饮食。

七、研究与展望

中医药疗法在酒精性肝病的治疗中占有重要地位，特别是在酒疸及肝硬化的治疗方面效果独到。中医对酒精性肝病的治疗，主要是采取辨证施治的方法，在重视祛湿清热的同时，常配合疏肝理气、补脾健胃、行气化痰、活血化瘀等。研究表明，具有以上功能的中草药在酒精性肝病的治疗中发挥着重要作用，如对抗乙醛毒性、促进肝细胞代谢、改善肝脏血液循环、预防肝细胞脂肪变性、抗 HF 等。邹良材以"湿热瘀毒"概括其总病机，以顾护脾胃为要旨，而立治肝八法：化湿运脾法、疏肝运脾法、泄肝和胃法、养肝健脾法、双补脾肾法、滋肾柔肝法、清金制木法、活血化瘀法。沈炎南在辨证的基础上，着眼于湿热毒邪，立足于扶正祛邪，也创立了治疗八法：即清热利湿解毒法、利湿化湿法、疏肝解郁法、活血化瘀法、养阴清热法、益气健脾法、滋养肝肾法、温阳化湿法。夏德馨强调给邪以出路，提出利肝胆、利大便、利小便、利汗腺"四利"之法。胡希恕提出疏肝、祛瘀、和胃三法。对出现肝硬化腹水者，韩哲仙依证情与体质，提出中满分消法、化癥利水法、清热消胀法、健脾泄肝法、滋阴行水法、温阳化水法、益气调元法；郑荪谋针对蓄水，确立升清降浊、健脾助运法，针对气滞血瘀，确立柔肝软坚法。

戒酒仍是酒精性肝病治疗的重要手段，轻度损害者，只要戒酒就可不药而愈。但戒酒并非易事，必须取得患者及家属的配合，对有酒精依赖性的患者，可采用戒酒药，同时配合心理疗法等。随着社会的发展，近些年来，我国的酒水消费逐年上升，长期大量饮酒者不断增加，急性酒精中毒及慢性酒精性肝病也不断增多，为降低酒精性肝病的发病率，唯一有效的办法是不饮酒或少饮酒，以防患于未然。

主要参考文献

[1] 梁浩卫, 赵文霞. 赵文霞教授治疗酒精性脂肪性肝病经验 [J]. 中医临床研究, 2013, 5 (14): 65-67.

[2] 刘晓彦, 赵文霞, 马素平. 赵文霞应用"四早诊疗法"诊治慢性肝病经验 [J]. 中医学报, 2018, 33 (11): 2113-2117.

[3] 李术先, 张志勇, 赵红心, 等. 清肝化湿活血汤联合水飞蓟宾胶囊治疗酒精性肝病临床观察 [J]. 中国药业, 2021, 30 (8): 64-67.

第十章 肝胆肿瘤与肝囊肿

第一节 原发性肝癌

原发性肝癌指起源于肝细胞或肝内胆管上皮细胞的恶性肿瘤，起病隐匿，早期没有症状或症状不典型，容易被忽略，确诊时大多数病情已经达到晚期，治疗较为困难，预后很差，是目前我国第4位常见恶性肿瘤及第2位肿瘤致死病因，严重威胁我国人民的生命和健康。原发性肝癌主要包括肝细胞癌（HCC）、肝内胆管细胞癌（ICC）和肝细胞癌-肝内胆管细胞癌混合型（HCC-ICC）3种不同病理类型，其在发病机制、生物学行为、组织学形态、临床表现、治疗方法以及预后等方面均有明显的不同，由于其中HCC占到85%~90%以上，故本文所指的肝癌主要是指肝细胞肝癌（HCC）。

一、病因病机

（一）西医学认识

西医学根据大量实验与临床研究观察，认为肝脏恶性肿瘤的发生是多步骤、多因素协同作用的结果，致癌作用包括启动剂及促癌因素的先后作用。启动剂包括化学、物理或生物因素影响 DNA 结构和功能，使 DNA 产生不可逆性变化；而促进剂的效应主要改变细胞遗传的表达。具体病因如下：

（1）外在因素

①HBV 病毒感染：HBV 与 HCC 有一致的特异性的因果关系。全球范围内，54%的 HCC 可以归因 HBV 感染。近年来，流行病学研究也证明 HBV 病毒感染与 HCC 有关。

②HCV 病毒感染：将近一半的 HCV 病毒感染者发展成慢性肝炎，在流行病学研究中，HCV 感染者比无 HCV 感染者肝癌发生的风险高 15~20 倍。

③黄曲霉素（AF）感染：流行病学研究表明，粮食受到黄曲霉素污染严重的地区，人群肝癌发病率高，而黄曲霉素的代谢产物之一黄曲霉素 B_1 能通过影响 ras、$P53$ 等基因的表达而引起肝癌的发生。

④长期饮水不洁：通过大量流行病学调查一再发现，饮水污染与肝癌的发生密切相关。现已发现水中有百余种有机物为致癌、促癌和致突变物。其中致癌的有机物包括六氯苯、苯并芘、多氯联苯、氯仿、二溴乙烷、二氯乙烯等。研究显示，饮用沟塘水居民的肝癌发病率比一般居民高 2.6 倍。

⑤亚硝胺：亚硝胺类化合物是一大类强烈致癌物，西医学实验证明能在很多动物体内诱发 HCC。

（2）内在因素 肝纤维化、肝硬化：肝纤维化、肝硬化者，由于长期弥漫性、持续性肝实质细胞的损伤，引起肝功能储备力逐渐下降，肝细胞减少及纤维结缔组织增生引致肝恶性肿瘤。

（3）其他因素

①吸烟嗜酒：过量的抽烟饮酒当视为肝癌的危险因素。

②家族聚集性：流行病学研究发现，肝癌的发病有明显的家族聚集性。在肝癌患者的一级和二级亲属中肝癌累积患病率显著高于对照亲属。

③寄生虫（华支睾吸虫）、某些化学致癌物、激素等。

（二）中医学认识

中医学根据其症状和体征将"肝癌"归属于中医学"积聚""黄疸""鼓胀""胁痛"等范畴。正气不足是肝癌发生的内在根本原因，正气不足可由于素体禀赋虚弱，或后天营养失于调摄，或久病体虚、大病失治，最终脏腑亏虚，阴阳失衡，功能失调，不能发挥正常的生理功能，导致气滞、血瘀、痰湿、癌毒等聚集为邪气，蓄积于肝，成为致病因子，与人体正气相搏结。此时如果正气来复，则能驱邪外出，使毒邪消散于无形；此时若邪胜正衰，则发为本病。

现代中医把肝癌的病因分为内、外两个方面，内因主要是劳倦伤脾，致脾不健运，或情志抑郁，致肝失疏泄。外因主要是湿、热、毒邪内侵肝胆脾胃，或过嗜烟酒，化湿生热蕴毒，结于肝胆脾胃。

其病机为虚。发病之初，多为肝郁脾虚，气血瘀滞；日久则气郁化火，湿热内生，致火毒内蕴，血瘀气壅；病至晚期，邪毒耗气伤血，则见肝肾阴虚、生风动血，或见阴阳两虚之证。又或素体正气亏虚，阴阳气血不足，脏腑功能失调，复感湿热邪毒，深伏体内，留着不去，久则引起气机逆乱，化癌生变。

二、临床诊断

（一）辨病诊断

1.临床诊断

原发性肝癌起病隐匿，早期缺乏典型症状。经甲胎蛋白（AFP）普查检出的早期患者可无任何症状和体征，称为亚临床肝癌。自行就诊患者多属于中、晚期，常有肝痛、纳差、乏力、消瘦、腹胀、腹块、发热、黄疸和肝肿大等症状。本病常在肝硬化的基础上发生，或者以转移病灶症状为首发表现，此时临床容易漏诊或误诊，应

予注意。

（1）症状　①肝区疼痛：右上腹疼痛最常见，多呈间歇性或持续性，其钝痛性质为癌肿迅速生长使肝包膜张力增加，或包膜下癌结节破裂，或肝癌结节破裂出血等所致。右肝上方的肿瘤可侵袭膈肌疼痛可反射至右肩或右背。向右后生长的肿瘤可引起右腰疼痛。②消化道症状：食欲减退、食后腹胀、消化不良、恶心呕吐、腹泻等。③发热：一般37.5~38℃，偶达39℃以上，呈持续低热或弛张型高热。常提示癌变已非早期，发热与癌肿坏死产物的吸收与代谢率增高有关。癌肿压迫或侵犯胆管也可并发感染。④转移灶症状：如发生肺、骨、胸腔等处转移，可产生相应症状。胸腔转移以右侧多见，可有胸水征。骨骼或脊柱转移，可有局部压痛或神经受压症状，颅内转移瘤可有神经定位体征。

（2）体征　①肝肿大：为最常见的体征之一，肝质地硬，表面及边缘不规则，有大小不等的结节或巨块，常有不同程度的压痛。如癌肿在右叶膈面者则主要表现为膈抬高而肝下缘可不肿大。②脾肿大：多见于合并肝硬化与门静脉高压的病例。门静脉或静脉内血栓形成，或肝癌压迫门静脉也能引起充血性脾肿大。③腹水：为晚期症状。腹水分为淡黄色和血性。可因合并肝硬化与门静脉高压、门静脉或肝静脉癌栓所致，常出现高度顽固腹水。下腔静脉癌栓形成时可出现下肢浮肿。④黄疸：为晚期体征。胆管细胞癌或肝细胞癌侵犯肝内主要胆管，或肝门淋巴结肿大压迫胆道时，可出现梗阻性黄疸。⑤肝硬化的皮肤表现：因肝癌患者常合并肝硬化，典型的皮肤表现为肝掌、蜘蛛痣、腹壁静脉曲张等，如在腹部尤其是肝区见有较多较大的红血管痣应视为肝硬化表现。⑥肝区血管杂音与摩擦音：肝区有时可听到血管杂音，可能由于肿瘤压迫肝内大血管，或由

于肿瘤本身丰富的血管所产生。此外，肝区表面可偶闻及摩擦音，提示肝包膜为肿瘤所侵犯。⑦转移灶体征：根据转移部位不同，而有相应的不同体征，例如早期肺转移并无症状，待出现咳嗽、痰中带血、气急、胸痛时多已为晚期，骨转移常见病理性骨折。

2. 相关检查

（1）肿瘤标志物检查 甲胎蛋白（AFP）是原发性肝癌特异性标志物，对于AFP ≥ 400ug/L，排除妊娠、生殖腺胚胎源性肿瘤以及消化道肿瘤后，高度提示肝癌。血清 AFP 轻度升高者，应作动态观察，并与肝功能变化对比分析，有助于诊断。血清甲胎蛋白异质体（AFP-L3）、异凝血酶原（PIVKA Ⅱ 或 DCP）和血浆游离微小核糖核酸（micro RNA）也可作为肝癌早期诊断标志物，特别是血清 AFP 阴性人群。

（2）影像学检查

1）腹部超声（US）检查：该方法可以确定肝内有无占位性病变，提示其性质，鉴别是液性或实质性占位，明确癌灶在肝内的具体位置及其与肝内重要血管的关系，以用于指导治疗方法的选择及手术的进行，有助于了解肝癌在肝内以及邻近组织器官中的播散与浸润。对于肝癌与肝囊肿、肝血管瘤等疾病的鉴别诊断具有较大参考价值，但因仪器设备、解剖部位、操作者的手法和经验等因素的限制，使其检出的敏感性和定性的准确性受到一定的影响。

2）电子计算机断层成像（CT）：是目前诊断肝癌最重要的影像检查方法，用来观察肝癌形态及血供状况、定性、分期以及肝癌治疗后复查。在平扫下肝癌多为低密度占位，边缘有清晰或模糊的不同表现，部分有晕圈征，大肝癌常有中央坏死液化，可以提示病变性质和了解肝周围组织器官是否有癌灶，有助于放疗的定位；增强扫描除可以清晰显示病灶的数目、大小、形

态和强化特征外，还可明确病灶和重要血管之间的关系、肝门及腹腔有无淋巴结肿大以及邻近器官有无侵犯，为临床上准确分期提供可靠的依据，且有助于鉴别肝血管瘤。HCC 的影像学典型表现为在动脉期呈显著强化，在静脉期其强化不及周边肝组织，而在延迟期则造影剂持续消退，因此具有高度特异性。

3）磁共振（MRI 或 MR）：无放射性辐射，组织分辨率高，可以多方位、多序列成像，对肝癌病灶内部的组织结构变化如出血坏死、脂肪变性以及包膜的显示和分辨率均优于 CT 和 US。对良、恶性肝内占位，尤其与血管瘤的鉴别，可能优于 CT；同时，无需增强即能显示门静脉和肝静脉的分支；对于小肝癌，MRI 优于 CT。

4）数字减影血管造影（DSA）：可以明确显示肝脏小病灶及其血供情况，同时可进行化疗和碘油栓塞等治疗。肝癌在 DSA 的主要表现为：①肿瘤血管，出现于早期动脉相；②肿瘤染色，出现于实质相；③较大肿瘤可见肝内动脉移位、拉直和扭曲等；④肝内动脉受肝瘤侵犯可呈锯齿状、串珠状或僵硬状态；⑤动静脉瘘："池状"或"湖状"造影剂充盈区等。

5）核医学影像学检查

①正电子发射计算机断层成像（PET/CT）：对肿瘤进行分期及再分期，通过一次检查能够全面评价有无淋巴结转移及远处器官的转移，可准确显示解剖结构发生变化后或者解剖结构复杂部位的复发转移灶；疗效评价，对于抑制肿瘤活性的靶向药物，疗效评价更加敏感、准确；指导放疗生物靶区的勾画、确定穿刺活检部位；评价肿瘤的恶性程度和预后。碳-11 标记的乙酸盐（11C-acetate）或胆碱（11C-choline）PET 显像可提高对高分化肝癌诊断的灵敏度，与 18F-FDG PET/CT 显像具有互补作用。

②单光子发射计算机断层成像

（SPECT/CT）：SPECT/CT 已逐渐替代 SPECT 成为核医学单光子显像的主流设备，选择全身平面显像所发现的病灶，再进行局部 SPECT/CT 融合影像检查，可同时获得病灶部位的 SPECT 和诊断 CT 图像，诊断准确性得以显著提高。

③正电子发射计算机断层磁共振成像（PET/MRI）：1 次 PET/MRI 检查可同时获得疾病解剖与功能信息，提高肝癌诊断的灵敏度。

6）肝穿刺活检：在超声引导下经皮肝穿刺空芯针活检或细针穿刺进行组织学或细胞学检查，可以获得肝癌的病理学诊断依据以及了解分子标志物等情况。对于明确诊断和病理类型、判断病情、指导治疗以及评估预后都非常重要，近年来被越来越多地采用，但是也有一定的局限性和危险性。肝穿刺活检时，应注意防止肝脏出血和针道癌细胞种植；禁忌证是有明显出血倾向，严重心肺、脑、肾疾患和全身衰竭的患者。

（二）辨证诊断

1. 肝郁脾虚型

临床证候：上腹肿块胀闷不适，消瘦乏力，倦怠短气，腹胀纳少，进食后胀甚，口干不喜饮，大便溏数，小便黄短，甚则出现腹水、黄疸、下肢浮肿。舌质胖、舌苔白，脉弦细。

辨证要点：上腹肿块胀闷不适，消瘦乏力，倦怠短气，腹胀纳少，进食后胀甚，口干不喜饮，大便溏数，小便黄短。舌质胖、舌苔白，脉弦细。

2. 肝胆湿热型

临床证候：头重身困，身目黄染，心烦易怒，发热口渴，口干而苦，胸脘痞闷，胁肋胀痛灼热，腹部胀满，胁下痞块，纳呆呕恶，小便短少黄赤，大便秘结或不爽。舌质红、舌苔黄腻，脉弦数或弦滑。

辨证要点：头重身困，身目黄染，口干而苦，胸脘痞闷，胁肋胀痛灼热。舌质红、舌苔黄腻，脉弦数或弦滑。

3. 肝热血瘀型

临床证候：上腹肿块石硬，胀顶疼痛拒按，或胸胁疼痛拒按，或胸胁炽痛不适，烦热，口干唇燥，大便干结，小便黄或短赤，甚则肌肤甲错。舌质红或暗红，舌苔白厚，脉弦数或弦滑有力。

辨证要点：上腹肿块石硬，胀顶疼痛拒按，或胸胁疼痛拒按，或胸胁炽痛不适，烦热，口干唇燥。舌质红或暗红，舌苔白厚，脉弦数或弦滑有力。

4. 脾虚湿困型

临床证候：腹大胀满，神疲乏力，身重纳呆，肢重足肿，尿少，口黏不欲饮，时觉恶心，大便溏烂。舌淡，舌边有齿痕，苔厚腻，脉细弦或滑或濡。

辨证要点：腹大胀满，神疲乏力，身重纳呆，肢重足肿。舌淡，舌边有齿痕，苔厚腻，脉细弦或滑或濡。

5. 肝肾阴虚型

临床证候：鼓胀肢肿，蛙腹青筋，四肢柴瘦，短气喘促，唇红口干，纳呆畏食，烦躁不眠，尿短便数，甚或循衣摸床，上下血溢。舌质红绛、舌光无苔，脉细数无力，或脉如雀啄。

辨证要点：鼓胀肢肿，蛙腹青筋，四肢柴瘦，短气喘促，烦躁不眠，尿短便数。舌质红绛、舌光无苔，脉细数无力，或脉如雀啄。

三、鉴别诊断

1. 血清 AFP 阳性时，HCC 应该与下列疾病进行鉴别

（1）慢性肝病　如肝炎、肝硬化，应对患者的血清 AFP 水平进行动态观察。肝病活动时 AFP 多与 ALT 同向活动，且多为一过性升高或呈反复波动性，一般不超过 400μg/L，时间也较短暂。应结合肝功能

检查做全面观察分析，如果 AFP 与 ALT 两者的曲线分离，AFP 上升而 ALT 下降，即 AFP 与 ALT 异向活动和（或）AFP 持续高浓度，则应警惕 HCC 的可能。

（2）妊娠、生殖腺或胚胎型等肿瘤　主要通过病史、体检、腹盆腔 B 超和 CT 检查鉴别。

（3）消化系统肿瘤　某些发生于胃肠以及胰腺的腺癌也可引起血清 AFP 升高，称为肝样腺癌。除了详细了解病史、体检和影像学检查外，测定血清 AFP 异质体有助于鉴别肿瘤的来源。如胃肝样腺癌时，AFP 以扁豆凝集素非结合型为主。

2. 血清 AFP 阴性时，HCC 应该与下列疾病进行鉴别

（1）继发性肝癌　多见于消化道肿瘤转移，还常见于肺癌和乳腺癌。患者可以无肝病背景，病史可能有便血、饱胀不适、贫血及体重下降等消化道肿瘤表现，血清 AFP 正常，而 CEA、CA199、CA50、CA724 以及 CA242 等消化道肿瘤标志物可能升高。影像学检查特点：①常为多发性占位，而 HCC 多为单发；②典型的转移瘤影像，可见"牛眼征"（肿物周边有晕环，中央缺乏血供而呈低回声或低密度）；③增强 CT 或 DSA 造影可见肿瘤血管较少，血供没有 HCC 丰富；④消化道内窥镜或 X 线造影检查可能发现胃肠道的原发癌灶病变。

（2）肝内胆管细胞癌（ICC）　是原发性肝癌的少见病理类型，好发于 30~50 岁，临床症状无特异性，患者多无肝病背景，多数 AFP 不高，而 CEA 和 CA199 等肿瘤标志物可能升高。影像学检查 CT 平扫表现常为大小不一的分叶状或类圆形低密度区，密度不均匀，边缘一般模糊或不清楚，但是最有意义的是 CT 增强扫描可见肝脏占位的血供不如 HCC 丰富，且纤维成分较多，有延迟强化现象，呈"快进慢出"特点，周边有时可见肝内胆管不规则扩张；

还可有局部肝叶萎缩，肝包膜呈内陷改变，有时肝肿瘤实质内有线状高密度影（线状征）。影像学检查确诊率不高，主要依赖手术后病理检查证实。

（3）肝肉瘤　常无肝病背景，影像学检查显示为血供丰富的均质实性占位，不易与 AFP 阴性的 HCC 相鉴别。

（4）肝脏良性病变

①肝腺瘤：常无肝病背景，女性多，常有口服避孕药史，与高分化的 HCC 不易鉴别，对鉴别较有意义的检查是 99mTc 核素扫描，肝腺瘤能摄取核素，且延迟相表现为强阳性显像。

②血管瘤：常无肝病背景，女性多，CT 增强扫描可见自占位周边开始强化充填，呈"快进慢出"，与 HCC 的"快进快出"区别，MRI 可见典型的"灯泡征"。

③肝脓肿：常有痢疾或化脓性疾病史而无肝病史，有或曾经有感染表现，有发热、外周血白细胞和中性粒细胞增多等，脓肿相应部位的胸壁常有局限性水肿、压痛及右上腹肌紧张等改变。B 超检查在未液化或脓稠时常与肝癌混淆，在液化后则呈液性暗区，应与肝癌的中央坏死鉴别；DSA 造影无肿瘤血管与染色。必要时可在压痛点做细针穿刺。抗阿米巴试验治疗为较好的鉴别诊断方法。

④肝包虫：肝脏进行性肿大，质地坚硬并有结节感，晚期肝脏大部分被破坏，临床表现可极似肝癌；但本病一般病程较长，常具有多年病史，进展较缓慢，叩诊有震颤，即"包虫囊震颤"，是特征性表现，往往有流行牧区居住及与狗、羊接触史，包虫皮内试验（Casoni 试验）为特异性试验，阳性率达 90%~95%，B 超检查在囊性占位腔内可发现漂浮子囊的强回声，CT 有时可见囊壁钙化的头结。由于可诱发严重的过敏反应，不宜行穿刺活检。

四、临床治疗

（一）提高临床疗效的要素

1. 详细询问病史和完善体格检查，全面掌握病情相关的信息。

2. 积极完善相关检查，明确诊断和治疗方式。

3. 寻找发病的原因，积极进行病因治疗。

4. 及时、准确地进行相关指标的监测，防止疾病进展及复发。

5. 中西医结合治疗，结合西医学的技术手段，中医治疗参与全程，辨证准确，处方遣药精准，二者结合更能提高临床疗效及预防复发。

6. 内外结合，除了中医内科治疗外，可结合中医外治疗法，提高中医疗效。

（二）辨病治疗

1. 基础疾病治疗

在 HCC 选择治疗方法时，应该强调对于基础肝病（慢性 HBV、肝硬化和肝功能障碍）的治疗（详见慢性 HBV、肝硬化相关章节），同时宜注意检查和监测病毒载量，可以考虑预防性应用抗病毒药物；在肝切除术后，也提倡进行规范的抗病毒治疗。

2. 外科治疗

（1）肝切除术　术前的选择和评估、手术细节的改进及术后复发转移的防治等是中晚期肝癌手术治疗的关键点。在术前应对肝功能储备进行全面评价，通常采用 Child-Pugh 分级和 ICG 清除试验等综合评价肝实质功能，采用 CT 和（或）MRI 计算余肝的体积。中晚期 HCC 多为直径＞10cm 的单发肿瘤、多发肿瘤、伴门静脉或肝静脉癌栓或伴胆管癌栓。因为仅在患者一般情况好，且肝储备功能满意时才考虑肝切

除手术，故无论采用何种分期，只有小部分中晚期 HCC 适于手术。

（2）肝移植术　目前，我国对于肝癌进行肝移植手术多是作为补充治疗，用于无法手术切除、不能进行微波消融或 TACE 治疗以及肝功能不能耐受的患者。选择合适的适应证是提高肝癌肝移植疗效，保证极为宝贵的供肝资源得到公平有效利用的关键。关于肝移植适应证，国际上主要采用米兰标准，还有美国加州大学旧金山分校（UCSF）标准和匹兹堡改良 TNM 标准。

3. 局部治疗

尽管外科手术是肝癌的首选治疗方法，但是在确诊时大部分患者已达中晚期，往往失去了手术机会，据统计仅有约 20% 的患者适合手术。因此，需要积极采用非手术治疗，可能使相当一部分患者的症状减轻、生活质量改善和生存期延长。

（1）局部消融治疗　局部消融治疗是借助医学影像技术的引导对肿瘤靶向定位，局部采用物理或化学的方法直接杀灭肿瘤组织的一类治疗手段。主要包括射频消融（RFA）、微波消融（MWA）、冷冻治疗、高能聚焦超声治疗（HIFU）以及无水乙醇注射治疗（PEI），具有微创、安全、简便和易于多次施行的特点。而影像引导技术包括 US、CT 和 MRI，而治疗途径有经皮、经腹腔镜手术和开腹手术 3 种。

（2）经动脉化疗栓塞术（TACE）适应证：①不能手术切除的中晚期 HCC，无肝肾功能严重障碍。②肝肿瘤切除术前应用，可使肿瘤缩小，有利于二期切除，同时能明确病灶数目。③小肝癌但不适合或不愿意进行手术、局部射频或微波消融治疗者。④控制局部疼痛、出血以及栓堵动静脉瘘。⑤肝癌切除术后，预防复发。

TACE 作为一线非根治性治疗，国内临床上最常用。TACE 治疗 HCC 主要是基于肝癌和正常肝组织血供的差异，即

95%~99% 的肝癌血供来自肝动脉，而正常肝组织血供的 70%~75% 来自门静脉，肝动脉血供仅占 20%~25%。TACE 能有效阻断肝癌的动脉供血，同时持续释放高浓度的化疗药物打击肿瘤，使其缺血坏死并缩小，而对正常肝组织影响较小。循证医学证据也已表明，TACE 能有效控制肝癌生长，明显延长患者生存期，使肝癌患者获益，已成为不能手术切除的中晚期肝癌首选和最有效的治疗方法。

（3）放射治疗（放疗） 放疗是恶性肿瘤的基本治疗手段之一，但在 20 世纪 90 年代以前，由于放疗的效果较差，且对肝脏损伤较大，因此对 HCC 患者较少进行放疗。90 年代中期之后，现代精确放疗技术发展迅速，包括三维适形放疗、调强适形放疗和立体定向放疗等。现代精确放疗技术的日益成熟和广泛应用，为采用放疗手段治疗肝癌提供了新的机会。国内外学者已经陆续报道采用现代精确放疗技术治疗不能手术切除的 HCC 的临床实践和研究，对于不能手术的 HCC 患者，放疗后 3 年生存率可达 25%~30%。一般认为对于下述肝癌患者可考虑放疗：肿瘤局限，因肝功能不佳不能进行手术切除；或肿瘤位于重要解剖结构，在技术上无法切除；或患者拒绝手术。另外，对已发生远处转移的患者有时可行姑息治疗，以控制疼痛或缓解压迫等。

4. 系统治疗（全身治疗）

（1）分子靶向药物治疗 已知肝癌的发病机制十分复杂，其发生、发展和转移与多种基因的突变、细胞信号传导通路和新生血管增生异常等密切相关，其中存在着多个关键性环节，正是进行分子靶向治疗的理论基础和重要的潜在靶点。分子靶向药物治疗在控制 HCC 的肿瘤增殖、预防和延缓复发转移以及提高患者的生活质量等方面具有独特的优势。近年来，应用分子靶向药物治疗 HCC 已成为新的研究热点，

受到高度的关注和重视。

（2）系统化疗（全身化疗） 系统化疗（全身化疗）是指主要通过口服、肌内或静脉途径给药进行化疗的方式。早在 20 世纪 50 年代起，系统化疗就开始用于治疗肝癌，是临床常用的姑息性治疗手段。多数传统的细胞毒性药物，包括 ADM/EADM、5-Fu、PDD 和 MMC 等，都曾试用于肝癌，但单药有效率都比较低（一般＜10%），缺乏高级别的循证医学证据表明具有生存获益。仅个别研究提示，与最佳支持治疗（BSC）相比，含阿霉素（ADM）的系统化疗可能延长晚期 HCC 患者总的生存时间；但可重复性差，毒副反应明显，严重影响了其临床应用和疗效。因此，多年来有关研究较少，水平低下，停滞不前。

综上所述，必须高度重视 HCC 的早发现、早诊断和早治疗；应当遵循规范化综合治疗的原则，为患者制定最佳的个体化治疗方案，有计划、合理地选择或者联合应用外科手术、肝动脉介入治疗、局部消融、放疗、系统治疗（分子靶向治疗、化疗、生物治疗、中医药和抗病毒治疗等）以及支持对症治疗等多种手段，发挥各种方法的优势，避免不恰当或过度治疗，最大幅度地控制肿瘤，提高总体疗效，改善患者的生活质量，达到延长生存期或争取根治的目的。同时，立足于肝癌分子分型基础上的个体化治疗可能是未来发展的重要方向。

（三）辨证治疗

1. 辨证论治

（1）肝郁脾虚型

治法：健脾益气，疏肝软坚。

方药：逍遥散合四君子汤加减。党参 15g，白术 15g，茯苓 15g，桃仁 9g，柴胡 10g，当归 10g，白芍 15g，八月札 15g，川厚朴 10g，栀子 10g，莪术 9g，生甘草 6g。

（2）肝胆湿热型

治法：清热利湿，凉血解毒。

方药：茵陈蒿汤加味。绵茵陈20g，栀子10g，大黄10g，金钱草15g，猪苓15g，柴胡10g，白芍15g，郁金10g，川楝子6g，枳壳10g，半枝莲15g，七叶一枝花15g，车前草10g，泽泻10g。

（3）肝热血瘀型

治法：清肝凉血，解毒祛瘀。

方药：龙胆泻肝汤合下瘀血汤加减。龙胆草10g，半枝莲15g，栀子10g，泽泻10g，木通6g，车前子10g（包煎），生地黄15g，柴胡10g，桃仁9g，莪术9g，大黄10g，茜草根15g，丹皮15g，生甘草6g。

（4）脾虚湿困型

治法：健脾益气，利湿解毒。

方药：四君子汤合五皮饮加减。黄芪20g，党参15g，白术15g，茯苓皮15g，香附10g，枳壳10g，陈皮6g，大腹皮10g，冬瓜皮10g，泽泻10g，薏苡仁20 g，龙葵10g，桃仁9g，莪术9g，半枝莲15g，甘草6g。

（5）肝肾阴虚型

治法：清热养阴，软坚散结。

方药：一贯煎加味。生地15g，沙参10g，麦冬10g，当归10g，枸杞子15g，桑椹子15g，川楝子6g，赤芍15g，鳖甲15g（先煎），女贞子15g，墨旱莲15g，丹皮10g。

2. 外治疗法

（1）针刺疗法　以肝炎点（右锁骨中线直下，肋弓下缘2寸处）、足三里为主穴，并配以阳陵泉、期门、章门、三阴交，每次选1个主穴、12个配穴，针刺1~2次，适用于肝热血瘀证，清肝利胆、活血化瘀，且止痛效果较好，一般进针后，疼痛渐止，止痛时间可维持10小时以上。

（2）穴位注射　采用患处局部取穴和循经取穴相结合，适用于血瘀阻络证，以化

瘀消积、通经止痛为原则。取期门、章门、肝俞、足三里、内关、阳陵泉，药物以利多卡因注射液0.5~1ml、地塞米松注射液2.5~5mg（0.5ml）混合后使用，起效时间在30秒~5分钟，持续时间4~15小时。

（3）贴敷疗法

①膏药贴敷法：肝癌止痛膏（白花蛇舌草30g，夏枯草20g，丹参20g，延胡索20g，龙葵15g，重楼12g，三棱15g，莪术15g，生乳没各20g，血竭5g，生川乌5g，冰片10g，砒霜0.03g，黄白蜡各10g，米醋20ml，凡士林10g）治疗中晚期癌痛，外敷肝区患处，适用于瘀积引起的癌肿疼痛。

②散剂贴敷法：散剂是将药物粉碎，混合均匀，制成粉末状制剂，分内服与外用两类。外用散剂的特点是制作简便，吸收较快，节省药材，便于服用与携带。

双柏散（侧柏叶2份，大黄2份，泽兰1份，黄柏1份，薄荷1份配药后共研细末）外敷疼痛部位，用于肝胆湿热证。

③穴位贴敷法：肝癌疼痛穴位中药外治法是以一定的中药在相应的穴位上进行敷贴，以达到控制癌痛目的的一系列外治方法。这一方法发挥了穴位刺激和药物双重作用的疗效，集药物和经穴刺激于一体。

用疏络膏（细辛、白芥子、延胡索、麝香、甘遂、生姜汁）穴位外敷。以期门、肝俞、胆俞为主穴，足三里为配穴，穴位选择视病情有所增减。膏药主要用味厚之药，可直接作用于穴位，取其芳香行气、活血通络止痛之功，以攻癌瘤，选穴以扶正为主，健脾养肝，扶正祛邪兼顾。适用于肝郁脾虚证。

（4）涂搽法　酊剂多为中药经乙醇或白酒泡制而成，其有疏通经络、活血散瘀、利水消肿、镇静止痛之功效，吸收快，作用迅速。擦敷局部时，能立即消除轻度或部分中度疼痛。

冰红酊剂（1000ml 70%乙醇加红花

60g，浸泡7天，过滤后加冰90g，蟾酥40g，浸7天后分装）涂肝部疼痛区域，治疗肝癌疼痛。

3. 成药应用

（1）复方斑蝥胶囊 本品有破血消癥、攻毒蚀疮之效。临床用于因瘀毒内阻兼气阴两虚所致的肝癌。口服，每次3粒，每日2次。

（2）槐耳颗粒 临床用于因气虚血瘀所致原发性肝癌，症见腹部肿块，腹胀腹痛，食欲不振，面色黧黑，肌肤甲错，舌淡暗，或有瘀斑、瘀点，苔薄黄，脉弦细数。每次口服20g（1袋），每日3次，1个月为一疗程，或遵医嘱。

（3）肝复乐片 临床用于因肝郁脾虚所致原发性肝癌，症见上腹肿块，胁肋疼痛，神疲乏力，食少纳呆，腰腹胀满，心烦易怒，口苦咽干，舌淡红，苔薄白，脉弦细。每次口服10片（糖衣片）或6片（薄膜衣片），每日3次。Ⅱ期原发性肝癌疗程2个月，Ⅲ期患者疗程1个月，或遵医嘱。

（4）艾迪注射液 清热解毒，消瘀散结。用于原发性肝癌。成人一次50~100ml，加入5%~10%葡萄糖注射液400~450ml中，每日1次。

4. 单方验方

（1）天性草根120g与野芥菜根120g分别水煎，去渣加白糖服，上午服天性草根汤，下午服野芥菜根汤。清热解毒、消痈肿，适用于肝癌肝热血瘀证。（赵建成，谢继增，杨建宇. 肿瘤方剂大辞典. 北京：中医古籍出版社.）

（2）白芍100g，甘草50g，水煎服，每天3次。柔肝缓急止痛，适用于肝癌疼痛属于肝阴不足证。（同上）

（3）全虫散 全蝎、蜈蚣、水蛭、僵蚕、螳螂、壁虎、五灵脂各等份，为末，每次3g，每天2次。适用于肝癌疼痛属于血瘀阻络证者。（高磊. 消化系统疾病中西医结合治疗手册. 西安：第四军医大学出版社.）

（4）抗肝癌方 当归、赤芍、白芍、桃仁、漏芦、丹参、八月札、郁金、川楝子、香附各9g，夏枯草、海藻、海带各15g，白花蛇舌草30g，水煎服，每日1剂，分早、晚服。适用于肝癌肝热血瘀证，以清热平肝、活血化瘀、通络止痛。（陈之罡，李惠兰. 中国传统康复治疗学. 北京：华夏出版社.）

（四）新疗法选粹

阿替利珠单抗联合贝伐珠单抗方案打破了晚期肝癌一线治疗的僵局，成为HCC一线治疗的首选方案，也有望成为肝癌新的标准治疗手段。

（五）医家诊疗经验

1. 周岱翰

周岱翰治疗肝癌善用下瘀血汤治疗，方中大黄荡涤瘀血，桃仁活血化瘀，土鳖虫逐瘀破结，三味相合，共奏破血逐瘀之效。周教授认为只要应用得当，下瘀血汤可作为治疗肝癌之首选良方。适用于肝脾血瘀证。

2. 周仲瑛

周仲瑛从癌毒致病论出发，认为治疗原发性肝癌关键在于消除癌毒，"祛毒即是扶正"，在临床运用中，多用以毒攻毒、清热解毒来祛除有形之邪，使癌毒无所依附而达到治疗的目的。临床在原发性肝癌诊断明确的前提下，依"以毒攻毒"之理加用一些有毒的抗癌中药，如蟾酥、蜈蚣、斑蝥、土鳖虫等以提高临床疗效。

3. 王瑞平

王瑞平治疗肝癌方面多从滋水涵木以柔肝，利湿退黄以泻肝、解郁安神以疏肝，同时注意"调脾胃"应贯穿肝癌治疗的始终，在应用化瘀解毒之品时，应根据患者的具体情况，适可而止，尤其在使用有毒之品时，应以肝功能正常为前提，做到攻邪而不伤正，勿损伤脾胃之阳，在使用活血化瘀类药物时，应避免出血的发生。

4. 孙秉严

孙秉严在四诊辨证基础上通过大量的文献学习及临床实践创制了独特的"印法辨证"体系，即望舌齿印、腮齿印、指（趾）甲印的"三印"，分辨病证的寒热；根据触摸耳廓和触按胃脐部的"两触"判断病体有无瘀滞，并根据其多年临床经验总结出要肝脾同治、温清并举、攻补兼施的治疗原则。

5. 裴正学

裴正学在多年临床经验基础上，总结出肝癌1号方为治疗经验方，主要组成：柴胡、枳实、白芍、龟甲等。全方标本兼顾，共奏扶正固本、疏肝理气、破血祛瘀、软坚散结、清热解毒之功。

6. 赵文霞

赵文霞认为肝癌具有"久病入络""内结为瘀血"的特点，瘀血为肝癌发病的重要因素。肝癌患者由于血瘀证的存在常常会表现出不同程度的舌下络脉改变，随着肝癌病程的进展，舌下络脉会出现相应形态颜色等的改变。因此认为若有慢性肝病病史的就诊患者出现舌下络脉迂曲、延长等改变时要特别注意患者有无肝硬化、肝癌病变，建议患者检查甲胎蛋白、谷氨酰转肽酶、血清 α-L-岩藻糖苷酶，并行肝脏彩超、CT 等检查。同时建立慢性肝病患者信息资料，建立、健全慢性肝病患者工作站，专人专职负责，做到定期随访。肝癌不仅是肝脏的病变，更是一种慢性全身性疾病，提出对肝癌的治疗要着眼整体，扶正固本，一定要重视机体免疫功能在肝癌发病、治疗中的作用，通过观察患者 T 细胞亚群情况来判断患者肿瘤进展及预后情况。提出治疗肝癌时不能单纯注意肝脏局部病灶的大小、多少，更要注重整体调节，尤其是患者免疫水平。对于 T 细胞亚群 CD_4^+ 和 CD_4^+/CD_8^+ 比值下降的肝癌患者，赵教授主张及早应用胸腺肽 α1 来调节患者机体免疫功能。中医中药治疗主要是在辨证治疗的基础上加用健脾补肾之品，如西洋参、黄芪、白术、鸡血藤、续断、淫羊藿、鹿茸、紫河车、黄精、山萸肉等。

7. 刘学勤

刘学勤从中医角度将肝癌分为早期、中期、晚期的不同阶段。早期患者一般在体检中发现，多有慢性肝炎病史，此期患者可采用手术及介入治疗。中医临证多是手术及介入治疗以后的患者，刘老认为即使有初诊患者也应积极建议其手术或介入的同时用中药。本期患者临床以口干苦、纳差、胸胁不适、大便干、舌红、苔薄、脉弦为主症。病机为肝郁气滞，枢机不利，邪毒积聚，正虚未甚，治以逍遥散、柴胡疏肝散加减。中期患者多为手术或介入后复发，或失去手术治疗机会者，病程日久，邪气嚣张，正气亏虚已甚，临床表现为胁下痞块坚硬、形体消瘦、面色青黄或灰暗，或面色萎黄无华、精神不振、气力低微、纳差、食则腹胀、腹痛腹泻等。此系毒结肝胆，正虚邪实，法当软坚活血、抗癌解毒、兼以扶正。刘老常用药物：半枝莲、露蜂房、白花蛇舌草、京赤芍、败龟甲、制鳖甲、全当归、太子参等。晚期患者多伴有肝功能持续异常、腹水及多脏器的转移；腹水难消，白蛋白低下，而反复抽取腹水或利水日久，以致阴液亏耗，燥湿相混；或清热过度，脾阳受伤进而累及肾阳，以致阴阳俱损，正气大衰。症见大肉已脱，神情淡漠，声低懒言，形体消瘦，鼓胀水肿，口干不欲饮，形寒怯冷；而特殊之处在于患者往往表现为既有肝经热毒的口苦、舌红、眩晕，又有胃寒的喜热饮、遇生冷则胃脘胀满、畏寒、舌苔白等寒热并存的表现，而且难分难解，持续存在，即为肝胆湿热与脾胃虚寒并存的寒热胶结；或湿热蕴毒，热入血分，症见消化道出血、发热、肝掌、蜘蛛痣。其治疗当以扶正为主、祛邪为辅，以期提高生存质量，延长寿命。

五、预后转归

肝癌的预后与其明确诊断的时机呈正相关，发现越早，采取措施越早，预后越好，有研究发现，如果切除 2cm 无器官侵犯的小肝癌，5 年存活率可达 60% ~ 100%，而已有症状的，手术后 5 年存活率低于 20%。因此早期发现是关键。

另外，选择合适的治疗手段也是影响其预后的重要因素。早期肝癌手术治疗是首选的治疗方法。但原发性肝癌早期不易被发现，因此大部分患者发现肝癌时已失去手术机会，治疗方案的选择对预后有很大影响，如对于失去手术机会的病人也可根据情况选择肝动脉化疗栓塞，联合靶向、免疫综合治疗，短期内预后良好，但肝癌长期总体预后较差。

肝癌相关并发症也是影响其预后及转归的因素之一，如消化道出血、肝性脑病、顽固性腹水、自发性腹膜炎、肝功能衰竭等，治疗得越准确及时预后越好，否则预后越差。

六、预防调护

（一）预防

1. 积极治疗，调治急、慢性肝炎

肝癌发病与肝炎、肝硬化关系密切，只有积极地治疗急性和慢性中、重型肝炎，在肝炎恢复期、慢性肝炎、肝硬化的相对稳定阶段，在医院医生的指导下，加强自我调治，才是预防肝硬化和肝癌的重要措施。

2. 忌食用发霉食品

真菌中的黄曲霉素为致癌物质。黄曲霉素的致癌性比公认的致癌物亚硝胺类强 75 倍，比 3,4- 苯并芘强 4000 倍。该毒素能诱发人、猴、鼠、禽类发生肝癌。致癌所需时间最短为 24 周。预防真菌污染食物，宜注意：家藏花生、玉米、白薯干、稻米、小米等一定要晒干晒透，存放在干燥通风环境中；发霉的花生、薯干、萝卜干等应剔除丢弃，人畜家禽均不能食用；花生油及棉籽油均不宜久贮；当怀疑大批粮油奶类食品有真菌污染时，应请防疫站检查，允许后才能发放、销售或食用。

3. 动、植物油有哈喇味后不宜食用

陈腐油类中均含有丙二醛这种化学成分，它能生成聚合物并与人体内的蛋白质和脱氧核糖核酸发生反应，使蛋白质的结构变异，导致含变异蛋白质的细胞失去正常功能并向初期癌细胞转化。

4. 改良生活习惯

长期饮酒对 HBV 表面抗原阳性者或丙肝病毒携带者可促进肝硬化或加速肝癌的发生。所以，肝病患者戒酒是预防肝硬化和肝癌的一种重要措施。

5. 饮水清洁卫生

饮水污染可能是肝癌的一个独立危险因素。对肝癌高发区的调查表明，饮用深井水、浅井水、河水、灌溉沟及塘水的不同人群，其肝癌发病率递增。

（二）调护

1. 饮食

（1）肝癌患者消耗较大，必须保证有足够的营养，保持平衡膳食，要求患者还应多食新鲜蔬菜，而且一般应是绿叶蔬菜。

（2）肝癌晚期的饮食应低脂与高蛋白

①高脂肪饮食会影响和加重病情，而低脂肪饮食可以减轻肝癌患者恶心、呕吐、腹胀等症状。肝癌患者食欲差，进食量少，

如果没有足够量的平衡膳食，必须提高膳食的热量和进食易于消化吸收的脂肪、甜食，如蜂蜜、蜂王浆、蔗糖以及植物油、奶油等。

②肝癌患者应多吃富含蛋白质的食物，尤其是优质蛋白质，如瘦肉、蛋类、豆类、奶类等，以防止白蛋白减少。但是在肝癌晚期，肝功能不好时，要控制蛋白质的摄入，以免过多进食蛋白质诱发肝性脑病。

（3）肝癌晚期应多补充维生素　维生素A、C、E、K等都有一定的辅助抗肿瘤作用。维生素C主要存在于新鲜蔬菜、水果中，故肝癌患者应多吃新鲜蔬菜和水果，如萝卜、南瓜、竹笋、芦笋、苹果、乌梅、猕猴桃等。胡萝卜素进入人体后可转化为维生素A，所以肝癌患者还应多吃动物肝脏、胡萝卜、菜花、黄花菜、白菜、无花果、大枣等富含胡萝卜素的食物。

（4）无机盐　即矿物质。营养学家把无机盐分为两类：常量元素，如钙、钠、钾、磷、铁等；微量元素，如硒、锌、碘、铜、锰、锗等。科学家发现，硒、镁、铜、镁、铁等矿物质具有抗癌作用。肝癌患者应多吃含有抗癌作用微量元素的食物，如大蒜、香菇、芦笋、玉米、海藻、海带、紫菜、蛤、海鱼、蛋黄、糙米、豆类、全麦面、坚果、南瓜、大白菜、大头菜和动物的肝、肾，以及人参、枸杞子、山药、灵芝等。

（5）肝癌患者多有食欲减退、恶心、腹胀等消化不良的症状，故应进食易消化食物，如酸梅汤、鲜橘汁、果汁、姜糖水、面条汤、新鲜小米粥等，以助消化而止痛，进食切勿过凉、过热、过饱。肝癌患者常见恶心、呕吐、食欲不振，宜食清淡、易于消化的食物，如杏仁露、藕粉、玉米糊、金橘饼、山楂糕等，忌食重油肥腻。

2. 康复食疗

（1）鲜冬瓜100g，大蒜20g，黑鱼1条（约500g）。将黑鱼去内脏及鱼鳞，洗净；冬瓜洗净、切块，一并放入砂锅内，加入清水。用文火煎汤，放入大蒜再煮数分钟，加入葱花、盐和调料等即可服食。每日1剂，连服3~7日。健脾利湿，消肿止痛。主治肝癌水湿停滞、有腹水者。（肖国士，潘开明. 中医秘方全书珍藏本. 长沙：湖南科学技术出版社.）

（2）紫河车、白花蛇舌草各30g，桃仁9g，红花6g，甲鱼1只（约500g）。将紫河车洗净，用温水去腥味；甲鱼去内脏、粗皮，切块；一并放入锅内加入蔗糖熬成粥即可。每日1剂，不间断常服。补益脾胃，利水祛湿。主治肝癌水湿停滞、身体虚弱者。

（3）泥鳅10条，洗净，去肠脏，约300g，黑豆60g，瘦肉100g切细，清水适量，文火炖至熟烂，和盐调味，饮汤或佐膳。能补中健脾，滋阴祛湿。用于肝癌口干纳呆或伴黄疸腹腔积液者。

七、专方选要

健脾柔肝方

组成：黄芪50g，党参15g，茯苓50g，薏苡仁50g，浙贝母20g，连翘15g，鳖甲30g（先煎）。

加减：胁肋胀痛者加郁金12g，三棱10g，莪术10g，延胡索20g；脘痞腹胀者加厚朴12g，枳实9g，乌药15g；气虚下陷、少气懒言者加升麻9g，北柴胡15g，太子参20g；大便干结者加瓜蒌20g，麻仁12g；五心烦热者加银柴胡10g，牡丹皮15g，青蒿10g；眠差者加夜交藤30g，酸枣仁15g，合欢皮20g等。

用法：水煎服，每日1剂，分2次口服。

适应证：适用于肝郁脾虚夹湿证。［史国军，叶兴涛，陆宁，等. 健脾柔肝方联合替吉奥胶囊治疗中晚期原发性肝癌患者30例临床观察. 中医杂志，2016，57（8）：677–681.］

八、研究与展望

肝癌是全球最常见的恶性肿瘤之一，死亡率较高，且与发病率较为接近，严重威胁着人们的健康及生命。随着目前生活水平、医学知识水平、医学技术手段、预防手段逐渐提高，乙肝、丙肝导致的肝炎、肝硬化、肝癌的患者数量逐渐减少，但酒精性脂肪性肝炎、非酒精脂肪性肝炎的患者逐年升高，预防肝癌、治疗肝癌及肝癌患者的及时随访均十分重要。

目前原发性肝癌早期主要采取西医治疗手段，主要包括手术治疗和非手术治疗，对于病情复杂的肝癌可采取多学科、多种治疗方法综合施治。肝癌晚期可供选择的治疗措施随着西医学的逐步发展也逐渐增多，但受适应证、副作用、经济因素的影响，目前不能全面广泛应用，中医较为灵活，可针对不同阶段、不同状况的患者辨证施治，制定适合个人的中医治疗方案。目前研究发现，中医参与治疗的肝癌患者能明显减轻西医治疗后的一些副作用，提高生活质量，为确实有效的治疗手段之一。

中医学认为肝癌患者具有以气血亏虚为本，气血湿热瘀毒互结为标的虚实错杂的病机特点。治疗中应扶正祛邪、标本兼治，以恢复肝主疏泄之功能，则气血运行流畅，湿热瘀毒之邪有出路，从而减轻和缓解病情。治标之法常用疏肝理气、活血化瘀、清热利湿、泻火解毒、消积散结等法，尤其重视疏肝理气的合理运用；治本之法常用健脾益气、养血柔肝、滋补阴液等法。要注意结合病程、患者的全身状况处理好"正"与"邪"，"攻"与"补"的关系，攻补适宜，治实勿忘其虚，补虚勿忘其实。还应注意攻伐之药不宜太过，否则虽可图一时之快，但耗气伤正，最终易致正虚邪盛，加重病情。在辨证论治的基础上应选加具有一定抗肝癌作用的中草药，以加强治疗的针对性。中医治疗肝癌可不受任何阶段的限制，参与其肝癌治疗的全程。

肝癌患者病情复杂，证候复杂多变，除了中药汤剂治疗之外，还可运用中医外治疗法，如中药硬膏、艾灸等，综合治疗效果较单一治疗为好。原发性肝癌的治疗需要综合评估，甚至多学科协作，以保证最终的选择最为准确、有效。原发性肝癌长期预后极差，因此，提高生活质量、减轻患者痛苦为治疗的主要目标，随着医学的进步及发展，希望人类可以攻克肝癌，战胜肝癌。

主要参考文献

[1] 中华人民共和国国家卫生健康委员会医政医管局. 原发性肝癌诊疗规范（2019年版）[J]. 中国实用外科杂志，2020，40（2）：121-138.

[2] 尹川，林勇，沈健伟，等. 肝细胞核因子4α对肝肿瘤细胞功能基因表达的影响[J]. 中华消化杂志，2007，27（5）：318-321.

[3] 庄陈英，邵铭. 邵铭治疗原发性肝癌经验[J]. 四川中医，2011，29（10）：15-16.

[4] 陆原，刘沈林. 刘沈林辨治原发性肝癌经验述要[J]. 江苏中医药，2011，43（4）：13-14.

[5] 王爽，徐振晔. 徐振晔治疗肝癌经验[J]. 北京中医药，2012，31（4）：282-283.

[6] 王静滨，李艳丽. 谢晶日教授诊治肝癌经验举隅[J]. 中西医结合肝病杂志，2010，20（2）：113-114.

[7] 王歌，王瑞平. 王瑞平治疗原发性肝癌经验[J]. 中医杂志，2013，54（2）：152-154.

[8] 高振华. 孙秉严辨治原发性肝癌经验探要[J]. 甘肃中医，2009，22（1）：26-27.

[9] 刘媛，冯永笑. 裴正学教授治疗原发性肝癌经验介绍[J]. 中国医药指南，2012，10（2）：220-221.

[10] 倪育淳, 赵红艳. 周岱翰教授运用下瘀血汤加味治疗肝癌的临床经验介绍 [J]. 新中医, 2009, 41 (5): 8-10.

[11] 方晓芬, 赵磊, 吕宇克. 周维顺应用四逆散加减治疗肝癌经验 [J]. 浙江中西医结合杂志, 2010, 20 (7): 414.

[12] 唐亚能. 三甲汤为主治疗晚期肝癌40例 [J]. 湖南中医杂志, 1995 (4): 30.

[13] 刘朝霞, 周延峰, 李秀荣. 肝积方治疗中晚期肝癌36例 [J]. 四川中医, 2004 (8): 44-45.

[14] 彭海燕, 章永红, 王瑞平, 等. 补肝软坚方治疗肝癌100例临床观察 [J]. 北京中医, 2004 (1): 30-31.

[15] 张颖, 李崇慧. 国医大师徐经世运用中医药治疗肝癌经验拾萃 [J]. 陕西中医药大学学报, 2018, 41 (5): 22-24.

[16] 钟薏, 罗春蕾, 张安君, 等. 补肾健脾方及其拆方对移植性原发性肝癌小鼠肿瘤生长的影响及差异研究 [J]. 中国中西医结合杂志, 2011, 31 (2): 213-217.

[17] 侯凤刚, 凌昌全, 沈旭波, 等. 原发性肝癌中医证型分布文献简析 [J]. 中医杂志, 2004 (11): 876-877.

[18] 田菲, 贾英杰, 陈军, 等. 温针灸对于恶性肿瘤患者的免疫生物调控 [J]. 针灸临床杂志, 1999 (5): 50-52.

[19] 孙亚林, 于连荣. 齐刺留针法治疗肝癌疼痛80例疗效观察 [J]. 中国针灸, 2000 (4): 19-20.

[20] 叶丽红, 程海波, 章永红. 原发性肝癌的中医治则与治法探讨 [J]. 南京中医药大学学报, 2010, 26 (1): 10-13.

[21] 赵智强, 李嘉. 略论周仲瑛教授的"癌毒"学说及其临床运用 [J]. 新中医, 1998, 30 (10): 6-8.

[22] 李朝军, 刘嘉湘. 刘嘉湘教授治疗肝癌经验 [J]. 山西中医, 2009, 25 (12): 9-10.

[23] 李园. 李佩文治疗原发性肝癌原发性肝癌经验 [J]. 中医杂志, 2009, 50 (7): 594-595.

[24] 邬晓东, 姜丽娟. 周岱翰治疗原发性肝癌经验 [J]. 中医杂志, 2015, 56 (8): 648-650.

[25] 马云飞, 孙旭, 等. 名老中医郁仁存治疗原发性肝癌经验拾萃 [J]. 辽宁中医杂志, 2017, 44 (12): 2505-2506.

[26] 梁浩卫, 赵文霞. 赵文霞诊疗原发性肝癌经验介绍 [J]. 新中医, 2020 (19): 190-192.

第二节 继发性肝癌

继发性肝癌又称转移性肝癌, 是指其他部位的肿瘤转移到肝脏形成新的癌灶。肝脏由肝动脉系统及门静脉系统两路供血且血供丰富, 是恶性肿瘤比较常见的转移部位, 人体全身的恶性肿瘤, 都可随血液、淋巴液转移至肝脏, 或直接浸润, 形成继发性肝癌。

一、病因病机

(一) 西医学认识

肝脏是极为适宜肿瘤细胞生长的器官, 其中又以胃肠道肿瘤最易发生肝转移, 这与肝脏接受门静脉系统的血液灌流有关, 至于肝脏如何成为转移癌最常发生的器官, 绝不仅是血液丰富和淋巴引流所致, 其内在机制尚未明了。癌细胞的转移是多步骤的复杂过程, 包括原发灶癌细胞脱落、透过脉管壁、进入血循环或淋巴系统后的生存、选择着床组织或器官、着床后癌细胞生长分裂形成转移灶等。肝脏的细微结构亦可能对发生肿瘤产生影响, 肝脏血流经肝窦, 窦内皮细胞和库普弗细胞起到将癌细胞驻留的作用; 肝脏丰富的双重血液供应亦有助于转移癌细胞栓子取得营养供应, 而肝窦内皮细胞的特点是具有大小不一的孔隙; 肝窦内尚有库普弗细胞, 它的特点是善于捕捉肝窦血流中的颗粒性物质，拦阻血流中肿瘤细胞的去路，伴随着库普弗细胞的血小板更有助于捕捉肿瘤细胞。肿瘤细胞若要能生存下来，必须穿过肝窦内皮细胞层达到窦周隙，否则便会被库普弗细胞包围和消灭。在窦周隙，该处为肿瘤细胞的生长提供了优良生长条件，既有从肝窦血流来的富于营养素的滤过液，又无其他细胞的对抗和干扰，因而肝脏内转移灶的发展往往比其他部位的转移灶快得多。当发生肝转移时，患者亦往往首先由于肝转移而危及生命。

（二）中医学认识

中医无"转移性肝癌"病名，根据其临床症状、体征及病理特征可以归属于"胁痛""黄疸""积聚""肝积""鼓胀""虚劳"等范畴，也可以通过取类比象的方法结合其临床症状来命名。

转移性肝癌发病的病因，分为内因和外因两个方面：内因多为劳倦内伤，脾运失健，或因情志失调，郁而不达，肝失疏泄；外因多为湿热毒邪内侵，困阻脾胃，或嗜好肥甘、辛辣、酒食，化湿生热，久蕴生毒。二因合致脾运化升降失常，脾虚肝郁，气滞血瘀痰结而成积，其病位在肝脾。发病之初，多为肝郁脾虚，气血瘀滞；日久则气郁化火，湿热内生，致火毒内蕴，血瘀气壅。病至晚期，邪毒耗气伤血，则见肝肾阴虚、生风动血，或见阴阳两虚之证，其病机的关键系肝郁脾虚，肝癌是正虚为本，脾虚病久累及肾阴、肾阳，气滞、血瘀、痰凝、湿毒相互胶结为病理基础，其重点在于"虚"与"瘀"。

二、临床诊断

（一）辨病诊断

1. 临床诊断

继发性肝癌在临床表现中一般只有原来脏器癌症的表现而无肝脏严重受累的症状，患者可有乏力、厌食、多汗、发热、体重下降等表现，肝功能检查甚至在肝脏明显肿大时仍可能正常，但血清癌胚抗原的检测常明显增高，B超、CT检查可发现肝脏占位性病变。有临床表现者，可根据以下几点做出诊断：①有原发癌病史或具有肝区肿瘤临床表现者；②无明显其他肝功能异常而出现肝脏酶学阳性；③影像检查示实质性肝占位病变，多为散在或多发；④腹腔镜或肝穿刺证实；⑤原发病手术发现肝转移。在临床上有时可遇到原发灶不明的转移性肝癌，只有转移灶的表现，诊断要依靠病理。

2. 相关检查

（1）血清学检查

①肝脏酶谱：肝脏转移灶小者，生化指标可以完全正常。多数转移性肝癌患者肝功能检查正常，晚期患者或者部分患者血清胆红素、碱性磷酸酶、乳酸脱氢酶、γ-GT等可以升高。凝血异常和白蛋白降低提示广泛性肝转移，当血清胆红素不高或者排除骨转移时，ALP升高对诊断转移性肝癌具有参考价值。

② CEA：消化道肿瘤，尤其是结直肠癌患者血清CEA的检测，对于监测术后肝转移的发生十分重要，敏感性可以达到84%~93%。

（2）影像学检查

①超声检查：彩超是目前普查、随访和筛选肝转移癌的首选方法，可以检查出直径1~2cm的病灶。肝转移癌的彩超可以表现为无回声、低回声、高回声。术中超声

能够降低干扰，显著提高诊断的准确性和分辨率。肝癌在超声造影上常表现为"快进快出"的特点，而转移性肝癌与原发性肝癌表现类似，均为早期"快进"增强现象。转移性肝癌的增强方式与原发性不同，转移性肝癌多以环状增强方式为主，部分呈整体性增强，增强强度比原发性肝癌为低。转移性肝癌在门脉期和延迟期常呈低回声改变。

②CT检查：是目前诊断肝转移灶较为精确的方法，CT检查结果表现为混合不匀等密度或低密度，肝内弥散多发圆形或不规则的低密度灶，部分病灶中心可见更低密度区，增强可见环状增强带，其中心低密度区显示更明显、无强化，最外层为增强不明显的低密度带，呈典型的"牛眼"征。CT检查的优点是扫描切面固定，在病灶观察中可以动态对比，较为客观，敏感性高于超声。CT检查的缺点是特异性较差，对于弥漫性、小结节、微小癌灶等敏感性欠佳，可能漏诊部分病例。

③MRI检查：MRI检查肝转移癌常显示信号强度均匀、边清、多发，少数有"靶征"或"亮环征"，诊断转移性肝癌的敏感度为64%~100%，能分辨小于1cm的病灶，且对明确肿瘤和相邻血管的结构更佳。优点是软组织对比度高，没有放射线照射和不需要造影剂。缺点是费用较高，对于起搏器植入和某些金属植入患者不适合。

④其他方法：包括核医学检查（PET、PET-CT等）、腹腔镜探查、术中手法检查。

如果原发灶确诊时（尤其胃肠道、胆道、胰腺、肺脏、乳腺、食管等部位肿瘤）并未发现肝转移迹象，必须在有效处理原发灶的基础上定期进行肝脏检查（建议至少每3个月做一次肝脏超声）。一旦发现肝转移迹象，应立即通过磁共振/增强CT等加以确诊。

（二）辨证诊断

1.聚证

（1）肝气郁滞型

临床证候：腹中气聚，攻窜胀痛，时聚时散，脘胁之间时或不适，病情常随情绪而起伏。苔薄，脉弦。

辨证要点：腹中气聚，攻窜胀痛，时聚时散，病情常随情绪而起伏。

（2）食浊阻滞型

临床证候：腹胀或痛，便秘，纳呆，时有如条状物聚起在腹部，重按则胀痛更甚。舌苔腻，脉弦滑。

辨证要点：腹胀或痛，便秘，纳呆。舌苔腻，脉弦滑。

2.积证

（1）气滞血阻型

临床证候：积证初起，积块软而不坚，固着不移，胀痛并见。舌苔薄白，脉弦。

辨证要点：积块软而不坚，固着不移，胀痛并见。

（2）气结血瘀型

临床证候：腹部积块渐大，按之较硬，痛处不移，饮食减少，体倦乏力，面暗消瘦，时有寒热，女子或见经闭不行。舌质青紫，或有瘀点瘀斑，脉弦滑或细涩。

辨证要点：腹部积块渐大，按之较硬，痛处不移，体倦乏力，面暗消瘦。舌质青紫，或有瘀点瘀斑。

（3）正虚瘀结型

临床证候：积块坚硬，疼痛逐渐加剧，饮食大减，面色萎黄或黧黑，消瘦脱形。舌质色淡或紫，舌苔灰糙或舌光无苔，脉弦细或细数。

辨证要点：积块坚硬，疼痛逐渐加剧，饮食大减，面色萎黄或黧黑，消瘦脱形。舌质色淡或紫。

三、鉴别诊断

（一）西医学鉴别诊断

1. 与原发性肝癌鉴别

①多有肝病背景，HBV或丙肝标志物常呈阳性；②常伴肝硬化；③血AFP常明显升高；④B超常显示实质不均质光团，部分伴有晕圈；⑤彩超常显示丰富的血流，可测及动脉频谱，阻力指数常大于0.60；⑥CT增强扫描的动脉相常显示增强效应，但静脉相增强效应减弱，呈现"快进快出"的特点；⑦门静脉癌栓几乎是原发性肝癌的特征性征象。

2. 与肝海绵状血管瘤鉴别

①发展慢，病程长，临床表现轻；②HBV与丙肝标志物常呈阴性；③CEA、AFP均呈阴性；④B超多为强回声光团，内有网状结构；⑤彩超检查并不显示丰富的彩色血流，少见动脉频谱；⑥CT增强扫描可见造影剂填充，周边向中心蔓延，延迟相像仍为高密度；⑦肝血池扫描阳性。

3. 与肝脓肿鉴别

①常有肝外（尤其胆管）感染病史；②常有寒战、高热；③常有肝区疼痛，体检可有肝区叩击痛；④血白细胞总数及中性粒细胞数常增高；⑤B超可表现为低回声占位，有时可见液平面；⑥CT可见低密度占位，注射造影剂后无增强现象；⑦必要时行肝穿刺检查，有时可抽得脓液。

（二）中医学鉴别诊断

1. 与痞满鉴别

痞满以患者自觉脘腹痞塞不通、满闷不舒为主要症状，但在检查时，腹部无气聚胀急之形可见，更不能扪及包块，临床上以此和积聚相区别。

2. 与鼓胀鉴别

鼓胀以肚腹胀大如鼓为临床特征。其与积聚相同的是腹内均有积块，但鼓胀的积块多位于胁肋部，且鼓胀除腹内积块外，更有水液停聚，肚腹胀大。而积证腹内无水液停聚，肚腹一般不胀大，腹内积块的部位亦不局限于胁肋部。

四、临床治疗

（一）提高临床疗效的要素

1. 发现该病后应积极寻找原发病灶，对原发疾病及早进行干预治疗。

2. 详细询问病史和完善体格检查，完善实验室检查及器械检查，全面掌握病情相关的信息。

3. 明确原发病灶，评估具体病情，结合患者具体情况，选择最有效及合适的治疗方式。

4. 寻找发病的原因，积极进行病因治疗。

5. 及时、全面、准确地进行相关指标的监测，防止疾病进展及复发，加强跟踪及随访。

6. 中西医结合治疗，结合西医学的技术手段，中医治疗可参与全程，二者结合更能提高临床疗效及预防复发。

7. 内外结合，除中医内科治疗外，可结合中医外治疗法，提高中医疗效。

（二）辨病治疗

1. 治疗目标及策略

继发性肝癌的治疗，原则上应首先处理原发病灶，当原发癌症能够控制且肝转移灶比较局限时可以考虑行肝转移癌的治疗。如手术切除、肝移植、肝动脉化疗栓塞、肝癌射频消融术、经皮穿刺局部治疗（微波治疗、冷冻治疗及瘤内酒精注射）、免疫调节及生物治疗。

2. 手术治疗

（1）手术切除 适应证：①发现肝转移

灶的时间距原发灶切除3个月以上；②肝转移灶数目在4个以下，或虽多于4个，但肿瘤小，且多位于周边或局限于半肝，肝切除量＜50%；③腹腔淋巴结无转移；④肝功能可耐受手术。

如果原发病灶未得到控制或者肝脏累及的范围较大，手术之后没有足够正常的肝组织维持功能，则不宜手术。相对禁忌证包括病灶侵犯第一、二肝门或者腔静脉，手术切除困难。

（2）腹腔镜手术　目前已广泛开展腹腔镜肝脏部分切除术、手辅助腹腔镜肝脏部分切除术、腹腔镜下射频消融术等，结合术中超声的应用可以精确地定位病灶所在及其与周围血管、胆管的关系，有利于手术的安全操作。

（3）肝移植　目前由于供体严重不足、术后免疫排斥反应、移植后肿瘤近期复发等问题，肝移植治疗目前存在较多争议，肝移植的远期效果不理想。

（4）姑息性手术　姑息性手术是指解决梗阻性黄疸、肿瘤转移复发所致的胃肠梗阻等，而非针对肿瘤进行手术。

3. 非手术治疗

（1）一般处理及对症治疗

①一般处理：嘱患者低脂肪、高蛋白、高维生素、易消化饮食，注意休息，勿劳累。

②对症治疗：首先，如有原发灶情况，给予相应处理；其次，出现肝功能异常的给予促进肝功能恢复药物，出现腹水的给予消除腹水治疗，出现贫血给予纠正贫血，出现饮食、营养不良给予营养支持，出现低蛋白血症给予白蛋白补充，出现凝血功能异常给予血浆等改善措施，合并感染给予抗感染治疗。

（2）全身化疗　针对转移性肝癌，单药化疗5-氟尿嘧啶被公认为有一定疗效。联合应用化疗药物在临床已被证明不仅无助于提高疗效，而且会加重药物的毒副反应。经肝动脉和门静脉置泵化疗、灌注化疗或肝动脉化疗栓塞术（TACE）可以为转移灶广泛分布全肝的患者提供姑息治疗，一般使用奥沙利铂、亚砷酸、雷替曲塞、吉西他滨、表柔比星等。

（3）生物治疗

①分子靶向药物治疗：索拉非尼在治疗转移性肝癌的过程中，可以减少血清内血管内皮生长因子、血小板衍生因子，药物不良反应发生率没有显著性差异。可以实现治疗效果，达到缓解病情、抑制肿瘤生长的目的。

②细胞治疗：最初的生物治疗一般是以单一细胞治疗，以DC或者NK细胞为主，之后通过DC、CIK、CTL多种细胞的高效精密培养和科学搭配，特异性、靶向性更强，效果更加理想。

（4）肝动脉化疗栓塞术（TACE）　TACE是目前国内外较为公认的对失去手术机会的肝癌的首选治疗方法，TACE是将抗癌药物和栓塞剂有机结合在一起注入肝动脉，既可栓塞肿瘤组织末梢分支，阻断血供，又可缓慢释放化疗药物，起到杀伤肿瘤细胞的作用，并且可显著降低体循环的药物浓度，减少全身化疗毒性。TACE可使肿瘤发生坏死、缩小以致消失，正常肝组织不会受到影响。

（5）局部消融治疗

①射频消融（RFA）：是借助影像技术的引导对肿瘤靶向定位，产生的高频射频波通过插入肿瘤组织中的电极发出射频电流，导致肿瘤组织发生凝固性坏死；影像引导技术包括超声、CT和MRI；治疗途径有经皮、经腹腔镜手术和开腹手术三种。射频消融的适应证：肿瘤直径≤5cm单发肿瘤，或最大直径≤3cm的多发（≤3个）肿瘤，无血管、胆管和邻近器官侵犯以及远处转移。肿瘤直径＞5cm单发肿瘤，或

最大直径＞3cm的多发肿瘤，RFA可作为根治或姑息性综合治疗的一部分，对于安全区肿瘤大小可适当放宽，RFA还可用于肝移植前控制肿瘤生长以及移植后肝内复发、转移的治疗。

②微波消融：主要是利用微波的热效应和肿瘤不耐热的特点达到灭活肿瘤的目的。其升温快、不受靶区大血管的影响，但在临近危险部位（如肝门、胆囊、膈肌、胃肠等）消融时尽量避免使用。

③氩氦刀消融：属于冷消融，氩氦刀系统的超导探针插到癌肿部位，启动氩气快速冷冻系统，癌肿随即变为坚硬的冰球，癌肿细胞质形成冰晶，造成细胞组织凝固坏死，然后通过氩气加温系统的解冻，冰球发生爆裂，从而彻底摧毁肿瘤组织。适用于靠近胸膜、腹膜等神经敏感部位的消融。有出血倾向的患者尽量避免使用氩氦刀。

④局部化学消融：化学消融药物主要有无水乙醇、冰醋酸、化疗药物等，临床常用的是无水乙醇消融（PEI）。其原理是将无水乙醇直接注射到肿瘤部位，使肿瘤细胞发生脱水、细胞质凝固，破坏肿瘤细胞产生的大分子物质，破坏蛋白质核酸的结构及其生物活性，硬化肿瘤血管和促使血管内血栓形成，从而达到杀死肿瘤细胞的目的。

（6）放射性粒子植入治疗：通过影像学引导，将放射性核素直接植入肿瘤靶体积内或肿瘤周围，利用放射性核素持续放射线对肿瘤细胞进行杀伤，达到治疗肿瘤的目的。报道认为I粒子对转移性肝癌有治疗作用。

总而言之，原发灶确诊时已经发生肝转移，应视原发灶和肝转移程度选择合理治疗。如原发灶和肝转移均有机会行根治性手术，而且没有其他部位广泛转移，应选择原发灶切除＋肝肿瘤切除术。如果肝肿

瘤较小，或者肿瘤虽较小但数量较多（不超过6个），患者年龄较大、全身一般情况差，或不愿意采取外科手术，也可选择原发灶切除＋肝转移灶射频消融的治疗方式。如果肿瘤位置较好，射频同样可取得与外科切除相似的效果，而且造成的全身和肝脏损伤要远低于肝切除术。

原发灶根治性切除一段时间后才发现肝转移，应尽量采取有根治潜力的治疗方式。如肿瘤较大（比如6cm以上），应首选肝切除。如果肿瘤较小，与胆囊等空腔脏器及主要血管有少许距离，也可首选射频消融。

全身化疗因其疗效不确定性很大，故只可作为辅助治疗手段，不可作为主体治疗，除非患者已无法实施肝切除或射频消融等微创治疗。不分具体情况而单纯反复进行化疗会使很多本可获得治愈的患者彻底失去治疗机会。

肝脏血管介入对于转移性肝癌疗效有限，通过反复介入达到肿瘤完全灭活的比例很低。如肿瘤尚有肝切除或射频消融等微创治疗机会，应作为治疗首选。只有不具备手术或微创治疗条件后才可尝试血管介入。

放疗也是肝转移癌可选的治疗方法，前提是患者不能行肝切除或射频消融，且肿瘤数目、大小、肝功能状况均适合。放疗的缺点是肝损伤较大、疗效不确切、治疗时间长，而且费用相对较高。

（三）辨证治疗

1.辨证论治

（1）聚证

①肝气郁滞型

治法：疏肝解郁，行气消聚。

方药：木香顺气散。木香、砂仁、苍术、厚朴、甘草、台乌药、生姜、枳壳、香附、青皮。

加减：若寒甚，腹痛较剧，得温症减，

肢冷者，可加高良姜、肉桂温中理气止痛。若兼有热象，口苦，舌质红者，去台乌药、苍术，加吴茱萸、黄连（即左金丸）泄肝清热。老年体虚，或兼见神疲、乏力、便溏者，可加党参、白术益气健脾。

②食浊阻滞型

治法：理气化浊，导滞通腑。

方药：六磨汤。槟榔、沉香、木香、乌药、大黄、枳壳。

加减：可加山楂、莱菔子以增强健胃消食的作用。痰浊中阻，呕恶苔腻者，可加半夏、陈皮、生姜化痰降逆。若因于蛔虫结聚，阻于肠道而引起者，可加服驱蛔方药及酌情配用乌梅丸。

（2）积证

①气滞血阻型

治法：理气活血，通络消积。

方药：荆蓬煎丸。木香、青皮、茴香、枳壳、槟榔、三棱、蓬莪术。

加减：可合用失笑散（蒲黄、五灵脂）或金铃子散（金铃子、延胡索），以增强活血化瘀、散结止痛的作用。

②气结血瘀型

治法：祛瘀软坚，补益脾胃。

方药：膈下逐瘀汤合六君子汤加减。当归、川芎、桃仁、红花、赤芍、五灵脂、延胡索、香附、乌药、枳壳、甘草。

加减：可酌加丹参、莪术、三棱、鳖甲、煅瓦楞等，以增强活血消积的作用。或配合服用鳖甲煎丸、化癥回生丹消癥散积。

③正虚瘀结型

治法：补益气血，化瘀消积。

方药：八珍汤合化积丸。

加减：气虚甚者，可加黄芪、怀山药、苡仁益气健脾。舌质光红无苔、脉象细数者，为阴液大伤，可加生地、玄参、麦冬、玉竹等养阴生津。化积丸中以三棱、莪术、香附、苏木、五灵脂、瓦楞子活血祛瘀、

软坚散结，阿魏消痞祛积，海浮石化痰软坚散结，槟榔理气泻下（便溏或腹泻者宜去）。可酌加丹参、鳖甲活血软坚散结。

2.外治疗法

（1）针刺疗法

由于继发性肝癌临床表现繁杂，可取胃俞、膈俞、条口、足三里、内外关、公孙、肺俞、尺泽、曲池、肩井、膻中、三阴交、关元、中极、肾俞、关元俞、天井、间使等穴。视临床病症，每次取5~6穴，用毫针行中等或弱刺激，每次运针3分钟，留针20~30分钟。主治肝癌疼痛，有行气、活血、化瘀、止痛之效。（曹洪欣，赵玉珍.实用中医肝胆病诊疗手册.济南：山东科学技术出版社.）

（2）贴敷疗法

①止痛膏：蟾蜍粉、凡士林。将凡士林稍加温后，与蟾蜍粉按1：10比例混合即成。将药涂抹到痛处或肿块周围，个别患者用药后局部有皮疹，洗净后几天内自行消失，对肿瘤引起的疼痛，有止痛解毒之功。（同上）

②山柰20g，乳香20g，没药20g，大黄20g，姜黄20g，栀子20g，白芷20g，黄芩20g，小茴香15g，公丁香15g，赤芍15g，木香15g，黄柏15g，麻仁20粒。以上14味，共研细末，用鸡蛋清调匀，外敷期门穴，6小时换药1次。具有抗癌止痛功效。适用于肝癌疼痛。（蔡涛.常见疾病非药物治疗手册.武汉：湖北科学技术出版社.）

③鳖苋敷剂：活杀鳖头2具，鲜灰苋菜150g（干90g），水红花子90g。先将鳖头捣碎，再将灰苋菜、水红花子加入共捣如烂泥状，将药摊在纱布上，厚约1.5cm，再将药表面浇酒和炖温陈醋各1杯，趁温敷于患处，12小时一换，一般可连用2~3次。有软坚、活血、止痛之效，主要用于肝癌疼痛。（曹洪欣，赵玉珍.实用中医肝胆病诊

疗手册. 济南：山东科学技术出版社.）

3. 成药应用

（1）华蟾素胶囊　解毒、消肿、止痛，用于中、晚期肿瘤，3~4粒，每日3~4次，口服。

（2）平消胶囊　活血化瘀，散结消肿，解毒止痛。对毒瘀内结所致的肿瘤患者具有缓解症状、缩小瘤体、提高机体免疫力、延长患者生存时间的作用。每次4~8粒，每日3次，口服。

（3）复方斑蝥胶囊　本品有破血消癥、攻毒蚀疮之效。临床用于因瘀毒内阻兼气阴两虚所致的肝癌。每次3粒，每日2次，口服。

4. 单方验方

（1）白及粉15g，三七粉3g。两药搅拌均匀，每次3g，冲服，每日1~2次。适用于肝癌见血瘀表现的所有证型。（曹洪欣，赵玉珍. 实用中医肝胆病诊疗手册. 济南：山东科学技术出版社.）

（2）鸡血藤50g，水煎服，每日2次，连服7日。适用于肝癌血瘀阻络证。（同上）

（3）加味犀黄丸　麝香、牛黄、熊胆各3g，乳香、没药、三七粉、人参各30g。共研细末，黄米浆为丸，绿豆大，每次1g，60度白酒0.5kg盛入锡壶内浸1周，每次10ml，每日3次。适应于正虚瘀结证。（李任先，广州中医药大学《中医内科五脏病学》编委会. 中医内科五脏病学，广州：广东科技出版社.）

（四）医家诊疗经验

贾彦焘

贾彦焘运用调气健脾法治疗转移性肝癌：黄芪30g，甘草6g，山慈菇10g，猫爪草30g，白花蛇舌草30g，半枝莲30g，半边莲30g，龙葵10g，大血藤20g，白术15g，片姜黄15g，郁金15g，醋乳香6g，醋没药6g，桃仁10g，土茯苓15g，陈皮6g，炒枳壳30g，炒莱菔子30g，秦艽15g，猪苓10g，葶苈子15g。［郭红磊，贾彦焘. 贾彦焘主任基于调气健脾法治疗转移性肝癌临证经验. 中国民族民间医药，2021，30（4）：74-76.］

五、预防调护

（一）预防

转移性肝癌的预防首先要预防原发灶的出现，原发灶切除时应尽可能选择根治术，术后给予化疗、免疫调节及中药治疗预防复发。

（二）调护

1. 舒畅情志

发现肝转移癌后，患者情绪变化较大，思想上多有顾虑和压力，可能引起患者情志改变，如怒伤肝，忧思伤脾，惊恐伤肾。若情绪变化大，会影响病情、导致失眠，使病情加重，形成恶性循环，应鼓励患者保持乐观精神，积极与疾病抗争，有利于病情的控制。

2. 饮食有节

首先需要控制饮食，嘱其低脂肪、高蛋白、高维生素饮食，嘱其勿进食辛辣油腻、炮制腌制及烧烤食物，并根据病情，适当搭配营养，补充人体所需的蛋白质、糖、维生素及微量元素。

3. 生活起居规律

充分的休息对肝病患者恢复病情极为重要，而适当的运动锻炼对人体气血流动有帮助，肝功能异常严重时要绝对卧床休息，轻度异常时可适当地轻微活动，肝功正常者可以正常活动，但要避免剧烈运动，做到不过劳过逸，每日生活规律，作息定时。

六、研究与展望

转移性肝癌是恶性肿瘤的终末阶段，是

导致患者死亡的主要原因。人们正尝试多种治疗策略，通过根治转移性肝癌或控制其发展，延长患者生存期。结直肠癌肝转移癌的治疗策略的研究相对较为成熟，胃癌肝转移癌的治疗正处于探索阶段，治疗方案尚不规范，疗效也欠佳，但是随着新型有效化疗药物及化疗方案的出现，肝转移癌手术适应证的拓展，新型辅助治疗方法的涌现，多学科综合治疗理念的介入以及大规模、多中心临床试验的循证医学结论的提出，包括胃癌肝转移癌在内的转移性肝癌的治疗必将朝着一个更加规范，更为有效的方向发展。

转移性肝癌不仅在原发肿瘤来源、肿瘤基因和生物学行为等方面存在个体化差异，而且在肿瘤进展阶段、解剖学特点、机体功能、并发症等方面亦存在差异。针对转移肿瘤来源和途径不同，转移性肝癌治疗涉及原发肿瘤和肝转移肿瘤两个方面，如何合理选择手术、局部消融、化疗、分子靶向药物、内分泌、生物免疫、放射等治疗方法及治疗时机，是转移性肝癌治疗的关键。利用现代先进的影像学技术明确转移性肝癌肿瘤大小、数目、部位、血供等情况，为精确制定转移性肝癌个体化治疗方案提供客观依据。目前任何一种治疗转移性肝癌的方法均有其各自的适应证，对于不能手术根治切除的转移性肝癌，单一治疗方法难以达到治愈或控制肿瘤进展，需要两种或两种以上治疗方法有机地联合，达到协同增效的治疗效果。依据患者的具体情况，分析其个体特性，结合临床医生的临床经验和最佳证据，制定出符合循证医学原则的个体化治疗方案，才能使转移性肝癌患者最大程度获益，改善患者生存质量，延长生存期。

主要参考文献

[1] 崔闽鲁. 清肝解酒饮治疗酒精性肝病临床研究 [J]. 中医杂志, 1998, 39 (1): 32.

[2] 王天舒. 解酒保肝汤治疗酒精性脂肪肝临床观察 [J]. 中国中西医结合杂志, 1995, 15 (7): 439.

[3] 季光. 清肝活血汤治疗酒精性肝病疗效观察 [J]. 辽宁中医杂志, 1999, 26 (5): 209.

[4] 杨林. 涤脂复肝汤治疗脂肪肝 48 例 [J]. 中医药研究, 1997, 13 (3): 21.

[5] 郭红磊, 贾彦焘. 贾彦焘主任基于调气健脾法治疗转移性肝癌临证经验 [J]. 中国民族民间医药, 2021, 30 (4): 74-76.

[6] 秦建民. 转移性肝癌个体化治疗方案的选择与临床意义 [J]. 世界华人消化杂志, 2018, 26 (29): 1677-1687.

[7] 叶颖江, 申占龙, 王杉. 转移性肝癌的治疗理念和策略 [J]. 中华普外科手术学杂志, 2014, 8 (1): 26-29.

[8] 刘英平, 潘在兴. 甲胎蛋白与癌胚抗原在原发性肝癌与转移性肝癌鉴别诊断中的意义分析 [J]. 中国实验诊断学, 2013, 17 (12): 2269-2270.

[9] 杨小徽, 张荣臻, 俞渊, 等. 中医综合序贯疗法治疗转移性肝癌的临床应用研究 [J]. 大众科技, 2019, 21 (1): 23-25.

[10] 孙滴, 叶丽红. 周仲瑛教授治疗肝癌的临床经验 [J]. 浙江中医药大学学报, 2017, 41 (11): 860-862.

[11] 张志安, 张庆永, 耿周. 射频消融术对转移性肝癌的效果研究 [J]. 生物医学工程与临床, 2018, 22 (6): 679-683.

[12] 王龙蓉, 王鲁. 腹腔镜肝切除术在转移性肝癌中的应用进展 [J]. 肝胆胰外科杂志, 2019, 31 (3): 129-132+140.

[13] 吴孝雄. 癌邪理论指导下转移性肝癌中医治验及体会 [J]. 亚太传统医药, 2020, 16 (7): 99-100.

第三节　胆囊癌

胆囊癌是胆系恶性肿瘤中最常见的肿瘤，近年来其发病率上升较快。好发于中老年，据统计，50 岁以上的发病率为 5%~8%，多见于女性，男女比例为 1 : 2.5。由于早期症状不明显，胆囊癌就诊者多为中晚期患者，故本病预后较差，平均生存期多在 1 年以下。

一、病因病机

（一）西医学认识

1. 病因

（1）慢性胆囊炎、胆石症的长期刺激。胆囊癌患者伴胆石症者占 50%~75%，胆石病患者中患胆囊癌者占 1.5%~6.3%。胆结石者患胆囊癌的危险性是无结石者的 6~15 倍，结石直径＞3cm 者发展为胆囊癌的概率是结石直径＜1cm 者的 10 倍。推测结石的机械性刺激和胆囊慢性炎症使黏膜上皮在反复损伤修复过程中出现上皮腺体异型增生，进而发生癌变。

（2）胆囊腺瘤癌变遵循腺瘤—异型增生—原位癌—浸润癌的发展过程。

（3）特殊类型胆囊病变，如胆囊腺肌增生、胆囊壁钙化（瓷胆囊）。

（4）其他，如淤积胆汁中的致癌因子、胆酸代谢失常遗传因素、性激素、X 线照射等。另外，胆囊癌的发生与年龄、性别、人种、饮食习惯等有关。

2. 分类

胆囊癌大体形态观察所见可分四型：①浸润型：最多见，占 60%~70%；②乳头状：约占 20%；③胶质型：约占 8%，肿瘤细胞呈胶冻样，胆囊壁常有广泛浸润；④混合型较少见。病理组织类型以腺癌为主，占 80%~90%；鳞癌及鳞腺癌占 5%~10%；小

细胞癌约 10%，又称未分化癌，恶性程度最高。各组织类型中未分化癌及黏液腺癌恶性最高，发生转移快。乳头状腺癌恶性度最低，较少发生转移，预后好。

胆囊癌的分期是基于肿瘤局部浸润和淋巴转移的病理特征。其中最常见的是 Nevin 分期。Ⅰ期：癌组织仅位于黏膜内即黏膜内瘤或原位癌；Ⅱ期：癌组织仅位于黏膜及肌层内；Ⅲ期：癌组织累及胆囊壁全层——黏膜层、肌层及浆膜层；Ⅳ期：癌组织累及胆囊壁全层并有胆囊淋巴结转移；Ⅴ期：癌组织累及邻近的脏器或远处转移。

（二）中医学认识

古代中医文献中并未明确提出"胆囊癌"的病名，但一些相关描述与胆囊癌的病因证治类似，可归入中医学"胁痛""积聚""黄疸"等范畴。

中医学认为，肝与胆相表里，胆附于肝，二者经脉相连，胆汁来源于肝，受肝之余气而成，注之小肠，为消化饮食不可缺少的物质，因而胆囊癌的成因与肝胆疏泄功能的失常密切相关。内、外致病因素均可使肝胆疏泄失职，胆汁的分泌和排泄发生障碍。外因可由感受外邪，湿热内客于胆，胆液排泄障碍，热毒内聚，蕴于胆腑，最终成瘤；内因可由忧怒太过，内伤肝胆，肝郁气滞，胆失和降，气血痰滞，日久不散，结聚成瘤；或因过食辛辣，偏嗜酒肉、肥甘厚味，蕴酿痰湿，湿郁化热，湿遏热郁，蕴结成毒，热毒内逼于胆，聚而成癌。

二、临床诊断

（一）辨病诊断

1. 临床诊断

（1）病史　既往存在胆囊炎、胆囊结石、胆囊息肉样变或者胰胆管汇合异常等。

（2）症状

①早期症状：胆囊癌患者早期缺乏特异性临床表现，常因合并胆石症或胆囊炎而表现上腹不适、厌食油腻等症状，常无法引起足够的重视。故对于胆囊区不适或疼痛的患者，特别是50岁以上的中老年人伴有胆囊结石、炎症、息肉者，应进行定期B超检查，争取早期诊断。

②晚期症状：右上腹疼痛最为常见，表现为持续性隐痛或钝痛，有时伴阵发性剧痛并向右肩放射。消化道症状如消化不良，厌油腻，恶心呕吐，嗳气，胃纳减少等症状也非常多见。一旦出现右上腹包块、黄疸、腹水等症状，往往提示已经晚期。皮肤、巩膜黄染多由肿瘤侵犯胆管导致梗阻性黄疸所致，侵犯十二指肠可出现幽门梗阻症状，出现远处转移时常常表现出相应的症状。发热、消瘦、乏力甚至恶病质等表现也可见于晚期患者。

（3）体征　包括黄疸，胆囊肿大、肝肿大、十二指肠梗阻所致包块，墨菲征阳性等。

2. 相关检查

（1）生化、血清学检查　生化检查对胆囊癌的诊断意义多不大，无特异性表现。梗阻性黄疸患者总胆红素可明显增高，可出现胆固醇、碱性磷酸酶增高等。胆汁淤积亦可导致转氨酶升高、血沉增快。部分胆囊癌患者，可见癌胚抗原、CA199等异常升高，具有一定的辅助诊断价值。

（2）细胞学、病理学检查　细胞学、病理学检查包括B超指引下对胆病变部位行细针穿刺、胆道子母镜、经皮经肝胆道镜（PTCS）、经腹腔取活检、采集胆汁查脱落细胞等，是对胆囊癌定性诊断的可靠方法。

（3）影像学检查　内镜超声能清晰显示囊壁3层图像，探测肿瘤侵犯的深度，有助于早期诊断和提供手术方式。CT检查对判断胆囊大小、形态、位置，尤其是胆囊壁的显示准确率可达90%，增强扫描胆囊壁的厚度超过3.5mm，呈局限、不规则、腔内面不光滑时，提示恶性的可能大，还能明确浸润肝实质的深度、范围，以及肝内转移病灶、肝内胆管是否扩张、周围转移情况，为判断病变分期和手术切除的可能性提供依据。螺旋CT血管造影（SCTA）及三维血管重建技术可为了解肿瘤与血管关系提供重要信息。MRI对胆囊癌的诊断价值与CT相仿，而磁共振胆管造影（MRCP）可了解合并黄疸的患者胆管是否受累及其受累程度。内镜下逆行胆管造影（ERCP）能显示胆囊内充盈缺损，胆囊不显影，胆管狭窄、梗阻等。经口胆道子母镜（PCS）以及胆道镜可直视胆管内病变并嵌取组织活检或细胞刷检。正电子发射断层成像技术（PET）近年来发展较快，目前应用较多的是18F-FDG PET/CT。胆囊恶性肿瘤组织对18F-FDG具有较高的亲和性，可根据18F-FDG代谢程度以及病变形态、肿瘤标志物等进行诊断，尤其适用于胆囊息肉样病变的良、恶性判断。与上述几种影像学方法相比，18F-FDG PET/CT对胆囊癌诊断的敏感度和准确性都较高，但依然不是特异性的，也有假阳性的报道，如在胆囊癌与慢性胆囊炎的鉴别方面。

（4）胆囊癌相关基因　胆囊癌的发生和发展是多种癌基因和抑癌基因异常改变共同作用的结果。目前已发现的促癌基因有ras、c-myc、c-erbB-2和bcl-2，以及某些细胞因子及其受体，抑癌基因有p53、p16、MTSI、APP、DCC、nm23、Rb等。其中研究较多的是p53基因，可用于早期胆囊癌的诊断。检测ras基因及其产物P21蛋白可提供原发性胆囊癌的分化程度信息，有助于预后的判断。近年有研究表明，高的微血管密度以及低表达的转移抑制基因1（MISS1）和胆囊癌的恶性生物学行为有关，MISS1可能通过影响肿瘤微血管密度进而抑制胆囊癌的进展。

（二）辨证诊断

1. 肝郁气滞型

临床证候：右侧胁肋胀痛，甚至可扪及肿块，低热，恶心呕吐，饮食减少，郁闷寡言，心烦易怒，口苦咽干，头晕目眩。舌淡红，苔薄白或微黄，脉弦。

辨证要点：胁肋胀痛，郁闷寡言，心烦易怒。脉弦。

2. 肝胆湿热型

临床证候：右上腹积块，胁肋疼痛，目肤黄染，恶心呕吐，食欲不振，疲乏无力，身热不扬。舌质红，舌苔黄腻，脉弦或弦滑数。

辨证要点：目肤黄染，恶心呕吐，食欲不振，疲乏无力，身热不扬。舌质红，舌苔黄腻。

3. 胆火瘀结型

临床证候：上腹积块，硬痛不移，时有发热，身目俱黄，烦热眠差，口苦咽干，脘闷不饥，身体瘦削，大便秘结，小便黄赤，甚至神昏谵语。舌质红，舌苔焦黄，或无苔，脉弦数。

辨证要点：时有发热，身目俱黄，烦热眠差，口苦咽干，大便秘结，小便黄赤，甚至神昏谵语。

4. 肝肾阴虚型

临床证候：右胁部隐痛，遇劳加重，口干咽燥，午后潮热或五心烦热，头晕目眩，形体消瘦，腰酸脚软。舌红少苔或光剥有裂纹，脉弦细或细数。

辨证要点：右胁部隐痛，遇劳加重，午后潮热或五心烦热，头晕目眩，腰膝酸软。

三、鉴别诊断

胆囊癌主要需与黄色肉芽肿性胆囊炎、胆管癌、原发性肝癌、胆囊息肉样病变等鉴别。

1. 与黄色肉芽肿性胆囊炎鉴别

黄色肉芽肿性胆囊炎临床表现常与早期胆囊癌相似，CT 表现为胆囊壁极度增厚、外壁不规则、内壁光整，局部肝实质呈不规则低密度影，增强不明显。术中可见胆囊壁增厚，与大网膜、结肠肝曲、十二指肠粘连紧密。鉴别要点在于该病在胆囊床边缘处胆囊空缩，而胆囊癌则表现为向肝内的灰白色肿瘤浸润。

2. 与胆管癌鉴别

胆管癌早期亦缺乏特异性临床表现，上腹隐痛、腹胀、食欲减退、消瘦、乏力是常见的症状，后期出现黄疸。B 超检查可显示胆管扩张、梗阻的部位，甚至肿瘤。CT 表现为胆管癌近端胆管明显扩张，肿瘤多数沿胆管壁浸润性生长，胆管壁增厚，增强扫描时可被强化而易显示出来。该病与胆管癌起病症状类似，仅凭症状难以互相鉴别，B 超和 CT 应作为常规检查，PTCD 和 ERCP 有一定的诊断价值，可明确病变来源部位。

3. 与原发性肝癌鉴别

原发性肝癌和胆囊癌症状类似但其常有慢性肝炎、肝硬化病史，AFP 可升高，可对部分患者明确区分，由于很多胆囊癌患者就诊时已有肝转移或局部肝脏侵犯，因此需要鉴别肝内病灶是原发或继发，CT、B 超、MRI 的联合应用及血清学检查有助于明确诊断。

4. 与胆囊息肉样病变鉴别

胆囊息肉样病变泛指胆囊壁向腔内呈息肉状生长的所有非结石性病变，从病理角度来看，包括腺瘤样息肉，胆固醇性息肉、增生和炎症性息肉，胆囊腺肌症。多数学者认为腺瘤是胆囊癌的癌前病变，腺瘤直径 < 1.0cm 恶变率较低，当腺瘤 > 1.5cm 恶变率明显升高。胆固醇性息肉在 B 超影像上与胆囊腺瘤的声像区别不大，故术前从影像上不易将其分辨清楚，鉴别要点是胆固醇性息肉常为多发性，很少超过 1cm，多在 0.5cm 左右。胆囊腺肌症是由黏膜上皮细胞与肌纤维增生所致。增生性息肉常无蒂、表面光滑，多发或单发，临床症状较轻，常伴有胆囊结石，病理组织检查以黏液腺化生的上皮细胞增生为主，一般无上皮细胞异型性。对于上述病变的诊断来说，B 超检查是首选的方法，可配合其他影像学检查，但诊断良性还是恶性胆囊占位性病变尚缺乏特异性检查方法，应加强随访，必要时行手术切除，定性诊断仍主要依据组织病理检查。

四、临床治疗

（一）提高临床疗效的要素

1. 详细询问病史和完善体格检查，全面掌握病情相关信息。

2. 积极完善相关检查，评估病情，选择最合适的治疗方式。

3. 积极寻找发病的原因，避免继续接触诱因。

4. 及时、准确地进行相关指标的监测，进行病情评估，加强随访复查，防止疾病进展及复发。

5. 中西医结合治疗，准确评估病情，采取最合适的治疗手段，中医辨证施治，制定个体化方案，二者结合更能提高临床疗效及预防复发。

6. 内外结合，除了中医内科治疗外，可结合中医外治疗法，提高中医疗效。

（二）辨病治疗

1. 手术治疗

胆囊癌的手术方式包括以下几种。

（1）单纯胆囊切除术　适用于 Nevin Ⅰ、Ⅱ期，其 5 年生存率为 50%~100%

（2）根治性胆囊切除术　适用于 Nevin Ⅲ、Ⅳ期胆囊癌患者。据报告未超过

浆膜下的胆囊癌，行根治性胆囊切除，5 年生存率为 100%。若侵犯至浆膜外，其 3 年生存率仅 17%。

（3）胆囊癌扩大根治切除术　切除范围包括右半肝、胰、十二指肠、门静脉、肝动脉和肝外胆管周围等淋巴结，手术创伤大。

（4）姑息性手术　分为三种。①内引流术：手术应尽可能考虑做内引流，内引流方法有胆道空肠吻合术等。②架桥内引流术：对部分伴有肝门部浸润者，胆肠内引流术常不易进行，可行架桥内引流术。③置管外引流术：对于机体状况较差的病例，也可行置管外引流术。

2. 放射治疗

由于胆管周围复杂的解剖关系，即使是达到根治性切除标准，切除范围也有限。胆囊癌手术根治切除率较低，术后复发率较高，是导致死亡的主要原因。放射治疗可减少局部复发率，故主张手术合并放射治疗。胆囊癌对放疗有一定敏感性，手术加放疗可延长生命，改善生活质量。适应证：肿瘤不能切除、姑息性切除者和肿瘤复发的患者。总量为 30~50Gy，共进行 3~4 周。照射范围为肿瘤原发部位和肝门附近。肝门胆管癌切除术后行肝门部补充放疗，可减少局部复发。γ 刀放疗亦是近年来逐渐兴起的新方法，据报道损伤更小。也可采用术中放疗和经 PTCD 或 ERCP、T 形管、U 形管进行内照射治疗。

3. 化疗

胆管肿瘤对化疗药物的敏感性低，可试用于部分患者。用于胆管肿瘤的化疗药物有：尿嘧啶类（5-Fu、卡培他滨、S-1）、吉西他滨、铂类（顺铂、奥沙利铂）、VP-16、MMC、ADM 等，联合方案通常以尿嘧啶类或吉西他滨为基础。

胆管肿瘤术后复发率高，但术后辅助化疗的价值与指征仍不明确。晚期胆管肿瘤

的化疗疗效有限。

4. 靶向治疗

目前，胆囊癌分子靶向治疗大多针对表皮生长因子受体（EGFR）信号通路。一类是通过单克隆抗体竞争抑制 EGFR 与相关配体结合。另一类为酪氨酸激酶抑制剂，包括吉非替尼、埃罗替尼等，通过与 ATP 竞争结合酪氨酸激酶来抑制其功能。目前，已有很多临床试验证实靶向治疗药物对胆囊癌的治疗效果。此外，有学者通过对 57 例胆囊癌组织及癌旁正常组织行全外显子测序，发现其中 36.8% 的样本存在 ErbB 基因信号通路（EGFR、ErbB2、ErbB3、ErbB4 及其相关下游基因）的突变。多因素分析结果表明，ErbB 相关通路突变与不良预后显著相关，提示此通路及其下游基因的突变在胆囊癌的发生发展中起重要作用。这可能对胆囊癌的靶向治疗有参考意义。

（三）辨证治疗

1. 辨证论治

（1）肝郁气滞型

治法：疏泄肝胆，理气解郁。

方药：柴胡疏肝散合逍遥散加减。柴胡、当归、白芍、枳壳、青皮、陈皮、香附、白术、茯苓、山慈菇、半枝莲、白花蛇舌草、生姜、薄荷。

加减：若痛重者，可加郁金、川楝子、延胡索等理气止痛；恶心呕吐者，可加姜半夏、竹茹等和胃降逆；伴有黄疸者，加山栀、大黄、金钱草等清泻肝胆。

（2）肝胆湿热型

治法：清热化湿，利胆降浊。

方药：茵陈五苓散加减。茵陈、猪苓、茯苓、泽泻、白术、白芍、黄柏、白蔻仁、山栀、藤梨根、柴胡、甘草。

加减：身热不扬，可加蒲公英、金银花、白花蛇舌草、连翘等清热解毒；黄疸较深者，可加金钱草、败酱草等清热利胆；

若呕恶者，加陈皮、竹茹以降逆止呕；若腹胀甚，加大腹皮、厚朴以行气除胀。

（3）胆火瘀结型

治法：清热解毒，利胆散结。

方药：茵陈蒿汤合下瘀血汤加减。山栀、大黄、金钱草、土鳖虫、桃仁、黄柏、大青叶、白芍、肿节风、甘草。

加减：大便干结者，加芒硝、厚朴行气除胀；小便黄甚者，加金钱草、滑石、车前子利尿泄热；口渴欲饮者，加生地、玄参、麦冬清热生津；热毒炽盛，神昏谵语者可予犀角地黄汤加减。

（4）肝肾阴虚型

治法：养阴柔肝，利胆行气。

方药：一贯煎合二至丸加减。生地、枸杞子、北沙参、麦冬、当归、川楝子、女贞子、枳壳、虎杖、墨旱莲、肿节风、甘草。

加减：潮热、烦热明显者，加黄柏、胡黄连、白薇；神疲乏力，气短心悸，兼自汗者，加西洋参、黄芪、五味子；盗汗明显者，加煅牡蛎、浮小麦；衄血、牙龈出血、皮下出血、舌尖红绛者，加水牛角粉、紫草根、墨旱莲、白茅根。

2. 外治疗法

（1）贴敷疗法

①阿魏膏（《痘疹传心录》）

组方：羌活、独活、玄参、官桂、赤芍、穿山甲、苏合油、生地、大黄、白芷、天麻、红花、麝香、木鳖子、黄丹、芒硝、阿魏、乳香、没药。

功效：消积，杀虫。

适应证：痞块癥瘕。

用法：推贴患处。每日 1 次。

②蟾蜍膏（《三因极一病证方论》）

组方：蟾蜍、大黄（胆汁制）、冰片、蓖麻子、樟脑、大枫子、白芷、木鳖子、血余炭、巴豆。

功效：拔毒消肿。

适应证：痈疽、肿毒、疔疮、瘰疬及一般小疮疖。

用法：加温软化，贴于患处。每日1次。

（2）针刺疗法　取阳陵泉、足三里、胆囊、中脘、丘墟、太冲、胆俞为主穴，主要用于癌性疼痛气滞血瘀证。痛剧加合谷；高热加曲池；恶心呕吐加内关。用强刺激手法，每日1~2次，留针半小时，配合电针更佳。

（3）穴位注射　胆囊癌疼痛剧烈者，采用穴位注射疗法，用维生素B$_2$ 0.5mg，维生素B$_1$ 100mg，2%利多卡因3ml混合，取足三里、阳陵泉穴位封闭。

3. 成药应用

（1）西黄丸（《外科证治全生集》）　清热解毒，消肿散结。用于热毒壅结所致的痈疽疔毒、瘰疬、流注、癌肿。每日2次，每次3g，温开水送服。

（2）慈丹胶囊　化瘀解毒、消肿散结、益气养血。主治原发性肝癌、胆管癌、胆囊癌等恶性肿瘤。每次5粒，每日4次，口服，孕妇禁用。

4. 单方验方

（1）蛇六谷30g，半枝莲30g，龙葵30g，川楝子15g，柴胡9g，川楝子15g，党参15g，橘叶15g，陈皮9g，黄芩15g，半夏15g，代赭石15g，茯苓15g。随症加减，嗳气加佛手9g；疼痛加延胡索15g；便秘加望江南15g，鲜首乌15g。疏肝和胃，清热散结。胆囊癌，证属肝气犯胃，胃失和降。每日1剂，水煎服。（冯世镐. 上海群力草药店中草药鉴别与验方精选. 北京：经济日报出版社.）

（2）利胆抗癌汤　虎杖30g，金钱草30g，茵陈蒿15g，木香6g（后下），大黄9g（后下），枳壳15g，黄芩6g，白花蛇舌草30g，麦芽15g。每日1剂，清水煎服。用于胆囊癌，肝胆湿热证。（李佩文.

中西医临床肿瘤学. 北京：中国中医药出版社.）

（3）复方中药止痛散　田三七30g，重楼30g，延胡索30g，山慈姑30g，芦根30g，川芎30g，冰片6g，黄药子30g。共研细末，每次3g，每日3次。适用于胆囊癌，胆火瘀结证。（周岱翰. 临床中医肿瘤学. 北京：人民卫生出版社.）

（4）加减大柴胡汤　白花蛇舌草、大叶金钱草各30g，炒黄芩12g，柴胡、制半夏、枳实、生大黄（后下）、重楼、郁金、木香各10g。水煎服，每日1剂。具有疏肝利胆，清化湿热之效。适用于胆囊癌术后，肝胆湿热证。（崔桂敏，马少忠，杨华，等. 肿瘤学. 北京：中医古籍出版社.）

（四）新疗法选粹

2019年胆囊癌诊断和治疗指南明确提出吉西他滨联合顺铂为不可切除胆囊癌的标准一线化疗方案。新版指南推荐对于不可切除或复发的胆囊癌患者行微卫星不稳定性（MSI）和/或错配修复基因MMR）检测，如出现高度微卫星不稳定（MSI-H）或错配修复缺陷（dMMR），可以使用免疫检查点抑制剂卡瑞利珠单抗或纳武单抗治疗，这两种药物都是PD-1/PDL-1通路的抑制剂。

（五）医家诊疗经验

1. 潘敏求

国医大师潘敏求临床诊治胆囊癌常采用清、消、补三法治之。①清法。早期以清法为主，病位多着重于肝、胆，治宜疏肝利胆、清热利湿。其邪在表，正气未衰，邪气未甚，邪不敌正，肝气郁结，湿热蕴结，以"毒"为主。临床多以茵陈清利湿热，配以栀子通行三焦、大黄通泄瘀热，三药均味苦性寒，泻降下行，使湿热之邪从下而解。②消法。中期多以消法为主兼补法，消补兼施，病位多着重于肝、脾、胆，治宜活血化瘀、疏肝理气、软坚散结。邪气入里，正邪相交，毒、痰、瘀相互搏结，则致气滞血瘀，以"瘀"为主，临床常在方中加莪术、桃仁，入肝经，行气止痛；配以白花蛇舌草、蒲公英、重楼、金钱草等抗癌药物，共奏化瘀解毒之功。③补法。晚期多以补法为主兼消法或清法，病位多着重于脾、肝、肾，治宜养阴柔肝、健脾益气、滋阴补肾。正邪相搏日久，正气渐衰，邪气日盛，正不敌邪，则致气血两虚，以"虚"为主，临床常用扶正抗癌，同时加强健运脾胃，常在方中加鸡内金、谷芽、麦芽、山楂、陈皮等健胃消食化滞之品，争得一分胃气，也是治癌获效、延长生命期的关键。潘教授认为胆囊癌的临床诊治应以清为主而无忘乎补，或以补为主而无忘乎清。

2. 刘鲁明

刘鲁明教授认为中晚期胆囊癌的主要病机为湿热毒邪郁积肝胆，兼有脾虚证，病在肝胆，涉及脾胃。治疗以清热解毒、利湿化积为主，辅以健脾、运脾。

3. 孙桂芝

孙桂芝教授认为胆囊癌应从肝脾论治，将胆囊癌分为少阳证、肝郁气滞证、湿热蕴结证、脾气虚弱证等证型。总结治疗经验：①肝胆相照，治胆必调肝。②胆助脾运化，治胆必健脾。③胆为少阳，法宜和解。

4. 周仲瑛

周仲瑛教授治疗胆囊癌，认为抗癌解毒贯穿始终，针对癌毒病因，抗癌解毒是最直接也是最有效的治疗方法，根据"癌毒"理论，所有恶性肿瘤的辨治均可遵循此法，周老始终强调抗癌解毒法在治疗恶性肿瘤中的主导地位，并提出"祛毒即是扶正""邪不祛，正必伤"。但凡患者正气尚存耐攻，则攻邪之法必守之，"去其所害，气血自生"，邪毒消减一分，则机体多一分气血，正气多一分化源，更有利于机体抗癌。

五、预后转归

胆囊癌的形成是一个多因素、多步骤、多层次的过程，在胆囊癌的综合治疗中中医药正发挥着越来越重要的作用。中医内治与中医外治为胆囊癌患者的生活质量及生存时间带来一定获益。另外，随着临床及实验研究的不断深入，中医药抗胆囊癌治疗的机制研究已深入到细胞和分子水平，虽然取得了一定的进展，但研究多局限于基础研究阶段，对其作用机制研究较少，例如诱导凋亡的具体途径和靶点仍不明确，自噬及抗胆囊癌细胞侵袭和转移、血管生成、免疫等其他方面的研究仍不多；研究多集中于体外研究，体内实验较少。因此，需要进一步从多方面阐明其抗肿瘤机制，为中医药更好地发挥作用提供依据。

六、预防调护

（一）预防

1. 重视"癌前病变"

结石、息肉、黄色肉芽肿等可导致胆囊长期处于炎症状态的疾病，是目前已明确的胆囊癌的重要危险因素。因此，重视上述胆囊癌前病变的规范性治疗，是防控胆囊癌发生最为重要、有效和经济的措施。

2. 改良饮食习惯

规律饮食非常重要，不规律的饮食会影响胆汁的生成和排泄，进而影响食物的消化吸收，特别是对脂肪性食物更难消化。选择易消化吸收并富有营养的食物，如新鲜水果和蔬菜，少吃或不吃高脂肪食物，禁烟酒，多饮温开水。另外，研究表明肥胖、糖尿病等也为胆囊癌危险因素，平时应针对性加以重视和控制。

3. 良好的生活习惯

舒畅情志，有利于胆汁的顺利排泄，同时也能提高人体免疫能力，增加机体对外界不良因素的抵抗能力。另外，平时静卧休息时，可以选择舒适的睡觉姿势，一般以左侧卧位、仰卧位为佳，以防止压迫胆囊。

（二）调护

（1）胆囊癌患者应多吃易消化吸收并富含蛋白质的食物。这类食物包括牛奶、鸡蛋、鱼、豆制品等。这些食物不但有提高癌症患者机体抗癌能力的作用，还有调整癌症患者体内蛋白质代谢的作用。

（2）胆囊癌患者应进食适量的糖类，以便为机体补充足够的热量。含糖丰富的食物包括蜂蜜、马铃薯等。必要时，患者可通过静脉注射葡萄糖的方法来纠正低血糖。

（3）胆囊癌患者应多吃有抗癌作用的食物，如甲鱼、蘑菇、黑木耳、大蒜、海藻及芥菜等。

（4）胆囊癌患者应多吃富含维生素的食物。维生素 C 和维生素 A 有阻止细胞恶变和防止癌细胞扩散的作用；维生素 E 具有促进正常细胞分裂，延迟细胞衰老的作用；维生素 B1 有增强患者食欲及降低放射治疗副反应的作用。胆囊癌患者应多吃些含维生素多的食物，如新鲜蔬菜、水果、芝麻油、豆类及动物内脏等。

（三）食疗

（1）卷心菜炒牛肉丝　卷心菜 250g，牛肉 200g。将卷心菜洗净，切丝，加适量精盐后轻揉数下，挤出汁水备用；牛肉洗净后，切成细丝，用姜丝、酱油、淀粉等加水搅拌后，下油锅用急火炒，加料酒、白糖翻炒后出锅；卷心菜丝下油锅急炒片刻，加炒好的牛肉丝，再加调味拌匀，加入卷心菜汁水，略炒即成。随意食用。适

用于胆囊癌体质虚弱、消瘦者。（陈理书，张云鹏. 家庭自然疗法－肝胆病. 上海：上海远东出版社.）

（2）素炒金香菇　金针菇 150g，香菇 100g，姜、精盐、素油、白糖、酱油、香醋、胡椒粉、淀粉、辣椒、葱、蒜等适量。将二菇洗净，香菇切丝；生姜、辣椒洗净切丝，蒜拍碎去皮切粒备用。锅上火入油烧热，下姜、葱、辣椒、蒜爆香（不食辣味者可不加辣椒），加金针菇、香菇炒匀，再放入适量精盐、白糖、酱油、香醋、胡椒粉稍炒，用水淀粉勾芡，起锅入盘食用。金针菇和香菇均含有多糖物质可防癌抗癌。此菜清淡可口，对胆囊癌胃口不开者有良好功效。（严泽湘. 疑难病症食疗宝典. 呼和浩特：内蒙古科学技术出版社.）

（3）茵陈粳米粥　绵茵陈 30g，粳米 100g，白糖适量。将茵陈洗净入锅中，加水适量煎煮 20 分钟，去药渣留汁，加入淘净的粳米和适量清水，煮成粥，加入白糖拌匀稍煮，起锅即可食用。此粥有清热利湿、消退黄疸之功，对胆囊癌湿热型黄疸者有良好食疗作用。（同上）

（4）萝卜粥　萝卜切片或切丝和大米适量煮粥。适用于胆囊癌术后湿热互阻证。（马建伟，窦永起. 中医防治消化及呼吸系统肿瘤. 贵阳：贵州科技出版社.）

七、专方选要

1. 扶正抗癌方

黄芪 15g，女贞子 15g，灵芝 15g，藤梨根 15g，丹参 15g，莪术 15g，生牡蛎 15g，水蛭 6g。在此基础上随症加减用药。适用于正虚瘀结证。［杨洋，王少辉，陈光伟，等. 扶正抗癌方联合 GP 方案治疗胆囊癌. 中医学报，2019，34（8）：1745-1749.］

2. 清胰化积方加味

半枝莲 30g，白花蛇舌草 30g，蛇六谷

15g，太子参 10g，白术 10g，薏苡仁 10g，绞股蓝 30g，白蔻仁 5g，随症加减，每日 1 剂，每日 2 次，水煎服，连服 3 个月。适用于中晚期胆囊癌湿瘀阻络证。[费园，祁琪，刘鲁明．刘鲁明教授清胰化积方加味治疗中晚期胆囊癌经验．内蒙古中医药，2018，37（1）：1-3.]

八、研究与展望

胆囊结石引起的慢性炎症是胆囊癌的危险因素之一。尽管术前影像学检查如经腹超声、内镜超声、多层计算机断层扫描（MSCT）技术有了很大的进步，但术前仍很难诊断，有时是在行胆结石手术时确诊的。手术是唯一可能根治的治疗手段。不幸的是，尽管试图采取根治性手术，但由于疾病往往发现较晚，或淋巴结转移，术后往往复发，无法达到根治效果。当已知或术前怀疑胆囊癌，腹腔镜胆囊切除术则是绝对禁忌。除了 T1a 级肿瘤外，胆囊手术发现的胆囊癌的患者需进行再次根治性手术。因没有有效的治疗胆囊癌的辅助治疗手段，R0 切除仍是唯一有可能治愈该病的方法。积极的手术方法应在手术风险（病死率、并发症发生率）与治疗效果之间比较来决定。

中医辨证施治较为灵活，限制因素较少，且胆囊癌不仅仅是胆囊一个脏器的病变。中医认为，胆居六腑之首，又是奇恒之腑。胆的生理功能主要是贮藏、排泄胆汁和主决断。胆囊内储存的胆汁由肝的精气所化生，肝的疏泄功能控制和调节胆汁的排泄，因此，胆的功能失常，则胆汁排出受阻，胆汁淤积而致肝失疏泄，气机失调。汇集于胆的胆汁，经过肝的疏泄作用，泄于小肠，以助食物的消化，是脾胃运化功能得以正常进行的重要条件。如果肝气郁结，肝失疏泄，胆汁的分泌和排泄就会失常，从而能导致脾胃运化功能失常。故

胆囊癌患者常常表现出倦怠乏力、腹胀、纳差等脾胃虚弱的症状，治疗上应综合辨证施治，不可偏颇。

胆囊癌许多症状不典型，容易被忽视，若及时发现，及时采取合适的治疗方式，预后尚可；晚期胆囊癌患者可供选择的西医有效治疗方案不多，生存期短，生活质量偏低，又受情绪不稳定等其他因素的影响，胆腑蕴结热毒，肝气不疏，木郁土虚则克伐脾土，致腹痛、腹泻或大便溏薄与溏结交替。疏肝利胆、调脾消积是晚期胆囊癌的主要治疗方法。"泻责之脾，痛责之肝。肝责之实，脾责之虚，脾虚肝实，故令痛辑也"。因此肝胆疏泄失调所致的腹痛腹泻在治疗上当疏肝、泄肝、柔肝加之补脾为首选。脾胃为后天之本，气血生化之来源，脾胃虚则百病生，在晚期胆囊癌术后患者中此点尤为明显，原因有二：一则肝胆郁积克郁脾土，气血乏源，生化无力，久病损及各脏，功能失常，脾胃更虚。二则患者行手术切除后，衰弱之躯益损，消化功能亦受到明显破坏。

另外，几经化疗患者，正气消残，故其遣方用药较为温和，多以扶正为主，兼以祛邪，但胆囊癌较为不同，在诸多肿瘤分型中，其辨证分型多以实为主，多为肝郁气滞、肝胆湿热或胆火瘀结证型，故较其他肿瘤患者而言，整体邪实更甚。对待胆囊癌患者，不像其他肿瘤以扶正为主基调，而是扶正与祛邪并重，既顾及患者久病体虚，又不纵容留邪。总而言之，胆囊癌的治疗应多方面、多系统、多学科综合诊治，以使患者获得最大收益为最终目的。

主要参考文献

[1] 陈虹．黄芩素对人胆囊癌细胞系 SGC996 细胞活力及细胞锌指 X 染色体蛋白表达的干预作用 [J]．浙江中西医结合杂志，2015，25（7）：640-643.

［2］赵杰. 孙桂芝从肝脾论治胆囊癌经验初
　　探［J］. 辽宁中医杂志，2015，42（11）：
　　2081-2083.

［3］江昌，缪雨青，周文丽，等. 人参皂苷 Rg3
　　的抗肿瘤作用及研究进展［J］. 临床肿瘤学
　　杂志，2017，22（7）：664-667.

［4］费园，祁琪，刘鲁明. 刘鲁明教授清胰化
　　积方加味治疗中晚期胆囊癌经验［J］. 内蒙
　　古中医药，2018，37（1）：1-3.

［5］耿智敏，汤朝晖. 2018 年 NCCN 指南更
　　新版胆囊癌诊治进展述评［J］. 西部医学，
　　2018，30（7）：937-942+947.

［6］熊轩伟，吴飞马，夏联义. 穴位贴敷对胆
　　囊癌术后恶心呕吐的影响［J］. 湖北中医药
　　大学学报，2018，20（3）：85-87.

［7］王坚，闫加艳，方驰华. 胆囊癌三维可视
　　化诊治专家共识（2018 版）［J］. 中国实用
　　外科杂志，2018，38（12）：1339-1346.

［8］郑陈军，邹浩，张小文. 胆囊癌综合治疗
　　的研究进展［J］. 现代肿瘤医学，2019，27
　　（16）：2954-2957.

［9］杨洋，王少辉，陈光伟，等. 扶正抗癌方
　　联合 GP 方案治疗胆囊癌［J］. 中医学报，
　　2019，34（8）：1745-1749.

［10］李永盛，李茂岚，刘颖斌. 胆囊癌相关基
　　　础研究现状与展望［J］. 中国实用外科杂
　　　志，2021，41（01）：52-55.

［11］尤建良. 晚期胆囊癌黄疸治验［J］. 时珍
　　　国医国药，2008，19（3）：745-746.

［12］尤建良. 胆囊癌中医治疗心得［J］. 陕西
　　　中医，2008，29（6）：762-763.

［13］胡志前，姚厚山. 晚期胆囊的姑息性
　　　治疗［J］. 中国实用外科杂志，2011，31
　　　（3）：215-219.

［14］吴自友，龚伟. 胆囊癌免疫治疗现状与进
　　　展［J］. 中华肝脏外科手术学电子杂志，
　　　2021，10（1）：15-19.

［15］王铁龙. 胆囊癌预后的多因素分析［D］.
　　　长春：吉林大学，2017.

［16］张宝明. 白术内酯 -1 通过 JNK-pSmad3L-
　　　c-Myc 信号通路在体内和体外抗胆囊癌活
　　　性研究［D］. 太原：山西医科大学，2017.

［17］陈春雷，弓建华，缪辉来，等. 隐丹参酮
　　　对人胆管癌 HCCC-9810 细胞增殖、survivin
　　　基因及 caspase-3 蛋白表达的影响［J］. 广
　　　东医学院学报，2013，31（1）：4-7.

［18］李东迁，苏继荣. 胆囊癌病因的研究现状
　　　与进展［J］. 中国现代药物应用，2013，
　　　7（21）：218-220.

［19］李朝燕，韩晨，赵爱光. 中医药治疗胆
　　　囊癌的实验研究进展［J］. 江苏中医药，
　　　2019，51（9）：86-89.

［20］于志远，孙岩. 胆囊癌的诊断与治疗进展
　　　［J］. 中国普外基础与临床杂志，2019，26
　　　（3）：282-287.

［21］王雪，李慧杰，曲倩倩，等. 李秀荣治疗
　　　胆囊癌的经验［J］. 江苏中医药，2014，
　　　46（7）：20-21.

第四节　肝囊肿

　　肝囊肿是一种比较常见的肝脏良性疾
病，可分为寄生虫性和非寄生虫性肝囊肿，
前者以肝棘球蚴病为多见，后者又可分为
先天性、创伤性、炎症性和肿瘤性肝囊肿。
肝棘球蚴病又称肝包虫病，是因感染寄生
虫后引起。创伤性囊肿是肝外伤后，肝脏
血肿或因液化、坏死演变而来的假性囊肿；
炎症性囊肿又称潴留性囊肿，是由肝内胆
管结石阻塞胆管或因胆管炎性狭窄引起的
胆管囊状扩张所致；肿瘤性囊肿则有畸胎
瘤性囊肿、囊状淋巴瘤及囊性腺瘤等。其
中先天性囊肿占大多数，先天性肝囊肿或
起源于肝内迷走的胆管，或因肝内胆管和
淋巴管在胚胎期发育障碍所致，包括肝实
质性肝囊肿和胆管性肝囊肿两大类，其中
肝实质性囊肿又分为单发性囊肿、多发性
肝囊肿或多囊肝，胆管性囊肿又分为局限

性肝内主要胆管扩张和肝内胆管多发性囊状扩张（即 Caroli 病），本章主要阐述先天性肝实质性囊肿。

一、病因病机

（一）西医学认识

先天性肝囊肿的发病机制目前尚不十分清楚，但多认为与胚胎期肝内胆管发育异常有关。因为在囊肿壁内衬有胆管上皮和立方上皮，故有学者认为囊肿系因迷走的胆管上皮伴炎性增生和胆管阻塞而导致管腔内容滞留而形成；也有学者认为是胚胎发育过程中形成了多余的肝内胆管，由于其没有发生退化而又不与远端的胆管连接，从而形成囊肿。

（二）中医学认识

中医无"肝囊肿"这一西医学病名，根据其临床症状、体征可以归属于"胁痛""积聚""痰饮"等范畴，亦有"肝积"之称。

中医认为本病病因涉及禀赋不足、外感湿热、饮食、情志所伤几个方面。

1. 禀赋不足

先天禀赋不足，肾气亏虚，肾气不化，湿浊不能正常蒸腾气化，水湿内停，日久成痰，痰湿内阻，阻滞气机，痰湿流于肝，痰气交阻日久形成包块。

2. 外感湿热

湿热外感，由表入里，困阻脾胃气机，脾胃升降失常，气机阻滞，水液运化不及，内生痰湿，气滞痰阻，痰气交阻日久形成包块留于肝。

3. 饮食所伤

平素饮食不节，损伤脾胃，脾胃运化水湿不及，或久食辛辣肥厚之品，日久蕴生湿热，日久化痰，痰湿或痰热内蕴，阻滞气机，日久形成包块，留着于肝而致病。

4. 情志所伤

七情所伤，情志不和，肝失疏泄，气机不畅，肝木克土，脾土不运，水湿运化失常，水湿留着体内，加之气滞日久，气滞痰阻，日久形成包块而致病。

肝囊肿的病因病机为脾肾虚弱，肝失疏泄，脾失健运，水湿不化，停聚而成痰饮，流注于肝，气滞痰饮日久互结而成包块。

二、临床诊断

（一）辨病诊断

1. 临床诊断

先天性肝囊肿大多数无症状，常于体检时经 B 超发现，少数患者在 40~50 岁后发现症状就诊。腹痛和腹部包块是最常见的症状，其他不常见的症状包括恶心、呕吐、饱胀感、疲乏和黄疸，症状通常由囊肿增大所致。

体格检查可发现腹部包块或肝肿大，但这些发现是非特异性的，不足以确诊。多囊肝患者大多数有明显肝脏肿大，质地充实、硬，可扪及结节。伴肾囊肿者可扪及两肾不规则增大。并发症较少发生，包括囊肿内出血、囊肿破裂、细菌感染、下腔静脉受压、与肝内胆管交通、压迫胆总管等引起的胆汁淤积，以及压迫门静脉引起门脉高压、囊肿扭转和发展成腺癌等。囊肿内出血表现为突然出现的剧烈腹痛和囊肿迅速增大，但少数病例疼痛较轻甚至缺乏；突发剧痛或出现腹膜炎症状、体征时，提示有囊肿扭转、绞窄、出血或破裂等并发症。囊内感染时，患者可出现寒战、高热与腹痛。邻近肝门的囊肿可压迫肝管或胆总管引起轻度黄疸，但其发生率较低（约 5%）。晚期可引起肝功能损害，出现腹水、黄疸、脾肿大、食管静脉曲张或腹壁静脉曲张等。

2. 相关检查

（1）生化指标　先天性肝囊肿无合并症者，即使囊肿很大，通常也不影响肝脏功能，因此，实验室检查很少有阳性结果。当合并感染的患者可出现血白细胞及分类升高等表现。

（2）超声检查　首选超声检查，其敏感性和特异性均高于90%。超声检查显示肝囊肿呈圆形或椭圆形无回声包块，边界光滑，可为单个或多个，散在分布于肝实质内，囊壁薄而不易显示，可见壁后增强，因为囊肿后壁为肝实质包绕，声波通过囊液产生反射，超声检查能鉴别肝内囊性与实性病变。多房性囊肿囊内可出现单条或多条间隔的光带，粗细宽窄不一，超声显像诊断容易。超声检查能显示囊性结构，也能帮助鉴别囊肿类型。通过超声显示的解剖关系，胆道囊腺瘤能与单纯性或创伤性囊肿相鉴别。囊肿内隔膜的存在应提示肿瘤性囊肿的诊断。超声发现囊腔内存在碎屑，提示为恶性，应采取进一步检查措施。有黄疸的患者，超声检查能评价继发于肝囊肿增大所致的肝内胆道和肝外胆道扩张。同时应将肾脏B超列为常规。

（3）CT检查　典型的先天性肝囊肿为非增强的液性（水）密度的病变，囊壁薄而均匀，边缘光滑锐利，呈圆形或椭圆形的低密度影，其CT值与水近似或略高于水，囊肿紧靠肝包膜或彼此相邻时可显示出很薄的囊壁，偶可见增厚及钙化的囊壁，囊肿多呈单房性，偶可见分隔，静脉注射造影剂后囊腔内无增强表现。

CT在肝囊肿定位和确定囊肿与周围结构（如血管、胆管、空腔脏器）之间的空间关系上优于超声。为了显示这些空间关系，静脉应用造影剂的腹部增强扫描。当肝囊肿小于1cm，CT和超声确定囊肿性质比较困难，最好做影像学随访。当腹部CT显示水密度囊性结构为分隔和多房性的或囊内可见乳头状突起，应考虑囊腺瘤或囊腺癌的诊断。

（4）磁共振检查　磁共振（MRI）不作为肝囊肿的一线检查方法。往往因其他理由行MRI而发现肝内囊性结构。在MRI上单纯囊肿呈边界清楚的病变，这在T1加权上密度很低，而在T2加权上为高密度。虽然肿瘤囊肿的多囊结构显而易见，能区别囊性扩张的胆管，但MRI不能鉴别胆道囊腺瘤或囊腺癌。

（5）其他　如X线及核素扫描，腹部平片可发现肝囊肿囊壁钙化呈弧形或全囊钙化；气腹造影有时可见肝脏表面有局限光滑而整齐的突出块影；囊肿压迫胃肠道时，钡餐造影可见胃肠道的推移；动脉造影可显示动脉分支绕囊肿呈抱球状推移，无肿瘤血管，实质期出现边缘清晰的充盈缺损区。普通X线显像时对肝囊肿有一定诊断意义，但并无特异性，一般不选用。放射性核素进行肝脏扫描，有助于判断肝内是否存在有占位病变，对鉴别囊肿是肝内或肝外有帮助，表现为边缘整齐的圆形或大片状放射形缺损或稀疏，对囊肿定位诊断有帮助。

（二）辨证诊断

1. 肝郁脾虚型

临床证候：胁肋胀满，时有疼痛，精神抑郁或性情急躁。时有乏力，大便不畅或溏泻。舌质淡有齿痕，苔白，脉沉弦。

辨证要点：胁肋胀满，时有疼痛，精神抑郁或性情急躁。舌质淡有齿痕，苔白，脉沉弦。

2. 痰湿互结型

临床证候：胁肋闷痛，疲乏，胁肋下或见包块。舌质暗红，或见舌体胖，舌边齿痕，苔白厚或黄，脉沉弦或滑。

辨证要点：胁肋闷痛，疲乏，胁肋下或见包块。

3. 脾肾亏虚型

临床证候：胁肋隐痛，遇劳加重，口干乏力，或见腰膝酸软。头晕目眩，失眠多梦，胁肋下或见包块。舌质淡红，苔薄白，脉沉细数。

辨证要点：胁肋隐痛，遇劳加重，口干乏力，或见腰膝酸软。舌质淡红，苔薄白，脉沉细数。

三、鉴别诊断

（一）西医学鉴别诊断

要注意与肝脓肿、含囊性病变的肝脏肿瘤、肝包虫病等相鉴别。

1. 与肝脓肿鉴别

肝脓肿起病急，多有发热；肝区或上腹部疼痛，有时牵涉肩部；肝脏肿大位于肋缘下时触痛明显，肋间多有固定压痛区域；白细胞计数升高。B超：呈蜂窝状低回声网状结构或液性暗区，病变边缘多模糊、回声粗糙、不规则。CT：呈圆形或类圆形低密度区，密度虽与囊肿相似，但静脉注射造影剂增强后，脓肿周围一般均有强化，形成增强环，多房性的囊肿其分隔亦被增强；病变周围若出现靶征或双靶征，为特征性的肝脓肿CT表现。B超引导下诊断性穿刺抽得脓液可确诊。

2. 与含囊性病变的肝脏肿瘤鉴别

与该病的鉴别主要靠影像学诊断：①肝脏囊腺瘤或囊腺癌：B超下见无回声区为主的囊腔，但囊壁不光整，某一局部有乳头状相对强回声突入囊腔内，如为恶性则可见腔内出现不规则的絮状团块状的实质性结构回声，逐渐充满囊腔，转变为囊实质混合性的非均匀杂乱回声。②转移性肝癌和部分原发性肝癌出现病灶中央液化坏死时，B超可见在增强光团区周围有一层低回声暗圈包绕，而光团的中央呈现另一无回声或低回声区，即所谓的靶征或牛眼征。

3. 与肝包虫病鉴别

该病起病缓慢，常有上腹部部位不定的隐痛，上腹部包块质地不一，可呈囊性感或质韧；有时可扪及有特征性的包虫囊震颤征；血象可表现为嗜酸性粒细胞增多；间接血凝试验、补体结合试验阳性，皮内过敏试验阳性率更高，但亦有相当多的假阳性。B超：病变囊壁多呈双层结构，壁较厚，囊腔内可有大小不等的圆形暗区（子囊），如在圆形暗区内又含小的圆形暗区（大囊套小囊），则为包虫病的特征表现，内囊脱落时可见囊腔内水上睡莲征。CT：囊壁呈密度略高的环状阴影，多数囊肿可见密度较高的母囊和密度较低的子囊同时存在于囊腔内，为肝包虫病的特征性表现。

（二）中医学鉴别诊断

1. 与悬饮鉴别

悬饮可表现为胁肋疼痛，但表现为饮留胁下、胸胁胀痛，持续不已伴咳嗽、咳痰，呼吸时疼痛加重，常喜向病侧睡卧，侧肋间饱满，叩呈浊音，或见发热，一般不难鉴别。

2. 与胸痛鉴别

胸痛以胸部胀痛为主，可涉及胁肋部，常伴有胸闷不舒，心悸短气，咳嗽喘息，痰多等心肺病证候；胁痛部位在一侧或以两侧胁肋部胀痛或窜痛为主，常伴口苦、目眩等肝胆病症状。

3. 与胃脘痛鉴别

胃脘痛部位在上腹中部胃脘处，兼有恶心嗳气、吞酸嘈杂等胃失和降的症状；而胁痛部位在上腹两侧胁肋部，常伴恶心，口苦等肝胆病症状。

四、临床治疗

（一）提高临床疗效的要素

1. 详细询问病史和完善体格检查，全面

掌握病情相关的信息。

2. 积极完善相关检查，评估病情，选择合适的治疗方式。

3. 积极寻找发病的原因，驱除诱因。

4. 及时、准确地进行相关指标的监测，防止疾病进展。

5. 中西医结合治疗，结合西医学的技术手段，严格把握手术指征，充分发挥中医优势，二者结合更能提高临床疗效及预防复发。

6. 内外结合，除中医内科治疗外，可结合中医外治、针刺疗法，提高中医疗效。

（二）辨病治疗

对于肝囊肿的治疗，首先是要明确肝囊肿的诊断，以防将胆管囊腺瘤和胆管囊腺癌误认为先天性囊肿而延误治疗。

创伤性肝囊肿大多数可自愈，仅少数持续不消退而有症状者，才需手术治疗，手术大多采用伴或不伴同膜填塞的单纯囊肿切除和外科引流，大多数患者通过经皮囊肿置管引流而治愈。

无症状的先天性肝囊肿一般不需要外科处理，其并发症发生率及癌变率均非常低，治疗一般只用于有症状的先天性肝囊肿。当囊肿直径大于 5cm 或出现腹胀、腹痛等压迫症状时则需治疗。治疗方法主要有两种：一种方法是在 B 超或 CT 引导下行穿刺介入治疗；另一种方法是手术治疗，其又分为腹腔镜手术和开腹手术两种。

1. 介入治疗

适应证：有症状的单发性肝囊肿，尤其是直径为 3~10cm，且不与肝内胆管、血管相通者；存在心、肺、肝、肾功能不全而不宜手术的肝囊肿患者。

禁忌证：①凝血机制不良；②伴有大量腹水者；③全身状态极差的患者；④抽出的囊液中含有血液、胆汁者，说明囊肿可能与血管、胆管相通，此时注入乙醇等硬化剂，将破坏重要的血管、胆管，引致

胆管或血管坏死、狭窄等严重并发症。

注入的硬化剂以无水乙醇最为常用，乙醇过敏者可用平阳霉素、高渗盐水或糖水、葡萄糖酸钙、聚维酮碘等。

2. 手术治疗

肝囊肿手术治疗又分为腹腔镜手术和开腹手术两种。

（1）开腹手术　适用于直径大于 10cm 的巨大囊肿，且能够耐受手术的患者。位于肝右后叶的较大囊肿囊壁不易剪除，且术后肝面与膈肌易粘连闭合而导致复发，对这类患者不适合腹腔镜，而应行开腹手术。手术方法包括囊肿开窗引流、囊肿切除、肝叶或肝部分切除，以及囊肿空肠Roux-en-Y 式吻合等。

（2）腹腔镜手术　适应证：①位于肝脏表面，直径大于 5cm 以上的单发性肝囊肿，除外寄生虫性囊肿、肝囊腺病及先天性肝内胆管扩张症。②肝囊肿合并较大的肾囊肿或脾囊肿，可同时行开窗术。③经穿刺抽液效果欠佳或复发者。④单纯性肝囊肿合并感染出血者，无全身其他脏器严重疾病。

禁忌证：①寄生虫性肝囊肿及先天性肝内胆管扩张症。②某些特殊位置的囊肿，如位于膈顶部、右肝后叶的囊肿，腹腔镜难以观察、操作而无法实施有效的治疗。③囊肿位于肝脏深部或囊肿表面肝组织较厚者。④怀疑囊肿有恶变者。⑤巨大的肝囊肿。⑥有过上腹部大手术者，肝脏与周围组织器官之间广泛粘连，腹腔镜难以接近囊肿表面者。

（三）辨证治疗

1. 辨证论治

（1）肝郁脾虚型

治法：疏肝健脾，行气化湿。

方药：逍遥散合五苓散加减。柴胡6~10g，枳 壳 10~15g，白 芍 10~15g，甘草 6g，茯苓 15~30g，当归 6~10g，白术

15~30g，猪苓 10~15g，泽泻 15~30g，白扁豆 15~30g，薏苡仁 15~30g，浙贝母 15~30g，半夏 10g。

（2）痰湿互结型

治法：健脾益气，祛湿化痰散结。

方药：苓桂术甘汤和香砂四君子汤加减。茯苓 15~30g，猪苓 15~30g，桂枝 5~10g，甘草 6g，木香 6~10g，砂仁 6~10g，陈皮 10~15g，党参 15~30g，白术 15~30g，薏苡仁 15~30g，瓜蒌 15~30g，皂刺 10~15g，浙贝母 15~30g，半夏 10g。

（3）脾肾亏虚型

治法：清热化湿。

方药：六君子汤合肾气丸加减。半夏 10g，陈皮 10g，党参 15~30g，白术 15~30g，茯苓 15~30g，甘草 6g，山药 15g，山茱萸 10~15g，生地 10~15g，丹皮 10~15g，泽泻 15~30g，瓜蒌 15~30g，皂刺 10~15g，浙贝母 15~30g。

2.外治疗法

（1）贴敷疗法

中药胶瘤巴布膏：该膏药由八月札、柴胡、丹参、延胡索、姜黄、桂枝、泽兰、海藻、茯苓、泽泻、牵牛子、皂角刺、川楝子、南星、白芥子、川芎、青皮、三棱、莪术等组成。加工成 10cm×15cm 大小的中药膏体，备用。

用法：根据 B 超或 CT 检查提示的囊肿具体位置，取胶瘤巴布膏贴于囊肿对应的皮肤上，1 天 1 次，每次 12 小时，夜敷昼取（晚上 8 点至早上 8 点）。3 个月为 1 个疗程，共用 2~4 个疗程。并配合中药辨证分型口服中药汤剂，内外合用。适应于肝囊肿所有证型。

（2）针药结合

中药组方：昆布 15g，海藻 15g，娑罗子 5~10g，炒山甲 10~15g，川楝子 6~10g，浙贝母 10~15g，皂刺 5~10g，延胡索 10~15g，郁金 10g，生薏苡仁 15~30g，莪术 15~30g，鹅

眼枳实 10g，降香 10g，白梅花 6~10g，代代花 6~10g，太子参 15~30g。每天 1 剂，先用 1000ml 开水浸泡，冷却后用水煎至 400ml，饭后 1.5 小时服，分 2 次口服。

针灸组方：合谷、曲池、中脘、下脘、梁门、天枢、气海、关元、阳陵泉、足三里、上巨虚、阴陵泉、三阴交、太冲。1 周针刺 1 次。适应于肝瘀脾虚证，有疏肝化瘀散结、健脾扶正之效。

（3）中药热敷　归芎散外敷治疗肝囊肿。处方：当归、川芎、苍术各 40g，木香、乳香、没药、枳壳、延胡索各 30g，皂刺 20g，三七粉 5g。以白棉布袋装药首次文火蒸 1 小时，放至适合温度后热敷于患处。此后使用时蒸 40 分钟再热敷于患处，每日最少 2 次，每剂药反复蒸敷 1 周。具有活血化瘀通络之功，适用于瘀血阻络证。

3.单方验方

余瀛鳌教授根据临床经验自创"三鸡汤"治疗肝囊肿，由鸡血藤 15g，鸡骨草 30g，鸡内金 15g 组成，可随辨证加减，以达到调整阴阳、温化寒湿、健脾开胃、化瘀通络消癥积的作用，适用于湿瘀阻络证。[刘学春，王光涛.余瀛鳌治疗肝囊肿学术经验.中华中医药杂志，2021，36（7）：4019-4021.]

（四）医家诊疗经验

李鲜

李鲜教授对于囊肿较大符合手术指征者予以手术结合中医药治疗，对于囊肿体积较小，但有不适症状者，则单纯采用中医方法治疗，防止囊肿增大并予以消除。李鲜教授认为囊肿系水湿之气不化而成，流注于肝脏则发为肝囊肿，其内所含囊液当属于痰饮中的一种，根据水饮停滞部位的不同，分为痰饮、悬饮、溢饮、支饮。其内因可归为脾气虚弱，运化失职；肝木不荣；外因则归属于情志不畅或体倦劳累等致肝气疏

泄失调，横逆犯脾，脾运不调，则水湿运化不畅，水湿停滞，聚生痰湿，发为囊肿。肝体阴而用阳，需脾运化水谷，充足阴血化源，滋养肝体，肝方可遂升发条达之性。其病机主要为肝失疏泄，脾失健运、水湿内停，在治疗上应肝脾同调，标本兼治，攻逐痰湿治其标，健脾柔肝化饮治其本。

五、预后转归

本病发展缓慢，预后良好。孤立性肝囊肿经非手术或手术治疗可痊愈，多囊肝经治疗后可缓解症状，对肝功能的恢复及全身状况的改善皆有帮助。本病一般不引起肝功能损害，但部分晚期患者，由于肝组织的严重破坏，出现黄疸、腹水等并发症，难以用各种方法治疗，此类患者预后较差，如合并多囊肾，可因肝、肾衰竭而死亡。

肝囊肿以先天性为常见，或称胎受，虽然肝囊肿为良性占位，但仍然对患者的日常生活造成一定的困扰，如症状的出现会扰乱患者的情绪等。肝囊肿容易合并肾囊肿，而肾囊肿会影响肾功能，有导致尿毒症的危险；当出现并发症如囊肿破裂或感染、囊内出血、囊蒂扭转等情况，还可引起患者高热、剧烈腹痛等危急重症。故早期诊断，定期复查是必要的。对于已经明确诊断并影响患者器官功能的肝囊肿，建议其先接受外科手术去除肝囊肿，术后再进行中医针药并治，配合肝区敷贴渗透疗法，以及饮食调理等巩固疗效，以提升正气，抵御外邪，从根本上做到未病先防，既病防变。针对肝囊肿的辨证分型，现在还没有统一的定论，临床上仍以个案报道及临床验案为主，希望以后能开展多中心的循证医学研究，探讨肝囊肿的证候规律，使治疗趋于规范化，充分发挥中医药治疗肝囊肿的独特优势。

六、预防调护

（一）预防

目前尚无明确的预防措施，一般从起居、饮食及情志来调理，要注意休息，避免过于劳累，适当运动，增强体质，饮食应忌食辛辣、油腻、腌制、烧烤食品，戒酒，减少食物中脂肪含量，多吃蔬菜，避免情志抑郁，减少心理压力。

（二）调护

所有的病，都是以"三分治，七分养"为治病原则，"善治脾胃者能调五脏也"，在对症治疗的基础上，为了帮助患者恢复及改善身体情况，要让患者在生活起居饮食上，做出相应的改变，以免病情发作。对于肝囊肿患者来说，平时要少生气，调节情绪，注意休息，避免过度疲劳。在饮食方面，应适当地多食粗粮和新鲜蔬果；同时应注意补充蛋白质如蛋类、动物内脏、海鱼等；以及干果类如核桃、松子、瓜子，豆类如黑豆、黄豆等富含类脂的食物。同时要注意饮食宜清淡、细致、富于营养。忌食辛辣、肥甘、厚味等助热生湿之品，还要严禁饮酒过度，以防加重肝脏的负担，助热伤肝。

《黄帝内经》提倡"食饮有节"，提倡"养、助、益、充"，提倡"（节）气、味、合、和（性）"。如《素问·脏气法时论》云："五谷为养，五果为助，五畜为益，五菜为充，气味合而服之，以补精益气。"指出了养生的主要食品在于五谷，水果和蔬菜（五果、五菜）则起到辅助和补充作用，而肉食（五畜）在精血不足的时候适当服用可以补益身体。《黄帝内经》作为历史上最早的养生指导，早就规范了饮食的内容与结构，对于人类的生活方式与健康有非常重要的指导意义。

七、专方选要

王氏疏肝消囊汤

柴胡 10g，法半夏 10g，路路通 10g，娑罗子 10g，刘寄奴 10g，生牡蛎 10g，当归 10g，香附 10g，赤芍 10g，合欢花 15g，炒白术 10g。每日 1 剂，分 2 次水冲服，早晚各 1 次。疏肝活血，治疗肝囊肿气滞血瘀证。[季菲，邓力军，贺晓芳，等. 王氏疏肝消囊汤治疗肝囊肿临床随机对照研究. 中国中西医结合消化杂志，2015，23（7）：486-489.]

八、研究与展望

肝囊肿是肝脏良性占位，发病机制目前暂不明确，一般认为直径 ≤ 4.5cm 的肝囊肿、没有临床症状者予以观察，暂不进行手术治疗。中医认为手术治疗易损伤阳气，阳虚则邪气易侵，且手术疗法尚有许多患者不能接受，故未达手术指征的患者，中医针药并用为主要治疗手段，如此，既能治疗肝囊肿，也能预防因肝囊肿所引起的合并症，临床治疗效果较好。

肝囊肿临床可无症状，或者仅有轻微症状，而且症状可能并不典型，容易被忽视，往往是体检时发现，呈缓慢进展，目前主要采用非手术治疗和手术治疗。中医在肝囊肿治疗上主要是辨证治疗，无论是手术前、手术后、预防复发等阶段均可以参与。

中医学认为肝囊肿的发生由多种因素引起，且涉及多种病理变化，总体而言，情志不畅、饮食不节等因素导致的肝郁气滞是发病的基础。在肝郁气滞的基本病机基础上，或因气滞而致血瘀，瘀血内结不散，因肝郁而致脾虚，影响水液运化，痰湿凝结，水饮停聚。病情进一步发展，瘀血、痰湿、水饮等病理产物又成为新的致病因素使病机更加复杂，或痰瘀互结，或湿郁化热，饮停伤阳，虚实夹杂多有兼夹致使疾病反复发作缠绵难愈。基于以上对肝囊肿病因病机的认识，目前本病的中医药治疗运用了疏肝行气、活血化瘀、健脾化湿、祛湿清热、化痰散结、软坚消瘤、通阳化饮等多种治法。在辨证论治的基础上，多采用柴胡、郁金等药物疏肝解郁。

主要参考文献

［1］何德华，詹容洲. 肝胆病理学［M］. 上海：上海第二军医大学出版社，1998.

［2］肖振辉，中医内科学［M］. 北京：人民卫生出版社，2005.

［3］唐博祥，汪红兵，姚叙莹，等. 中医针药并用治疗肝囊肿 115 例疗效观察［J］. 中国医药指南，2009，8（7）：16.

［4］姜兴俊. 肝病胁痛的辨证思路与用药经验［J］. 成都中医药大学学报，2001，24（3）：6.

［5］李伟军，李劲松. 囊内注射消痔灵治疗肝囊肿的探讨［J］. 临床医学，2006，26（4）：57.

［6］叶永华. 血府逐瘀汤临证新用三则［J］. 实用中医内科杂志，2010，24（8）：89.

［7］陈建慧，杜燕，赵立翌，等. 单纯性肝肾囊肿发病特点分析［J］. 江苏医药，2008，34（11）：1179.

［8］王培，丁瑞丛，韩冰，等. 李鲜教授运用"健脾柔肝化饮"法治疗肝囊肿经验总结［J］. 中国中西医结合消化杂志，2020，28（6）：468-470.

［9］许晓磊，高灿灿，王志鑫，等. 肝囊性占位性病变的诊断与治疗［J］. 临床肝胆病杂志，2019，35（5）：1118-1122.

［10］吴少平，许文萍，张新，等. 肝囊肿发病机制的研究进展［J］. 国际消化病杂志，2020，40（1）：12-15.

第十一章　肝胆细菌感染性疾病

第一节　细菌性肝脓肿

细菌性肝脓肿（PLA）是指由化脓性细菌侵入肝脏形成的肝内化脓性感染灶。本病多见于男性，男女之比约为 2∶1。临床上以寒战、高热、肝区疼痛、肝大和压痛为主要表现。

一、病因病机

（一）西医学认识

PLA 是由化脓性细菌引起的肝内化脓性感染，亦称化脓性肝脓肿。肝脏由于接受肝动脉和门静脉的双重血液供应，并通过胆管丰富的血供和单核 – 巨噬细胞系统强大的吞噬作用，可以杀灭入侵的细菌并阻止其生长，因而 PLA 并不经常发生。当人体抵抗力弱时，入侵的化脓性细菌会引起肝脏感染而形成脓肿。引起 PLA 最常见的致病菌在成人为大肠埃希菌、变形杆菌、铜绿假单胞菌；在儿童则为金黄色葡萄球菌和链球菌，而肺炎克雷伯杆菌等则次之。病原菌进入肝脏，可经由下列途径。

（1）胆管系统　最重要的感染途径。在有胆管阻塞和继发感染的病例，如胆总管结石、胆道蛔虫或华支睾吸虫病等并发急性化脓性胆总管炎者，细菌可沿胆道上行，感染肝脏而形成肝脓肿。

（2）门静脉系统　腹腔感染（如坏疽性阑尾炎、化脓性盆腔炎等）、肠道感染（如溃疡性肠炎、菌痢等）、痔核感染等可引起门静脉属支的血栓性静脉炎，其脓毒性的栓子脱落后可沿门静脉系统进入肝脏，引起肝脓肿。由于抗生素的广泛应用，此途径的感染已少见。

（3）淋巴系统　肝脏的邻接部位如有化脓性病灶，如胆囊炎、膈下脓肿，以及胃、十二指肠穿孔等，细菌可经淋巴系统侵入肝脏。

（4）血液感染　体内任何部位的化脓性感染，如上呼吸道感染、急性骨髓炎、亚急性心内膜炎、疖和痈等并发菌血症时，病原菌可由肝动脉入肝。

（5）直接侵入　当肝脏有开放性损伤时，细菌可经由创口直接侵入。有时肝脏的闭合性损伤形成肝脏的被膜下血肿后，肝脏内原有的细菌可使血肿转化为脓肿。

（6）其他原因不明的方式　不明原因的肝脓肿是由原发病灶不明显的菌血症所致。轻度的肝损伤或缺血亦有可能成为其直接的诱因，糖尿病也是产生 PLA 的诱因。若体内存在某种感染性病灶，当机体抵抗力减弱时，偶然的菌血症也可引起肝脏的炎症和脓肿。有时肝脓肿的细菌培养结果为阴性，不排除由于对厌氧菌的培养技术不适当所致。

（二）中医学认识

根据症状及体征本病属于中医"肝痈"范畴，肝痈属内痈，最早见于《素问·大奇论》云："肝痈，两胠满，卧则惊，不得小便。"《灵枢·五邪》亦云："邪在肝，则两胁中痛。"由此可知，本病多因感受外来疫毒，或嗜食肥甘厚味而生热生湿，或七情内郁化火成毒所致。机体感受外来毒邪，卫气奋起抵御，正邪相争加之脓毒较剧则发为高热；邪毒在肝，阻遏气机，加之病久成瘀，而致气血运行不畅，肝胆疏泄失司出现右胁疼痛；食欲不节，过食肥甘，湿聚热郁，湿热熏蒸肝胆使胆汁外溢而发为黄疸。肝为藏血之脏，以气为用，邪毒在体内瘀积日久还可耗伤气血，使气不条达、血不畅通而导致机体输布功能失调出现周身乏力。湿热瘀毒是本病的主要病因，本病的病性为本虚标实，在临证治疗过程中应根据疾病发展的不同阶段和患者所表现出的不同症状辨证治疗。

二、临床诊断

PLA多无典型临床表现，急性炎症期常被原发病所掩盖。本病一般起病较急，由于肝脏血运丰富，一旦发生化脓性感染后，大量毒素进入血液循环，引起全身脓毒性反应。

（一）辨病诊断

1. 临床诊断

（1）症状

①寒战和高热：多为最早症状，也是最常见的症状。患者在发病初期骤感寒战，继而高热，多呈弛张热，体温在38~40℃，最高可达41℃，寒热往来，伴大量汗出，脉率增快。一天数次，反复发作。疾病后期可出现午后潮热、夜间低热盗汗情况。

②肝区疼痛：炎症引起肝脏肿大，导致肝被膜急性膨胀，肝区出现持续性钝痛；出现的时间可在其他症状出现之前或之后，亦可与其他症状同时出现，疼痛剧烈者常提示单发性脓肿；脓肿早期为持续性钝痛，后期常为锐利剧痛，随呼吸加重者常提示肝膈顶部脓肿；有时疼痛可向右肩放射，左肝脓肿也可向左肩放射。

③乏力、食欲不振、恶心和呕吐：由于伴有全身性毒性反应及持续消耗，乏力、食欲差、恶心和呕吐等消化道症状较为常见。少数患者在短期内表现出精神萎靡等较严重病态，也有少数患者出现腹泻、腹胀或较顽固性的呃逆等症状。

（2）体征

①肝区压痛和肝大最常见；右下胸部和肝区有叩击痛；有时出现右侧反应性胸膜炎或胸腔积液；如脓肿位于肝表面，其相应部位的肋间皮肤呈红肿、饱满、触痛、压痛及凹陷性水肿；如脓肿位于肝脏右下部，常见有右季肋部或右上腹部饱满，甚至可见局限性隆起，常能触及肿大的肝脏或波动性肿块，并有明显的触痛和腹肌紧张等；左肝脓肿时，上述体征则局限在剑突下。

②晚期患者可出现腹水，这可能是由于门静脉炎以及周围脓肿的压迫影响门静脉循环及肝功能，长期消耗致营养不良和低蛋白所致。

③继发于胆道梗阻的患者，都伴有黄疸。其他原因的化脓性肝脓肿，一旦出现黄疸，则表示病情严重，预后不良。

以上为典型的肝脓肿体征，值得指出的是，由于诊疗技术的进步，抗生素的早期应用，上述典型体征已不多见。

2. 相关检查

（1）血液指标　PLA绝大多数都有白细胞增高现象，总数可达（15~20）×10^9/L或更高，中性粒细胞多在90%以上，有核左移现象。但在应用抗生素的情况下，白细胞也可不高或增高不明显。病情较重时，谷丙转氨酶、碱性磷酸酶多有升高，甚至血清胆红素也出现增高。病程较长者，可有贫血或低蛋白血症。

（2）X线检查　可发现肝脏阴影增大，如果脓肿位于肝右叶，可观察到膈肌抬高、运动受限、肋膈角模糊或胸腔少量积液、右下肺炎症或肺不张等。有时在脓肿部位可出现气液平面，多提示脓肿由产气细菌感染所致。肝左叶的脓肿可出现胃贲门和胃小弯受压现象。出现膈肌运动受限、肋膈角消失、胸腔少量积液等情况时，还要考虑到有无膈下脓肿存在。

（3）超声波检查　可发现脓肿部位有典型的液性回声暗区或脓肿内液平面。该检查除能协助临床诊断外，还可以帮助了解脓腔的部位、大小及距体表的深度，以便确定脓肿的最佳穿刺点和进针方向与深度，或为手术引流提供入路选择。但超声对小于1cm的多发性肝脓肿，往往难以发现，临床诊断时应予注意。

（4）CT检查　可发现脓肿的大小及形态，显示脓肿在肝脏中的确切部位，为临床医师行脓肿穿刺及手术引流提供清晰、直观的影像资料。主要表现为肝内出现低密度区，CT值略高于肝囊肿，边界多数不太清晰，有时低密度区内可出现块状影。注射造影剂后其外围增强明显，边界更加清晰。增强扫描的典型表现是脓肿壁的环状增强（靶征），出现"靶征"强力提示脓肿已形成。

（5）MRI检查　肝脓肿早期因水肿存在，故在MRI检查时具有长T1和T2弛豫时间特点。在T1权重像上表现为边界不清的低信号强度区，而在T2权重像上信号强度增高。当脓肿形成后，则脓肿在T1权重像上为低强度信号区；脓肿壁系炎症肉芽结缔组织，其信号强度也较低，但稍高于脓肿部；脓肿壁周围的炎症水肿肝组织形成稍低于脓肿壁环状信号强度灶。在T2权重像上，脓肿和水肿的组织信号强度增高明显，在其间存在稍低信号强度的环状脓肿壁。

（6）实验性肝穿刺超声检查　确定脓肿的大小、部位以及距局部皮肤的最近距离，选择最佳穿刺点。PLA与阿米巴肝脓肿两者的脓液完全不同，由于感染细菌的种类各异，脓液可呈黄色、白色、黄白色、黄绿色等。抽到脓液后，应立即送细菌培养以及厌氧菌培养，并进行药物敏感试验，同时还应将脓液做涂片染色，以大概了解是何种细菌，便于在培养出致病菌之前，

早日予以准确治疗。

（二）辨证诊断

肝脓肿临床可分为初期、成痈期、溃疡期、恢复期四个阶段进行辨证分型。

1. 湿热下注型（初期）

临床上见于细菌性肝脓肿初期，多发于夏秋季节。发病前多有胆道、腹腔及呼吸道的急性感染或腹泻病史。

临床证候：寒热交作或高热寒战，右胁痛拒按，局部或微微隆起，或皮肤微红。腹部疼痛，下痢脓血或红白软胨大便，肛门灼热，有里急后重感。舌红苔黄腻，脉滑或数。

辨证要点：腹部疼痛，下痢脓血或红白软胨大便，肛门灼热，有里急后重感。

2. 成痈期

临床证候：寒战，大热不止，右胁肋饱满隆起、疼痛拒按、触之痛不可忍，甚至呼吸不利，肝脏肿大，食欲减退，口干舌燥，小便黄赤。舌质红，苔黄腻，脉滑数或弦数。

辨证要点：寒战，大热不止，右胁痛不可按。舌质红，苔黄腻，脉滑数或弦数。

3. 溃疡期

①肝胆湿热型

临床证候：发热恶寒，午后热甚，汗出热不解，右胸胁胀痛，恶心或呕吐，右上腹肌紧张，肝区疼痛，按之痛甚，口苦口干，或见黄疸，大便稀溏，小便短黄。舌质红，苔黄腻，脉弦数。

辨证要点：午后热甚，汗出热不解，右胸胁胀痛。舌质红，苔黄腻，脉弦数。

②热盛血郁型

临床证候：持续高热寒战，右胁肿痛，或有跳痛，皮肤红紫，肝肿大、压痛明显，口渴汗多，纳差乏力，便结溲赤。舌质红，苔黄或焦干，脉弦数或滑数。

辨证要点：持续高热寒战，右胁肿痛，

口渴汗多。舌质红，苔黄或焦干，脉弦数或滑数。

③气滞血瘀型

临床证候：右上腹（肝区）持续性刺痛或胀痛，触之痛不可忍，转侧不能，肝肿大，压痛明显，发热口渴，面色暗，口唇紫，纳差，大便偏干，小便不畅。舌质暗或暗红，或边有瘀点，苔薄黄，脉弦或弦涩。

辨证要点：右上腹（肝区）持续性刺痛或胀痛，面色暗，口唇紫。舌质暗或暗红，或边有瘀点，苔薄黄，脉弦或弦涩。

④寒湿郁滞型

临床证候：畏寒肢冷，肌肤甲错，纳减，右胁肋痛，热度不高，时起时伏，日久不愈，或不发热，口淡不渴。舌淡苔白，脉沉弦。

辨证要点：畏寒肢冷，肌肤甲错，口淡不渴。舌淡苔白，脉沉弦。

4. 恢复期

见于肝脓肿后期，经过适当的治疗，脓液逐渐排净或吸收，脓腔缩小或消失，热毒瘀血渐除，病情趋于好转，但因热毒内蕴，瘀血阻滞经络，日久大多耗气伤津，气阴亏损，正虚瘀毒未净，是恢复阶段中常见的证型。

①阴虚内热型

临床证候：低热不退，形体消瘦，失眠盗汗，手足心热，面色潮红，右胸胁隐痛，口干纳差，头昏乏力，大便偏干，小便短赤。舌质红，苔少，脉细数。

辨证要点：右胸胁隐痛，低热不退，失眠盗汗，手足心热。舌质红，苔少，脉细数。

②气血亏虚型

临床证候：面色苍白或萎黄，头晕乏力，气短懒言，纳谷不香，右胁肋隐痛，低热或不发热，小便清长，大便偏稀或正常。舌质淡，苔薄白，脉细弱或细涩。

辨证要点：右胁肋隐痛，面色苍白或萎

黄，头晕乏力。舌质淡，苔薄白，脉细弱或细涩。

三、鉴别诊断

（一）西医学鉴别诊断

1. 与胆囊和胆道疾患鉴别

胆囊和胆道疾患常有急性发作史，如为单纯胆石症，则全身反应不显著而恶心呕吐常表现突出；急性胆囊炎常有明显的局部疼痛和压痛，且常能扪及肿大的胆囊；胆总管结石伴有严重胆管炎者，临床上有时与肝脓肿相似，但胆管结石常伴有恶心呕吐及黄疸，在早期肝脏的肿大和触痛常不明显，也无横膈升高和活动限制现象。

2. 与右膈下脓肿鉴别

右膈下脓肿与 PLA 的鉴别更困难，一般说来，右膈下脓肿的寒战和间歇型高热不如肝脓肿显著，但胸痛较为显著并且常放射到肩部，呼吸时疼痛加剧的现象也较明显。膈下脓肿形成前几乎常有先驱病变如急性阑尾炎穿孔及溃疡病穿孔等。X 线检查有时可对上述两种病变作出鉴别。超声检查对诊断帮助更大。当超声和 CT 扫描不易鉴别时，磁共振冠状面图像可以确诊。

3. 与阿米巴性肝脓肿鉴别

阿米巴性肝脓肿的临床表现较缓和，阿米巴性肝脓肿与单发性 PLA 的症状则颇多相似之处，两者鉴别有时非常不易。重要的鉴别点在于，阿米巴性肝脓肿常有阿米巴性肠炎和脓血便病史。此外，阿米巴性肝脓肿，白细胞增加不显著，且以嗜酸性者为多，病程较长，但贫血、肝脏肿大、肋间水肿、局部隆起及压痛较明显。确定的诊断往往只有在穿刺抽得脓液以后，根据脓液的性质及细菌检查结果，方能作出最后结论。

4. 与其他门静脉血栓性静脉炎鉴别

单纯的血栓性门静脉炎常因门静脉血回

流不畅（主要是因肝硬化及肝癌引起）、门静脉壁有病变，或者血液的成分有所改变（主要是红细胞增多或血小板增加）等原因产生。发病后门静脉内有血栓形成，患者也可有轻度寒战和发热等症状，有时可能与肝脓肿混淆。血栓性门静脉炎有时可合并腹水；而肝脏则多无明显肿大、无触痛，亦无黄疸，一般鉴别尚不困难。

5. 与肝癌鉴别

肝癌患者肝脏的肿大多是结节性，质较硬，局部疼痛和压痛不明显，全身亦无明显炎症反应，血清甲胎蛋白测定常呈阳性，超声、CT、MRI 等检查有助于鉴别。

6. 与右下叶肺炎鉴别

右下叶肺炎临床表现包括寒战发热、右侧胸痛、呼吸急促、咳嗽、肺部啰音、白细胞增高等，无横膈升高、肝脏肿大和压痛等体征。超声、X 线、CT 等检查有助于鉴别。

（二）中医学鉴别诊断

1. 与肝痨鉴别

肝痨有低热、盗汗等痨病表现，X 线检查右上腹或可见钙化点，结核杆菌试验阳性。

2. 与胆瘅鉴别

胆瘅呕吐明显，胆囊触痛明显，超声、CT、MRI 等检查有助鉴别。

四、临床治疗

（一）提高临床疗效的要素

1. 详细询问病史、全面而详细地进行体格检查，全面掌握患者的病情特点。

2. 完善相关检查，明确病因、诱因，控制感染。

3. 中西医结合治疗，西医药消炎控制感染，中医方面辨证论治，二者合用增加疗效。

4. 注意营养均衡，禁烟酒、辛辣刺激性食物。

（二）辨病治疗

1. 药物治疗

急性期但尚未局限的肝脓肿和多发性小脓肿，在治疗原发病灶的同时，使用大剂量有效抗生素和全身支持疗法，以控制炎症，促使脓肿吸收自愈。由于 PLA 患者中毒症状严重，全身状况差，故在应用大剂量抗生素控制感染的同时，应积极补液，纠正水与电解质紊乱，必要时可反复多次输入小剂量血浆、人血白蛋白，或免疫球蛋白，以改善肝功能、纠正低蛋白血症、增强免疫。主张有计划地联合应用抗生素，如先选用对需氧菌和厌氧菌均有效的药物，待细菌培养和药敏结果再选用敏感抗生素。多发性小脓肿经全身抗生素治疗不能控制时，可考虑在肝动脉或门静脉内置管滴注抗生素。

2. 超声或 CT 引导下经皮穿刺抽脓或置管引流术

此法适用于单个较大的脓肿，在超声或 CT 引导下以粗针行脓腔穿刺，抽净脓液后反复注入甲硝唑溶液冲洗抽吸，直至注入液体清净，拔出穿刺针。也可在反复冲洗吸净脓液后，置入导管，以备术后定时冲洗引流，至脓腔小于 1.5cm 时拔除。这种方法简便、创伤小、疗效显著，特别适用于年老体弱及危重患者。

3. 手术疗法

主要有脓肿切开引流术及肝叶切除术，前者适用于脓肿较大或经上述治疗后全身中毒症状仍较严重或出现并发症，如脓肿穿透胸腔、穿入腹腔引起腹膜炎或穿入胆道等时；后者适用于慢性肝脓肿，因其壁厚难以用非手术疗法治疗且局限于一个肝叶者。

（三）辨证治疗

1. 辨证论治

未溃前以消为主，兼以清、下，常用疏肝理气、通腑泻火、清热解毒、活血化瘀等法；脓溃后重在扶正补托，益气养阴。临床治疗本病时，在采用一种主要治法的同时，根据病情需要兼用其他治法，以提高疗法。如解毒消痈、补气托毒并进，清解余毒、活血消瘕与益气养血、滋阴清热合用，均为常用治法。

（1）湿热下注型（初期）

治法：清热解毒燥湿。

方药：白头翁汤加减。白头翁、黄连、黄柏、秦皮、苦参、白芍、地榆、丹皮、赤芍、金银花。

加减：湿重于热者，宜燥湿清热，可用胃苓汤。

（2）成痈期

治法：透脓托毒。

方药：透脓散合大柴胡汤加减。黄芪、穿山甲（炒末）、川芎、当归、皂角刺、柴胡、黄芩、芍药、半夏、枳实、大黄、败酱草、紫花地丁。

加减：呕吐甚者加佩兰、竹茹；纳少加白术、怀山药。

（3）溃疡期

①肝胆湿热型

治法：清利肝胆湿热。

方药：龙胆泻肝汤加减。柴胡、龙胆草、板蓝根、生甘草、荆芥、赤芍、白芍、车前子、炒牛蒡子、青黛、茵陈、滑石、皂角刺。

②热盛血瘀型

治法：清热解毒，活血排脓。

方药：五味消毒饮加减。蒲公英、紫花地丁、金银花、野菊花、紫背天葵子、黄连、柴胡、穿山甲、桃仁、赤芍。

③气滞血瘀型

治法：疏肝理气，活血通络。

方药：复元活血汤加减。柴胡、天花粉、当归、红花、甘草、穿山甲（炮）、大黄（酒浸）、桃仁（酒浸）、薏苡仁、皂角刺。

④寒湿郁滞型

治法：温阳散寒，祛瘀排脓。

方药：薏苡附子败酱散加减。薏苡仁、附子、败酱草、川芎、穿山甲、当归、香附、皂角刺。

（4）恢复期

①阴虚内热型

治法：滋阴清热。

方药：青蒿鳖甲汤加减。青蒿、鳖甲、细生地、知母、丹皮、麦冬、地骨皮、龟甲、石斛、薏苡仁等。

②气血亏虚型

治法：补益气血，化瘀解毒。

方药：八珍汤加减。人参、白术、白茯苓、当归、川芎、白芍药、熟地、炙甘草、生黄芪、制首乌、连翘、薏苡仁。

2. 外治疗法

外敷法　玉露膏（芙蓉叶、凡士林）调成软膏，外敷患处。适用于初期湿热下注型。

3. 单方验方

（1）柴胡解毒汤　柴胡、黄芩、白芍、芒硝、黄连、郁金、广木香、姜半夏、大黄、栀子、甘草、夏枯草、茵陈（后下）。

加减：热重，重用柴胡、黄芩，选配紫地丁、野菊花、黄连；大热、大渴、脉洪大者，加石膏、知母、天花粉、鲜芦根；湿重，重用茵陈、郁金、金钱草、栀子、大黄；痛重，加延胡索、川楝子；呕吐，加半夏、竹茹、生姜；驱蛔，加苦楝根皮、槟榔、使君子；瘀血，加丹参、川芎、红花；气阴欲脱，加独参汤、生脉散；阴虚欲脱，用参附汤、四逆汤。适用于湿热型或实火型肝脓肿。(杨蕴祥. 古今名方. 郑州：河南科学技术出版社.)

（2）消脓汤　金银花、败酱草、冬瓜仁、蒲公英、紫花地丁、大黄、当归、黄芩、黄连、黄柏、赤芍、香附。适用于热盛血郁型肝脓肿。

（3）肝痈方　蒲公英、紫花地丁、银花、连翘、白花蛇舌草、败酱草、红藤、冬瓜仁、薏苡仁、丹皮、赤芍、柴胡、天花粉、黄芩、桃仁、生甘草。用于火毒壅盛型肝脓肿。(鲍相璈，梅启照. 验方新编. 北京：中国中医药出版社.)

（四）医家诊疗经验

1. 尹常健

尹常健将本病大致划分为早期、成脓期、恢复期三个阶段，分别有针对性地辨证施治。早期以清热解毒、消肿散结、通经活络、理气活血、利胆通腑为主；成脓期治以扶正祛邪，标本兼顾；恢复期攻补兼施，以补为主。

2. 蔡炳勤

蔡炳勤将本病分为初起期、成脓期、溃后期3期进行辨证治疗，认为初起期可采用清热解毒、疏肝理气、消肿散结等消法，临床常用柴胡清肝汤、化肝消毒汤、加味金铃子散等；成脓期可采用托法，配合使用西医学的经皮肝穿刺引流术或手术切开排脓等治法，使邪有出路；溃后期辨证以气阴两虚为主，治疗上可酌情采用补法，顾护胃气，同时更需关注大便的通畅与否。

五、预后转归

PLA患者的预后与其年龄、体质、原发病、脓肿数量、治疗开始的早晚、治疗的彻底性和有无并发症等密切相关。年幼及老年患者的预后较青壮年者差，病死率也高。多发性肝脓肿的病死率明显高于单发性肝脓肿。有临床观察发现，140例多发性肝脓肿中死亡106例（75.7%），而117例单发性肝脓肿中死亡仅28例（23.9%）。病菌的种类与毒性对肝脓肿的预后也有很大影响。由大肠埃希菌、葡萄球菌、链球菌、铜绿假单胞菌等细菌引起的肝脓肿病死率较高，对多种药物不敏感的菌种感染者预后也差。全身情况较差、营养不良及有明显肝功能损害者，如低蛋白质血症和高胆红素血症时，病死率更高。有并发症的肝脓肿，如膈下脓肿、脓肿破入腹腔导致弥漫性腹膜炎、胆道出血，或合并脓胸或肺脓肿时，病死率增高。相反，单发性脓肿症状轻微无并发症者，预后良好。因此，对PLA治疗的要求是早期诊断，早期治疗，及时使用有效的抗生素，有效地排脓，彻底处理原发病灶以及加强全身支持治疗等。

六、预防调护

PLA是一种继发性疾病，如能及早重视治疗原发病灶，本病是可以预防的。即使在肝脏感染的早期，如能及时给予大量抗生素治疗，加强全身支持疗法，也可防止肝脓肿的形成。

七、专方选要

1. 柴胡清肝汤

柴胡、川芎、当归、生地黄、赤芍、黄芩、天花粉、防风、牛蒡子各10g，山栀、连翘、甘草各3g。适用于肝脓肿肝胆湿热型。(李曰庆，何清湖. 中医外科学. 9版. 北京：中国中医药出版社.)

2. 托里消毒散

黄芪30g，白芍15g，金银花15g，茯苓15g，皂角刺15g，白芷10g，白术10g，甘草10g，川芎10g，当归9g，桔梗9g。脾弱者，去白芷，倍人参。适用于肝脓肿成痈期。

八、研究与展望

细菌性肝脓肿是肝脏最常见的感染性

疾病，其病死率已降低至10%以下，但发病率近年来有增高趋势。其病原学培养阳性率波动在30%~94%，脓液培养阳性率较血培养高。肺炎克雷伯杆菌近年来在亚洲、美洲都已逐渐取代大肠埃希菌成为最常见的病原菌。对于病原学阴性肝脓肿，早期合理使用抗生素是关键。近年来，不典型肝脓肿患者比例开始增加，尤其是早期不典型肝脓肿的影像表现复杂多变，这为不典型肝脓肿的诊断带来很大难题，误诊率较高。因此提高早期不典型肝脓肿诊断与鉴别的水平仍然需要进一步的研究。

主要参考文献

［1］张永，张欢．尹常健辨治细菌性肝脓肿经验及用药特色［J］．山东中医杂志，2022，41（2）：127-132.

［2］周利娟．早期不典型肝脓肿的CT诊断及其影像学表现［J］．影像研究与医学应用，2020，4（13）：255-256.

［3］郝建宏，姚娜，汪春付．病原学阴性肝脓肿的临床特征分析［J］．临床肝胆病杂志，2021，37（1）：110-114.

［4］童聪，王维钊，向晓星．2型糖尿病合并肝脓肿患者的临床特征分析［J］．实用临床医药杂志，2021，25（2）：54-58.

［5］李星宇，申川，赵彩彦．高毒力肺炎克雷伯菌肝脓肿的诊治进展［J］．中华传染病杂志，2021，25（2）：116-120.

［6］王剑一，方扬，王珏钰，等．蔡炳勤辨证论治肝脓肿经验［J］．广州中医药大学学报，2021，38（4）：806-810.

第二节　急性胆囊炎

急性胆囊炎（AC）是由胆囊管梗阻、化学性刺激和细菌感染等引起的胆囊急性炎症性病变，是临床常见急腹症之一，其发病率仅次于急性阑尾炎，占炎性急腹症

的第二位。急性胆囊炎有结石性胆囊炎与非结石性胆囊炎两大类，约95%的急性胆囊炎系因胆囊结石阻塞胆囊管并继发感染而引起。非结石性胆囊炎尽管临床比例较低，但由于这类胆囊炎发病隐匿、临床症状不典型、病情重且进展快，易发生胆囊坏死与穿孔，必须引起高度重视。

急性胆囊炎的临床表现主要有右上腹或剑突下闷胀疼痛或绞痛，常放射至右肩及背部，右上腹或剑突下有压痛，伴有口苦咽干，厌食油腻，腹胀嗳气，恶心呕吐，便秘或便溏，尿黄或短赤，甚至出现寒战、高热或往来寒热，黄疸，舌质红或红绛，舌苔黄或黄腻，脉弦或弦数。其中以腹痛、恶心呕吐、畏寒发热为主要症状。视诊可见右上腹胆囊区稍膨隆或丰满，腹式呼吸受限。触诊右上腹有肌紧张和压痛，墨菲征（+），反跳痛明显，有时可叩及胀大的胆囊或包块。

一、病因病机

（一）西医学认识

一般认为，急性结石性胆囊炎与急性非结石性胆囊炎的病因显然是有差别的。结石性胆囊炎的急性发作多以胆囊排空受阻开始，经过胆囊内高压、结石机械损伤、胆汁淤积、细菌感染和胆囊血供改变等综合病因作用而发病。非结石性胆囊炎则以一系列的胆囊血管系统的变化为主。

1.急性结石性胆囊炎

（1）胆囊管梗阻　结石嵌顿占这一因素中的绝大多数，其他能引起胆囊管梗阻的原因包括胆囊管过长、扭曲，胆囊管螺旋瓣的异常，炎性水肿或纤维化，肿瘤堵塞或压迫，胆道寄生虫病等多种情况。

（2）细菌感染　急性胆囊炎时胆囊胆汁的细菌培养阳性率高达80%~90%，包括需氧菌与厌氧菌感染，其中肠源性革兰阴性

杆菌为最常见的致病菌。细菌的来源主要通过十二指肠逆行感染、经淋巴或血液运输、经肝肠循环途径，以及由邻近脏器细菌感染所波及。

（3）化学刺激　胆汁成分之一的胆汁酸（尤其是细菌作用后的游离胆汁酸）、逆流的胰液和溶血卵磷脂，对细胞膜有毒性作用和损伤作用，对胆囊黏膜的局部刺激可造成炎症。其中由肝脏与胰液中的磷脂酶作用于胆汁内的卵磷脂而生成的溶血卵磷脂，对细胞膜的损伤尤为严重。

（4）神经因素　手术创伤或长期禁食等造成的内脏神经功能紊乱，可导致胆汁淤积、胆囊局部血供障碍等变化，从而导致胆囊炎症。这在非结石性胆囊炎的发病学中占重要地位。

2.急性非结石性胆囊炎

（1）胆囊壁局部血供障碍　在低血流量和中毒性休克时，出现脏器低灌注现象，加上血管活性药物的应用使胆囊血供减少；采用呼气终末正压辅助呼吸（PEEP）可产生高胆红素血症，门静脉血流减少，以致胆汁相对淤积。1982 年 Glenn 提出凝血因子Ⅻ激活理论，手术、严重创伤、脓毒血症、输血超过 10 个单位均可激活凝血因子Ⅻ，产生共同的病理变化，如胆囊肌层和浆膜层血管严重损伤，动、静脉壁局灶性坏死和血栓形成，最终发生胆囊壁缺血和坏疽。

（2）胆汁淤积及其成分变化　已知长期禁食、镇痛剂以及全胃肠外营养（TPN）的应用可影响胆囊排空，导致胆汁淤积和黏稠度增高。胆汁浓缩后胆盐浓度增高，高浓度的胆盐和胆红素对胆囊黏膜有较强的化学性刺激，有利于继发细菌感染。有学者曾对应用 TPN 支持的低血清白蛋白值（< 3.5g/d）病例进行前瞻性研究，发现患者中半胱氨酸浓度下降，导致肝脏合成牛磺酸减少，牛磺酸值降低使胆汁比例失调，

结果 79% 患者发生淤胆，而血清白蛋白值正常者仅 25% 有淤胆现象。故 Peterson 提出，长期接受 TPN 支持的患者可给予胆囊收缩素（CCK）治疗，并进服适量脂肪类食物以刺激胆囊收缩，使其排空。

（3）感染　Weeder 等强调感染在 AC 发病中的作用，因为大多数患者曾发生过感染，并且在感染创面、血液和胆汁培养中发现同一细菌。但有的学者认为单纯感染不足以引起胆囊炎。

（4）其他　Glenn 等认为术后肠道麻痹和奥迪括约肌痉挛可影响胆囊排空，使胰液向胆囊反流，引起胆囊黏膜强烈的炎症反应。胆囊管扭曲、粘连、淋巴结肿大等异常也可导致胆道梗阻，成为 AC 的发病因素。交感神经兴奋性增高引起的血管收缩，可加重胆囊局部缺血；迷走神经切断或腹腔手术（如 R2 胃癌根治术）造成的迷走神经损伤可损害胆囊排空功能，造成胆汁淤积，均有利于 AC 的发生。Parry 分析 33 例不明原因的急性胆囊炎手术病例，其中 12 例在发病前曾用过红霉素和氨苄西林，证实与 AC 的发病有关，并称之为过敏性胆囊炎。

（二）中医学认识

中医无急性胆囊炎的病名，根据其临床表现可归属于“胁痛”“胆胀”“黄疸”“结胸发黄”等范畴。

情志不遂、饮食失节、劳逸失度、六淫外袭是胆囊炎发病的主要诱因。怒为肝志，过怒伤肝，忧思则气聚气结，肝郁脾损，或恐惧久则伤肝，均可使肝胆疏泄失职，经络不畅，胆汁瘀结而致胆腑肿胀；过食油腻、生冷、甘咸之品，嗜酒过量或饥饱失调，伤及脾胃，脾胃运化失司，肝胆失于疏泄，胆失通降，胆汁内结不畅，内郁而化热生火，湿浊热邪交蒸日久煎熬，结成砂石，阻滞胆道而致胁肋剧痛；劳心过

度伤及心脾，劳力过度则可伤气，过度房劳可伤及肝肾精血，肝脾肾虚损为本病发病的体质因素。胆汁乃肝之余气所化，肝气不足，胆汁排泄障碍，瘀至胆腑而成胆胀。而肝肾不足，可致经脉失养，胆腑失和而致胆胀。脾胃为过劳、过逸、过食所损伤，受纳运化失司，则食、湿、痰阻滞中焦，脾胃气机升降失司，肝胆疏泄失常，胆失通降，胆汁郁结而致胆胀。六淫之中以湿热、寒湿之邪致本病为多。外邪或由皮毛、肌腠而入，或由口鼻而入，或借饮食内犯，直趋中道，潜入募原，横犯肝胆，寒湿凝滞，肝胆气血经脉失畅而发为胆胀。其他外邪亦可诱发或加重本病。此外，还有少阳生发失常，胆失通降，胆络瘀滞而成者。

各种原因导致肝胆疏泄不利，气机郁阻，郁而化火，肝胆蕴热，实热阻滞，影响气血运行，进而形成气血郁滞的病理状态。胆气郁滞，不通则痛，热积不散则瘀而成脓，胆汁郁滞则不循常道，逆溢肌肤而产生黄疸，热邪煎熬胆汁，滞留日久则成石。若中焦脾胃受伤，则热与湿合，阻滞、肝胆气机。本病的基本病机为肝胆气滞、血瘀热结，病位在肝胆，且与脾、胃密切相关。

二、临床诊断

（一）辨病诊断

1.临床诊断

本病多发生于 35 岁以上，以 40~60 岁最为多见，尤以女性发病率高，男女之比约为 1∶4。

（1）一般症状　急性胆囊炎的临床表现主要有右上腹剧烈疼痛，阵发性加重，其疼痛常放射至右肩背部，伴恶心呕吐，甚至畏寒发热（体温 < 40℃）。

（2）胆囊系症状　急性胆囊炎多伴有口苦咽干，厌食油腻，腹胀嗳气，恶心呕吐，便秘或便溏，尿黄或短赤，甚至出现寒战、高热或往来寒热，黄疸。

（3）体征　右上腹胆囊区稍膨隆或丰满，腹式呼吸受限。触诊：右上腹有肌紧张和压痛，墨菲征（+），反跳痛明显，有时可扪及胀大的胆囊或包块。

2.相关检查

（1）血常规　外周白细胞计数及中性粒细胞比例会明显增高，与病情、感染病原体、机体反应能力等因素有关。

（2）肝功能　转氨酶、碱性磷酸酶和（或）胆红素升高。胆红素升高多为轻度到中度。若发生胆管炎时，碱性磷酸酶和转氨酶会明显升高，尤其是恶性胆管炎梗阻时，碱性磷酸酶升高更明显。尽管酶学指标不能用于确诊，但是如果胆红素和肝酶均正常，则不支持胆道系统感染的诊断。

（3）血清淀粉酶　少部分患者出现血清淀粉酶轻度升高，观察淀粉酶有助于疾病的鉴别诊断。

（4）血培养　所有疑诊患者在接受抗生素前均应做血培养，尤其是怀疑有胆管炎的患者更需要反复培养。血培养对选择抗生素、防止并发症有指导意义。

（5）腹部 X 线平片　既可以排除其他病因引起的腹痛，如肠梗阻或穿孔；而且有 15%~20% 的病例在腹部 X 线结果中可以发现胆囊结石。

（6）腹部超声检查　主要表现有胆囊结石、胆囊壁增厚、胆囊不显影、胆囊增大变圆、胆囊周围存在积液。

（7）CT 检查　①胆囊壁增厚，是急性胆囊炎最常见的征象。但其他病变或正常胆囊排空时胆囊壁亦可增厚。②胆囊周围脂肪间隙密度增高并有条索状高密度影，说明胆囊炎已累及胆囊周围间隙。③胆囊扩张，胆囊炎合并胆结石梗阻的患者和无胆结石的患者均可出现胆囊扩张。④胆囊周围积液，表明胆囊周围有炎症或胆囊有微小穿孔。⑤胆汁密度增高，可能提示出血性胆囊炎、泥沙样结石或胆道排泄造影剂所致。⑥黏膜下水肿，表现为增厚的胆囊壁内有低密度区。

（8）MRI 检查　胆囊壁在 MRI 上多呈均匀性增厚，黏膜面较光整，浆膜面由于炎症反应和粘连而边界不清。典型的显著增厚的胆囊壁呈 3 层结构，内层（黏膜面）、外层（浆膜面，因充血而显著强化）和中间层（水肿区，强化不明显呈低信号）。邻近的肝实质由于炎性充血，在动脉期可出现一过性不规则强化。MRI 可发现胆囊周围积液、积脓，邻近肝脏脓肿形成以及肝总管、胆总管周围因粘连水肿而受压，产生胆管梗阻扩张等。

（二）辨证诊断

1. 气滞型

临床证候：胁下胀痛、绞痛或阵发性剧痛，性急善怒，多因生气而发病，口苦咽干，头晕目眩，不欲饮食，恶心呕吐，腹胀痞闷，嗳气吞酸，大便秘结或正常。舌尖红，苔微黄，脉弦紧或弦细。

辨证要点：胁下胀痛、绞痛或阵发性剧痛，多因生气而发病。舌尖红，苔微黄，脉弦紧或弦细。

2. 湿热型

临床证候：发热恶寒或但热不寒，右上腹部剧痛，硬满拒按，呈持续性绞痛，阵发性加剧，口苦咽干，恶心呕吐，不思饮食，多有身黄、目黄、尿少色黄，大便秘结。舌红，苔黄或厚腻，脉弦滑或滑数。

辨证要点：发热恶寒或但热不寒，右上腹部剧痛，硬满拒按，多有身黄、目黄、尿少色黄，大便秘结。舌红，苔黄或厚腻，脉弦滑或滑数。

3. 脓毒型

临床证候：持续上腹部疼痛伴寒战、高热，恶心呕吐，神情淡漠，甚至烦躁、谵语，全身发黄，甚至有出血现象，尿少如茶，大便燥结，右上腹或全腹肌紧张、拒按，可触及包块（肿大的胆囊）。舌质红或红绛质干，苔少或无苔，脉弦数或沉细。

辨证要点：持续上腹部疼痛伴寒战、高热，神情淡漠，甚至烦躁、谵语，全身发黄，甚至有出血现象。舌质红或红绛质干，苔少或无苔，脉弦数或沉细。

三、鉴别诊断

（一）西医学鉴别诊断

1. 与急性胰腺炎鉴别

急性胰腺炎患者腹痛和压痛多在上腹正中或偏左侧，血清淀粉酶升高幅度较急性胆囊炎为高，B 超显示胰腺肿大、边界不清等急性胰腺炎征象。CT 检查对诊断急性胰腺炎较 B 超更为准确。

2. 与急性阑尾炎鉴别

急性后位或高位阑尾炎发病开始时腹痛在上腹部或脐周围，随后转移至右上腹或右侧腹部而与急性胆囊炎相混淆。B 超检查有助于两者鉴别。

3. 与右下叶肺炎和胸膜炎鉴别

两者均可出现右上腹痛，右上腹部也可有压痛和肌紧张而误诊为急性胆囊炎，但右下叶肺炎和胸膜炎多伴有咳嗽、胸痛等症状，大叶性肺炎早期有高热、血白细胞计数增高，胸部检查：呼吸音减弱、出现啰音或胸膜摩擦音，X 线胸片检查有助于鉴别诊断。

4. 与消化性溃疡穿孔鉴别

该病多有消化性溃疡病史，腹肌板样强直，肝浊音界消失。X 线腹部透视见膈下游离气体有助于两者鉴别。

5. 与心绞痛鉴别

该病可表现为严重的上腹或胸骨后疼痛，伴气短，多见于肥胖患者，临床上易与急性胆绞痛、胆囊炎相混淆。心电图检查有助于两者鉴别。

（二）中医学鉴别诊断

1. 与胃痛鉴别

胃痛部位多在上腹胃脘部，常伴嘈杂、吞酸、嗳气，常因暴饮暴食或过食生冷、辛辣而诱发。胃镜、B超等检查有助于两者的鉴别。

2. 与真心痛鉴别

真心痛疼痛在胸膺部或左前胸，疼痛突然发生而剧烈，且痛引肩背及手少阴循行部位，可由饮酒、饱食、劳累诱发，常伴有心悸、短气，汗出，身寒肢冷，"手足青至节"，脉结代等心脏病症状，心电图等心脏检查异常。

四、临床治疗

（一）提高临床疗效的要素

1. 详细询问病史和进行仔细的体格检查，全面掌握患者病情。

2. 完善相关检查，明确病因，控制感染。

3. 寻找发病诱因，积极去除病因。

4. 及时复查相应指标，预防疾病复发。

5. 中西医结合治疗，西医学抗炎控制感染、必要时需手术治疗；中医方面辨证论治，疏肝理气、清热利湿、健脾扶正，中西医结合更能增加治疗效果。

6. 炎症较重时，应禁食水；发热、黄疸、恶心呕吐等症状时应卧床休息，日常避免情绪激动，忌辛辣生冷油腻食物。

（二）辨病治疗

以控制感染、解痉止痛、调节酸碱及电解质平衡为治疗原则。

1. 一般治疗

卧床休息，禁食，严重呕吐者可放置鼻饲管。静脉补充营养、水和电解质。

2. 解痉镇痛

（1）解痉　阿托品 0.5g，山莨菪碱 10mg 或间苯三酚肌内注射或静脉滴注。同时加用硝酸甘油 0.3~0.6mg 舌下含服可加强解痉作用。

（2）镇痛　异丙嗪 12.5~25mg 或哌替啶（杜冷丁）50~100mg，肌内注射，不宜用吗啡。

3. 抗感染治疗

需根据急性胆囊炎程度、感染方式、药敏结果调整用药方案。常用抗生素如下。

（1）青霉素类　哌拉西林/舒巴坦。

（2）头孢菌素类　头孢唑林或头孢替安或头孢呋辛或头孢曲松或头孢噻肟 ± 甲硝唑、头孢美唑、头孢西丁、氧氟头孢、头孢哌酮/舒巴坦。

（3）碳青霉烯类　亚胺培南/西司他汀、美罗培南、厄他培南。

（4）氟喹诺酮类　环丙沙星、左氧氟沙星、莫西沙星。

（5）单环 β- 内酰胺类　氨曲南 ± 甲硝唑。

4. 手术治疗

（1）外科手术　主要是胆囊切除术和胆囊造口术，如病情允许而无禁忌证时，一般实施胆囊切除术；但对高度危重或局部炎症重者，仅在局麻下行胆囊造口术，达到减压引流的目的，3 个月后病情稳定时再行胆囊切除术。

（2）腹腔镜胆囊切除术（LC）　在开展 LC 初期，急性胆囊炎曾被列为 LC 的禁忌证或相对禁忌证，随着经验的积累及操作技术的提高，急性胆囊炎 LC 应用逐渐增多。但需注意到急性炎症期的手术风险依然较大，对初学者来讲，仍应将其列为相对禁忌证。一般来讲，急性炎症期病程在 72 小时以内完成 LC 困难不大，超过 72 小时难度相对增加，尤其是合并有腹膜炎、发热、结石嵌顿、胆囊积脓者。

（三）辨证治疗

1. 辨证治疗

（1）气滞型

治法：疏肝和胃，理气通瘀。

方药：四逆散加味。柴胡、杭白芍、枳实、甘草、黄芩、大黄、金钱草、郁金、连翘、赤小豆、香附、五灵脂、生蒲黄、黄连。

加减：便溏者去大黄。

（2）湿热型

治法：疏肝理气，清热利湿。

方药：大柴胡汤加味。柴胡、半夏、杭白芍、黄芩、枳壳、川大黄、金钱草、连翘、蒲公英、牵牛子、香附、五灵脂、木香、生姜、大枣。

加减：黄疸者，加茵陈。

（3）脓毒型

治法：清热解毒，清营攻下。

方药：龙胆泻肝汤合大承气汤或犀角散加减。

组成：龙胆草、黄芩、栀子、木香、柴胡、水牛角、生大黄、芒硝。

加减：神昏者，加用安宫牛黄丸或醒脑静等。脉虚无力，加用参附汤或独参汤。本证属于重症，宜中西医结合进行抢救。

2. 外治疗法

（1）针灸疗法　选穴：胆俞、中脘、足三里、胆囊穴、阳陵泉。采用捻转强刺激手法，每隔 3~5 分钟行针一次，每次留针时间为 20~30 分钟。绞痛加合谷，高热加曲池，呕吐加内关，黄疸加至阳。一般选以上穴位 2~4 个，深刺留针 30 分钟，每日 2 次。也可在上述穴位中采用电针或推按运经仪等方法治疗，刺激强度以患者能耐受为宜。适用于气滞型急性胆囊炎。

（2）耳穴疗法　选穴：神门、交感穴，配肝、胆、十二指肠穴或耳廓探测之敏感区。每日按 4~6 遍，每次贴压单侧耳穴，3

天 1 次，两侧交替使用。换贴 10 次为 1 个疗程，一般治疗 3~5 个疗程。适用于湿热型急性胆囊炎。

（3）贴敷疗法　胆囊区（右上腹压痛点）外敷药物（栀子 10g，大黄 10g，冰片 1g，乳香 6g，芒硝 10g，研粉调匀成糊状），纱布覆盖，每天更换 1 次，5 天为 1 个疗程。适用于湿热型急性胆囊炎。

（4）穴位注射　常用药物：当归注射液；选穴：日月、足三里、阳陵泉穴。取当归注射液 4ml，足三里、阳陵泉每穴注入 1.5ml，日月穴注入 0.5ml，每周 1 次，共注射 3~4 次。适用于气滞型急性胆囊炎。

3. 成药应用

胆康胶囊　一次 4 粒，每日 3 次；疏肝利胆，清热解毒，理气止痛。用于急、慢性胆囊炎，胆道结石。

4. 单方验方

（1）柴胡利胆汤　柴胡 10g，郁金 10g，黄芩 15g，茵陈 30g，大黄 10g，甘草 6g，金钱草 30g，延胡索 15g，枳壳 15g，蒲公英 20g。适用于急性胆囊炎湿热型。

（2）半夏泻心汤合茵陈蒿汤　半夏 10g，干姜 6g，黄芩 10g，黄连 6g，茵陈 20g，金钱草 20g，大黄 10g，延胡索 20g，白术 20g，炙甘草 6g。适用于急性胆囊炎湿热型。

（3）柴金利胆汤　柴胡 12g，延胡索 12g，郁金 12g，黄芩 10g，栀子 10g，白芍 15g，金钱草 30g，蒲公英 30g。适用于急性胆囊炎湿热型。

（四）医家诊疗经验

1. 傅文录

傅文录认为胆腑之病之所以缠绵难愈，与其自身的功能特性密切相关，其关键在于气机升降、枢机开合的调节，使胆功能处于"实而不满"与"泄而不藏"不偏不倚的"中"正状态，才是胆腑发挥作用的关键。

2. 刘德昌

《素问·六节藏象论》中说："凡十一脏取决于胆。"刘德昌认为胆腑之所以在五脏六腑中占据着决定性的地位与主导作用，与胆腑的升发与通降密切相关。依据"六腑以通为顺""腑病以通为补"的治疗原则，应用清、降、疏、通之治而收良好疗效。

五、预后转归

急性胆囊炎经积极治疗，一般预后良好。若治疗不及时或抗炎力度不足，常出现胆囊积脓和积水、胆囊穿孔、胆瘘等并发症。胆囊炎伴胆囊管持续阻塞时，可发生胆囊积脓，此时症状加重，表现为高热和剧烈右上腹痛，极易发生穿孔，需立即急诊手术。如胆囊管长期阻塞，胆囊内无细菌感染，易并发胆囊积水或黏液囊肿，胆囊肿大。临床上在右上腹可触及一无痛性或轻度压痛的肿大胆囊，宜手术治疗。胆囊在坏疽的基础上并发穿孔，穿孔局部常被网膜包绕，不被包绕者死亡率可达30%，宜紧急手术治疗。

六、预防调护

（一）预防

注意劳逸结合，寒温适宜，限烟限酒，心情舒畅。急性胆囊炎的患者，应早期诊断，把握手术时机，积极治疗。注意起居有常，防止过劳，保持心情舒畅。

（二）调护

急性胆囊炎患者发作期应禁食或无脂饮食，充分休息，以缓解疼痛。缓解期的患者以低脂肪、低胆固醇饮食为主。适量摄入蛋白质和碳水化合物，丰富维生素，避免进食辛辣刺激性食物，要注意卫生，防止肠道寄生虫和细菌感染，注意营养的均衡，规律饮食。

主要参考文献

[1] 中华中医药学会脾胃病分会. 胆囊炎中医诊疗专家共识意见（2017年）[J]. 中国中西医结合消化杂志，2017，25（4）：241-246.

[2] 中华消化杂志编辑委员会，中华医学会消化病学分会肝胆疾病协作组. 中国慢性胆囊炎、囊结石内科诊疗共识意见（2018年）[J]. 临床肝胆病杂志，2019，35（6）：1231-1236.

[3] 中华医学会外科学分会胆道外科学组. 急性胆道系统感染的诊断和治疗指南（2011版）[J]. 中华消化外科杂志，2011，10（1）：9-13.

[4] 雷载权. 中药学 [M]. 上海：上海科学技术出版社，2009.

[5] 李军，蔡泓，王君明，等. 金钱草化学成分、药理作用及临床应用 [J]. 中国老年学杂志，2017，37（24）：6262-6264.

[6] 刘学勤. 刘学勤辨治肝胆病 [M]. 北京：人民军医出版社，2014.

第三节　慢性胆囊炎

慢性胆囊炎一般是由急性胆囊炎反复发作迁延而来，或因长期存在的胆囊结石、高脂饮食等诱发，呈慢性起病，根据胆囊内是否存在结石，分为结石性胆囊炎与非结石性胆囊炎。

一、病因病机

（一）西医学认识

1. 病因

慢性结石性胆囊炎是由结石可导致胆囊管反复梗阻，并造成胆囊黏膜损伤，出现反复的胆囊壁炎症反应、瘢痕形成和胆囊功能障碍。此外，肠源性细菌感染、饮食药物或不合理的减肥方法亦是引起结石性胆囊炎的病因。慢性非结石性胆囊炎则是由肠道细菌、寄生虫、病毒感染，或胆囊排空障碍、胆囊缺血、代谢因素所致。肠道细菌可经胆管至胆囊，亦可由血液或淋巴途径到达胆囊，引起慢性胆囊炎；寄生虫、病毒感染是少数慢性胆囊炎的病因，如蛔虫、梨形鞭毛虫和人类免疫缺陷病毒等；胆囊排空障碍导致排空时间延长，胆囊内胆汁淤积，胆囊增大，逐渐出现胆囊壁纤维化及慢性炎症细胞浸润，是慢性非结石性胆囊炎的重要病因；胆囊壁血管病变、大型非胆道手术，以及败血症、休克、严重创伤等重症疾病，都可能造成长期的胆囊黏膜缺血和局部炎症反应、坏死；某些原因致胆汁酸代谢障碍时，胆盐长期的化学性刺激、胰液反流亦可引起化学性慢性胆囊炎症。

2. 感染途径

慢性胆囊炎的病原菌主要来源于肠道，致病菌种类与肠道细菌基本一致，以革兰阴性菌为主，约占74.4%，主要包括大肠埃希菌、不动杆菌和奇异变形杆菌等，可经胆管至胆囊，也可通过血液或淋巴途径到达胆囊。

（二）中医学认识

中医无慢性胆囊炎的病名，但早在《内经》便有相关论述。《灵枢·五邪》曰："邪在肝，则两胁中痛。"《素问·缪刺论》曰："邪客于足少阳之络，令人胁痛不得息。"《灵枢·本脏》谓："胆胀者，胁下满而痛引小腹。"根据胆囊炎的临床表现，右上腹疼痛、右上腹胀满或隐痛，伴见恶心、腹胀等，可归属于中医"胁痛""胆胀"范畴。

情志不遂、饮食失节、感受外邪、虫石阻滞及劳伤过度是胆囊炎发病的主要诱因。外感湿热毒邪，湿热由表入里，内蕴中焦，肝胆疏泄失职，腑气不通；或热毒炽盛，蕴结胆腑，使血败肉腐、蕴而成脓，发为胁痛；或因湿热内蕴，肝胆疏泄失职，胆汁淤积，排泄受阻，煎熬成石，胆腑气机不通，不通则痛，发为胁痛或胆胀；外感寒邪，邪入少阳，寒邪凝滞，肝胆疏泄失职，胆腑郁滞；或蛔虫上扰，枢机不利，胆腑通降受阻，发为胆胀；暴怒伤肝，抑郁不舒，情志所伤致肝气郁结，胆失通降，胆液郁滞发为胆胀；嗜食肥甘厚味，或嗜酒无度，损伤脾胃致中焦运化失职，升降失常，土壅木郁，肝胆疏泄不畅，胆腑不通发为胆胀；久病体虚，劳欲过度，使得阴血亏虚，胆络失养，脉络拘急，胆失通降，不荣则痛，发为胆胀。

二、临床诊断

（一）辨病诊断

1. 临床诊断

（1）一般症状　慢性胆囊炎临床表现差异较大，可表现为无症状、反复右上腹不适或腹痛、腹胀、嗳气、厌油腻，右上腹部有轻度压痛及叩击痛等体征，也可出现急性发作。因其缺乏特异性的临床症状和体征，临床上大致分为四种类型：

①慢性胆囊炎急性发作：发作时与急性胆囊炎相似。

②隐痛性胆囊炎：表现为持续性或间断性右上腹疼痛，易误诊为慢性肝炎等。

③消化障碍性胆囊炎：通常伴随消化不良症状，腹胀、嗳气或呃逆等。

④隐性胆囊炎：通常无明显临床症状。

（2）体征　右上腹部有轻度压痛及叩击痛，墨菲征阳性。

2. 相关检查

（1）腹部超声　常规腹部超声检查是诊断慢性胆囊炎、胆囊结石最常用、最有价值的检查方法，对胆囊结石诊断准确率可达95%以上。慢性胆囊炎腹部超声检查主要表现为胆囊壁增厚（壁厚≥3mm）、毛糙；如合并胆囊结石，则出现胆囊内强回声及后方声影；若胆囊内出现层状分布的点状低回声，后方无声影时，则常是胆囊内胆汁淤积物的影像学表现。腹部超声检查时还需注意与息肉相鉴别，若表现为胆囊内不随体位移动的与胆囊壁相连的固定强回声团且后方不伴声影时，多诊断为胆囊息肉。

（2）X线检查　部分患者腹部平片可以检测到不透光的结石阴影。

（3）CT检查　能良好地显示胆囊壁增厚，但不能显示X线检查阴性的结石。

（二）辨证诊断

1. 肝胆气滞型

临床证候：右胁胀痛，心烦易怒，厌油腻，时有恶心，饭后呕吐，脘腹满闷，嗳气。舌质淡红，舌苔薄白或腻，脉弦。

辨证要点：右胁胀痛，心烦易怒，厌油腻，脉弦。

2. 肝胆湿热型

临床证候：胁肋胀痛，晨起口苦，口干欲饮，身目发黄，身重困倦，脘腹胀满，咽喉干涩，小便短黄，大便不爽或秘结。舌质红，苔黄或厚腻，脉弦滑数。

辨证要点：胁肋胀痛，晨起口苦，口干欲饮，小便短黄，大便不爽或秘结。舌质红，苔黄或厚腻，脉弦滑数。

3. 胆热脾寒型

临床证候：胁肋胀痛，恶寒喜暖，口干不欲饮，晨起口苦，恶心欲呕，腹部胀满，大便溏泄，肢体疼痛，遇寒加重。舌质淡红，苔薄白腻，脉弦滑。

辨证要点：胁肋胀痛，恶寒喜暖，大便溏泄，肢体疼痛，遇寒加重。舌质淡红，苔薄白腻，脉弦滑。

4. 气滞血瘀型

临床证候：右胁胀痛或刺痛，夜间加重，胸部满闷，善太息。晨起口苦，咽喉干涩，大便不爽或秘结。舌质紫暗，苔厚腻，脉弦或弦涩。

辨证要点：右胁胀痛或刺痛，夜间加重。舌质紫暗，脉弦或弦涩。

5. 肝郁脾虚型

临床证候：右胁胀痛，腹痛欲泻，体倦乏力，腹部胀满，大便溏薄，善太息，情志不舒加重，纳食减少。舌质淡胖，苔白，脉弦或弦细。

辨证要点：右胁胀痛，大便溏薄，体倦乏力，情志不舒加重。舌质淡胖，苔白，脉弦或弦细。

6. 肝阴不足型

临床证候：右胁部隐痛，两目干涩，头晕目眩，心烦易怒，肢体困倦，纳食减少，失眠多梦。舌质红，苔少，脉弦细。

辨证要点：右胁部隐痛，两目干涩。舌质红，苔少，脉弦细。

7. 脾胃气虚型

临床证候：右胁隐痛，体倦乏力，胃脘胀闷，纳食减少，肢体困倦。舌质淡白，苔薄白，脉缓无力。

辨证要点：右胁隐痛，体倦乏力，胃脘胀闷，肢体困倦。舌质淡白，苔薄白，脉缓无力。

三、鉴别诊断

（一）西医学鉴别诊断

1. 与急性阑尾炎鉴别

两者均有发热、腹痛、外周血白细胞计数升高。急性阑尾炎多表现为转移性右下腹部疼痛，有麦氏点压痛、反跳痛。

2. 与慢性胃炎鉴别

慢性胆囊炎除了表现为典型的胆系症状外，也可表现为上腹隐痛、腹胀、反酸、嗳气等消化系统的症状，通过症状不易鉴别，但通过腹部B超、胃镜检查不难鉴别。

3. 与胆囊癌鉴别

除了临床表现（如右季肋区疼痛、包块、黄疸等）和实验室检查以外，胆囊癌的临床诊断主要依赖影像学检查。彩色多普勒超声检查常是胆囊癌的首选筛查手段；MSCT 和（或）MRI、超声内镜检查可进一步判断肿瘤浸润程度和肝脏、血管受累情况，以及是否有淋巴结转移及远处转移。

（二）中医学鉴别诊断

1. 与胃痛鉴别

胃痛因其疼痛位置相近，症状互兼，常致诊断混淆。胃痛在上腹胃脘部，常伴嘈杂、吞酸、嗳气，常因暴饮暴食，过食生冷、辛辣而诱发，胃镜等检查发现胃的病变，有助于胃痛的诊断。

2. 与真心痛鉴别

真心痛疼痛在胸膺部或左前胸，疼痛突然发生而剧烈，且痛引肩背及手少阴循行部位，可由饮酒、饱食诱发，常伴有心悸、短气，汗出，身寒肢冷，"手足青至节"，脉结代等心脏病症状，心电图等心脏检查异常。

四、临床治疗

（一）提高临床疗效要素

本病治疗的目的是祛除病因、缓解症状、预防复发、防治并发症，尽可能达到临床治愈。

1. 详细询问病史及全面仔细的体格检查，全面掌握病情特点。

2. 完善相关检查，明确病因，积极抗炎。

3. 寻找发病诱因，如胆囊结石、胆囊管畸形、细菌感染、药物刺激等。

4. 治疗后积极复查相关指标，预防炎症复发。

5. 中西医结合治疗，西医学抗炎、控制感染，中医方面辨证治疗，清热利湿、行气止痛、疏肝健脾、滋肾柔肝、温补脾肾，二者合用更能增加疗效。

6. 嘱患者调整饮食，忌生冷辛辣刺激性食物，有发热，或疼痛明显时，应卧床休息。

（二）辨病治疗

对于慢性胆囊炎、胆囊结石患者，应按是否有症状、是否有并发症分别进行个体化治疗。

1. 饮食调整

胆囊结石及慢性结石性胆囊炎的发病与饮食及肥胖有关。建议规律、低脂、低热量膳食，并提倡定量、定时的规律饮食方式。

2. 缓解胆源性消化不良症状

慢性胆囊炎、胆囊结石患者嗳气、腹胀、脂肪餐不耐受等消化功能紊乱症状常见。对有胆源性消化不良症状患者宜补充促进胆汁合成和分泌的消化酶类药物，如复方阿嗪米特肠溶片。因其含有利胆成分的阿嗪米特，可高效促进胆汁合成和分泌，同时增强胰酶的活性，促进吸收碳水化合物、脂肪和蛋白质；还含有 3 种胰酶及二甲硅油，能有效促进消化、快速消除腹胀。国内研究显示，慢性胆囊炎、胆囊结石患者口服复方阿嗪米特肠溶片对腹胀的总有效率为 80%。亦可应用米曲菌胰酶片等其他消化酶类药物治疗，同时可结合茴三硫片等利胆药物促进胆汁分泌。对于合并有不同程度上腹部疼痛患者，可加用钙通道阻滞剂缓解症状。匹维溴铵为临床常用的消化道钙通道阻滞剂，可用于治疗胆道功能紊乱有关的疼痛，其直接作用于奥迪括约肌表面的钙离子通道，从而缓解奥迪括约肌痉挛，改善胆道系统的压力梯度。

3. 缓解胆绞痛症状

胆绞痛急性发作期间应禁食并给予有效的止痛治疗。来自国外的循证医学证据推荐治疗药物首选非甾体抗炎药（NSAID）（如双氯芬酸和吲哚美辛）或镇痛剂（如哌替啶）。一项 Cochrane 系统评价共纳入 12 项随机对照研究的 828 例胆绞痛患者，发现 NSAID 较解痉药有更高的疼痛完全缓解率，与阿片类药物相似。多项研究还表明，NSAID 可降低胆绞痛患者发生急性胆囊炎的风险。但国内尚缺乏相关临床研究，临床上仍以解痉药更常用，包括阿托品、山莨菪碱（654-2）和间苯三酚等。需要注意的是，这些药物并不改变疾病转归，且可能掩盖病情，因此需密切观察病情变化，一旦无效或疼痛复发，应及时停药。因吗啡可能促使奥迪括约肌痉挛进而增加胆管内压力，故一般禁用。

4. 抗感染治疗

慢性胆囊炎如出现急性发作，建议首先采用经验性抗菌药物治疗，在明确致病菌后应根据药物敏感试验结果选择合适的抗菌药物进行目标治疗，在我国引起胆道系统感染的致病菌中，革兰阴性菌约占 2/3，前 3 位依次为大肠埃希菌、铜绿假单胞菌、肺炎克雷伯杆菌。革兰阳性菌前 3 位依次为粪肠球菌、屎肠球菌、表皮葡萄球菌。14%~75.5% 的患者合并厌氧菌感染，以脆弱拟杆菌为主。轻度急性胆囊炎常为单一的肠道致病菌感染。如果患者腹痛程度较轻，实验室和影像学检查提示炎症反应不严重，可以口服抗菌药物治疗，甚至无需抗菌药物治疗；如需抗菌药物治疗，应使用单一抗菌药物，首选第一代或第二代头孢菌素（如头孢替安等）或喹诺酮类药物（如莫西沙星等）。由于肠道致病菌多可产生 β-内酰胺酶，对青霉素类和头孢唑林耐药，推荐使用含 β-内酰胺酶抑制剂的复合制剂，如头孢哌酮/舒巴坦、哌拉西林/他唑巴坦、氨苄西林/舒巴坦等。中度和重度急性胆囊炎应根据当地病原学分布和细菌耐药情况、病情的严重程度、既往使用抗菌药物的情况、是否合并肝肾疾病选择抗菌药物。首先进行经验性治疗，在明确致病菌后，应根据药敏试验结果选择合适的抗菌药物进行目标治疗，并定期对疗效进行评估，避免不必要地长期使用抗菌药物。

5. 手术治疗

慢性胆囊炎、胆囊结石患者在内科治疗的基础上，如出现以下表现，则需考虑外科治疗：疼痛无缓解或反复发作，影响生活和工作者；胆囊壁逐渐增厚达 4mm 及以上或胆囊壁局部增厚或不规则疑似胆囊癌者；胆囊壁呈陶瓷样改变；胆囊结石逐年增多和增大或胆囊颈部结石嵌顿者，合并胆囊功能减退或障碍；合并胆囊息肉时，胆囊息肉越大，胆囊癌的发生率越高，直径 ≥ 1cm 的胆囊息肉癌变率高达 50%。故直径 ≥ 1cm 的胆囊息肉伴或不伴胆囊结石的患者，不论有无症状，均建议行胆囊切除术。

（三）辨证治疗

1. 辨证论治

（1）肝胆气滞型

治法：疏肝利胆，理气解郁。

方药：柴胡疏肝散。陈皮、柴胡、川芎、香附、枳壳、芍药、甘草。

加减：疼痛明显者，加延胡索、郁金、木香；腹部胀满者，加厚朴、草豆蔻；口苦心烦，加黄芩、栀子；恶心呕吐者，加代赭石、炒莱菔子；伴胆囊结石者，加鸡内金、金钱草、海金沙。

（2）肝胆湿热型

治法：清热利湿，利胆通腑。

方药：龙胆泻肝汤或大柴胡汤。龙胆草、黄芩、山栀子、泽泻、木通、车前子、当归、生地黄、柴胡、甘草。

加减：伴胆囊结石者，加鸡内金、金钱草、海金沙；小便黄赤者，加滑石、通草；大便干结者，加大黄、芒硝、牡丹皮。

（3）胆热脾寒型

治法：疏利肝胆，温脾通阳。

方药：柴胡桂枝干姜汤。柴胡、桂枝、干姜、天花粉、黄芩、牡蛎、炙甘草。

加减：腹痛较甚者，加川楝子、延胡索；久泻，完谷不化者，加补骨脂、赤石脂；恶心呕吐甚者，加姜半夏、姜竹茹。

（4）气滞血瘀型

治法：理气活血，利胆止痛。

方药：血府逐瘀汤。桃仁、红花、当归、生地黄、牛膝、川芎、桔梗、赤芍、枳壳、甘草、柴胡。

加减：胁痛明显者，加郁金、延胡索、川楝子；口苦者，加龙胆草、黄芩；脘腹胀甚者，加厚朴、木香。

（5）肝郁脾虚型

治法：疏肝健脾，柔肝利胆。

方药：逍遥散加减。柴胡、当归、白芍、炒白术、茯苓、炙甘草、薄荷、煨姜。

加减：右胁胀痛者，加郁金、川楝子、青皮；急躁易怒者，加香附、钩藤；腹胀明显者，加郁金、石菖蒲。

（6）肝阴不足型

治法：养阴柔肝，清热利胆。

方药：一贯煎加减。北沙参、麦冬、当归、生地黄、枸杞子、川楝子。

加减：心烦失眠者，加柏子仁、夜交藤、炒酸枣仁；急躁易怒者，加栀子、青皮、珍珠母；右胁胀痛者，加佛手、香橼；头目眩晕者，加钩藤、菊花、白蒺藜。

（7）脾胃气虚型

治法：理气和中，健脾和胃。

方药：香砂六君子汤加减。人参、白术、茯苓、半夏、陈皮、木香、砂仁、炙甘草。

加减：脘腹胀甚者，加枳实、厚朴、槟榔；纳食减少者，加神曲、鸡内金。

2.外治法

（1）针灸疗法　取阳陵泉、胆囊、肩井、日月、丘墟、太冲穴。采用捻转强刺激手法，每隔3~5分钟行针1次，每次留针时间为20~30分钟。也可采用电刺激。辨证配穴：肝郁气滞者加太冲，疏肝理气；瘀血阻络者加膈俞，化瘀止痛；肝胆湿热者加行间，疏泄肝胆；肝阴不足者加肝俞、肾俞，补益肝肾。可用于本病临床各证型。

（2）耳穴疗法　取胰胆、十二指肠、耳背肝区、耳迷根、内分泌、皮质下、交感、神门。一般采用针刺或用王不留行籽常规消毒后用胶布将王不留行籽固定于耳穴上，每日按4~6遍，每次每穴按1分钟。注意事项：每次贴压单侧耳穴，3天/次，两侧交替使用。换贴10次为1个疗程，一般治疗3~5个疗程。适用于肝胆气滞证。

（3）贴敷疗法　胆囊区（右上腹压痛点）外敷药物（栀子10g，大黄10g，冰片1g，乳香6g，芒硝10g，研粉，调匀成糊状），纱布覆盖，每天更换1次，5天为1个疗程。适用于肝胆湿热证。

（4）穴位埋线疗法　取鸠尾、中脘、胆囊、胆俞、胃俞、足三里、阳陵泉穴。一般1个月埋线1次，病情重者20天1次，5次为1个疗程。适用于脾胃气虚证。

（5）穴位注射　常用当归注射液，取日月、足三里、阳陵泉穴。以当归注射液4ml，足三里、阳陵泉每穴注入1.5ml，日月穴注入0.5ml，每周1次，共注射3~4次。适用于气滞血瘀证。

3.成药应用

（1）消炎利胆片　一次6片，每日3次。清热，祛湿，利胆。用于慢性胆囊炎、胆管炎肝胆湿热证。

（2）胆宁片　一次2~3片，每日3~4次。疏肝利胆，清热通下。用于慢性胆囊炎肝郁气滞，湿热未清证。

（3）胆石利通片　一次5片，每日3次。理气解郁，化瘀散结，利胆排石。用于胆石症气滞型。

（4）十味胆宁胶囊　一次 6~9 粒，每日 2~3 次。清热利胆，软坚散结。用于胆结石、胆囊炎肝胆湿热证。

4. 单方验方

（1）白芍柴胡汤：白芍药 20g，柴胡、黄芩、丹参、延胡索、连翘各 15g，甘草 5g。水煎服，每日 1 剂，早晚温服。适用于慢性胆囊炎肝胆气滞证。（易磊，林敬. 中国秘方大全. 上海：上海科学技术文献出版社.）

（2）金钱草 30g，柴胡、枳实、白芍、郁金、海螵蛸、浙贝母各 9g，炙甘草 3g，水煎取汁，每日 2 次，口服，适用于慢性胆囊炎肝胆气滞证。（范虹. 实用中药新方剂. 北京：金盾出版社.）

（3）金钱草 100g，水煎取汁，每日 2 次，口服，适用于慢性胆囊炎肝胆湿热证。

（4）玉米须茵陈汤：玉米须 60g，茵陈 30g，栀子、郁金各 15g，水煎服，每日 1 剂，早晚温服。适用于慢性胆囊炎肝胆湿热证。（李华龙. 实用奇效良方. 郑州：中原农民出版社.）

（四）医家诊疗经验

赵文霞

赵文霞以加味柴胡四金汤（组成：醋北柴胡 12g，生大黄 6g，炒黄芩 12g，炒枳实 15g，木香 15g，郁金 10g，白芍 30g，金钱草 30g，鸡内金 15g）为基础方，根据结石的性质和大小，灵活化裁，同时采用中医外治疗法，如耳穴压豆、穴位埋线、针灸疗法疗效显著。

五、预后转归

慢性胆囊炎的患者多数预后良好，无症状患者推荐每年进行 1 次随访，随访内容包括体格检查、肝功能、实验室检查和腹部超声检查。一旦出现症状反复，尤其是胆绞痛，需要积极治疗，必要时外科手术

治疗。

六、预防调护

（一）预防

注意劳逸结合，寒温适宜，限烟限酒，心情舒畅。慢性胆囊炎的患者，应积极治疗，按时服药，预防复发。注意起居有常，防止过劳，避免过度紧张，适当运动，忌恼怒忧思，保持心情舒畅。

（二）调护

胆囊炎患者以低脂肪、低胆固醇、适量蛋白和高维生素饮食为宜。急性发作期应禁食或无脂饮食，充分休息，以缓解疼痛。慢性期或缓解期的患者以低脂肪、低胆固醇饮食为主。适量摄入蛋白质和碳水化合物，丰富维生素，避免进食辛辣刺激性食物，要注意卫生，防止肠道寄生虫和细菌感染，注意营养的均衡，规律饮食。

七、专方选要

1. 胆宁汤和胆宁胶囊（刘学勤）

胆宁汤组成：姜半夏 8~12g，川黄连 6~10g，嫩黄芩 10~15g，淡干姜 2~6g，金钱草 20~30g，广郁金 10~15g，太子参 10~30g，炒枳壳 8~12g，生大黄 5~8g（后下），粉甘草 3~5g。

胆宁胶囊组成：姜半夏 100g，川黄连 60g，嫩黄芩 150g，淡干姜 30g，金钱草 300g，广郁金 150g，太子参 150g，玄明粉 100g。以上药物共研细粉，装入 “0” 号胶囊，每次服 4~12 粒，每日 3 次，温开水送服，以大便溏为度，临床取得较好疗效。适用于慢性胆囊炎胆热脾寒证。（刘学勤. 刘学勤辨治肝胆病. 北京：人民军医出版社.）

2. 疏肝利胆汤（李其华）

组成：柴胡 10g，赤芍 10g，白芍 10g，

香附 10g，木香 10g，郁金 10g，半夏 10g，炒栀子 15g，金钱草 30g，蒲公英 15g，败酱草 30g，丹皮 12g，延胡索 15g。

加减：湿盛者加炒苍术 9g，藿香 9g；胆胃不和者加陈皮 9g，砂仁 9g；大便不通者改香附为枳实，另加大黄 9g，芒硝 6g，火麻仁 10g；气虚明显者酌加太子参或黄芪 30g；阴虚明显者去柴胡、木香，加生地黄 20g，玉竹 12g，沙参 15g；合并胆石者，加石韦 20g，鸡内金 15g，海金沙 15g，大黄 9g。

每日 1 剂，水煎 2 次，混合后分 2 次，于饭后 1 小时服用。14 天为 1 个疗程，治疗 1~3 个月，平均疗程 1.5 个月。适用于慢性胆囊炎肝胆气滞证。[李其华. 自拟疏肝利胆汤治疗慢性胆囊炎 42 例. 福建中医药，2006，37（4）：28.]

主要参考文献

[1] 中华中医药学会脾胃病分会. 胆囊炎中医诊疗专家共识意见（2017 年）[J]. 中国中西医结合消化杂志，2017，25（4）：241-246.

[2] 中华消化杂志编辑委员会，中华医学会消化病学分会肝胆疾病协作组. 中国慢性胆囊炎、囊结石内科诊疗共识意见（2018 年）[J]. 临床肝胆病杂志，2019，35（6）：1231-1236.

[3] 中华医学会外科学分会胆道外科学组. 急性胆道系统感染的诊断和治疗指南（2011 版）[J]. 中华消化外科杂志，2011，10（1）：9-13.

[4] 刘学勤. 刘学勤辨治肝胆病[M]. 北京：人民军医出版社，2014.

[5] 李其华. 自拟疏肝利胆汤治疗慢性胆囊炎 42 例[J]. 福建中医药，2006，37（4）：28.

[6] 栗梦晓. 赵文霞教授临证辨治胆石症经验[J]. 中医研究，2019，32（12）：36-39.

第十二章 肝胆系统寄生虫感染性疾病

第一节 阿米巴肝肿脓

阿米巴肝脓肿是阿米巴原虫侵犯肝脏引起的寄生虫病,是阿米巴肠病最常见的并发症,以长期发热、右上腹或右下胸痛、全身消耗及肝脏肿大压痛、血白细胞增多等为主要临床表现,易导致胸部并发症。

一、病因病机

(一)西医学认识

阿米巴肝脓肿是继发于阿米巴肠病的一种疾病,其发病主要通过被阿米巴原虫污染的水、食物、蔬菜等进入人体肠道,继而侵犯肝脏引起脓肿。由于阿米巴原虫与机体共生转为侵袭状态而引起单个或多个肝细胞化脓性病变,发病机制目前尚不清楚,可能与原虫的致病能力和宿主状态(如发热、肠道功能紊乱等原因)有关。目前尚无肯定的证据认为其发病与免疫功能有关。

(二)中医学认识

根据症状及体征,本病属于中医"肝痈"范畴,肝痈属内痈,最早文献见于《素问·大奇论》云:"肝痈,两胁满,卧则惊,不得小便。"《灵枢·五邪》亦云:"邪在肝,则两胁中痛。"由此可知,本病多因感受外来疫毒,或嗜食肥甘厚味而生热生湿,或七情内郁化火成毒所致。机体感受外来毒邪,卫气奋起抵御,正邪相争加之脓毒较剧则发为高热;邪毒在肝,阻遏气机,加之病久成瘀,而致气血运行不畅,肝胆疏泄失司出现右胁疼痛;食欲不节,

过食肥甘,湿聚热郁,湿热熏蒸肝胆使胆汁外溢而发为黄疸。肝为藏血之脏,以气为用,邪毒在体内瘀积日久还可耗伤气血,气不条达,血不畅通而导致机体输布功能失调而周身乏力。湿热瘀毒是本病的主要病因,本病的病性为本虚标实,在临证治疗过程中应根据疾病发展的不同阶段和患者所表现出的不同症状辨证治疗。

二、临床诊断

(一)辨病诊断

1.临床诊断

大多数起病缓慢,以长期持续性发热居多,右上腹或右下胸痛、全身消耗及肝脏肿大压痛等为主要临床表现。可合并细菌感染;若脓肿向周围组织突破可造成邻近各脏器的阿米巴病。

2.相关检查

实验室检查可见急性期白细胞总数中度增高,中性粒细胞达80%;便常规可查到致病菌;肝功能常有碱性磷酸酶增高,并且90%以上见血清学检查抗体阳性。

超声检查可探查脓肿所在部位以及与脓肿大小基本一致的液平,但此检查方法容易与其他液性病灶相混合,因此需要动态观察;CT检查方便可靠,可鉴别阿米巴肝病和肝癌、肝囊肿。

(二)辨证诊断

1.湿热下注型(初期)

临床证候:突起寒战发热或不规则慢性发热,肝区腹部钝痛,呕恶纳呆、腹泻。

辨证要点:腹部疼痛,下痢脓血或红白软胨大便,肛门灼热,有里急后重感。

2. 成痈期

临床证候：寒战，大热不止，右胁肋饱满隆起，疼痛拒按，触之痛不可忍，甚至呼吸不利，肝脏肿大，食欲减退，口干舌燥，小便黄赤。舌质红，苔黄腻，脉滑数或弦数。

辨证要点：寒战，大热不止，右胁痛不可按。舌质红，苔黄腻，脉滑数或弦数。

3. 溃疡期

（1）肝胆湿热型

临床证候：发热恶寒，午后热甚，汗出热不解，右胸胁胀痛，恶心或呕吐，右上腹肌紧张，肝区疼痛，按之痛甚，口苦口干，或见黄疸，大便稀溏，小便短黄。舌质红，苔黄腻，脉弦数。

辨证要点：午后热甚，汗出热不解，右胸胁胀痛。舌质红，苔黄腻，脉弦数。

（2）热盛血郁型

临床证候：持续高热寒战，右胁肿痛，或有跳痛，皮肤红紫，肝肿大，压痛明显，口渴汗多，纳差乏力，便结溲赤。舌质红，苔黄或焦干，脉弦数或滑数。

辨证要点：持续高热寒战，右胁肿痛，口渴汗多。舌质红，苔黄或焦干，脉弦数或滑数。

（3）气滞血瘀型

临床证候：右上腹（肝区）持续性刺痛或胀痛，触之痛不可忍，转侧不能，肝肿大，压痛明显，发热口渴，面色暗，口唇紫，纳差，大便干结，小便不畅。舌质暗或暗红，或边有瘀点，苔薄黄，脉弦或弦涩。

辨证要点：右上腹（肝区）持续性刺痛或胀痛，面色暗，口唇紫。舌质暗或暗红，或边有瘀点，苔薄黄，脉弦或弦涩。

（4）寒湿郁滞型

临床证候：畏寒肢冷，肌肤甲错，纳减，右胁肋痛，热度不高，时起时伏，日久不愈，或不发热，口淡不渴。舌淡苔白，

脉沉弦。

辨证要点：畏寒肢冷，肌肤甲错，口淡不渴。舌淡苔白，脉沉弦。

4. 恢复期

（1）阴虚内热型

临床证候：低热不退，形体消瘦，失眠盗汗，手足心热，面色潮红，右胸胁隐痛，口干纳差，头昏乏力，大便偏结，小便短赤。舌质红，苔少，脉细数。

辨证要点：右胸胁隐痛，低热不退，失眠盗汗，手足心热。舌质红，苔少，脉细数。

（2）气血亏虚型

临床证候：面色苍白或萎黄，头晕乏力，气短懒言，纳谷不香，右胁肋隐痛，低热或不发热，小便清长，大便偏稀或正常。舌质淡，苔薄白，脉细弱或细涩。

辨证要点：右胁肋隐痛，面色苍白或萎黄，头晕乏力。舌质淡，苔薄白，脉细弱或细涩。

三、鉴别诊断

（一）西医学鉴别诊断

1. 与原发性肝癌鉴别

原发性肝癌发热、消瘦、右上腹痛、肝肿大等临床表现酷似阿米巴肝脓肿。但阿米巴脓肿常热度较高，肝痛较著。癌肿肝脏的质地较坚硬，并有结节。甲胎蛋白的测定、B超检查、腹部CT、放射性核素肝区扫描、选择性肝动脉造影、核磁共振等检查可诊断。肝穿刺及抗阿米巴药物治疗试验有助于鉴别。

2. 与血吸虫病鉴别

在血吸虫病流行区，易将阿米巴肝脓肿误诊为急性血吸虫病。两者均有发热、腹泻、肝肿大等表现，但急性血吸虫病肝痛较轻，脾肿大较显著，血常规中嗜酸粒细胞显著增加，大便培养、乙状结肠镜检查、

虫卵可溶性抗原检测有助于鉴别。

3. 与胆囊炎鉴别

胆囊炎起病急，右上腹痛阵发性加剧，且常有反复发作史。黄疸多见且较深，肝肿大不显著，胆囊区压痛明显，可做胆囊造影及十二指肠引流予以鉴别。

4. 与细菌性肝脓肿鉴别

阿米巴肝脓肿的脓液呈棕褐色，即巧克力色，较黏稠，无臭味。细菌性肝脓肿的脓液多为黄白色，涂片检查及细菌培养一般可发现细菌。

5. 与肝癌鉴别

肝癌一般非突发，甲胎蛋白阳性并持续增高，B超、CT检查可作鉴别。

（二）中医学鉴别诊断

1. 与肝痨鉴别

肝痨有低热、盗汗等痨病证候，X线检查右上腹或可见钙化点，结核杆菌试验阳性。

2. 与胆瘅鉴别

胆瘅呕吐明显，胆囊触痛明显，B超等检查有助鉴别。

四、临床治疗

（一）提高临床疗效的要素

明确本病的治疗目的是改善症状，减少肝的损害。

1. 详细询问病史和仔细进行体格检查，全面掌握患者的病情特点。

2. 完善相关检查，明确病因，控制感染，标本同治，清除感染病灶。

3. 及时复查相关指标，预防疾病复发，预防造成肝脏的损害。

4. 中西医结合治疗，西医学抗菌杀虫控制感染，中医方面辨证施治，明辨疾病分期，清热利湿解毒，益气养阴生津，增加治疗效果。

5. 内外结合，口服或静脉用药，结合中医外敷达到调节正邪失衡的效果。

（二）辨病治疗

抗阿米巴治疗：选用组织内杀阿米巴药为主，辅以肠内杀阿米巴药以根治。

目前大多首选甲硝唑（灭滴灵），剂量1.2g/d，疗程10~30天，治愈率90%以上；肝穿刺引流：早期选用有效药物治疗，不少肝脓肿已无穿刺的必要。对恰当的药物治疗5~7天、临床情况无明显改善，或肝局部隆起显著、压痛明显，有穿破危险者采用穿刺引流；对继发性细菌感染者应选用对致病菌敏感的抗菌药物。

（三）辨证治疗

1. 辨证论治

未溃前以消为主，兼以清、下，常用疏肝理气、通腑泻火、清热解毒、活血化瘀等法；脓溃后重在扶正补托，益气养阴。临床治疗本病时，在采用一种主要治法的同时，根据病情需要兼用其他治法，以提高疗法。如解毒消痈、补气托毒并进，清解余毒、活血消癥与益气养血、滋阴清热合用，均为常用治法。

（1）湿热下注型（初期）

治法：清热解毒燥湿。

方药：可用白头翁汤加减。白头翁、黄连、黄柏、秦皮、苦参、白芍、地榆、丹皮、赤芍、金银花。

加减：湿重于热者，宜燥湿清热，可用胃苓汤。

（2）成痈期

治法：透脓托毒。

方药：透脓散合大柴胡汤加减。黄芪、穿山甲（炒末）、川芎、当归、皂角刺、柴胡、黄芩、芍药、半夏、枳实、大黄、败酱草、紫花地丁。

加减：呕吐甚者加佩兰、竹茹；纳少加

白术、怀山药。

（3）溃疡期

①肝胆湿热型

治法：清利肝胆湿热。

方药：龙胆泻肝汤加减。柴胡、龙胆草、板蓝根、生甘草、荆芥、赤白芍、车前子、炒牛蒡子、青黛、茵陈、滑石、皂角刺。

②热盛血郁型

治法：清热解毒，活血排脓。

方药：五味消毒饮加减。蒲公英、紫花地丁、金银花、野菊花、紫背天葵子、黄连、柴胡、穿山甲、桃仁、赤芍。

③气滞血瘀型

治法：疏肝理气，活血通络。

方药：复元活血汤加减。柴胡、天花粉、当归、红花、甘草、穿山甲（炮）、大黄（酒浸）、桃仁（酒浸）、薏苡仁、皂角刺。

④寒湿郁滞型

治法：温阳散寒，祛瘀排脓。

方药：薏苡附子败酱散加减。薏苡仁、附子、败酱草、川芎、穿山甲、当归、香附、皂角刺。

（4）恢复期

①阴虚内热型

治法：滋阴清热。

方药：青蒿鳖甲汤加减。青蒿、鳖甲、细生地、知母、丹皮、麦冬、地骨皮、龟甲、石斛、薏苡仁等。

②气血亏虚型

治法：补益气血，化瘀解毒

方药：八珍汤加减。人参、白术、白茯苓、当归、川芎、白芍药、熟地、炙甘草、生黄芪、首乌、连翘、薏苡仁。

2. 外治疗法

（1）玉露膏　芙蓉叶（石形叶）、凡士林调成软膏，外敷患处，适用于肝脓肿初期；脓肿向体表破溃者，可用七三丹（煅

石膏 7 份，红升 3 份）引流；后期热退脓尽后可用生肌散，盖贴收口生肌。

（2）消炎散　黄芩、黄连、黄柏、大黄、薄荷、白芷、冰片，共研细末。用温开水调成糊状，单层纱布包好，敷于患处，覆盖塑料纸后胶布固定。用于肝脓肿的各个时期。

（3）臭椿树根皮胶外敷　鲜野臭椿树根皮，武火煎煮，去渣后武火煎成胶糊状为度，然后用敷料按包块大小敷患处。用于肝脓肿成脓期。

3. 单方验方

（1）脓肿散　青黛、紫草、寒水石、乳香、牙皂，治疗小儿肝脓肿热毒内蕴、气滞血瘀型。

（2）柴胡桂枝汤加减　柴胡、桂枝、黄芩、人参、炙甘草、芍药、半夏、大枣、生姜，治疗成脓期肝脓肿。随证加减：常用当归、醋鳖甲、红花、川芎活血化瘀；清热解毒药常用入肝经的半枝莲、半边莲、垂盆草；右胁胀满甚者加郁金、佛手；纳差者加炒鸡内金、白术；呕吐甚者加竹茹；口干欲饮者加麦冬、玉竹；大便不畅加大黄、当归、麸炒枳实。

（3）益肝解毒汤　黄芪 50g，党参、茯苓、牡蛎、炒白芍各 30g，制吴茱萸、黄连、清半夏、炒桃仁、玄参、醋山甲（研末冲服）各 9g，干姜 15g，川芎、当归各 20g，醋莪术、醋香附各 12g，酒大黄 4g。联合西黄丸（《外科全生集·卷四》）治疗复杂性肝脓肿气虚而久不液化者。

（4）清热化脓汤　太子参 15g，黄芪 15g，熟地 12g，白芍 12g，狗脊 12g，蒲公英 15g，黄芩 10g，瓜蒌 30g，皂角刺 6g，茯苓 12g，金银花 20g，青皮 5g。根据病情加大用药剂量或者随症加减，每天 1 剂，水煎 3 次，合并药汤煎 1 次，每日服用 3 次。适用于热气熏肝型肝脓肿。

（5）柴芩汤加减　柴胡、黄芩、大黄、

赤芍、甲珠、皂角刺、蒲公英、忍冬藤、鱼腥草、丹参、红藤、败酱草，治疗肝脓肿早中期热毒为盛者；后期热毒症状减轻，以益气活血为要，选用鱼腥草、红藤、败酱草、沙参、黄芪、川芎、赤芍、甲珠、皂角刺、麦冬。适用于肝脓肿恢复期气血不足者。

（6）《医宗金鉴》柴胡清肝汤加减　柴胡、黄芩、山栀子、连翘、川楝子、青皮、郁金、川芎、蒲公英、重楼、甘草，治疗初期证属肝郁气滞、热聚成痈；中期证属气滞血瘀、化火成痈，运用柴胡清肝汤加活血消痈药，药用：柴胡、黄芩、蒲公英、败酱草、薏苡仁、桃仁、川楝子、大血藤、乳香、没药、甘草；后期证属热腐成脓、阴液被劫，运用柴胡清肝汤加清热养阴药，药用：柴胡、黄芩、鲜沙参、鲜芦根、鱼腥草、桃仁、丹皮、冬瓜子、天花粉、生黄芪、甘草；恢复期证属气阴两亏，运用生脉饮加减以益气养阴，药用：太子参、麦冬、五味子、石斛、天花粉、生黄芪、当归、山药、紫草、白蔹、白及。

（7）通腑消痈蚀脓汤　生大黄20g，蒲公英15g，连翘12g，青黛6g，败酱草15g，制乳香、制没药各8g，炮山甲6g，皂角刺4g，北柴胡6g，生地黄15g，甘草4g，每日1剂，水煎600ml，早晚口服，连服3剂。适用肝脓肿热毒瘀滞证。

（四）医家诊疗经验

1. 元莲蓓

元莲蓓通过托脓排毒汤治疗肝脓肿，提出前期酌加清热解毒之药，在成痈期则需要加强活血排脓之力，在吸收消散期添加扶正补虚之药，诸药相配伍方能得治。

2. 潘泽恩

潘泽恩治疗时多采用疏散通消之法，强调六腑以通为顺，便畅则腑通，热毒瘀结才可散解，因此解毒排脓之药尤为重要。

治疗末期则以香砂六君子汤调养脾土收功。

3. 朱震亨

朱震亨主张肝痈之证，初服复元通气散，次服柴胡清肝汤，痛胀已止的宜服六味地黄丸，脾虚食少佐以八珍汤滋肾补脾。

4. 陈士铎

清代陈士铎则主张，由恼怒动气，肝火内生，酿成痈脓的，其治法必以平肝为主，佐以泻火去毒之药，方用化肝消毒汤；若因忧郁而成的，初病用逍遥散，痈成毒发时用宣郁化毒汤，愈后用四物汤调治。

5. 马培之

清代马培之治肝痈初期，因饮食不节，痰、气、血三者结聚而成的，用舒郁涤痰汤；若因闪挫跌仆，络伤血瘀而成的，用清肝活络汤。

五、预后转归

本病用中药及甲硝唑、氯喹、土根碱等药，以及肝穿刺抽脓治疗，预后较好。死亡率低于1%。合理治疗后，阿米巴肝脓肿的脓腔多数在1~3个月内逐步愈合，愈合时间偶尔可长达1年以上。据文献报道，目前单纯性阿米巴肝脓肿的病死率为5.5%~6.7%，若合并感染可达到8%~20%。肝左叶阿米巴脓肿的患者常可向心包腔穿破，引起急性心包填塞而死亡。

六、预防调护

（一）预防

预防本病的关键是注意饮食卫生，防止病从口入。饮食宜进低脂肪、高营养、高维生素、易消化饮食。主要是注意低脂肪的食物，多吃容易消化的食物，多吃营养丰富的食物等。养肝首选的食物为谷类，如糯米、黑米、高粱、黍米；其次为红枣、桂圆、核桃、栗子；还有肉类、鱼类，如牛肉、猪肚、鲫鱼等也对肝有保健作用。

进行卫生宣传教育，搞好环境卫生，加强粪便和饮水的管理，培养个人良好的卫生习惯。若饮用河水，应保证上游无粪便的污染；若是井水，则应加井栏及井盖；自来水也应注意有无管道破损并被污染的现象。无论何种情况都应饮用煮沸过的水，这是最简单可靠的方法。

（二）调护

保证充足的休息，避免过度运动，待病情恢复可行舒缓运动，如散步、太极拳、八段锦等。保持室内湿度、温度适宜，避免长期处于高温环境，勤开窗通风，保持室内空气流通。

七、专方选要

1. 银鱼角消脓汤

组成：金银花、蒲公英、赤芍、败酱草、大血藤、牡丹皮、皂角刺、鱼腥草、薏苡仁、柴胡。水煎服，每日 1 剂，10 天为 1 个疗程，共 3 个疗程。联合常规抗菌药应用治疗肝脓肿热毒蕴结、气血瘀滞证。[张淑萍，张春立，王毅军，等. 中西医结合治疗肝脓肿 40 例. 天津中医学院学报，2000，19（3）：8.]

2. 清肝消痈汤

组成：金银花、野菊花、蒲公英、紫花地丁、贝母、丹皮、柴胡、穿山甲、酒大黄、天花粉、皂角刺、当归、甘草。随症加减，疼痛较重者加郁金、乳香、青皮。抽脓后，上方去大黄、皂角刺，加黄芪、白术、珍珠粉。上药水煎 2 次分服，7 天为 1 个疗程，适用于肝脓肿成脓期热盛血瘀证。[邱汉平，伊仕菁. 中西医结合治疗肝脓肿 126 例疗效观察. 浙江中西医结合杂志，2001，11（11）：702-703.]

3. 芪皂解毒托脓汤

组成：黄芪、皂角刺、炮山甲、赤芍、蒲公英、金银花、连翘、桃仁、薏苡仁、川芎、柴胡、川楝子、甘草。水煎服，配合穿刺抽脓腔内灌注，适用于肝脓肿气血凝滞热盛者。（芪皂解毒托脓汤内服加局部灌注中成药治疗肝脓肿临床研究. 山东省，临沂市中医医院，2002-01-01.）

4. 清热化脓汤

太子参、黄芪、熟地、白芍、狗脊、蒲公英、黄芩、瓜蒌、皂角刺、茯苓、金银花、青皮。每日 1 剂，水煎 3 次，合并汤药煎 1 次，日服 3 次。联合抗生素治疗肝脓肿热毒内蕴者。[雷飞飞，谭华炳，李芳，等. 清热化脓汤联合西药治疗肝脓肿疗效观察. 湖北中医学院学报，2010，12（4）：49-50.]

八、研究与展望

阿米巴病主要流行于热带和亚热带地区，被列为世界上 10 种最常见的寄生虫病之一，而在该病的诊治层面依然是世界各国所面临的一项重要研究课题。中医学认为肝郁化火或痰湿郁久化热，热毒壅盛，气血壅滞，瘀热相搏而蕴结成痈可成肝脓肿。对本病的治疗，特别是采用中西医结合治疗后，可明显提高本病的治愈率。在应用甲硝唑、氯喹全身用药以及肝穿刺等手术操作的基础上，中医学方面根据"气滞血瘀，热毒壅聚，腐而成脓""疮疡皆为温邪"等理论，多主张分阶段按不同证型论治，分别采用通腑泻火、清热解毒、活血化瘀、扶正托脓等法。未溃前以消为主，兼以清、下，常用疏肝理气、通腑泻火、清热解毒、活血化瘀等法；脓溃后重在扶正补托、益气养阴。然而，有关中药治疗本病的作用机制，特别是活血化瘀、通里攻下等治法在中西医结合治疗该病过程中发挥的作用，有待进一步研究。此外治疗本病时，在采用一种主要治法的同时，往往根据病情需要兼用其他治法，以提高疗法。目前对该病的诊断存在高误诊率及高复发率，是我们目前面临的亟待解决的难题。

主要参考文献

[1] 丁彤晶，刘敏. 中医辨治肝脓肿经验探讨 [J]. 环球中医药，2019，12（10）：1596-1598.

[2] 杨香生. 肝脓肿中医辨治规律初探 [J]. 江西医学院学报，2002，42（6）：190-191.

[3] 胡岚，王鹤，王超，等. 肝脓肿76例临床特点及初期中医舌象、脉象观察 [J]. 中国中医急症，2019，28（3）：442-444，448.

[4] 孟宪镛. 阿米巴肝脓肿的治疗现况与进展 [J]. 交通医学，2003，17（2）：121-122.

[5] 王兰. 阿米巴病 [J]. 肝博士，2013（6）：23-24.

第二节　血吸虫病

血吸虫病是一种人和动物都能受传染的寄生虫病，被世界卫生组织确定为六大热带病之一。在我国，人、牛和散养的猪是主要的传染源，并且人具有普遍易感性。血吸虫在不同的发育阶段引起的病变和临床表现有所不同，同时也会受宿主的影响而表现不同的症状及体征。

一、病因病机

（一）西医学认识

研究发现，血吸虫在不同的生长时期都会侵袭宿主，进而引起一系列免疫反应。其中尾蚴与童虫侵入宿主皮肤后引起尾蚴性皮炎；成虫在血管内寄生，引起静脉内膜炎；虫卵在组织中沉积成熟后并向组织中释放出可溶性抗原，机体出现Ⅳ型超敏反应。

（二）中医学认识

在中医药文献中的五蛊、水毒、蛊痢、蛊胀、水胀、血蛊、鼓胀、水癥、水瘕、单腹胀、石水、水蛊、水注、蛊注等颇与血吸虫病相类似，但大多系散见的个别类型，缺乏系统的认识。中医药文献中对血吸虫病病原病理，有毒虫、渔盐积热、脾气虚等理论。综合各家学说，认为本病初期由于表里受邪，当虫邪蛊毒经由皮毛侵入而首先犯及肺卫，卫阳被郁；中期由于肝脾受损。肺朝百脉，蛊毒虫邪随血脉流动，引起脏腑器官受损。由于肝为藏血之脏，脾有统血之功，蛊毒虫邪裹于血中，随血而藏于肝，侵于脾，导致肝脾受损。蛊毒虫邪沉积于肝脾，使气机郁滞，经隧阻涩，久之，积聚痞块由此而生。末期由于水裹气结血凝，肝脾郁滞日久，由气郁血瘀进一步酿成气结血凝。古人所谓"蛊胀""水胀"或"水癥"等，都是此种病机演变的结果。水停、气滞、血瘀三者恶性往复，互为因果，使脾胃困惫，肝郁肾亏，损伤肺络，正虚邪进，如此恶性因果，循环不已，终至五脏交亏，阴阳两虚，气血衰惫。

二、临床诊断

（一）辨病诊断

1. 临床诊断

我国现将血吸虫病分为急性血吸虫病、慢性血吸虫病、晚期血吸虫病、异位血吸虫病四型。由于感染的程度、时间、部位和病程的不同，血吸虫病临床表现复杂多样，轻重不一。急性期有发热、肝肿大与压痛、腹痛、腹泻、便血等，血嗜酸粒细胞显著增多；慢性期以肝脾肿大或慢性腹泻为主要表现；晚期表现主要与肝脏门静脉周围纤维化有关，临床上有巨脾、腹水等，有时可发生血吸虫病异位损伤。

2. 相关检查

急性血吸虫病患者血清中检出循环免疫复合物与嗜异性抗体的阳性率甚高；出现过敏反应时可见血中嗜酸性粒细胞显著增多。上腹部CT检查无论平扫还是增强扫描均可见高密度线条状及条索状结构，为纤维组织增生所形成的间壁并可形成钙化。晚期可同时伴见肝硬化门静脉高压之CT改变。

（二）辨证诊断

1. 急性期

（1）表里受邪型

临床证候：发热恶寒或往来寒热，头身疼痛，胸胁苦满，无汗，发疹奇痒，时现时隐，咳嗽胸痛，或恶心呕吐，腹痛腹泻，苔白或黄，脉多浮数或弦数。病甚者，邪热传里，发热持续，汗出，口渴，便秘或腹泻，便脓血，神志迟钝，谵妄，苔黄或黄燥，脉多滑数。

辨证要点：头身疼痛，胸胁苦满，苔白或黄，脉多浮数或弦数。

（2）气阴两虚型

临床证候：发热不退，面苍神倦，全身乏力，形体消瘦，心悸气短，咽干口燥，烦不得卧，舌红苔黄，脉细数。

辨证要点：发热不退，面苍神倦，舌红苔黄，脉细数。

2. 慢性及晚期

（1）痞块

①实证

临床证候：形体尚充，或较瘦削，面色有华，目光有神，唇甲红润，步履自如，食欲正常，二便自调，痞块较小，质地较柔，胸胁胀急，时时作痛，舌红有瘀点，苔白滑，脉弦紧。

辨证要点：痞块较小，质地较柔，胸胁胀急，时时作痛，舌红有瘀点，苔白滑，脉弦紧。

②虚证

临床证候：面色萎黄、晦褐或淡白，肌肉瘦削，四肢如柴，形气怯羸，目少神光。唇甲淡白，卧床不起，神疲懒言，食欲衰少，便溏溲短，痞块如杯如盘，大者竟横过脐眼，质坚如石，甚者表面崎岖，边缘不齐，舌有瘀点，脉细涩弱。偏阳虚者，畏寒肢冷，喜温喜暖，但欲寐，舌淡嫩，苔白滑，脉沉迟涩弱。偏阴虚者，潮热心烦，面赤颧红，咽干口燥，少寐易怒，舌红唇赤，脉细数弱。

辨证要点：肌肉瘦削，四肢如柴，舌有瘀点，脉细涩弱。

（2）鼓胀

①实证

临床证候：面色苍白或淡白，目光有神，精神苦闷，时欲太息，形体尚充，或稍瘦削，腹部胀满如鼓、如箕或如抱瓮，青筋怒张，按之浮动，水振明显，或可扣及胁下痞块，饮食稍减，多餐则胀满不适，或口渴，或腹部烦热，睡眠不适，甚或不能平卧，呼吸气粗，声音虽低而不怯弱，大便干或不爽，小便短少黄赤，舌边红润或淡红，苔白滑或黄滑，脉弦滑有力。亦有胀满不甚，舌脉平正者。

辨证要点：面色苍白或淡白，目光有神，腹部胀满如鼓、如箕或如抱瓮，舌边红润或淡红，苔白滑或黄滑，脉弦滑有力。

②虚证

临床证候：面色淡白或㿠白或苍黄或惨白无华，目光少神，精神疲惫，呼吸短浅或不续，声音低微，腹胀脐平，按之坚满或不坚而失弹性，不思饮食，头眩，心悸，或自汗，肌削骨立，形体羸瘦，肤不泽润，小便短少更甚。偏阳虚者，畏寒神怯，四肢不温，但欲寐，大便泄泻或溏薄，舌淡白，苔白润，脉沉迟无力。偏阴虚者，身有微热，四肢烦热，或盗汗，或咽干，舌红光剥无苔，脉细无力或弦大无根。

辨证要点：面色淡白或㿠白或苍黄或惨白无华，腹胀脐平，按之坚满或不坚而失弹性，舌淡白，苔白润，脉沉迟无力。

（3）下痢

临床证候：腹痛腹泻，或大便带血，日2~3次，重者腹中绞痛，里急后重，粪便脓血相混，常持续数月数年，或有发热，腹胀胸满，饮食不香，苔黄滑或腻，脉多濡数或弦数。

辨证要点：腹痛腹泻，常持续数月数年，苔黄滑或腻，脉多濡数或弦数。

（4）黄疸

临床证候：阳黄则身目黄色鲜明如橘子，小便不利，色如浓茶，大便干，口渴口苦，或发热，舌红苔干厚黄腻，脉象滑数或濡数。阴黄则黄色暗晦，小便不利，色淡黄，大便溏，不渴口淡，不发热或身凉，舌淡苔白滑或灰腻，脉沉缓或濡缓。虚黄则眼目黄染，面以土色，神倦无力，声低息微，或四肢浮肿不温，舌质紫暗或嫩红无苔，或白苔，脉细弱。急黄则发病急骤，黄疸加深甚快，身目黄色鲜明光亮，高热口渴，喜凉饮，迅速出现烦躁、谵妄、神昏，或吐血、衄血、便血，或斑疹、小便不利，大便多秘结，舌红绛或紫暗，苔黄燥或黄腻，脉弦数或细数或革数。

辨证要点：身目黄染，舌淡苔白滑或灰腻，脉沉缓或濡缓。

（5）虚损

临床证候：面色苍暗或㿠白不荣，形气羸弱，毛发枯槁，唇甲淡白，骨骼纤细，肚大肢小，男子阳痿，女子无经，发育迟缓，年已弱冠，形同侏儒，舌脉皆虚。

辨证要点：面色苍暗或㿠白不荣，形气羸弱，舌脉皆虚。

3.兼夹证

在慢性及晚期过程中经常发生的，通常要优先处理的一些证候，不先解决好这些问题，势必影响对主症的治疗。

（1）发热

临床证候：发热有高有低，有久有暂，或高热弛张，或低热起伏，或一时性，或持续性，偏气虚者，常自汗出，心累气短，四肢欠温，舌淡白胖嫩，苔白滑。偏阴虚者常有盗汗，颧红咽干，多梦少寐，手足烦热，舌红瘦少津。夹湿热者，发热不扬，或自觉腹中灼热。

辨证要点：发热，伴或不伴汗出，舌淡白胖嫩，苔白滑。

（2）出血

临床证候：鼻衄、齿衄，以量少而频为多见。大量吐血、呕血或大便下血，其势甚猛，往往骤然发作，面色苍白，精神疲惫，情绪紧张，形容消瘦，口渴烦躁，胸腹胀闷，泛泛欲吐，斯时痞块显著缩小或消失，脉呈芤象；如继续发展，则冷汗淋漓，四肢厥逆，烦躁颠倒，神思恍惚，脉由芤转散。

辨证要点：鼻衄、齿衄，面色苍白，精神疲惫，脉呈芤象。

（3）痞满

临床证候：腹部痞满，或绷急紧张，或外观胀满并不太甚，常因情绪或进食而突然苦满难受，甚至不能入眠，不能饮食，精神苦闷，嗳气矢气，常可暂缓，用手敲按，鼓鼓有声，舌脉无特殊。

辨证要点：腹部痞满，嗳气矢气，常可暂缓，用手敲按，鼓鼓有声，舌脉无特殊。

（4）肝阳

临床证候：头晕眼花或黑矇，或头痛，心烦易怒，腰酸肢软，口苦，失眠，不欲食，自觉胸中热气上冒，舌边红，苔薄黄，脉弦滑，或细数无力。

辨证要点：头晕眼花，脉多弦滑。属虚脉多细数无力。

三、鉴别诊断

（一）西医学鉴别诊断

1. 与病毒性肝炎鉴别

病毒性肝炎有肝炎的常见症状，血常规检查示白细胞和嗜酸性粒细胞不增多。大便和胆汁中不会检查到肝血吸虫虫卵。

2. 与肝片形吸虫病鉴别

该病多发生于牧区，因生食含有肝片形吸虫囊蚴的水生植物或饮用污染水而感染。该虫的童虫在移行过程中以肝细胞为食，对肝脏损伤严重。粪检见肝片形吸虫卵可确诊。

3. 晚期血吸虫病与门静脉性和坏死性肝硬化相鉴别

主要依据病原学检测。

（二）中医学鉴别诊断

1. 与疟疾鉴别

疟疾往来寒热休作有时，无疫水接触史，寒战时血液涂片或骨髓涂片可找到疟原虫。

2. 与痢疾鉴别

痢疾的血常规检查中性粒细胞显著增高，大便培养有痢疾杆菌生长，无蛊虫（血吸虫）卵。

3. 与肺热病鉴别

肺热病的血常规检查中性粒细胞明显增高，大便培养无蛊虫卵，无腹痛、便下红白黏冻等症，肺部X线检查有助于鉴别诊断。

四、临床治疗

（一）提高临床疗效的要素

清楚本病的治疗目的在不同的发病时期有所侧重，并将控制传染源、切断传播途径、保护易感人群应用于本病的诊治全过程。

1. 详细询问病史尤其流行病学史、进行全面细致的体格检查，掌握患者的病情特点。

2. 完善相关检查、尽早明确病因，控制感染，切断传播途径。

3. 及时复查相关指标，预防疾病迁延、复发，防止造成机体脏器实质的损害。

4. 中西医结合治疗，西医学杀虫消炎控制感染，中医方面遵循"急则治其标，缓则治其本"，综合应用杀虫、吐下、逐瘀、逐水、扶正等治法，增强治疗效果。

5. 内服外用结合，将口服药物与中医针刺相结合，达到标本同治，对因与对症治疗兼顾的效果。

（二）辨病治疗

病原治疗：动物及临床试验证明，吡喹酮的毒性小、疗效好、给药方便、适应证广，可用于各期各型血吸虫病患者。

1. 用法和疗效

（1）用法

①急性血吸虫病：总剂量按120mg/kg计算，每日量分2~3次服，连服4天。体重超过60kg者按60kg计。

②慢性血吸虫病：总剂量按60mg/kg计算，2天内分4次服完，儿童体重在30kg以内者剂量可按70mg/kg计算，30kg以上者与成人相同剂量。

③晚期血吸虫病：采用总剂量60mg/kg的1~2日疗法，每日量分2~3次餐间服。年老、体弱者可按总量60mg/kg，3天内分次服完。感染严重者可总量90mg/kg，计算分6天服完。

④预防性服药：间接血凝试验阳性率占单位总人数25%以上时，对该单位人群应行预防性服药，在下疫水前1~2小时和接触疫水后4~5周内，每次服药总量按40mg/kg，1天内一次顿服或分2次服完。

（2）疗效　吡喹酮是治疗本病的首选

药物，阿苯达唑也有很好的疗效，虫卵转阴率几乎可达100%。吡喹酮正规治疗后，3~6个月粪检虫卵阴转率达85%，虫卵孵化阴转率为90%~100%。血清免疫诊断转阴时间有时需1~3年。

2. 对症治疗

（1）急性血吸虫病　高热、中毒症状严重者给以补液、保证水和电解质平衡，加强营养及全身支持疗法。合并其他寄生虫者应先驱虫治疗，合并伤寒、细菌性痢疾、败血症者均应先抗感染后用吡喹酮治疗。

（2）慢性和晚期血吸虫病　除一般治疗外，应及时治疗并发症，改善体质，加强营养，巨脾、门静脉高压、上消化道出血等患者可选择适当时机考虑手术治疗。有侏儒症时可短期、间隙、小量给以性激素和甲状腺制剂。

3. 毒副反应

吡喹酮毒性较低，治疗量对人心血管、神经、造血系统及肾功能无明显影响，无致畸、致癌变作用。主要不良反应一般于用药后0.5~1小时出现，不需处理，数小时内便消失。少数出现心脏早搏。偶有室上性心动过速，房颤等，心电图可见短暂的T波改变，ST段压低等。神经肌肉反应以头昏、头痛、乏力较常见。消化道反应轻微可有轻度腹痛与恶心，偶有食欲减退、呕吐等。少数患者可见胸闷、心悸、黄疸。

（三）辨证治疗

1. 辨证论治

（1）急性期

1）表里受邪型

治法：杀虫、解蛊毒、和解表里。

方药：①南瓜子仁去油粉剂，成人每次服80g，每日3次，连服30天。本药副作用轻微，常有轻度的腹泻、腹胀、食欲减退和头晕，少数人有恶心呕吐。其副作用一般均在继续服药10天后减少或消失。②复方槟榔丸，成人每次10g，每日2次，饭前温开水吞服，20天为一疗程，总剂量400g，儿童酌减。③如太阳少阳并病，用柴胡桂枝汤两解表里，组成：桂枝、黄芩、人参、甘草、半夏、芍药、大枣、生姜、柴胡。④腹痛、腹泻、下痢，里急后重显著，肠道邪热偏盛者，用葛根黄芩黄连汤加白头翁、木香、芍药。⑤干咳、胸痛、痰血突出，肺经邪热化燥者，用清燥救肺汤（桑叶、石膏、麦冬、枇杷叶、阿胶、杏仁、沙参、胡麻仁）加贝母、百部、连翘。⑥如高热持续、口渴、汗出、谵妄热入阳明者，用白虎加人参汤重剂。

2）气阴两虚型

治法：益气滋阴，清热生津。

方药：如阳明邪热伤及肺胃气津，常用竹叶石膏汤（竹叶、石膏、人参、麦冬、半夏、甘草、粳米）加减。

加减：热势偏高者，重加石膏、知母；津液偏亏，口渴，唇焦，舌干者，加生地、天花粉、玉竹、石斛；大便秘结，时时谵语，腑热成实者，加大黄、芒硝泄热存阴。如余热未尽，心肾阴伤，口干咽燥，烦不得眠者，用黄连阿胶汤加生地、麦冬。如长期发热，身倦少气，面苍形瘦，手足欠温，舌淡白而润，脉弱者，是阳虚气弱，阴火上乘，用补中益气汤（黄芪、白术、陈皮、升麻、柴胡、人参、甘草、当归）加青蒿、鳖甲甘温除热。

（2）慢性及晚期

1）痞块

①实证

治法：以攻为主，包括活血化瘀、破气通络、软坚散结等。

方药：大黄蟅虫丸与瓦楞子丸为攻坚猛剂，适用于体气较强，痞块较大而坚者，二方可交替使用。一般用法是，大黄蟅虫丸一次4.5~6g，每日3次，服10天，改用瓦楞子丸，一次9~15g，服10天为一疗程，休息 3~5 天。均空腹温开水下。儿童酌减量。膈下逐瘀汤与肝脾消肿丸为攻坚缓剂，适于体气较差，或痞块较小而软，肝脾气郁显著者。用法：肝脾消肿丸一次 3g，每日 3 次，温开水下；膈下逐瘀汤水煎服，二方可以单独使用，亦可配合应用：如夹气滞，胸脘痞满难受，嗳气矢气略舒者，可另用四磨饮，以疏利气机。如夹水积、必须兼用消水剂，如舟车丸。

注意：攻坚之剂，如其有效，则痞块逐渐缩小，或转软化，各种症状亦随之而改善。但攻坚之剂，本属克伐之品，最易耗气，故在疗程间当进补益，以恢复体力。如服药过程中，出现精神疲乏，一身无力，心累气短，应立即停药，改用补益，待体力能支，再行攻伐。至于虚证患者，有大出血或谵妄、昏迷，或孕妇，均在禁攻之列。

无形之气机为病，略加调节则疏，数剂即可见效。有形之痞块盘踞，攻破不易，见效缓慢，往往以月计。

②虚证

治法：以补益为主。补虚是手段，攻积才是目的。痞块补虚，除针对其虚之重点外，要始终注意养肝和肝。

方药：参照蛊胀虚证。但常配用养肝调肝之品。养肝血、滋肝阴，常用当归、芍药、地黄、首乌、五味、山萸肉、枸杞子、女贞、旱莲等；调肝利气，常用柴胡、茵陈、郁金、香附、青皮、乌药等，酌情选择，配合主方治疗。

2）鼓胀

①实证

治法：以攻水为主要治法。攻水有泻下和分消二法。泻下有峻剂缓剂，分消有温利清利，应针对不同的程度和寒热性质而选用。

方药：水实重证，高度胀满，状如抱瓮，形气神色尚充，大便干结，脉息有力，当用峻下剂。如舟车丸 6~9g，每日一次，清晨空腹温开水下，儿童酌减量；或含巴绛矾丸每日 1~2 次，每次 1~6 粒，饭后 2 时温开水下（勿嚼碎）。水实重证，但行气略逊，可用缓下剂。如十枣汤 0.5~1.5g，早晨空腹枣汤下；或消水丹每次 1~3g，温开水送服。凡服泻下剂，尤其是峻下剂，一般应由小量开始，逐渐加大剂量。但大都会发生不同程度的反应，如恶心、呕吐、腹痛、腹泻、头昏等，一般 3~4 小时即可消失。如反应较重，出现虚弱征象者，可用枣汤、冷粥调和之。个别患者服用泻下剂，发现腹泻不止，或兼呕吐，腹痛，汗出肢冷，气短神疲，脉息微弱，是气液有脱陷之势，应即时艾灸气海、天枢，针刺人中，或独参汤益气固脱，积极抢救。为了减少意外，应用泻下逐水要严格排除禁忌证，凡是虚证患者，或是有神志模糊、高热、谵语，或是最近有出血者，均在禁下之列。

虚实是相对的，可以互相转化的，本病的实证从本质上说，其体气仍然是虚弱的，泻下逐水不可持续使用，否则会由实转虚而丧失攻下条件。故在泻下 3~4 天后、其间应休息 1~2 天，同时进六君子汤以调补脾胃，固扶正气。水实轻证，腹胀不甚，证轻不必用重药，可用分消利水法。如水郁化热，腹中烦热，舌红苔黄者，可用清利剂：半边莲合剂加车前子、木通、茵陈、泽泻，清热利水，行气活血，使气行则血行，血行则水行，水去则热除。如水实未尽，过利伤阴，舌红少津者，用育阴利水剂：猪苓汤加车前子、白茅根。如水从寒化，其势较缓，舌淡白，苔白滑，脉缓者，用温利剂：加减胃苓丸（汤）或五皮饮合五苓散。分消利水法虽不甚伤脾气，但可以伤肾气，损阴津。临床上每见始用分消利水效佳，再用效减，最后无效，即是耗伤肾气的表现。故分消利水法也不可持续使用，在连续分消 7~10 天后，应休息 2~3

天，并根据其阴阳偏虚的情况，或温肾，或滋肾，以培补肾气，恢复气化。温肾用金匮肾气丸，适于分消之后，神疲懒言，手足欠温，舌淡白，脉沉细者；滋肾用六味地黄丸，适于分消之后，心烦少寐，咽干唇红，舌红少津，脉细数者。

②虚证

治法：以补虚为主，待正气好转，再图逐水，要始终重视脾胃。

方药：脾虚者，不思饮食，食不消化，肌肉瘦削，或便溏，用参苓白术散或香砂六君子汤，健运脾胃，促进运化。偏气虚者，常为肺脾气虚，声低息短，动则喘促，面色㿠白，食少便溏，用四君子汤加黄芪、糯米草，或补中益气汤益气健脾，补土生金。偏血虚者，常为心脾血虚，面色苍白，唇甲淡白，心悸失眠，用归脾汤加鸡矢藤、鸡血藤，甘温健脾，滋养心血。气血两虚者，用十全大补汤。偏阴者，常为肝肾阴虚，腰背酸软，口干咽燥，烦躁易怒，手足心热，舌红干，脉细数，用左归饮加泽泻、车前子，滋阴津而不碍浊水。偏阳虚者，多为脾肾阳虚，畏寒神怯，四肢不温，或兼下肢浮肿，舌淡白胖嫩，脉沉缓弱，用金匮肾气丸，温补肾阳，化气行水，即王太仆所谓"益火之源，以消阴翳"者是。通过调补，侯虚象改善，正气能支，就可攻水。因血吸虫病晚期，常为正虚邪实，故攻邪之时，应不忘补虚，注意固护正气；补益之时，须不忘祛邪，以免留邪为患。

本病通过治疗，积水消后，往往容易复发。因此，积水消后，一旦正气能支，就当进行攻痞块，杀虫邪的治疗。

3）下痢

治法：杀虫、解蛊毒，调气行血。

方药：用白头翁汤（白头翁、黄连、黄柏、秦皮）加木香、槟榔、芍药、马鞭草、水煎服。重者同时加服南瓜子粉。

4）黄疸

治法：疏肝理脾，利胆除湿。

方药：阳黄，用茵陈蒿汤（茵陈、栀子、大黄）加车前子、泽泻、郁金、虎杖。如脘腹胀满甚者，是气郁食滞，加厚朴、神曲；恶心呕吐者，是胆胃不和，加竹茹、法夏；兼少量出血者，是热伤血络，加白茅根、血余炭；大便稀溏者，去大黄之通下。阴黄，用茵陈五苓散（五苓散加茵陈），寒重者，手足清冷，畏寒神疲，脉沉缓，加附子、干姜；腹胀满，苔厚腻，是湿浊重，加草果、菖蒲、白蔻；神疲、倦怠、少气者，是兼气虚，加党参、黄芪；呕吐恶心者，胃失和降，加陈皮、半夏。急黄，属于重证危证，当严密观察，积极抢救。宜以清心开窍、解毒清热、疏肝利胆为主要治法。用茵陈蒿汤加郁金、过路黄、败酱草。如鼻衄、齿衄或少量吐血者，加白茅根、血余炭、藕节。如神志昏迷、谵语者，另用安宫牛黄丸或紫雪丹，每次1g，每日2次；或安宫牛黄丸针剂（又名醒脑静）每次2~4ml，肌内注射，每日2次，或6~8ml加入10%葡萄糖注射液500ml中静脉滴注。喉中痰壅者，鲜竹沥频频与服。凡神志昏迷者，上述口服药一律鼻饲。如热势不退，神昏不解，大有阳亡阴竭，神气涣散之虞，当中西医配合治疗。

5）虚损

治法：大补元气，充填肾精为主，佐以杀虫、解蛊毒。

方药：补肾填精，用河车大造丸酌加菟丝子、巴戟天、桑寄生、淫羊藿、冬虫夏草、枸杞、鹿茸等。待元气有所恢复，即进行杀虫、解蛊毒。以绝其病本。之后，再以上方调补，年少儿童的发育成长是逐渐可以恢复的。

（3）兼夹证

1）发热

治法：当别外感、内伤、虚实、寒热分

别治之。

方药：本病慢性及晚期的发热，原因很多。一时性感冒发热，常常影响治疗计划，当及时处理，分别性质，或风寒，或风热，参考"感冒病"篇，按虚人感冒进行治疗。持续性发热，多为内伤虚热，当辨明阴阳，分别处理。属阴虚发热，热退无汗，夜热早凉者，用青蒿鳖甲汤（青蒿、鳖甲、知母、生地、丹皮）加麦冬、沙参之类，养阴透热；阴虚血弱，出汗盗汗者，用秦艽鳖甲汤（地骨皮、柴胡、鳖甲、秦艽、知母、当归）加黄芪、芍药之类。属阳气虚发热者，阴火上乘所致，要点是虽发热（或高或低）但舌质淡白胖嫩，苔白润。偏气虚者，常自汗出，少气懒言，脉虽洪大，按之软弱，用补中益气汤加桂枝、芍药；偏阳虚者，常四肢不温，脉沉，用金匮肾气丸〔地黄、山药、山茱萸、茯苓、牡丹皮、泽泻、桂枝、附子（炙）、牛膝、盐车前子〕煎服，均属甘温除热法，此外，尚有温热发热者，其发热不扬，周身困倦，胸闷腹胀，知饥不食，或腹中灼热，苔多黄滑或厚腻，用甘露消毒丹清热利湿，芳化浊邪。如是重复受邪引起者，用南瓜治疗。

2）出血

治法：在各期治疗基础上加止血。

方药：少量鼻衄、齿衄，只需于主方中伍用止血药即可，如白茅根、血余炭、藕节、仙鹤草、侧柏炭、大小蓟等，可酌情选用。如突然大量吐血、呕血、便血，则须严密观察，认真及时处理。凡是大量出血的患者，首先绝对卧床，安定情绪，禁止饮水，停止食物24小时左右，继以三七粉一次3g，每日3次；或云南白药，一次1.5g吞服，每日3次；或大黄炭、芍药炭粉剂，各1.5g，日夜分次与服。直至有饥饿感觉，开始流质饮食，大便恢复黄色才停止使用。对出血过多，昏晕不支，汗出，脉微细或浮大，有虚脱之虞者，用人参30g煎

浓汁，送服三七粉6g，每日3~4次。禁忌使用一切升阳、动气、涌吐之药。如病势继续发展，出现冷汗、肢逆、烦躁、恍惚、脉息微细欲绝者，当配合西医抢救。

3）痞满

治法：消除积气。

方药：一般腹胀为积水的表现。如积水夹气，腹胀难忍，影响睡眠，可对症处理予消气散（用炒莱菔子、沉香、醋制香附、广木香、青皮、麝香，研极细密装备用），每服1.5g，2小时一次，至多3次，则上嗝气、下矢气，气机疏通而缓解。有时嚼服蔻仁1~2粒，亦可得暂时缓解。

4）肝阳

治法：以平肝潜阳为主要治则。

方药：常用天麻钩藤饮，功兼滋养苦降，虚实并举。如肝阳过亢，头眩、耳鸣、热气上冲者，酌加蒺藜、菊花、夏枯草、豨莶草；睡眠不佳者，酌加龙骨、牡蛎、珍珠母、合欢花。

2. 外治疗法

针灸疗法　常取合谷、列缺、内关、足三里、委中五总穴，于注射前15~30分钟扎针，轻或中等刺激，留针5~10分钟。恶心呕吐：足三里、内关、中脘；食欲不振：中脘（灸）、足三里（灸）、曲池；下腹部疼痛：中枢、大横、肾俞、大肠俞；上腹部疼痛：期门、章门、中脘；腹泻：天枢、神阙、足三里；肩关节痛：肩髎、肩井、曲池、秉风；手臂肌肉痛：手三里、合谷、肩髎；头痛：列缺、太阳、上星；晕眩：风池、解溪、丰隆；发热：大椎、合谷。

3. 成药应用

猪蹄甲胶囊　每日3次，每次3~4粒。适用于慢性血吸虫性肝纤维化。

4. 单方验方

（1）鸦胆子方　鸦胆子去壳取仁，每次10g装入胶囊内吞服，每天服3次，10岁以下儿童减半，40天为1个疗程。治疗血吸

虫感染鼓胀者。

（2）温补逐水丸　淡附片9g，肉桂9g，潞党参30g，炒白术16g，黑丑6g，白丑6g，阿胶9g，茯苓15g，制甘遂9g，大戟9g，大枣30枚，上药除阿胶、大枣外共研细末，将阿胶（烊化）和大枣（去皮、核捣烂）混均匀，为丸如绿豆大。每晨空腹服1次，用量3~9g（一般为6g），30天为1个疗程，必要时可酌加药量和延长疗程。适用于脾肾两虚，水湿内停见鼓胀者。

（3）南瓜子50g，去壳留仁，研碎，加开水、蜂蜜或糖调为糊状，空腹服下。本方具有解毒杀虫的功效。适用于血吸虫病急性期表里受邪者。

（4）枣槟榔1500g，榧子肉100g，茜草根300g，大血藤300g，制雄黄10g。除大血藤外，其余四味共研细末，大血藤浓煎取汁泛丸，如胡椒子大小，用蜂蜡为衣。每日20g，分2次服。适用于血吸虫病肝胆湿热者。

（5）半边莲汤　半边莲每日6~48g（一般为36g）水煎，制成煎剂。适用于晚期血吸虫病肝硬化腹水。

（6）化虫丸　使君子、雷丸、鹤虱、槟榔、苦楝皮、明矾、枯矾、青皮、茵陈、熟地，熬膏，蜜丸如梧子大。饭后吞服，体弱者每日2次，每次5g，3周为1个疗程。适用于血吸虫病晚期肝硬化腹水。

（7）参芪归甲汤　人参30g，黄芪30g，当归30g，鳖甲30g（先煎半小时），炮山甲12g（分6次冲服），白术60g，茯苓60g，川芎15g，丹参30g，酒大黄15g，赤芍15g，桃仁12g，土鳖虫12g，郁金10g，炙甘草20g，三七粉9g（分6次冲服），血余炭12g（分6次冲服）。服15剂，2天1剂，每天3次，饭前服。本方在服用杀虫剂后服用并随症加减治疗早期或慢性向晚期发展的血吸虫病，证属气虚血瘀者。

五、预后转归

血吸虫病不经药物治疗，不可能自然痊愈，没有终身免疫性。急性和慢性早期患者接受病原治疗后，绝大多数症状消失，体重、体力明显增加和恢复，并可长期保持健康状态。侏儒症患者治疗后常能恢复生长发育，获得生育能力。晚期患者有高度顽固性腹水，并发上消化道出血、黄疸、肝性脑病及结肠癌者预后较差。

六、预防调护

1. 控制传染源

在流行病区，对患者进行普查和同步治疗。一般慢性患者采用单剂吡喹酮治疗，可使人群感染率显著下降。耕牛可用硝硫氰胺（2%混悬液）一次静脉注射，水牛剂量为1.5mg/kg，黄牛剂量为2mg/kg，治愈率可达98%以上。

2. 消灭钉螺

这是控制血吸虫病的重要措施。在水网地区可采取改造钉螺滋生环境的物理灭螺法，如土埋法等。在湖沼地区可采用垦种、筑坝的方法，在居民点周围建立防螺带等。还可结合水利、水产养殖水淹灭螺，适用于湖沼地区和山区。化学灭螺可结合物理灭螺进行，采用氯硝柳胺等药物，该药对皮肤无刺激，对人畜毒性低，不损害农作物，但对水生动物毒性大，故不可在鱼塘内施药。氯硝柳胺杀螺效力大，时效长，但作用缓慢，对螺卵、尾蚴也有杀灭作用。

3. 粪便管理与保护水源

粪便须经无害化处理后方可使用。如采用粪尿1:5混合后密封、沉淀发酵，夏季贮存3~5天，冬季7~10天，可杀死虫卵。农村应推广应用沼气池，对家畜的粪便亦应加以管理。在流行区提倡用井水，或将河水贮存3天，必要时每担水加漂白粉1g或漂白粉精1片，15分钟后即可安全使用。

4. 保护易感人群

加强卫生宣教、改变接触疫水的行为。接触疫水的频度与居民的文化水平、生活习惯密切相关。严禁儿童在河水中戏水游泳。因收割、捕捞、打湖草等不能避免接触疫水时，应采取个人防护措施，可使用防护用具阻止尾蚴侵入人体，经常下水、接触疫水面积大的人，宜穿经 1% 氯硝柳胺碱性溶液浸染的衣、裤、袜，戴手套等，可防尾蚴感染。经浸渍的衣服，连续使用半年以上，仍有防护作用。

5. 口服药物预防

于感染季节，对重流行区特定人群实施蒿甲醚口服预防（剂量为每次 6mg/kg，每半月 1 次，共 4 次），可降低血吸虫感染率和减轻感染度，并可能防止急性血吸虫病的发生。

七、专方选要

1. 疏肝和络饮

组成：乌药 9g，瓜蒌皮 9g，大腹皮 9g，炙鳖甲 9g，柴胡 9g，香附 9g，槟榔 9g，当归 12g，赤芍 12g，党参 15g，黄芪 15g，煅牡蛎 30g。

加减：上腹部胀气，加郁金 9g，石菖蒲 9g；或炙鸡内金 9g，焦山楂 9g，延胡索 9g。便秘加淡苁蓉 12g，桑椹子 12g，何首乌 12g。纳呆加神曲 9g，炒谷芽 9g，麦芽 9g。腹部水肿，身体浮肿，尿少加冬瓜子 9g，冬葵子 9g，车前子 15g，黑大豆 30g。慢性腹泻加茯苓 9g，炒白术 12g，铁苋菜 15g。血瘀加丹参 12g；或制大黄 9g，桃仁 9g，䗪虫 9g。血小板减少或有出血倾向加丹皮 9g，仙鹤草 30g，连翘 9g，鸡血藤 24g。

适应证：慢性血吸虫病肝病。[林火东. 疏肝和络饮治疗慢性血吸虫病肝病 60 例研究. 世界最新医学信息文摘，2019，19（100）：386-388.]

2. 鳖甲芪归汤

组成：醋鳖甲 24g，炒黄芪 30g，全当归 12g，炒白芍 18g，醋柴胡 9g，酒大黄 6g，石见穿 12g，炒王不留行 12g，丹参 15g，炒白术 12g，隔山消 12g，砂仁 3g，生姜 9g，大枣 9g，炙甘草 6g。

用法：餐后 1 小时温服，每日 1 剂，日服 2 次，28 天为一疗程。

适应证：适用于血吸虫肝硬化腹水脾虚气滞，水湿内停者。[贺宏州. 鳖甲芪归汤结合中药敷脐治疗晚期血吸虫肝硬化腹水疗效及安全性. 中国现代医生，2021，59（2）：129-132.]

3. 抗纤灵方

抗纤灵Ⅰ方：由黄芪、防己、茯苓、白芍、莪术、牛膝、当归等组成。适用于血吸虫病肝纤维化气虚血瘀证。每片含生药 0.3g，患者每次口服 6 片，每天 3 次。服用 40 天。

抗纤灵Ⅱ方：由桃仁、䗪虫、红花、水蛭、雷丸、木通、枳壳等组成，每片含生药 0.3g，患者每次口服 6 片，每天 3 次，服用 40 天。适用于血吸虫病肝纤维化气滞血瘀证。[袁肇凯，杨运高，黄献平. 抗纤灵方治疗血吸虫病肝纤维化的临床研究. 湖南中医药大学学报，2013，33（1）：102-107.]

八、研究与展望

血吸虫病在我国流行非常之久，而且流行范围相当的广泛，经过了半个世纪的努力防治，目前取效甚佳。在治疗方面，中医学认为血吸虫病的发热，尤其晚期发热，多从三阴经而来，就是早期发热亦必涉及三阴经（主要是太阴），虽有三阳经证存在，须联系三阴经来考虑。晚期血吸虫病分为湿浊型、瘀热型、虚弱型；有学者以六经辨证为基础进行分经治疗：在急性发热期以扶正祛邪为主，如见太阴兼阳明之证，用达原饮以透太阴之湿，清阳明之热多；或见太阴兼少阳之证，用清脾饮以清理太阴，和解少阳；或见太阴虚热之证，用补中益气汤或黄芪建中汤以甘温退热。慢性血吸虫病的治疗，则以调理阴阳为主，其中又分为运脾、温肾和柔肝三个大法。目前，虽然我国关于血吸虫病防治工作成效显著，但传统的技术方法根本无法满足当前工作的需要，所以有必要进一步加强对血吸虫病的研究。可以积极利用高科技手段，深入研究血吸虫病，加大对血吸虫病疫苗的研制，并提高疫苗的安全性，以预防血吸虫病的感染和传播，进一步减少患病群体；寻找简单快速、准确灵敏的诊断及检测家畜血吸虫病的方法，尽早实现全方位消灭血吸虫的中间宿主。

主要参考文献

［1］杨东见，李林瀚，程婉婷，等. 中医对血吸虫病的认识［J］. 中国血吸虫病防治杂志，2019，31（2）：218-221.

［2］李汉刚. 中医参芪归甲汤治疗血吸虫病的效果观察［J］. 寄生虫病与感染性疾病，2014，12（2）：63-66.

［3］李琦，余章科，毛远华，等. 鳖甲煎丸治疗血吸虫病 HF 临床观察［J］. 当代医学，2020，26（17）：27-29.

［4］汪玉玲，汪学龙. 血吸虫病 HF 的发病机制和治疗研究进展［J］. 热带病与寄生虫学，2012，10（1）：55-58.

第十三章　肝胆系统代谢性疾病

第一节　脂肪肝

脂肪肝又称为脂肪性肝病，是指由于肝脏自身及其他肝外原因引起的肝细胞内脂质（主要为甘油三酯）持久过度堆积所致的疾病。目前已经成为我国最常见的慢性肝病。本病分为酒精性脂肪肝与非酒精性脂肪肝。

一、病因病机

（一）西医学认识

1.病因

酗酒是引起脂肪肝最常见的病因，此外营养不良、肥胖、空肠回肠旁路术后、糖尿病、大量糖皮质激素治疗者、妊娠、药物或毒物的损伤也会引起肝内脂肪沉积。

2.病机

甘油三酯在肝细胞内堆积可以由甘油三酯合成过多或细胞本身排出甘油三酯过少而致。大致可分为以下几种途径单独或共同作用：①从细胞外来的游离脂肪酸增多；②由乙酰辅酶A在肝内合成游离脂肪酸增多；③被微粒体氧化的游离脂肪酸减少；④合成甘油三酯以外的脂质减少；⑤甘油三酯合成酶的活性增强；⑥溶酶体脂肪酶活性减低；⑦脂蛋白释放减少。

（二）中医学认识

中医对脂肪肝的认识是以其发病过程及临床表现为依据的，认为其成因属饮食失节、情志不遂，其中以饮食失节为主要发病原因。其病位在肝，病理机制是痰湿瘀血阻滞，肝胆疏泄失调。酒食不节或嗜食膏粱厚味，可致湿浊内生，湿浊日久凝聚成痰，痰阻气滞，血行不畅，脉络壅塞，痰浊与气血相搏结，阻滞于肝，而成本病。如《济生方·积聚论治》所说："有如忧思喜怒之气，人之所不能无者，过则伤乎五脏……乃留结为五积。"痰浊因食而生，气血因郁而滞，气血痰浊相互搏结，气血不行，痰浊不化则病"胁痛""积聚"。

二、临床诊断

（一）辨病诊断

1.临床诊断

非酒精性脂肪肝起病隐匿，发病缓慢，通常无明显症状。少数可伴有胁痛、乏力、右上腹不适感等。严重脂肪性肝炎患者可出现黄疸、恶心、呕吐、食欲不振等症状。

酒精性脂肪肝的临床表现及肝损害程度与饮酒量、饮酒时间相关，早期无明显症状，或轻微症状，伴有乏力、食欲不振、肝区不适，随着肝损害加重，可以出现黄疸、恶心呕吐、肝大等症状。发展至酒精性肝硬化阶段时与其他原因导致的肝硬化症状相似。

查体可见肝区压痛，病程长者可有脾大和肝掌。

2.相关检查

（1）常规的实验室检测项目包括全血细胞计数、肝功能生物化学指标；血脂全套、空腹血糖和糖化血红蛋白、血尿酸。

（2）肝活组织病理学检查是诊断非酒精性脂肪肝性肝炎的金标准。

（3）无创肝纤维化诊断系统可用于评估肝纤维化的程度。

（二）辨证诊断

1. 湿浊内停型

临床证候：右胁肋胀满，形体肥胖，周身困重，倦怠，胸脘痞闷，头晕，恶心。舌淡红，苔白腻，脉弦滑。

辨证要点：右胁胀满，周身困重，胸脘痞闷。苔白腻，脉弦滑。

2. 肝郁脾虚型

临床证候：右胁肋胀满或走窜作痛，每因烦恼郁怒诱发，腹胀，便溏，腹痛欲泻，乏力，胸闷，善太息。舌淡边有齿痕，苔薄白或腻，脉弦或弦细。

辨证要点：右胁胀痛，腹痛欲泻，善太息。舌淡边齿痕，脉弦。

3. 湿热蕴结型

临床证候：右胁肋胀痛，恶心，呕吐，黄疸，胸脘痞满，周身困重，纳呆。舌质红，苔黄腻，脉濡数或滑数。

辨证要点：右胁胀痛，呕吐，周身困重。苔黄腻，脉滑。

4. 痰瘀互结型

临床证候：右胁下痞块或右胁肋刺痛，纳呆，胸脘痞闷，面色晦暗。舌淡暗有瘀斑，苔腻，脉弦滑或涩。

辨证要点：右胁刺痛，面色晦暗。舌淡暗，脉涩。

5. 脾肾两虚型

临床证候：右胁下隐痛，乏力，腰膝酸软，夜尿频多，大便溏泄。舌淡，苔白，脉沉弱。

辨证要点：右胁隐痛，腰膝酸软，大便溏薄。脉沉弱。

三、鉴别诊断

1. 与慢性肝炎鉴别

脂肪肝为多种复杂原因所导致的脂质在肝细胞内堆积，慢性肝炎则有明显的急性病毒性肝炎史，是肝脏的炎症表现。

2. 与肝硬化鉴别

脂肪肝质地柔韧，B超显示为"亮肝"，肝活检可见肝细胞内充满脂滴；肝硬化质地坚硬，B超显示肝表面凹凸不平，肝内光点普遍增粗增强，肝静脉狭小，肝门静脉明显扩张，肝活检有假小叶形成。

四、临床治疗

（一）提高临床疗效的要素

脂肪肝并不是一种独立的疾病，寻找与消除病因是治疗本病的根本方法。

（二）辨病治疗

1. 调整生活方式

对脂肪肝患者，应进行关于肥胖和过量饮酒危害健康方面的宣传教育，以纠正不良生活方式；控制膳食热卡总量。采用中等量的有氧运动，以获得更大程度的代谢改善。

2. 病因治疗

酒精性脂肪肝患者应戒酒，并摄入足量蛋白质饮食，即能有效地去除肝内积存的脂肪；肥胖性脂肪肝在于有效地控制体重；糖尿病性脂肪肝在于积极地治疗糖尿病；营养失调性脂肪肝在于调整营养物质的平衡，避免营养过剩，也不可营养不足。对于合并有肝纤维化的患者需要应用保肝抗炎药物保护肝细胞、抗氧化，抗炎和抗纤维化。氯化胆碱口服，每日3次，每次1g，或注射复方胆碱，每日1~2次，每次2ml。另外可选用叶酸、复合维生素B、蛋氨酸及半胱氨酸，上述药物均能增加脂蛋白的合成，促进肝内脂肪的输出。对于合并其他肝病者可合理选用多烯磷脂酰胆碱、水飞蓟素、双环醇、甘草制剂等药物，疗程12个月以上，不建议多种抗炎保肝药物的联合应用。

（三）辨证治疗

1.辨证论治

（1）湿浊内停型

治法：祛湿化浊。

方药：胃苓汤。苍术、陈皮、厚朴、甘草、泽泻、猪苓、赤茯苓、白术、肉桂。

加减：形体肥胖，周身困重等湿浊明显者，加绞股蓝、焦山楂；胸脘痞闷者，加藿香、佩兰。

（2）肝郁脾虚型

治法：疏肝健脾。

方药：逍遥散。当归、白芍、柴胡、茯苓、白术、炙甘草、生姜、薄荷。

加减：腹胀明显者，加枳壳、大腹皮；乏力气短者，加黄芪、党参。

（3）湿热蕴结型

治法：清热化湿。

方药：三仁汤合茵陈五苓散。杏仁、滑石、通草、白蔻仁、竹叶、厚朴、薏苡仁、半夏、茵陈、茯苓、泽泻、猪苓、桂枝、白术。

加减：恶心呕吐明显者，加枳实、姜半夏、竹茹；黄疸明显者，加虎杖等；胸脘痞满，周身困重，湿邪较重者，加车前草、通草、苍术。

（4）痰瘀互结型

治法：活血化瘀，祛痰散结。

方药：膈下逐瘀汤合二陈汤。桃仁、牡丹皮、赤芍、乌药、延胡索、炙甘草、川芎、当归、五灵脂、红花、枳壳、香附、陈皮、半夏、茯苓、乌梅、生姜。

加减：右胁肋刺痛者，加川楝子；面色晦暗，瘀血明显者，加莪术、郁金。

（5）脾肾两虚型

治法：补益脾肾。

方药：四君子汤合金匮肾气丸。人参、茯苓、白术、炙甘草、熟地黄、山茱萸（酒炙）、山药、茯苓、泽泻、牡丹皮。

加减：腰膝酸软、头晕乏力者，加黄芪、续断、杜仲；畏寒肢冷者，加附子、肉桂；夜尿频多者，加金樱子、海螵蛸；大便溏泄者，加炒扁豆、炒薏苡仁。

2.外治疗法

（1）针刺治疗 选穴：关元、足三里、中脘、合谷、丰隆、太冲、内关。操作方法：穴位常规消毒，选1.5寸毫针，关元、足三里用提插补法，中脘、合谷、太冲、丰隆、内关用提插泻法，体质壮实病变较深者多用泻法，一般患者用平补平泻法，留针30分钟，中间行针2次，每日针刺1次，10次为1个疗程，疗程之间休息3~5天，再继续治疗，疗程3个月。适用于脂肪肝合并高脂血症者。

（2）耳穴疗法 神门、胃、大肠、肝、胆、脾、肾、内分泌、皮质下。用王不留行籽贴敷，4次/天，三餐以及睡前各1次，每次贴敷单侧耳穴，每周贴敷1次，双侧交替使用，疗程1年。适用于脂肪肝肝郁脾虚证。

（3）穴位注射

①选用维生素B1注射液，取足三里穴，每侧穴位注射0.5ml，每日1次，疗程1个月。联合自拟调脂方（主要成分：丹参、三棱、莪术、泽泻、冰片、茯苓、白术）外用于右侧章门、期门穴，2天换药1次，3次后休息1天。适用于痰瘀互结型脂肪肝。

②选取双侧肝俞、脾俞、足三里、丰隆、三阴交为主穴，全身乏力加气海，恶心呕吐加内关，厌油腻加胆俞，轻度腹泻加上巨虚。应用丹参注射液穴位注射，每穴1.5ml，双侧穴位交替使用，隔日治疗1次，7次为1个疗程，两个疗程之间间隔2天，共治疗6个疗程。适用于脂肪肝痰瘀互结证。

（4）拔罐法 选取足三里、脾俞、肝俞穴。应用三棱针对各穴位进行2~3次点刺，待其微出血后实施拔罐，留罐5分钟，每隔

1天治疗1次，治疗30天。适用于中重度脂肪肝痰瘀互结证。

（5）穴位埋线　取天枢、大横、阴陵泉、带脉、三阴交、足三里穴。操作：治疗前用超声测试患者皮肤以及脂肪厚度，腧穴部位常规消毒，无菌操作下将羊肠线穿入埋线针，将针刺入皮肤并缓慢推进，出现针感后，边退针管边推送针芯，将羊肠线埋植在肌肉层，针孔处贴创可贴。10天治疗1次，期间局部不接触水，3次为1个疗程，共治疗2个疗程。适用于痰湿内盛型非酒精性脂肪肝。

（6）中药导入　超声药物透入疗法，基于电脉冲和超声波的空化作用可以将中药透入体内发挥治疗效果。有研究表明，在饮食运动疗法的基础上，予以健脾疏肝方（炒白术20g，吴茱萸15g，绞股蓝20g，茯苓30g，丹参30g，泽泻20g，生山楂15g），选择丰隆及足三里穴进行治疗，每天1次。疗程3个月。适用于脂肪肝肝郁脾虚型。

3.成药应用

（1）当飞利肝宁胶囊　清利湿热，益肝退黄。用于非酒精性单纯性脂肪肝湿热内蕴证。一次4粒（0.25g/粒），一日3次，疗程12周，口服，或遵医嘱。

（2）化滞柔肝颗粒　清热利湿，化浊解毒，祛瘀柔肝。用于非酒精性单纯性脂肪肝湿热中阻证。一次1袋，一日3次，服6天停1天，或遵医嘱。

（3）壳脂胶囊　消化湿浊，活血散结，补益肝肾。用于非酒精性脂肪肝湿浊内蕴、气滞血瘀或兼有肝肾不足郁热证。1次5粒，1日3次，口服。

（4）血脂康胶囊（片）　化浊降脂，活血化瘀，健脾消食。用于痰阻血瘀所致的高脂血症。1次2粒，1天2次，口服。

（5）绞股蓝总苷片　养心健脾，益气和血，除痰化瘀，降血脂。用于脂肪肝心脾气虚、痰阻血瘀证。1次2~3片，1天3次，

口服。

4.单方验方

（1）郁金清肝茶　广郁金（醋制）10g，炙甘草5g，绿茶2g，蜂蜜25g。上药加水煎，沸后再煮15分钟，取汁即可，频频饮服，每日1剂。疏肝解郁，利湿祛痰。适用于脂肪肝湿浊内停者。

（2）佛手柑饮　柴胡50g，甘草10g，白茅根50g。上三味加水煎取汁，代茶频饮。疏肝利胆兼解表，适用于肝胆湿热兼表证。

（3）玫瑰花茶　玫瑰花瓣6~10g，沸水冲泡玫瑰花，代茶频饮。适用于肝郁气滞证。

（4）橘皮茶　鲜橘皮10g。橘皮洗净切丝，沸水泡饮代茶，适用于肝郁气滞证。

（5）山楂银菊茶　山楂、银花、菊花各10g。将山楂捣碎与银花、菊花水煎，代茶饮。化瘀消积，消脂减肥。适用于肥胖食积者。

（6）降脂饮　枸杞子10g，首乌、草决明、山楂各15g，丹参20g。文火水煎，取汁约1500ml，储于保温瓶中作茶饮，适用于气滞血瘀证。

（7）茶叶茶　干荷叶9g（鲜品30g）。将干荷叶切碎，水煎代茶饮。适用于脂肪肝肥胖者。

（8）茯苓茶　茯苓5g，陈皮、花茶各2g。茯苓、陈皮水煎去渣取汁，冲泡茶叶，代茶饮。健脾利湿，祛痰减肥。适用于脾虚痰湿内阻证。[顾良伯.脂肪肝的营养与药膳.药膳食疗研究，2001（6）：11-14.]

（四）新疗法选粹

减重代谢手术是近年来快速发展的外科，可以通过胃肠手术治疗肥胖及相关疾病。因此对于严重肥胖患者以及肝移植术后非酒精性脂肪肝复发的患者可以考虑代谢手术。

（五）医家诊疗经验

1. 刘渡舟

刘渡舟认为脂肪肝辨证当以气、血为纲，治必以疏肝解郁为主，方用小柴胡汤；若出现血分诸症，病轻者用小柴胡汤合桂枝汤加活血化瘀之品，病重者用化肝煎。

2. 李昌源

李昌源治疗脂肪肝注重调理气机，认为人体脏腑气机调畅与否是健康与疾病的分界线。肝病则疏泄失常，气机紊乱，故遵《内经》"疏气令调"的原则，恢复其气机条达，有助于消除症状，缩短病理过程，加速机体康复。在调理气机的诸多方剂中，首推四逆散。

3. 关茂会

关茂会认为审定脂肪肝诱因，需多从痰湿论治。脾为阴土，以健运为能，过逸、恣食则伤脾，脾虚则生湿生痰，且肥人多痰湿，故从痰湿论治。治脾不在补而在运，湿痰宜燥，必须燥湿运脾化痰。

4. 赵文霞

赵文霞提出"病证结合、分因论治"的思想，临床上根据合并病的不同将脂肪肝患者分为高脂血症型、高血压型、糖尿病型、高尿酸型，治疗时各型略有侧重。本病病因多为长期过食肥甘厚腻之品、多卧少动、调养失常等导致肝气郁滞、脾失健运，痰湿内蕴、气血瘀滞，最终导致痰、湿、瘀互结于肝脏而致。因此提出以"疏肝健脾，化痰、祛湿、活血"为基本治则处方调药，并开展了一系列的基础研究。实验证明，该法能够改善糖脂代谢、改善肝功能、减少异位脂肪沉积，可能与其参与了糖脂代谢中的多条信号通路有关。同时赵教授也注重基础治疗，提出"合理膳食、适量运动、慎用药物、心理疏导"十六字要诀。除中医内治外，赵教授善于结合中医外治疗法，如单纯性脂肪肝、肥胖、便秘等患者多采用电针、穴位埋线；对于脂肪肝患者，表现为血瘀之象的采用具有活血化瘀的药物塌渍治疗；对于肝胆疏泄不畅的患者选用耳针以达疏肝利胆之效。

临床验方众多，综上可知，通过燥湿运脾、化痰、升清降浊，可调整肝脏脂质代谢，具有降低血中脂质的作用。

五、预后转归

绝大多数的脂肪肝预后良好，在去除致病因素后，肝内堆积的脂肪可很快消失，一般不留后遗病损。但妊娠后期的脂肪肝可因肝衰竭而死亡，死亡率可高达80%。脂肪肝患者可因肝细胞内堆积的脂肪过多，融合成脂肪囊肿，囊肿破裂可致肺栓塞而猝死。

脂肪肝能否发展成肝硬化，尚有争论。一些学者认为，脂肪肝本身不会引起肝硬化。如恶性营养不良者，尽管肝脂肪变严重，去除病因后仍能完全恢复。四环素性和妊娠性脂肪肝患者如能幸存，不演变为肝硬化。若由酒精、四氯化碳等引起的脂肪肝则也引起肝坏死，在坏死的基础上还可能发展为肝硬化。此时，肝内脂肪聚积仅是最后导致肝硬化的病理发展过程中最突出的表现之一。但也有人认为，长期严重的肝内脂肪变可因肝内代谢严重紊乱或者脂肪郁积的肝细胞压迫肝窦，引起肝细胞缺血，导致肝细胞坏死，进一步演变为肝硬化。

六、预防调护

（一）预防

1. 饮食有节

酗酒、高脂饮食、营养缺乏是引起脂肪肝的重要原因，故平素应注意不酗酒，低脂饮食，并保证足量的蛋白质摄入。

2.加强锻炼

减肥对肥胖患者尤为重要，因为大多数肥胖者都有轻度脂肪浸润，肝脏脂肪堆积与体重成正比。因此，减肥是防治脂肪肝的重要一环。运动量应因人而异，以达到能逐渐减肥为度。

3.治疗原发病

糖尿病、肝炎患者易合并脂肪肝，对于这些患者应积极治疗，以防止脂肪肝的发生。

4.避免使用某些药

能导致脂肪肝的药物如四环素、环己胺、蓖麻碱、土根碱等应尽量避免使用。此外，也应避免接触砷、铅、汞等有毒物质。

（二）调护

脂肪肝患者的饮食应以高蛋白、低脂肪为原则，补充各种维生素。肥胖患者应限制每日总热量的供应。

①蛋白质：蛋白质缺乏是引起脂肪肝的重要原因，给予高蛋白饮食后，肝内脂肪很快减少。因此，应进食富含各种氨基酸的高价蛋白质，如鸡、蛋类、鱼类、瘦肉等动物蛋白及豆制品。

②糖类：脂肪肝患者应限制糖类的摄入，尤其是糖尿病性脂肪肝患者。

③维生素：脂肪肝患者食物中应富含多种维生素，可从瓜果、蔬菜、糙米、麦麸中摄取。

④脂肪：是脂肪肝患者必需限制的，应不食或少食动物脂肪，但可食用含不饱和脂肪酸的植物油，它既可抑制中性脂肪的形成，又能供给机体所需的能量。

七、专方选要

1.化痰祛湿活血方

泽泻15g，决明子10g，丹参15g，山楂15g，柴胡6g，茵陈15g，荷叶10g。每日1剂，分2次口服。适用于非酒精性脂肪肝痰瘀互结证。[赵文霞，刘全忠，刘君颖，等.化痰利湿活血方加减治疗非酒精性脂肪性肝炎患者96例临床观察.中医杂志，2012，53（12）：1025-1027.]

2.疏肝健脾化浊汤

郁金20g，茯苓15g，泽泻12g，决明子12g，丹参20g，绞股蓝20g，白术15g，山楂10g，白芥子10g，水飞蓟8g，甘草6g。常规煎煮取汁，每日1剂，分早晚2次温服。联合安络化纤丸治疗脂肪肝痰湿瘀阻证。[张相敏.疏肝健脾化浊汤及安络化纤丸辅治非酒精性脂肪肝临床观察.实用中医药杂志，2022，38（6）：993-994.]

3.涤痰汤

胆南星6g，桃仁10g，山楂10g，石菖蒲12g，郁金12g，泽泻12g，法半夏12g，竹茹12g，厚朴12g，苍术12g，陈皮12g，茯苓15g，赤芍15g，丹参30g。水煎服，每日1剂，早晚各1次。4周为1个疗程，共计2个疗程。治疗期间严格禁酒，保持科学、合理、健康、清淡饮食。治疗非酒精性脂肪肝脾虚肝郁，湿热瘀滞证。[侯爱霞.涤痰汤治疗非酒精性脂肪肝临床观察.光明中医，2021，36（12）：1983-1984.]

4.降脂化浊汤

苍术10g，柴胡10g，陈皮10g，郁金15g，丹参15g，香附15g，赤芍15g，山楂15g，神曲15g，鸡内金10g，茯苓10g，白术10g，黄芪15g，制大黄10g，甘草20g。水煎服，每日2次，口服。适用于非酒精性脂肪肝痰湿内阻证。[邹晓宁，许春，祖颖，等.自拟降脂化浊汤治疗痰湿内阻型非酒精性脂肪肝临床观察.光明中医，2020，35（11）：1651-1653.]

八、研究与展望

随着国家经济的快速发展，我国人民饮食条件的改善，营养过剩导致了机体的脂肪堆积，进而引起脂肪肝发病率的逐年上升。脂肪肝是由甘油三酯的合成和分泌之间的不平衡所致，引起这些不平衡的原因是多方面的，大多数情况下是肝脏本身的原因，少数是肝外的原因，因此治疗的目的在于减少肝内脂肪的沉积。随着对本病的研究，治疗多以综合治疗为主，在改变生活方式的基础上，针对性应用保肝降酶以及全身支持治疗。随着中医药事业的发展，关于脂肪肝的辨证施治，现代医家多是从正虚邪实、痰浊瘀血、湿热蕴结、脉络瘀阻等方面认识并进行研究。中医药治疗脂肪肝的效果是肯定的，特别是中药及复方制剂，它们既能有效地降低血清及肝内甘油三酯与过氧化脂质的浓度，又能增强蛋白脂酶的活性，促进甘油三酯从肝内输出，同时又能改善肝功能。故运用中医药治疗脂肪肝是诸多治法中的较佳选择。对于脂肪肝的病机，目前较为一致的认识是湿热蕴结，痰瘀胶着，临证时多采用清热利湿、祛瘀化痰之法组方用药，取得了一定疗效，这是将脂肪肝作为纯实证辨治的，但依据"正气存内，邪不可干，邪之所凑，其气必虚"及"壮人无积，虚人则有之"的传统发病学认识，本病应是正气不足为先，后才有湿热及痰瘀。根据这一规律，治疗时应酌加扶正之剂，以期获得更好的治疗效果。专病专方的研究开发及应用则是今后中医发展的重要方向，虽然目前有不少有关脂肪肝的专方报道，但尚缺乏针对性和系统性，建议专业学术委员会对本病的中医辨证施治制定出标准方案，以规范临床治疗和确保较高的临床有效率。

主要参考文献

[1] 中华医学会肝病学分会脂肪肝和酒精性肝病学组，中国医师协会脂肪性肝病专家委员会. 非酒精性脂肪性肝病防治指南（2018更新版）[J]. 传染病信息，2018，31（5）：393-402+420.

[2] 龙思丹，季双双，肖琨珉，等. 黄连素治疗非酒精性脂肪肝的临床疗效及安全性Meta分析[J]. 海南医学院学报，2020，26（20）：8.

[3] 刘巧红，赵瑜，胡义扬. 调节肠道菌群治疗非酒精性脂肪肝的研究进展[J]. 世界中医药，2020，15（7）：1075-1079.

[4] 张声生，李军祥. 非酒精性脂肪性肝病中医诊疗专家共识意见（2017）[J]. 临床肝胆病杂志，2017，33（12）：2270-2274.

[5] 祁静，王晓忠. 中医药治疗非酒精性脂肪肝的研究现状[J]. 新疆中医药，2019，37（1）：170.

[6] 周盐. 中医药治疗非酒精性脂肪肝病临床研究进展[J]. 辽宁中医杂志，2019，46（6）：1327.

[7] 郭群，梁健，邓鑫，等. 酒精性肝病中西医研究进展[J]. 湖南中药杂志，2019，35（10）：177.

[8] 石小培，胡秋红，黄柏学，等. 中药单药有效成分治疗非酒精性脂肪肝作用机制研究进展[J]. 中医药导报，2019，25（15）：114-117.

[9] 梁浩卫，赵文霞. 浅谈赵文霞教授治疗脂肪性肝病经验[J]. 中西医结合肝病杂志，2018，28（3）：187-188.

[10] 张丽慧，赵文霞. 赵文霞教授诊疗非酒精性脂肪性肝病经验[J]. 中医临床研究，2015，7（23）：60-61.

第二节　肝豆状核变性

肝豆状核变性（HLD）又称威尔逊病，是指常染色体隐性遗传的铜代谢障碍疾病。临床上表现为进行性加重的锥体外系症状、肝硬化、精神症状、肾功能损害及角膜色素环（K-F环）。本病在我国是一种较为常见的神经遗传病。

一、病因病机

（一）西医学认识

目前研究认为，由于体内铜代谢异常，导致蓄积于体内的铜离子在肝、脑、肾、关节、血细胞和角膜等组织沉积，损害这些器官的组织结构和功能进而致病。

（二）中医学认识

肝豆状核变性属于中医学的"颤证""肝风""痉病""癥积"等范畴。由于禀赋不足，邪无出路，铜毒内生，铜毒郁久，酿生湿热，火热燔灼，引动肝风，或痰瘀互结，形成癥积。本病多呈现"本虚标实""虚实夹杂"的致病特点。其中本虚主要表现为肝肾阴虚，或阴损及阳，导致脾肾阳虚，标实主要表现为铜毒湿热、痰瘀互结、肝气郁结。

二、临床诊断

（一）辨病诊断

1. 临床诊断

临床可出现多种多样的临床表现，如肢体震颤、扭转痉挛、言语含糊、流涎不止、精神障碍、肝脾肿大、腹水等。主要表现在神经精神症状与肝脏症状两大方面。

（1）神经精神症状　震颤、发音障碍与吞咽困难、肌张力改变、癫痫、精神症状。

（2）肝脏症状　全身倦怠、嗜睡、食欲不振、恶心呕吐、腹部膨胀及高度黄疸；部分进展缓慢者可见进行性脾脏肿大，并引起贫血、白细胞或（及）血小板减少等脾功能亢进征象。

2. 相关检查

（1）胆汁铜排泄显著减少（正常值：31.5~78.7 μmol/24h）。

（2）影像学检查　B超检查对HLD具有特征性诊断价值；骨关节X线检查可发现儿童、少年期的腕、膝关节异常；颅脑CT、MRI：无症状的HLD及无脑症状的肝型HLD患者颅脑CT扫描以脑萎缩为多见，而脑型HLD则以基底节区对称性低密度影为特征。脑电图检查有助于对有癫痫发作的HLD患者进行诊断；HLD患者可出现脑干听觉诱发电位（BAEP）异常，脑干听觉诱发电位有一定的辅助诊断价值。

（二）辨证诊断

1. 湿热内蕴型

临床证候：手足颤抖，言语含糊，行走困难，启步艰难，肢僵挛缩，口涎不止，口苦或臭，头目昏眩，纳谷不馨，腹胀痞满，尿赤便结，鼻衄齿衄，黄疸水鼓。舌质偏红或红，舌苔黄腻，脉弦滑数。

辨证要点：手足颤抖，纳谷不馨，腹胀痞满，尿赤便结。舌质偏红或红，舌苔黄腻，脉弦滑数。

2. 痰瘀互结型

临床证候：言语謇涩，肢体抖动，屈伸不利，表情呆板，反应迟钝，泛恶流涎，胸脘痞满，纳呆，便秘，胁下积块，触按疼痛，肌肤甲错。舌质暗淡或有瘀斑，苔薄腻，脉弦滑。

辨证要点：言语謇涩，肢体抖动，屈伸不利，胁下积块，触按疼痛。舌质暗淡或有瘀斑，苔薄腻，脉弦滑。

3. 肝气郁结型

临床证候：精神抑郁，反应迟钝，表情呆滞，或性情异常，急躁易怒，哭笑无常，肢体抖动，步态不稳，语言含糊，饮水呛咳，头昏且胀，胸胁或少腹胀闷窜痛，脘闷纳呆。舌质淡红，苔白，脉弦。

辨证要点：性情异常，胸胁或少腹胀闷窜痛，脘闷纳呆。舌质淡红，苔白，脉弦。

4. 肝肾阴亏型

临床证候：肢体抖动，手舞足蹈，膝挛趾收，躯体扭转，步履蹒跚，酸楚频作，呆傻愚笨，言语含糊，腰酸腿软，头晕目眩，口咽干燥，五心烦热，盗汗，便秘。舌干红，少苔，脉弦细数。

辨证要点：肢体抖动，手舞足蹈，膝挛趾收，腰酸腿软。舌干红，少苔，脉弦细数。

5. 脾肾阳虚型

临床证候：腹大胀满，纳呆，便溏，腹痛绵绵，喜温喜按，畏寒神倦，四肢不温，面色㿠白，遍身不泽，口淡不渴，肢体浮肿，小便短少。舌淡胖，苔白滑，脉沉迟无力。

辨证要点：腹胀痛绵绵，喜温喜按。舌淡胖，苔白滑，脉沉迟无力。

三、鉴别诊断

本病临床表现复杂，患者无神经系统表现而出现其他各系统症状时易误诊。故鉴别多应从肝脏及神经系统两方面考虑。

1. 与 CO 中毒性脑病鉴别

有 CO 吸入史；颅脑 CT：基底节区对称性密度减低，以苍白球区最明显。

2. 与脑梗死鉴别

该病好发于老年人，常有高血压病史，起病急。

3. 与病毒性/酒精性肝硬化鉴别

有病毒感染史或长期大量饮酒史；有无角膜色素环等特异性改变；血清铜及尿酮无异常也可辅助鉴别。

四、临床治疗

（一）提高临床疗效的要素

明确肝豆状核变性的治疗以低铜饮食、用药减少铜吸收和增加铜的排出为主。

1. 详细询问病史，进行全面细致的体格检查，掌握患者的病情特点。

2. 完善相关检查，尽早明确病因，控制病情进展。

3. 及时复查相关指标，预防疾病迁延、复发，防止造成组织器官的损害。

4. 中西医结合治疗，减少体内铜蓄积，减轻症状。

5. 内服外用结合，将口服药物与中医针刺、推拿相结合，标本同治，对因与对症治疗兼顾。

（二）辨病治疗

1. 一般治疗

避免高铜饮食，以高蛋白饮食为主。

2. 病因治疗

驱铜及阻止铜吸收的药物：①络合剂驱铜；②锌制剂：如葡萄糖酸锌、硫酸锌、醋酸锌、甘草锌。可用于发病前患者、儿童肝型（只有持续转氨酶增高）患者、妊娠患者（对胎儿无致畸作用）、不能耐受青霉胺治疗者以及 HLD 各型的维持治疗。锌剂的缺点是起效慢（4~6 个月），严重病例不宜首选。③二巯丙磺酸钠：推荐用于有轻、中、重度肝损害和神经精神症状的HLD 患者。④二巯丁二酸钠胶囊：更加适用于神经型和轻型 HLD。

3. 对症治疗

（1）静止性且幅度较小的震颤　苯海索 1mg，每日 2 次开始，渐加至 2~4mg，每日 3 次；改善不明显时，加用美多巴等；姿势性震颤且粗大震颤：氯硝西泮，每次 0.5mg，每日 2~3 次，逐渐加量，不超过 2mg，每日 3 次。轻者：苯海索（安坦）、美多巴、吡贝地尔（泰舒达），以扭转痉挛、强直或痉挛性斜颈。

（2）肌张力障碍　氯硝西泮、巴氯芬、乙哌立松等局部注射 A 型肉毒毒素。

肌张力增高者用氯硝西泮等。无明显肌张力增高者用小剂量氟哌啶醇合用安坦。

（3）精神症状　兴奋者用奋乃静合安坦。合并严重肌张力增高者用氯氮平或奥氮平。神情淡漠、抑郁患者可用抗抑郁药物。

（4）肝脏损害　需长期护肝治疗。

（5）白细胞和血小板减少　给予升白细胞药；不能纠正时应减用或停用青霉胺，改用其他驱铜药物；如仍无效，可施行脾切除术。

（6）暴发性肝功能衰竭　予血液透析、血浆置换、肝移植。

（三）辨证治疗

1. 辨证论治

（1）湿热内蕴型

治法：清热化湿，通腑利尿。

方药：肝豆汤加减。生大黄、黄连、黄芩、半枝莲、穿心莲、萆薢。

（2）痰瘀互结型

治法：化痰祛瘀，活血散结。

方药：肝豆灵片加减。郁金、陈皮、黄连、大黄、莪术、丹参、姜黄、金钱草、泽泻。

（3）肝气郁结型

治法：疏肝理气解郁。

方药：柴胡疏肝散加减。柴胡、当归、白芍、黄芩、枳壳、莪术、香附、郁金。

（4）肝肾阴亏型

治法：滋补肝肾，育阴息风。

方药：左归丸。熟地、山茱萸、山药、枸杞子、菟丝子、牛膝、狗脊、玄参、丹皮、半枝莲。

（5）脾肾阳虚型

治法：温补脾肾，化气行水。

方药：济生肾气丸。干地黄、山茱萸、山药、制附子、肉桂、泽泻、茯苓、丹皮、川牛膝、车前子、白术、生大黄、半枝莲。

2. 外治疗法

（1）刺络疗法　取大椎、肝俞、脾俞、肾俞、丰隆、血海穴。操作：穴位经常规消毒后，手持消毒三棱针，以舒张手法轻按所选穴位皮肤，迅速垂直针刺，刺入

3mm，迅速拔出，让血自然流出，大椎穴以及下肢穴位放出5~10ml血液，背部穴位放出2~5ml血液，均以血色变浅为度。然后再以火罐留于刺血处，以罐口盖住施术部位为宜，留罐3~5分钟。最后在施术后清除残余血液，常规消毒预防感染。每8天刺血1次，总共4次。适用于肝豆状核变性的痰瘀互结型患者。

（2）推拿疗法　根据肢体强直及肌张力障碍程度进行中医按摩循经治疗，以不同手法增加全关节活动度、缓解强直和被动运动等。按摩手法常用揉法、捏法、叩击法、擦法等。

（3）耳穴疗法　选脾、迷走神经、心、神门、快活穴。方法：寻找耳穴敏感点，用探针在耳廓上自上而下滑行，比较疼痛的点为敏感点。然后采用75%乙醇棉签自上而下，从耳前到耳后消毒，接着将王不留行籽贴于敏感点，按压刺激所贴穴位，以出现酸、胀、麻、痛感觉为宜，嘱患者每日自行按压4次，每穴位按压30秒，以胃痛为宜。每周更换1次，5周为1个疗程。若患者局部出现破溃、水肿、过敏等情况，则不可采用耳穴贴压治疗，并给予对症处理。适用于肝豆状核变性合并焦虑状态患者。

3. 成药应用

肝豆片1号

大黄0.25g，黄连0.25g，姜黄0.25g，金钱草0.625g，泽泻0.625g，三七0.042g。适用于肝豆状核变性湿热毒内蕴证者。

4. 单方验方

（1）大黄肝豆汤　黄精20g，生大黄10g，金钱草20g，生石膏9g，郁金9g，当归20g，丹参15g，天冬15g，茯苓20g，菊花9g，白芍15g，陈皮9g，苍术9g，石菖蒲6g，每日1剂，水煎500ml，分早晚温服，联合青霉胺治疗肝豆状核变性湿热蕴结证。［张红博. 大黄肝豆汤联合青霉胺治

疗肝豆状核变性的疗效观察. 国际中医中药杂志, 2007（3）: 141-143.]

（2）肝豆灵片　大黄、黄连、丹参、鸡血藤、姜黄、莪术等，每次5粒，每日3次，共4个疗程。适用于肝豆状核变性湿热瘀滞者。[张玉婷, 李立华, 陈浩. 新安特色制剂肝豆灵片治疗肝豆状核变性的研究进展. 中国实验方剂学杂志, 2022, 28（23）: 97-102.]

（四）医家诊疗经验

1. 孙林娟

孙林娟认为肝豆状核变性属于"颤证""肝风""痉病"等范畴，铜浊毒邪贯穿于发病的始终，"本虚标实"是其疾病特点，先天禀赋的肝肾不足是为本虚，铜浊毒邪沉积并阻滞脏腑、经络、形体、官窍，日久化湿、化火、成痰、成瘀，皆为标实；肝豆状核变性患者吞咽功能障碍症状属"标实"之候，其发病机制为肝肾阴亏，虚风上扰，或痰瘀互结，瘀阻脉络，致使清窍失养或受扰所致。该病常呈缓慢性进展、病情长，呈阶段性缓解或加重，久病体虚，脏器功能减退，耗气伤阴，则肢体筋脉、官窍失于濡养，吞咽功能障碍症状愈加难以缓解。肝豆汤以生大黄、半枝莲、黄芩、黄连、穿心莲、绵萆薢6味中药组成。生大黄、黄芩、黄连清泻湿热，半枝莲、穿心莲、绵萆薢清热解毒。共奏疏肝利胆、清热利湿、解毒化浊之功。

2. 杨文明

杨文明认为本病的病因病机为先天禀赋不足、铜毒内生，铜毒郁积、湿热内生，火热煎灼、肝风内动，痰瘀互结、形成癥积。因此倡导从"铜毒""湿热""痰浊""瘀血""气血"5个方面辨治，但并不是将各种致病因素或证候要素独立看，而是在疾病的不同阶段，采用相应治疗原则，同时在辨证论治基础上加减化裁，治病求本。

如痰浊与瘀血可单独致病，也可相兼为患，对于痰瘀互结之证，应以化痰祛瘀、解毒散结为基本原则，随证加减化裁，标本兼治。肝豆扶木汤为杨文明教授用于治疗肝豆状核变性的常用方，为杨文明教授与其科室团队共同创制，主要用于治疗痰瘀互结合并肝肾亏虚者。肝豆扶木汤由三七、郁金、土茯苓、何首乌、枸杞子、白芍、柴胡等组成，具有改善患者临床症状、降低肝铜含量、保护肝脏的作用。

3. 刘铁新

刘铁新辨证论治本病，治疗肝气郁结、气滞血瘀型以疏肝理气、通络消积，药用川楝子、延胡索、柴胡、郁金、三棱、莪术、赤芍；脾胃积热、痰湿阻络型以清热燥湿、化痰通络，药用苍术、白术、厚朴、半夏、陈皮、生石膏、胆南星、石菖蒲；肝肾不足、肝风内动型以益养肝肾、柔肝息风，佐以通腑泄热、活血化瘀，用金钱草、大黄、茵陈、海金沙、柴胡、丹参、赤芍。

4. 乔林诚

乔林诚将本病分为风证型和鼓胀型。风证型治疗用炙黄芪、党参、白术、当归、白芍、茯苓、木瓜、山药、玉竹等；鼓胀型用黄芪、山药、薏苡仁、车前子、玉竹、白芍、当归。

五、预后转归

本病多为隐匿起病，缓慢进展，但有相当一部分患者进展迅速，如不积极治疗或误治，常出现感染、出血或暴发性肝功能衰竭，多于发病后2~6年内死亡，严重者仅能存活数周。治疗开始愈早，预后愈好。

六、预防调护

（一）预防

对发病患者的家庭成员测定血清铜蓝蛋

白、血清铜、尿铜及体外培养皮肤成纤维细胞的含铜量有助于发现 HLD 前纯合子及杂合子，发现症状前纯合子可以及早治疗。杂合子应禁忌与杂合子结婚以免其子代发生纯合子。产前检查如发现为纯合子，应终止妊娠。

（二）调护

（1）对患者进行常规的生命体征的监护，定期测量体温、血压、脉搏、呼吸，对并发脑病的患者密切观察呼吸、神经、精神症状。

（2）烹饪上禁止使用铜制的炊具烧煮食物，禁食或限制含铜高的食物，每日食物中含铜量不超过 1mg，不宜进食动物内脏、鱼虾海鲜和坚果等含铜量高的食物。

七、专方选要

1. 肝豆汤

组成：大黄、黄连、黄芩、穿心莲、半枝莲、萆薢等。适用于肝豆状核变性湿热内蕴证。（张延森. 肝豆汤对湿热内蕴型 Wilson 病早期肾脏损伤临床干预研究. 安徽中医药大学，2019.）

2. 肝豆扶木汤

组成：何首乌、枸杞、土茯苓、郁金、三七、白芍、柴胡等，每日 1 剂，分早晚温服。适用于肝豆状核变性肝肾不足痰瘀互结证。（刘丹青. 肝豆扶木汤对 Wilson 病肝纤维化临床疗效观察及其对 TX 小鼠肝纤维化的 Western blot 研究. 安徽中医药大学，2016.）

3. 肝豆宁神汤

组成：柴胡 12g，黄芩 6g，清半夏 9g，党参 15g，石菖蒲 10g，远志 12g，酒大黄 6g，川芎 10g，桃仁 9g，红花 9g，黄连 6g，茯苓 15g，刺五加 10g，炙甘草 6g。水煎服，每日 1 剂，早晚各 1 次，连续服用 32 天。适用于肝豆状核变性痰瘀互结证。（朱龙. 肝豆宁神汤干预痰瘀互结型 WD-MCI 患者的临床研究. 安徽中医药大学，2020.）

八、研究与展望

在诊断方面，由于本病的非特异性症状为早期诊断和治疗造成了极大的困难。近年来基因检测技术的发展可使处于疾病早期而生化及病理改变尚不典型的患者得到早期诊断。目前对于本病的治疗已经能解决多数 HLD 患者的问题。但还有一些问题有待解决，如西医方面某些药物的不良反应较多使得患者难以坚持，严重的神经系统疾病目前还很难完全解决等，还应加强对 ATP7B 基因是否存在补偿调控因素的研究，进一步深入了解发病机制，以寻找新的诊治策略。而中医学对本病的认识侧重不同，中医药在治疗 HLD 中显示出较强的特色与优势。治疗上采用清热化湿、通腑利尿和化痰祛瘀、活血散结，在此基础上根据临床表现不同以疏肝理气解郁、滋补肝肾、育阴息风以及温补脾肾、化气行水以缓解临床症状。且研究显示中药可以从小便排泄体内蓄积的铜离子，而且能部分重建正常的胆道排铜途径和功能，后者是西医驱铜药无法做到的。中药毒副作用小，除驱铜作用外，还有一定的保肝护脑等综合作用，显示出中药治疗 HLD 的多途径、多靶点、多系统作用的整体优势。此外，中药除对 HLD 运动症状有改善作用外，对非运动症状的改善也有很好的疗效，因而受到临床重视并得到较好应用。可以说辨证论治仍然是 HLD 临床诊疗中必须遵守的原则和核心内容，体现着中医药治疗的优势所在。但中医在临床上对 HLD 的病因病机及辨证分型还缺乏统一的认识，其疗效标准也并不完善。因此应以本病的临床病例观察研究为基础，并配合动物实验，对中药改善 HLD 的具体作用机制及其各个阶段的辨证分型和疗效标准做进一步探讨，以提高其临床疗效。

主要参考文献

[1] 杨文明，鲍远程，张波，等. 肝豆状核变性诊疗方案 [J]. 中医药临床杂志，2012，24（11）：1130-1131.

[2] 曾明莹，吴苑林，王艺苑，等. 中药治疗肝豆状核变性的用药规律探析 [J]. 海峡药学，2013，25（10）：96-99.

[3] 陶庄，汪美霞，孙林娟. 肝豆汤治疗湿热内蕴型肝豆状核变性吞咽功能障碍的临床研究 [J]. 中西医结合心脑血管病杂志，2021，19（1）：32-34.

[4] 陈永华，杨文明，汪瀚，等. 杨文明关于肝豆状核变性辨治思路及经验撷菁 [J]. 中华中医药杂志，2020，35（4）：1843-1846.

第十四章 肝胆结石

第一节 肝胆管结石

肝胆管结石也称肝内胆管结石或原发性肝胆管结石，一般特指始发于肝内胆管系统的结石，不包括胆囊排出并上移至肝内胆管的结石，也不包括继发于损伤性胆管狭窄、胆管囊肿等胆道疾病所致的肝胆管结石。该病属于胆管结石的一种类型，是指左右肝内胆管汇合部以上各分支胆管内的结石。它可以单独存在，也可以与肝外胆管结石并存。一般为胆红素结石。本病常合并肝外胆管结石，并发胆管梗阻，诱发局部感染及继发胆管狭窄，使结石难以自行排出，病情迁延不愈。

一、病因病机

（一）西医学认识

原发性胆管结石可能与胆道感染、胆管狭窄、胆道寄生虫感染（尤其蛔虫感染）有关，近年由于饮食卫生及营养水平的不断提高，寄生虫感染所致的胆石症有所减少；亦可继发于胆囊结石，系某些原因胆囊结石下移至胆总管，称为继发性胆管结石。饮食习惯和环境因素也是肝胆管结石形成的重要原因。

（二）中医学认识

肝胆管结石属于中医学"胁痛""黄疸"等范畴。胆汁由肝之精气所化，从肝内胆管交汇于胆中，排入小肠，协助饮食消化，是保障脾胃运化功能得以正常运行的重要前提。而胆汁的化生与排泄，则由肝的疏泄功能控制和调节，由此可见肝、胆、脾

关系密切。若长期精神紧张，或心情压抑，或情志不遂等原因会导致肝气郁结，失于疏泄，胆汁排泄不畅，进一步影响脾脏运化的功能，造成脾虚痰湿阻滞。六腑以通为用，忌郁结，郁则不通，气机阻遏，极易化火上炎，湿热内蕴于肝内胆管不解，日久则酿成结石，而结石既成，进一步阻滞气机与胆汁排泄，形成恶性循环，加速新石形成。又可因好食肥甘厚腻，长期饮食不节，耗伤脾气，脾气不足则不能运化水谷精微，肝失新源，肝气亦虚，疏泄失司，又因肝为血海，肝气虚则无力行血，日久湿热瘀互结形成结石。由此可见，本病与肝、胆、脾关系密切，以肝气郁结，脾失健运为本，热、湿、痰、瘀相互作用而致病。

二、临床诊断

（一）辨病诊断

1.肝内胆管结石

主要以影像学证据为主，上腹部疼痛、压痛和黄疸等症状和体征都不明显。①上腹部疼痛：通常不典型，散在于肝内胆管的较小结石通常不引起症状或仅表现为右上腹和胸背部的持续性胀痛或钝痛。一般不发生绞痛。②黄疸：肝内胆管结石一般不出现黄疸，只有当左、右叶的胆管均被结石阻塞时才出现黄疸，此时多数可伴有胆绞痛或较剧烈的疼痛。③上腹部压痛：体检时常可触及肿大的肝脏并有压痛，少数可有肝区叩击痛。④影像学超声、CT、MRI提示肝内结石征象。

2.肝外胆管结石

（1）胆总管结石 ①上腹部或右上腹

部疼痛或绞痛，可放射至右肩背部，重者可伴有冷汗、面色苍白、恶心呕吐等症状。②寒战与高热：因并发胆道细菌感染而引起寒战与高热，体温可达40℃。③黄疸：一般在上腹绞痛、寒战高热后的12~24小时即可出现黄疸。发生黄疸的机制多是因结石嵌顿于壶腹部不能松动，胆总管梗阻所致。

（2）壶腹部结石　①反复发作的胆道炎症：右上腹疼痛，厌进油腻食物，食欲不振，上腹闷胀等症状。②胆道梗阻症状：目黄，严重者身黄，皮肤瘙痒，尿色深，大便色淡。③反复发作的胰腺炎症状：腹痛拒按，恶心呕吐，纳少腹胀，脂肪泻等。④感染症状：伴感染者可有恶寒、发热、心率加快等症状。

（二）辨证诊断

1. 肝郁气滞型

临床证候：右胁胀痛，可牵扯至肩背部，疼痛不适，食欲不振，遇怒加重，胸闷嗳气，或伴恶心，口苦咽干，大便不爽。舌淡红，苔薄白，脉弦涩。

辨证要点：右胁胀痛，遇怒加重。胸闷嗳气。舌淡红，苔薄白，脉弦涩。

2. 肝胆湿热型

临床证候：右胁或上腹部疼痛拒按，多向右肩部放射，小便黄赤，便溏或便秘，恶寒发热，身目发黄，口苦口黏口干，腹胀纳差，全身困重乏力，恶心欲吐。舌红苔黄腻，脉弦滑数。

辨证要点：右胁或上腹部疼痛拒按，小便黄赤，便溏或便秘，身目发黄，口苦口黏口干，腹胀纳差，全身困重乏力。舌红苔黄腻，脉弦滑数。

3. 肝阴不足型

临床证候：右胁隐痛或略有灼热感，午后低热，或五心烦热，双目干涩，口燥咽干，少寐多梦，急躁易怒，头晕目眩。舌红或有裂纹或见光剥苔，脉弦细数或沉细数。

辨证要点：右胁隐痛或略有灼热感，午后低热，或五心烦热，口燥咽干。舌红或有裂纹或见光剥苔，脉弦细数或沉细数。

4. 瘀血阻滞型

临床证候：右胁部刺痛，痛有定处拒按，入夜痛甚，口苦口干，胸闷纳呆，大便干结，面色晦暗。舌质紫暗，或舌边有瘀斑、瘀点，脉弦涩或沉细。

辨证要点：右胁部刺痛，痛有定处拒按，入夜痛甚，面色晦暗。舌质紫暗，或舌边有瘀斑、瘀点，脉弦涩或沉细。

5. 热毒内蕴型

临床证候：寒战高热，右胁及脘腹疼痛拒按，重度黄疸，小便短赤，大便秘结，神昏谵语，呼吸急促，声音低微，表情淡漠，四肢厥冷。舌质绛红或紫，舌质干燥，苔腻或灰黑无苔，脉洪数或弦数。

辨证要点：寒战高热，右胁及脘腹疼痛拒按，重度黄疸，神昏谵语，四肢厥冷。舌质绛红或紫，舌质干燥，苔腻或灰黑无苔，脉洪数或弦数。

三、鉴别诊断

与胆囊结石鉴别

胆囊结石主要为胆固醇结石，主要表现为饱餐后、饮酒后或进食油腻食物后发生胆绞痛，腹部B超可见胆囊内结石强回声，可资鉴别。

四、临床治疗

（一）提高临床疗效的基本要素

胁痛应辨证在气在血。胀痛多为气郁，且疼痛游走不定，时轻时重，症状轻重与情绪变化有关；刺痛多属于血瘀，且疼痛固定不移，疼痛持续不已，局部拒按，入夜尤甚。还应辨属虚属实。实证以气滞、血瘀和湿热为主，病程短，病势急，症状较重；虚证以阴血不足，脉络失养，症状隐痛，绵绵不休，病程长，病势缓。实证宜理气、活血、清热利湿为主，虚证宜补中寓通，采用滋阴、养血、柔肝之法。

（二）辨病治疗

1. 肝外胆管结石

急性发作期：首先抗菌和解痉止痛治疗。经内镜逆行性胰胆管造影术（ERCP）是胆总管结石理想和首选的治疗方法。不适合 ERCP 或 ERCP 术失败者，可以考虑十二指肠镜乳头切开取石术（EST）、腹腔镜胆总管切开取石术（LCBDE）、腹腔镜胆囊切除术＋胆管切开取石术＋T 管引流术等方法。对于腹腔镜胆总管切开取石术后，至少 2~3 周后行 T 管造影，如无残留结石拔除 T 管；如仍有结石，6 周后行胆道镜取石。缓解期：应控制饮食，避免油腻食物、富含胆固醇的食物，植物油有利胆作用，提倡使用植物油。应密切观察和随访。

2. 肝内胆管结石

治疗原则是解除梗阻，取净结石，通畅引流，尽可能地保护肝脏功能。胆管切开取石是肝内胆管结石最基本的手术方法，可配合胆道镜、激光碎石等方法尽可能取净结石，必要时可行胆肠吻合。规则性肝切除术及解剖性肝切除术，已广泛应用于典型肝内胆管结石合并肝胆管狭窄或肝组织纤维化萎缩的病例。早期肝胆管病变局限，症状较轻，采用腹腔镜肝切除术是清除肝内胆管结石的最确切有效的方法，该法复发率低，且术中出血少、术后痛苦少。对肝内胆管结石分布于全肝各处，造成肝衰竭，或因反复胆道感染等原因造成选择性肝段（叶）瘤灶切除无法进行者，可选择肝移植治疗。肝内胆管结石引起的急性梗阻化脓性胆管炎的病例，应首选经皮肝穿刺胆管引流术（PTBD）。术中尽可能保留有功能的肝组织，术后行胆道镜检查取石。体外震波碎石价格贵，有一定并发症，胆管内结石可试用。

（三）辨证治疗

1. 辨证施治

（1）肝郁气滞型

治则：疏肝理气，利胆排石。

方药：柴胡疏肝散加减。柴胡、白芍、枳壳、香附、川芎、陈皮、金钱草、炙甘草。

加减：伴有口干口苦，失眠，苔黄，脉弦数，气郁化火，痰火扰心者加丹皮、栀子、黄连；伴胸胁苦满疼痛，叹息，肝气郁结较重者，可加川楝子。

（2）肝胆湿热型

治则：清热祛湿，利胆排石。

方药：大柴胡汤加减。柴胡、黄芩、厚朴、枳实、金钱草、茯苓、茵陈、郁金、大黄、甘草。

加减：热毒炽盛，黄疸鲜明者加龙胆草、栀子；腹胀甚，大便秘结者，大黄用至 20~30g，并加芒硝、莱菔子；小便赤涩不利者加淡竹叶。

（3）肝阴不足型

治则：滋阴清热，利胆排石。

方药：一贯煎加减。生地黄、沙参、麦冬、阿胶、赤芍、白芍、枸杞子、川楝子、鸡内金、丹参、枳壳。

加减：咽干、口燥、舌红少津者加天花粉、玄参；阴虚火旺者加知母、黄柏；低热者加青蒿、地骨皮。

（4）瘀血阻滞型

治则：疏肝利胆，活血化瘀。

方药：膈下逐瘀汤加减。五灵脂、当归、川芎、桃仁、丹皮、赤芍、乌药、延胡索、甘草、香附、红花、枳壳。

加减：瘀血较重者，可加三棱、莪术、虻虫活血破瘀；疼痛明显者，加乳香、没药、丹参活血止痛。

（5）热毒内蕴证

治则：清热解毒，泻火通腑。

方药：大承气汤合茵陈蒿汤加减。大黄、芒硝、厚朴、枳实、茵陈蒿、栀子、蒲公英、金钱草、虎杖、郁金、青皮、陈皮。

加减：黄疸明显者加茵陈蒿、金钱草用至30~60g；神昏谵语者，倍用大黄。

2.外治疗法

（1）针刺疗法　适用于肝郁气滞证。选肝俞、胆俞、阳陵泉、日月、期门、腓后点（腓骨小头后缘）、太冲穴。操作方法：患者取伏卧位，胆俞、肝俞直刺1寸施提插泻法，得气后出针。患者取仰卧位，日月直刺1寸，得气后提针至皮下再沿肋间隙向外斜刺1.5~2.0寸；再取期门沿肋间隙向外斜刺1.5寸；再以1.5寸毫针直刺阳陵泉、腓后点，以1.0寸毫针直刺太冲。诸穴均行提插泻法，得气后均留针20分钟。每日1次，连续针灸1个月为1个疗程，休息1天，继续下1个疗程。

（2）点穴疗法　适用于肝阴不足证。先嘱患者仰卧位，全身放松，两手放于体侧，医者站于患者右侧。双手成虎掌，从患者中脘穴向下至腹中极穴范围依次反复导引5~10分钟，至腹中出现胃肠蠕动的肠鸣音为止。再用拇指或中指、食指对准胆区或结石区，做适度点按，以腕为轴，频率在每分钟240次以上。中脘、日月、足三里、胆囊穴至背部胆俞等，每穴约2分钟。再嘱患者侧卧，右侧在上，右手抱头，暴露右胁，医者双手成空心掌，右手掌从上脘、脐中，左手掌从渊液至章门，依次反复拍打，频率为每分钟200次左右，力度以患者能耐受为度。约5分钟后，令患者俯卧，从背部大椎以下偏右侧，从上至下拍至肾俞，依次反复进行约5分钟后，结束治疗。每次治疗时间约3分钟。每日1次，10次为1个

疗程，治疗2个疗程。

（3）穴位注射　适用于肝胆湿热证。选右上腹压痛点及日月、期门、胆囊、阳陵泉穴，用山莨菪碱注射液，每次1~2穴，每穴5mg。

3.成药应用

（1）利胆排石颗粒　适用于肝郁气滞证。每次20g，每日2次，口服。

（2）胆石清片　适用于肝胆湿热证。每次5片，每日4次，口服。

（3）胆宁片　适用于肝胆湿热证。每次5片，每日3次，口服。

4.单方验方

（1）利胆排石汤　适用于肝胆湿热证。鸡内金、茵陈、金钱草、郁金、虎杖、乌梅各30g，威灵仙、柴胡各20g，赤芍、白芍各15g，木香、郁金、黄芩各12g，制大黄9g，水煎服，每次150ml，每日2次，连续用药14天。[李杰，黄萍萍.利胆排石汤在肝内胆管结石治疗中的应用价值.河南医学研究，2019，28（18）：3400-3401.]

（2）柔肝化石汤　适用于肝阴不足兼血瘀证。当归15g，生地黄15g，制玉竹15g，丹参15g，炒白芍15g，甘草15g，青石蚕15g，石头兰15g，枸杞子12g，石见穿15g，莪术8g。[沈绍英.柔肝化石汤治疗肝内胆管结石.光明中医，2010，25（11）：2113.]

（3）三金利胆汤　适用于肝胆湿热证。茵陈30g，栀子9g，金钱草10g，鸡内金12g，郁金10g，枳实10g，柴胡6g，白芍10g，半夏10g，生大黄3g，水煎服，每日1剂，分2次服用，连服4~6周。[吴建青，王浩，孙琳琳.三金利胆汤治疗肝内胆管结石51例疗效观察.海峡药学，2011，23（3）：114-115.]

（四）医家诊疗经验

1.周珉

周珉认为肝内胆管结石发作期，首先当

疏利肝胆，其次清化湿热、活血化瘀、软坚散结、通里攻下；缓解期注重调整患者体质，从本调治，为临床辨治本病提供思路。柴胡疏肝散、四金汤加味：醋柴胡6g，制香附10g，广郁金10g，片姜黄10g，青蒿15g，蓳草15g，茵陈20g，黄芩10g，金钱草15g，酢浆草15g，蒲公英15g，制大黄6g，炒枳实15g，厚朴6g，法半夏10g，砂仁、白蔻仁各5g，鸡血藤15g，鸡内金10g，海金沙12g。

2. 林一帆

林一帆认为胆总管结石急性发作期需以西医方法"治标"，一旦发生胆道梗阻症状，必须先解除梗阻；慢性静止期需以中医药疗法"治本"，即治"肝"。慢性静止期胆总管结石以肝气虚及肝阳不足证型多见，常与用药攻伐无度、先天禀赋不足及年老体衰等因素有关，治疗上以"通""利"为基础，并酌加温补肝阳，健运脾胃之品。温阳化石方：茵陈30g，威灵仙10g，金钱草30g，厚朴15g，枳实15g，栀子10g，柴胡10g，鸡内金15g，莪术15g，大黄10g，淡附片3g。

五、预后转归

肝胆管结石积极治疗则预后好，若治疗不及时且引发并发症则预后较差甚至危及生命。

六、预防调护

保持情绪稳定，避免过怒、过悲、过劳及精神紧张，饮食易清淡，忌食辛辣肥甘之品，戒酒。

七、专方选要

1. 激浊排石汤

适用于肝胆湿热证。郁金、鸡内金、茵陈、虎杖、乌梅、赤芍、白芍、姜黄、威灵仙、木香、枳壳、制大黄。辨证加减：

肝气郁结者加柴胡、香附，肝胆湿热重者加蒲公英、白花蛇舌草，疼痛明显者加延胡索、川楝子，肝郁脾虚者加白术、焦三仙，阳虚者加附子，大便秘结者改制大黄为生大黄。治疗肝内胆管结石32例，总有效率达84%。[阎羽林，侯正军，苏美云. 自拟激浊排石汤治疗肝内胆管结石32例临床观察. 中医杂志，2009，50（12）：183-184.]

2. 利胆排石汤

适用于肝胆湿热证。鸡内金30g，金钱草30g，茵陈30g，乌梅30g，虎杖30g，威灵仙20g，白芍15g，赤芍15g，制大黄9g，木香（后下）12g，海金沙20g，黄芩12g，郁金12g等。辨证加减：肝胆湿热重者，加用白花蛇舌草30g，蒲公英30g；有肝气郁结症状者，加香附10g，柴胡10g；疼痛难忍者，加川楝子10g，延胡索10g；肝郁脾虚者，加焦三仙各10g，白术15g；便秘者，方中制大黄则换成生大黄，剂量视患者病情而定。药用冷水泡30分钟，文火煎服，取300ml，每天1剂，分2次口服。每日2次，取汁200ml分服。[吴震宇. 利胆排石汤治疗肝内胆管结石取石术后胆结石残留及胆管狭窄疗效观察. 中华中医药学刊，2015，33（6）：1480-1482.]

主要参考文献

[1] 中国中西医结合学会消化系统疾病专业委员会. 胆石症中西医结合诊疗共识意见[J]. 中国中西医结合消化杂志，2018，26（2）：132-138.

[2] 林果为，王吉耀，葛均波. 实用内科学[M]. 北京：人民卫生出版社，2017.

[3] 李阳. 肝内胆管结石的中医药治疗[J]. 中西医结合研究，2016，8（4）：211-213.

[4] 杨晓婷，刘文生，张稳. 从郁论治胆结石[J]. 河南中医，2020，40（3）：351-353.

[5] 于丽，高文艳，刘杨，等. 林一帆"从肝

论治"胆总管结石经验总结 [J]. 辽宁中医
杂志，2014，41（4）：632-634.

[6] 王子威，马云飞，张桂信. 中医药治疗肝
内胆管结石研究进展 [J]. 中国中医药现代
远程教育，2017，15（15）：151-153.

[7] 何晶，杨月艳，何云，等. 周珉教授治疗
肝内胆管结石思路探析 [J]. 中国中医急
症，2019，28（8）：1491-1493.

[8] 叶柏，陈静. 徐景藩治疗胆囊炎、胆石症
六法 [J]. 江苏中医药，2014，46（8）：
11-13.

[9] 徐立军，程友花，曾勇. 肝胆结石患者
中医体质类型分析 [J]. 中国医药导报，
2013，10（22）：118-120.

[10] 姚彩娟，孙理军，李翠娟，等. 基于相火
理论探讨胆石症发病机制及防治 [J]. 中
国中医药信息杂志，2020，27（1）：106-
108.

第二节　胆囊结石

胆囊结石是临床常见的疾病，我国胆囊
结石患病率为 2.3%~6.5%。女性胆囊结石患
病率高于男性，男女比为 1 :（1.07~1.69）。
我国胆囊结石患病率随年龄增长而上升。
胆囊结石多为胆固醇和混合性结石。大多
数胆囊结石患者无明显症状。胆囊结石常
见的症状为反复发作的右上腹部不适或右
上腹部疼痛，部分患者可出现胆绞痛，其
症状的发作常与油腻饮食、高蛋白饮食有
关。胆囊结石还可出现嗳气、饭后饱胀、
腹胀、恶心等一系列胆源性消化不良症状。

一、病因病机

（一）西医学认识

1. 胆囊功能异常

胆囊收缩功能异常，排空延迟，使胆
囊内过饱和胆汁形成的胆固醇结晶不能被
及时排入肠道，从而在胆汁中析出并聚集
成石。

2. 脂质代谢异常

高甘油三酯血症使胆囊的运动能力下
降，从而形成结石；肝脏利用高密度脂蛋
白、胆固醇合成胆汁酸，有利于结石形成。

3. 其他因素

如基因、性别、生活习惯、环境等因素
也可引起胆囊结石的产生。

（二）中医学认识

中医学无胆囊结石病名，根据其临床
症状将胆囊结石归入"胆胀""胁痛""腹
痛""黄疸"等范畴。胆囊结石病位在肝胆，
涉及脾脏，病理因素与痰、湿、瘀、热密
切相关，病因主要为情志失调、饮食不节
或虫积等，导致胆失疏泄，胆液久瘀不畅，
聚而为石。

二、临床诊断

（一）辨病诊断

1. 临床诊断

胆囊结石常见的症状为反复发作的右
上腹部不适或右上腹部疼痛，部分患者可
出现胆绞痛，其症状的发作常与油腻饮食、
高蛋白饮食有关。胆囊结石还可出现嗳气、
饭后饱胀、腹胀、恶心等一系列胆源性消
化不良症状。

（1）病史　既往存在反复发作的右上
腹疼痛或者不适，且与进食油腻饮食相关，
体检可发现胆囊结石，胆囊壁毛糙。

（2）症状和体征　右上腹部不适或右上
腹部疼痛，部分患者可出现胆绞痛，其症
状的发作常与油腻饮食、高蛋白饮食有关。
还可出现嗳气、饭后饱胀、腹胀、恶心等
一系列胆源性消化不良症状。查体：胆囊
区有压痛，墨菲征阳性。

2. 相关检查

腹部超声检查是诊断慢性胆囊炎、胆囊结石最常用、最有价值的检查方法，对胆囊结石诊断准确率可达95%以上。腹部超声可见胆囊内强回声及后方声影。

（二）辨证诊断

1. 肝郁气滞型

临床证候：右胁部疼痛，疼痛以胀痛为主，疼痛每因情志变化而增减，反复发作，胸闷食少，时有嗳气，右上腹局限性压痛，腹壁尚软，体温正常或伴有低热，口苦，食欲减退，或有恶心呕吐，厌油腻，多无巩膜或皮肤黄染。舌质红或暗，舌苔薄黄。

辨证要点：右胁部疼痛，疼痛以胀痛为主，疼痛每因情志变化而增减，反复发作，口苦。舌质红或暗，舌苔薄黄。

2. 肝胆湿热型

临床证候：右上腹剧痛，向背部放射，腹肌紧张，有明显压痛和反跳痛，可触及肿大的胆囊，高热寒战，或出现黄疸，口苦，恶心呕吐，不思饮食，大便秘结，小便短少，尿色如茶。舌质红或绛，舌苔黄燥或起芒刺，脉滑数或沉细。

辨证要点：右上腹剧痛，向背部放射，高热寒战，或出现黄疸，口苦，恶心呕吐，大便秘结，小便短少，尿色如茶。舌质红或绛，舌苔黄燥或起芒刺，脉滑数或沉细。

3. 瘀血内阻型

临床证候：右上腹疼痛，疼痛以刺痛或绞痛为主，阵发性加剧。痛处固定，拒按，入夜疼痛更甚，胁下或有包块，可出现不同程度的巩膜、皮肤黄染。舌质紫暗，或有瘀点瘀斑，脉沉涩。

辨证要点：右上腹疼痛，疼痛以刺痛或绞痛为主，痛处固定，拒按，入夜疼痛更甚。舌质紫暗，或有瘀点瘀斑，脉沉涩。

4. 热毒内壅型

临床证候：胁肋持续剧痛，右上腹或全腹部硬满、拒按，或胁下可触及包块，同时伴有高热寒战，口苦咽干，头晕，精神萎靡不振，甚则神昏、谵语，或者肌肤发黄，色黄鲜明，小便短赤，大便燥结。舌质红绛，苔黄燥或有芒刺，或少津无苔，脉弦滑而数。

辨证要点：胁肋持续剧痛，右上腹或全腹部硬满、拒按，或胁下可触及包块，同时伴有高热寒战，口苦咽干，小便短赤，大便燥结。舌质红绛，苔黄燥或有芒刺，或少津无苔，脉弦滑而数。

5. 肝阴亏虚型

临床证候：胁痛隐隐，悠悠不休，遇劳加重，口干口苦，五心烦热，两目干涩，视物昏花，头晕气短，少寐多梦。舌红少苔，脉弦细而数。

辨证要点：胁痛隐隐，悠悠不休，遇劳加重，五心烦热，两目干涩。舌红少苔，脉弦细而数。

三、鉴别诊断

（一）西医学鉴别诊断

与胆囊癌鉴别

胆囊癌可合并胆囊结石。病情发展快，很快出现肝门淋巴结转移并直接侵及附近肝组织，故多出现持续性黄疸。右上腹痛为持续性，症状明显时多数患者于右上腹肋缘下可触及硬性肿块，腹部B超和CT检查可帮助诊断。

（二）中医学鉴别诊断

胁痛应与悬饮鉴别

悬饮也可见胁肋部疼痛，但其表现为饮留胁下，胸胁胀痛，持续不已，伴见咳嗽、咳痰，咳嗽、呼吸时疼痛加重，常喜向病侧睡卧，患侧肋间饱满，叩诊浊音，或兼见发热，一般不难鉴别。

四、临床治疗

（一）提高临床疗效的基本要素

胁痛应辨证在气在血。胀痛多为气郁，且疼痛游走不定，时轻时重，症状轻重与情绪变化有关；刺痛多属于血瘀，且疼痛固定不移，疼痛持续不已，局部拒按，入夜尤甚。还应辨属虚属实。实证以气滞、血瘀和湿热为主，病程短，病势急，症状较重；虚证以阴血不足，脉络失养为主，症见隐痛、绵绵不休，病程长，病势缓。实证以理气、活血、清热利湿为主；虚证宜补中寓通，采用滋阴、养血、柔肝之法。

（二）辨病治疗

胆囊结石患者无症状或无并发症一般无需治疗，有症状或出现并发症者应该及时积极治疗。

1.手术治疗

（1）腹腔镜胆囊切除术　适用于有症状胆囊结石或急性胆囊炎早期患者。

（2）开腹胆囊切除术　适用于大部分有症状的胆囊结石患者，是有并发症患者治疗的第一选择。

2.药物碎石

无法行腹腔镜胆囊切除术和开腹胆囊切除术的胆固醇结石患者可服用胆酸溶石治疗，熊去氧胆酸适用于有症状的患者。

3.体外震波碎石

适用于结石大小为0.5~2cm且胆囊收缩功能正常的患者。

（三）辨证治疗

1.辨证施治

（1）肝郁气滞型

治法：疏肝理气，利胆排石。

方药：柴胡疏肝散加减。柴胡、白芍、枳壳、香附、川芎、陈皮、金钱草、炙甘草。

加减：伴有口干口苦，失眠，苔黄，脉弦数，气郁化火，痰火扰心者加丹皮、栀子、黄连；伴胸胁苦满疼痛，叹息，肝气郁结较重者，可加川楝子。

（2）肝胆湿热型

治法：清热祛湿，利胆排石。

方药：大柴胡汤加减。柴胡、黄芩、厚朴、枳实、金钱草、茯苓、茵陈、郁金、大黄、甘草。

加减：热毒炽盛，黄疸鲜明者加龙胆草、栀子；腹胀甚，大便秘结者，大黄用至20~30g，并加芒硝、莱菔子；小便赤涩不利者加淡竹叶。

（3）肝阴不足型

治法：滋阴清热，利胆排石。

方药：一贯煎加减。生地黄、沙参、麦冬、阿胶、赤芍、白芍、枸杞子、川楝子、鸡内金、丹参、枳壳。

加减：咽干、口燥、舌红少津者加天花粉、玄参；阴虚火旺者加知母、黄柏；低热者加青蒿、地骨皮。

（4）瘀血阻滞型

治则：疏肝利胆，活血化瘀。

方药：膈下逐瘀汤加减。五灵脂、当归、川芎、桃仁、丹皮、赤芍、乌药、延胡索、甘草、香附、红花、枳壳。

加减：瘀血较重者，可加三棱、莪术、虻虫活血破瘀；疼痛明显者，加乳香、没药、丹参活血止痛。

（5）热毒内蕴型

治法：清热解毒，泻火通腑。

方药：大承气汤合茵陈蒿汤加减。大黄、芒硝、厚朴、枳实、茵陈蒿、栀子、蒲公英、金钱草、虎杖、郁金、青皮、陈皮。

加减：黄疸明显者加茵陈蒿、金钱草用至30~60g；神昏谵语者，倍用大黄。

2.外治疗法

（1）耳穴压豆疗法　适用于肝郁气滞证。主穴：肝、胆、神门、交感、耳背肝。配穴：胃不适配胃，腹泻配大肠、脾。将王不留行籽贴敷在选定的耳穴上，用拇指和食指在耳廓内外对贴有王不留行子处进行相对按压，以有酸、麻、胀、痛感为得气感，强度以患者能耐受为度，持续按压时间每个耳穴每次1分钟左右，每日3次，每周更换贴敷2次，两耳轮换贴敷。

（2）耳穴疗法　适用于肝胆湿热证。取耳穴神门、肝、胆、十二指肠、大肠、内分泌、脾、胃、交感、耳迷根、耳背肝。用耳针针环对准耳穴刺入。针身刺入0.5~0.8cm，针柄留于皮外。肝、胆、十二指肠穴可密集针刺。针刺后用医用胶布贴盖固定。以疼痛伴胀麻热感为度。2天后撕开胶布，取出耳针。

（3）穴位注射　适用于肝阴不足证。选右上腹压痛点、日月、期门、胆囊、阳陵泉，用山莨菪碱注射液，每次1~2穴，每穴5mg。

（4）针刺疗法　适用于肝郁气滞证。体针取穴常选阳陵泉、丘墟、支沟、胆囊、日月、期门、胆俞、足三里等穴。肝郁气滞重者加行间、太冲，用泻法；瘀血阻滞者加膈俞、血海、地机、阿是穴，用泻法；肝胆湿热者加中脘、三阴交，用泻法；肝阴不足者加肝俞、肾俞，用补法。用毫针刺，随证补泻。

（5）艾灸疗法　适用于肝阴不足证。取穴：丘墟、阳陵泉、足三里、日月、中脘、内关及背部相关腧穴，每日1次，每次30分钟，疼痛或痉挛时加灸，点灸30分钟以上。

3.成药应用

（1）胆石通胶囊　适用于肝胆湿热证。每次4~6粒，每日3次，口服。

（2）舒胆胶囊　适用于肝胆湿热证。每次2粒，每日3次，口服。

4.单方验方

（1）清肝利胆排石汤　适用于肝胆湿热证。茵陈50g，金钱草50g，黄芩10g，虎杖20g，郁金15g，生鸡内金20g，柴胡10g，莪术10g，姜黄25g，木香25g，延胡索20g，枳实20g，连翘15g，大黄10g，白芍10g，甘草6g。[曾庆声.清肝利胆排石汤治疗胆囊结石的应用效果分析.医学理论与实践，2019，32（16）：2572-2573.]

（2）虎甲黄金散　适用于瘀血阻滞证。大黄3份，鸡内金6份，甲珠3份，柴胡1份，郁金3份，虎杖2份，海金沙3份，金钱草6份，当归3份，生甘草2份。上药按比例配好，烘干，机器打碎成细粉，装入空心胶囊备用。甜酒送服，每次3粒。[倪达常，彭进，谢菁，等.虎甲黄金散治疗胆石症60例疗效观察.湖南中医杂志，2015，31（11）：66-67.]

（四）医家诊疗经验

1.徐景藩

徐景藩治疗胆石症具有丰富的经验和独特的见解。其治疗胆石症经验归结为六法：清利通导法、疏肝理气法、疏肝健脾法、降胆和胃法、寒温并用法、利胆通心法。

（1）清利通导法　适用于肝胆湿热证。湿重于热，选柴平汤加减；热重于湿用蒿芩清胆汤化裁，药用柴胡、黄芩、枳实、厚朴、法半夏、白芍、生大黄、金钱草等。

（2）疏肝理气法　适用于肝郁气滞证。方选柴胡疏肝散合香苏饮加减，药用炙柴胡、苏梗、白芍、香附、枳壳或枳实、青皮、木香、金钱草等。

（3）疏肝健脾法　适用于肝郁脾虚证。方选逍遥散加减。药用炙柴胡、炒白芍、炒白术、炙甘草、炒当归、云茯苓、香附、炙鸡内金、炒陈皮等。

（4）降胆和胃法　适用于胆胃不和证。

降胆通瘀颗粒（江苏省中医院院内制剂）。常用药物：苏梗、枳壳（或枳实）、青皮、陈皮、广木香、佛手片、香附、白芍、甘草、大黄、柿蒂、刀豆壳、旋覆花、代赭石、怀牛膝等。

（5）寒温并用法　适用于寒热错杂证。常用药物为制附子、高良姜、干姜。若痛甚配姜黄，并加重木香的用量。内寒之源主要在脾，故用制附子配炒白术，舌苔白腻较著者，配炒苍术。

（6）利胆通心法　适用于胆心同病的患者。临床上很多胆石症的患者可以出现心悸、胸痹，类似西医所说胆心综合征，这时不仅要治胆，而且要治心，胆心同治，利胆养心通络。

2. 朱振铎

朱振铎认为胆石症病位在胆，责之于肝，肝阴不足是病理基础，血瘀是重要病理因素。各种病因作用于肝胆，阻碍气机，使肝失疏泄、胆汁排泌不畅，胆腑"中浊不清"，日久化热，煎灼胆汁，沉积而为石。老年胆石症急性期以邪实为主，缓解期或静止期以正虚为主或虚实夹杂。朱振铎治疗胆病，宜清、疏、通、降。清即清热解毒、清热泻火，疏即疏肝利胆，通即祛瘀通里，降即降气和胃。自拟山甲利胆排石汤：穿山甲 9g，黄芩 9g，枳壳 9g，白术 9g，柴胡 12g，郁金 12g，鸡内金 12g，赤芍 15g，白芍 15g，金钱草 15g，蒲公英 15g，紫花地丁 15g，甘草 3g。

五、预后转归

胆囊结石无症状和并发症一般不需要治疗，但需定期复查彩超等相关检查。如果有症状和并发症且治疗及时则预后好，若治疗不及时可引起一系列并发症则预后差甚至危及生命。

六、预防调护

（一）预防

1. 清淡饮食，规律膳食，减少食用辛辣油腻食物，戒烟酒。
2. 保持情志舒畅。
3. 积极治疗原发病。
4. 定期查腹部脏器彩超等相关检查。

（二）调护

如果患者出现症状和并发症，应加强护理并针对患者病情制定专项护理措施；嘱患者清淡饮食。

七、专方选要

1. 柴芍利胆散

适用于肝郁气滞证。柴胡 180g，白芍 150g，金钱草 100g，郁金 90g，鸡内金 90g，黄芩 70g，蒲公英 60g，五灵脂 60g，莪术 60g，甘草 40g。肝胆气郁者加丹皮 90g，香附 90g；肝阴不足者加沙参 90g，麦冬 90g。［石广灿. 柴芍利胆散分型辨证加减治疗胆石症 60 例分析. 中国中医基础医学杂志，2013，19（6）：705-706.］

2. 加味五金汤

适用于肝胆湿热证。金钱草 100g，海金沙、乌药各 30g，鸡内金、川牛膝各 20g，郁金、威灵仙各 15g，川楝子 10g。湿热重者加石韦、萹蓄、瞿麦各 15g，若肝郁气滞者加香附 15g，脾肾不足者加黑桃仁、砂仁各 20g。［郭鸿举. 加味五金汤治疗胆囊结石 90 例疗效观察. 黑龙江医药，2019，32（5）：1073-1074.］

八、研究与展望

迟莉丽认为肝胆失于疏泄为胆囊结石发病之本。正气亏虚、外感六淫、饮食不节、七情内伤等多种病因以致肝之疏泄失常，而胆汁来源于肝，由肝之精血化生而成，肝气郁结，或湿热瘀滞，肝之疏泄失常，影响胆汁的排泄，胆汁郁结，杂质凝聚，日久成石。党中勤认为胆石症的病位虽在肝胆，却与五脏六腑的功能失调有关，尤与脾胃功能失调至为密切；其病机关键在于肝胆疏泄失职；病因源于情志失调、饮食不节、感受外邪、虫积及水土和体质等综合因素。邵铭认为胆石症是多种原因共同导致，其中最主要的原因为体质、饮食、情志，其认为在自身体质的基础上饮食结构不当、情志不调是胆石症的根本原因；胆石症基本病机为湿、热、瘀阻滞肝胆，致肝胆失和，通泄失常。

结合"腑以通为顺""肠泄胆亦泄"等理论指导，本病在用药治疗时，既要疏肝利胆、行气止痛、化痰散结，又要顾护脾胃、健脾和中。郑伟达治疗本病以疏肝理气、清热泄利立法，临床辨证用药注重胆胃相关，忌用苦寒攻伐，败坏胃气。朱培庭治疗胆石症从肝论治，清热通下，补益后天，兼顾先天。赵智强治疗胆石症以疏肝利胆排石治其本，以健脾和胃，补中益气治其标。

中医药治疗胆囊结石具有独特的优势并取得了显著的临床疗效，在减轻临床症状、降低并发症、提高患者生活质量等方面疗效良好。随着中医药事业的发展，中医药治疗胆囊结石具有更加广阔的发展空间，将造福更多胆囊结石患者。

主要参考文献

[1]中国中西医结合学会消化系统疾病专业委员会. 胆石症中西医结合诊疗共识意见[J]. 中国中西医结合消化杂志，2018，26（2）：132-138.

[2]中华消化杂志编辑委员会，中华医学会消化病学分会肝胆疾病协作组. 中国慢性胆囊炎、胆囊结石内科诊疗共识意见[J]. 临床肝胆病杂志，2019，35（6）：1232-1236.

[3]林果为，王吉耀，葛均波. 实用内科学[M]. 北京：人民卫生出版社，2017：1659-1662.

[4]林金环，韦唯，刘熙荣. 中医治疗胆石症的研究进展[J]. 湖南中医杂志，2017，33（2）：166-169.

[5]沈湛，张稳，刘文生. 中医辨证论治胆石症的研究进展[J]. 当代医药论丛，2019，17（7）：30-32.

[6]叶柏，陈静. 徐景藩治疗胆囊炎、胆石症六法[J]. 江苏中医药，2014，46（8）：11-13.

[7]李严生，许向前. 党中勤教授治疗胆石症的经验[J]. 中医学报，2010，25（146）：49-50.

[8]蒋梦婷，赵智强. 赵智强辨治胆石症[J]. 长春中医药大学学报，2018，34（4）：695-697.

[9]刘同亭，赵立群，张恭新. 朱振铎教授治疗老年胆石症学术思想[J]. 中华中医药学刊，2011，29（9）：1949-1950.

[10]郑东海，郑伟鸿，郑东京，等. 郑伟达教授治疗胆石症经验探析[J]. 世界中西医结合杂志，2013，8（9）：870-872.

附

录

临床常用检查参考值

一、血液学检查

指标			标本类型	参考区间
红细胞（RBC）	男			（4.0~5.5）×10¹²/L
	女			（3.5~5.0）×10¹²/L
血红蛋白（Hb）	新生儿			170~200g/L
	成人	男		120~160g/L
		女		110~150g/L
平均红细胞血红蛋白（MCV）				80~100fl
平均红细胞血红蛋白（MCH）				27~34pg
平均红细胞血红蛋白浓度（MCHC）				320~360g/L
红细胞比容（Hct）（温氏法）	男			0.40~0.50L/L
	女			0.37~0.48L/L
红细胞沉降率（ESR）（Westergren 法）	男		全血	0~15mm/h
	女			0~20mm/h
网织红细胞百分数（Ret%）	新生儿			3%~6%
	儿童及成人			0.5%~1.5%
白细胞（WBC）	新生儿			（15.0~20.0）×10⁹/L
	6 个月至 2 岁时			（11.0~12.0）×10⁹/L
	成人			（4.0~10.0）×10⁹/L
白细胞分类计数百分率	嗜中性粒细胞			50%~70%
	嗜酸性粒细胞（EOS%）			0.5%~5%
	嗜碱性粒细胞（BASO%）			0~1%
	淋巴细胞（LYMPH%）			20%~40%
	单核细胞（MONO%）			3%~8%
血小板计数（PLT）				（100~300）×10⁹/L

二、电解质

指标		标本类型	参考区间
二氧化碳结合力（CO$_2$-CP）	成人	血清	22~31mmol/L
钾（K）			3.5~5.5mmol/L
钠（Na）			135~145mmol/L
氯（Cl）			95~105mmol/L
钙（Ca）			2.25~2.58mmol/L
无机磷（P）			0.97~1.61mmol/L

三、血脂血糖

指标		标本类型	参考区间
血清总胆固醇（TC）	成人	血清	2.9~6.0mmol/L
低密度脂蛋白胆固醇（LDL-C）（沉淀法）			2.07~3.12mmol/L
血清三酰甘油（TG）			0.56~1.70mmol/L
高密度脂蛋白胆固醇（HDL-C）（沉淀法）			0.94~2.0mmol/L
血清磷脂			1.4~2.7mmol/L
α- 脂蛋白			男性（517±106）mg/L
			女性（547±125）mg/L
血清总脂			4~7g/L
血糖（空腹）（葡萄糖氧化酶法）			3.9~6.1mmol/L
口服葡萄糖耐量试验服糖后 2 小时血糖			＜7.8mmol/L

四、肝功能检查

指标		标本类型	参考区间
总脂酸		血清	1.9~4.2g/L
胆碱酯酶测定（ChE）（比色法）	乙酰胆碱酯酶（AChE）		80000~120000U/L
	假性胆碱酯酶（PChE）		30000~80000U/L
铜蓝蛋白（成人）			0.2~0.6g/L
丙酮酸（成人）			0.06~0.1mmol/L
酸性磷酸酶（ACP）			0.9~1.90U/L
γ- 谷氨酰转移酶（γ-GGT）	男		11~50U/L
	女		7~32U/L

指标			标本类型	参考区间
蛋白质类	蛋白组分	清蛋白（A）	血清	40~55g/L
		球蛋白（G）		20~30g/L
		清蛋白/球蛋白比值		（1.5~2.5）:1
	总蛋白（TP）	新生儿		46.0~70.0g/L
		＞3岁		62.0~76.0g/L
		成人		60.0~80.0g/L
	蛋白电泳（醋酸纤维膜法）	α_1球蛋白		3%~4%
		α_2球蛋白		6%~10%
		β球蛋白		7%~11%
		γ球蛋白		9%~18%
乳酸脱氢酶同工酶（LDiso）（圆盘电泳法）		LD_1		（32.7±4.60）%
		LD_2		（45.1±3.53）%
		LD_3		（18.5±2.96）%
		LD_4		（2.90±0.89）%
		LD_5		（0.85±0.55）%
肌酸激酶（CK）（速率法）		男		50~310U/L
		女		40~200U/L
肌酸激酶同工酶		CK-BB		阴性或微量
		CK-MB		＜0.05（5%）
		CK-MM		0.94~0.96（94%~96%）
		CK-MT		阴性或微量

五、血清学检查

指标	标本类型	参考区间
甲胎蛋白（AFP，αFP）	血清	＜25ng/ml（25μg/L）
小儿（3周~6个月）		＜39ng/ml（39μg/L）
包囊虫病补体结合试验		阴性
嗜异性凝集反应		（0~1）:7
布鲁斯凝集试验		（0~1）:40
冷凝集素试验		（0~1）:10
梅毒补体结合反应		阴性

指标		标本类型	参考区间
补体	总补体活性（CH50）（试管法）	血浆	50~100kU/L
补体经典途径成分	C1q（ELISA 法）	血清	0.18~0.19g/L
	C3（成人）		0.8~1.5g/L
	C4（成人）		0.2~0.6g/L
免疫球蛋白	成人		700~3500mg/L
IgD（ELISA 法）	成人		0.6~1.2mg/L
IgE（ELISA 法）			0.1~0.9mg/L
IgG	成人		7~16.6g/L
IgG/ 白蛋白比值			0.3~0.7
IgG/ 合成率			-9.9~3.3mg/24h
IgM	成人		500~2600mg/L
E- 玫瑰花环形成率		淋巴细胞	0.40~0.70
EAC- 玫瑰花环形成率			0.15~0.30
红斑狼疮细胞（LEC）		全血	阴性
类风湿因子（RF）（乳胶凝集法或浊度分析法）		血清	< 20U/ml
外斐反应	OX19		低于 1：160
Widal 反应（直接凝集法）	O		低于 1：80
	H		低于 1：160
	A		低于 1：80
	B		低于 1：80
	C		低于 1：80
结核抗体（TB-G）			阴性
抗酸性核蛋白抗体和抗核糖核蛋白抗体			阴性
抗干燥综合征 A 抗体和抗干燥综合征 B 抗体			阴性
甲状腺胶体和微粒体胶原自身抗体			阴性
骨骼肌自身抗体（ASA）			阴性
乙型肝炎病毒表面抗原（HBsAg）			阴性
乙型肝炎病毒表面抗体（HBsAb）			阴性
乙型肝炎病毒核心抗原（HBcAg）			阴性

指标	标本类型	参考区间
乙型肝炎病毒 e 抗原（HBeAg）	血清	阴性
乙型肝炎病毒 e 抗体（HBeAb）		阴性
免疫扩散法		阴性
植物血凝素皮内试验（PHA）		阴性
平滑肌自身抗体（SMA）		阴性
结核菌素皮内试验（PPD）		阴性

六、骨髓细胞的正常值

指标		标本类型	参考区间
增生程度		骨髓	增生活跃（即成熟红细胞与有核细胞之比约为 20：1）
粒系细胞分类	原始粒细胞		0~1.8%
	早幼粒细胞		0.4%~3.9%
	中性中幼粒细胞		2.2%~12.2%
	中性晚幼粒细胞		3.5%~13.2%
	中性杆状核粒细胞		16.4%~32.1%
	中性分叶核粒细胞		4.2%~21.2%
	嗜酸性中幼粒细胞		0~1.4%
	嗜酸性晚幼粒细胞		0~1.8%
	嗜酸性杆状核粒细胞		0.2%~3.9%
	嗜酸性分叶核粒细胞		0~4.2%
	嗜碱性中幼粒细胞		0~0.2%
	嗜碱性晚幼粒细胞		0~0.3%
	嗜碱性杆状核粒细胞		0~0.4%
	嗜碱性分叶核粒细胞		0~0.2%
红细胞分类	原始红细胞		0~1.9%
	早幼红细胞		0.2%~2.6%
	中幼红细胞		2.6%~10.7%
	晚幼红细胞		5.2%~17.5%

指标		标本类型	参考区间
淋巴细胞分类	原始淋巴细胞	骨髓	0~0.4%
	幼稚淋巴细胞		0~2.1%
	淋巴细胞		10.7%~43.1%
单核细胞分类	原始单核细胞		0~0.3%
	幼稚单核细胞		0~0.6%
	单核细胞		0~6.2%
浆细胞分类	原始浆细胞		0~0.1%
	幼稚浆细胞		0~0.7%
	浆细胞		0~2.1%
其他细胞	巨核细胞		0~0.3%
	网状细胞		0~1.0%
	内皮细胞		0~0.4%
	吞噬细胞		0~0.4%
	组织嗜碱细胞		0~0.5%
	组织嗜酸细胞		0~0.2%
	脂肪细胞		0~0.1%
分类不明细胞			0~0.1%

七、血小板功能检查

指标		标本类型	参考区间
血小板聚集试验（PAgT）	连续稀释法	血浆	第五管及以上凝聚
	简易法		10~15s 内出现大聚集颗粒
血小板黏附试验（PAdT）	转动法	全血	58%~75%
	玻璃珠法		53.9%~71.1%
血小板第 3 因子		血浆	33~57s

八、凝血机制检查

指标		标本类型	参考区间
凝血活酶生成试验		全血	9~14s
简易凝血活酶生成试验（STGT）			10~14s
凝血酶时间延长的纠正试验		血浆	加甲苯胺蓝后，延长的凝血时间恢复正常或缩短5s以上
凝血酶原时间（PT）		全血	30~42s
凝血酶原消耗时间（PCT）	儿童		＞35s
	成人		＞20s
出血时间（BT）		刺皮血	（6.9±2.1）min，超过9min为异常
凝血时间（CT）	毛细管法（室温）	全血	3~7min
	玻璃试管法（室温）		4~12min
	塑料管法		10~19min
	硅试管法（37℃）		15~32min
纤维蛋白原（FIB）		血浆	2~4g/L
纤维蛋白原降解产物（PDP）（乳胶凝聚法）			0~5mg/L
活化部分凝血活酶时间（APTT）			30~42s

九、溶血性贫血的检查

指标		标本类型	参考区间
酸化溶血试验（Ham试验）		全血	阴性
蔗糖水试验			阴性
抗人球蛋白试验（Coombs试验）	直接法	血清	阴性
	间接法		阴性
游离血红蛋白			＜0.05g/L
红细胞脆性试验	开始溶血	全血	4.2~4.6g/L NaCl溶液
	完全溶血		2.8~3.4g/L NaCl溶液
热变性试验（HIT）		Hb液	＜0.005
异丙醇沉淀试验		全血	30min内不沉淀
自身溶血试验			阴性
高铁血红蛋白（MetHb）			0.3~1.3g/L
血红蛋白溶解度试验			0.88~1.02

十、其他检查

指标		标本类型	参考区间
溶菌酶（lysozyme）		血清	0~2mg/L
铁（Fe）	男（成人）		10.6~36.7μmol/L
	女（成人）		7.8~32.2μmol/L
铁蛋白（FER）	男（成人）		15~200μg/L
	女（成人）		12~150μg/L
淀粉酶（AMY）（麦芽七糖法）			35~135U/L
		尿	80~300U/L
尿卟啉		24h 尿	0~36nmol/24h
维生素 B$_{12}$（VitB$_{12}$）		血清	180~914pmol/L
叶酸（FOL）			5.21~20ng/ml

十一、尿液检查

指标			标本类型	参考区间
比重（SG）			尿	1.015~1.025
蛋白定性	磺基水杨酸			阴性
	加热乙酸法			阴性
蛋白定量（PRO）	儿童		24h 尿	< 40mg/24h
	成人			0~80mg/24h
尿沉渣检查	白细胞（LEU）		尿	< 5 个 /HP
	红细胞（RBC）			0~3 个 /HP
	扁平或大圆上皮细胞（EC）			少量 /HP
	透明管型（CAST）			偶见 /HP
尿沉渣 3h 计数	白细胞（WBC）	男	3h 尿	< 7 万 /h
		女		< 14 万 /h
	红细胞（RBC）	男		< 3 万 /h
		女		< 4 万 /h
	管型			0/h

指标				标本类型	参考区间
尿沉渣 12h 计数	白细胞及上皮细胞			12h 尿	< 100 万
	红细胞（RBC）				< 50 万
	透明管型（CAST）				< 5 千
	酸度（pH）				4.5~8.0
中段尿细菌培养计数				尿	< 10^6 菌落 /L
尿胆红素定性					阴性
尿胆素定性					阴性
尿胆原定性（UBG）					阴性或弱阳性
尿胆原定量				24h 尿	0.84~4.2μmol/（L·24h）
肌酐（CREA）	成人	男			7~18mmol/24h
		女			5.3~16mmol/24h
肌酸（creatine）	成人	男			0~304μmol/24h
		女			0~456μmol/24h
尿素氮（BUN）					357~535mmol/24h
尿酸（UA）					2.4~5.9 mmol/24h
氯化物（Cl）	成人	以 Cl^- 计			170~255mmol/24h
		以 NaCl 计			170~255mmol/24h
钾（K）	成人				51~102mmol/24h
钠（Na）	成人				130~260mmol/24h
钙（Ca）	成人				2.5~7.5mmol/24h
磷（P）	成人				22~48mmol/24h
氨氮					20~70mmol/24h
淀粉酶（Somogyi 法）				尿	< 1000U/L

十二、肾功能检查

指标			标本类型	参考区间
尿素（UREA）			血清	1.7~8.3mmol/L
尿酸（UA）（成人酶法）	成人	男		150~416μmol/L
		女		89~357μmol/L

指标			标本类型	参考区间
肌酐（CREA）	成人	男	血清	53~106μmol/L
		女		44~97μmol/L
浓缩试验	成人		尿	禁止饮水 12h 内每次尿量 20~25ml，尿比重迅速增至 1.026~1.035
	儿童			至少有一次比重在 1.018 或以上
稀释试验				4h 排出所饮水量的 0.8~1.0，而尿的比重降至 1.003 或以下
尿比重 3 小时试验			尿	最高尿比重应达 1.025 或以上，最低比重达 1.003，白天尿量占 24 小时总尿量的 2/3~3/4
昼夜尿比重试验				最高比重＞ 1.018，最高与最低比重差≥ 0.009，夜尿量＜ 750ml，日尿量与夜尿量之比为（3~4）：1
酚磺肽（酚红）试验（FH 试验）	静脉滴注法			15min 排出量＞ 0.25
				120min 排出量＞ 0.55
	肌内注射法			15min 排出量＞ 0.25
				120min 排出量＞ 0.05
内生肌酐清除率（Ccr）	成人		24h 尿	80~120ml/min
	新生儿			40~65ml/min

十三、妇产科妊娠检查

指标			标本类型	参考区间
绒毛膜促性腺激素（hCG）			尿或血清	阴性
绒毛膜促性腺激素（HCG STAT）（快速法）	男（成人）		血清，血浆	无发现
	女（成人）	妊娠 3 周		5.4~7.2IU/L
		妊娠 4 周		10.2~708IU/L
		妊娠 7 周		4059~153767IU/L
		妊娠 10 周		44186~170409IU/L
		妊娠 12 周		27107~201615IU/L
		妊娠 14 月		24302~93646IU/L
		妊娠 15 周		12540~69747IU/L
		妊娠 16 周		8904~55332IU/L
		妊娠 17 周		8240~51793IU/L
		妊娠 18 周		9649~55271IU/L

十四、粪便检查

指标	标本类型	参考区间
胆红素（IBL）	粪便	阴性
氮总量		< 1.7g/24h
蛋白质定量（PRO）		极少
粪胆素		阳性
粪胆原定量	粪便	68~473μmol/24h
粪重量		100~300g/24h
细胞		上皮细胞或白细胞偶见 /HP
潜血		阴性

十五、胃液分析

指标		标本类型	参考区间
胃液分泌总量（空腹）		胃液	1.5~2.5L/24h
胃液酸度（pH）			0.9~1.8
五肽胃泌素胃液分析	空腹胃液量		0.01~0.10L
	空腹排酸量		0~5mmol/h
	最大排酸量		3~23mmol/L
细胞			白细胞和上皮细胞少量
细菌			阴性
性状			清晰无色，有轻度酸味含少量黏液
潜血			阴性
乳酸（LACT）			阴性

十六、脑脊液检查

指标		标本类型	参考区间
压力（卧位）	成人	脑脊液	80~180mmH$_2$O
	儿童		40~100mmH$_2$O
性状			无色或淡黄色
细胞计数			（0~8）×10^6/L（成人）
葡萄糖（GLU）			2.5~4.4mmol/L
蛋白定性（PRO）			阴性

指标		标本类型	参考区间
蛋白定量（腰椎穿刺）		脑脊液	0.2~0.4g/L
氯化物（以氯化钠计）	成人		120~130mmol/L
	儿童		111~123mmol/L
细菌			阴性

十七、内分泌腺体功能检查

指标			标本类型	参考区间
血促甲状腺激素（TSH）（放免法）			血清	2~10mU/L
促甲状腺激素释放激素（TRH）				14~168pmol/L
促卵泡成熟激素（FSH）	男		24h 尿	3~25mU/L
	女	卵泡期		5~20IU/24h
		排卵期		15~16IU/24h
		黄体期		5~15IU/24h
		月经期		50~100IU/24h
促卵泡成熟激素（FSH）	男		血清	1.27~19.26IU/L
	女	卵泡期		3.85~8.78IU/L
		排卵期		4.54~22.51IU/L
		黄体期		1.79~5.12IU/L
		绝经期		16.74~113.59IU/L
促肾上腺皮质激素（ACTH）	上午 8:00		血浆	25~100ng/L
	下午 18:00			10~80ng/L
催乳激素（PRL）	男		血清	2.64~13.13μg/L
	女	绝经前（＜50 岁）		3.34~26.72μg/L
		黄体期（＞50 岁）		2.74~19.64μg/L
黄体生成素（LH）	男		血清	1.24~8.62IU/L
	女	卵泡期		2.12~10.89IU/L
		排卵期		19.18~103.03IU/L
		黄体期		1.2~12.86IU/L
		绝经期		10.87~58.64IU/L

指标			标本类型	参考区间
抗利尿激素（ADH）（放免）			血浆	1.4~5.6pmol/L
生长激素（GH）（放免法）	成人	男	血清	< 2.0μg/L
		女		< 10.0μg/L
	儿童			< 20.0μg/L
反三碘甲腺原氨酸（rT₃）（放免法）				0.2~0.8nmol/L
基础代谢率（BMR）			—	-0.10~+0.10（-10%~+10%）
甲状旁腺激素（PTH）（免疫化学发光法）			血浆	12~88ng/L
甲状腺 ¹³¹I 吸收率	3h ¹³¹I 吸收率		—	5.7%~24.5%
	24h ¹³¹I 吸收率		—	15.1%~47.1%
总三碘甲腺原氨酸（TT₃）			血清	1.6~3.0nmol/L
血游离三碘甲腺原氨酸（FT₃）				6.0~11.4pmol/L
总甲状腺素（TT₄）				65~155nmol/L
游离甲状腺素（FT₄）（放免法）				10.3~25.7pmol/L
儿茶酚胺总量			24h 尿	71.0~229.5nmol/24h
香草扁桃酸	成人			5~45μmol/24h
游离儿茶酚胺	多巴胺		血浆	血浆中很少被检测到
	去甲肾上腺素（NE）			0.177~2.36pmol/L
	肾上腺素（AD）			0.164~0.546pmol/L
血皮质醇总量	上午 8:00			140~630nmol/L
	下午 16:00			80~410nmol/L
5- 羟吲哚乙酸（5-HIAA）	定性		新鲜尿	阴性
	定量		24h 尿	10.5~42μmol/24h
尿醛固酮（ALD）				普通饮食：9.4~35.2nmol/24h
血醛固酮（ALD）	普通饮食（早6时）	卧位	血浆	（238.6 ± 104.0）pmol/L
		立位		（418.9 ± 245.0）pmol/L
	低钠饮食	卧位		（646.6 ± 333.4）pmol/L
		立位		（945.6 ± 491.0）pmol/L
肾小管磷重吸收率			血清 / 尿	0.84~0.96
肾素	普通饮食	立位	血浆	0.30~1.90ng/（ml·h）
		卧位		0.05~0.79ng/（ml·h）
	低钠饮食	卧位		1.14~6.13ng/（ml·h）

指标			标本类型	参考区间
17- 生酮类固醇	成人	男	24h 尿	34.7~69.4μmol/24h
		女		17.5~52.5μmol/24h
17- 酮类固醇总量（17-KS）	成人	男		34.7~69.4μmol/24h
		女		17.5~52.5μmol/24h
血管紧张素Ⅱ（AT-Ⅱ）		立位	血浆	10~99ng/L
		卧位		9~39ng/L
血清素（5- 羟色胺）（5-HT）			血清	0.22~2.06μmol/L
游离皮质醇			尿	36~137μg/24h
（肠）促胰液素			血清、血浆	（4.4±0.38）mg/L
胰高血糖素	空腹		血浆	空腹：17.2~31.6pmol/L
葡萄糖耐量试验（OGTT）	口服法	空腹	血清	3.9~6.1mmol/L
		60min		7.8~9.0mmol/L
		120min		＜ 7.8mmol/L
		180min		3.9~6.1mmol/L
C 肽（C-P）	空腹			1.1~5.0ng/ml
胃泌素			血浆空腹	15~105ng/L

十八、肺功能

指标		参考区间
潮气量（TC）	成人	500ml
深吸气量（IC）	男性	2600ml
	女性	1900ml
补呼气容积（ERV）	男性	910ml
	女性	560ml
肺活量（VC）	男性	3470ml
	女性	2440ml
功能残气量（FRC）	男性	（2270±809）ml
	女性	（1858±552）ml
残气容积（RV）	男性	（1380±631）ml
	女性	（1301±486）ml

指标		参考区间
静息通气量（VE）	男性	（6663±200）ml/min
	女性	（4217±160）ml/min
最大通气量（MVV）	男性	（104±2.71）L/min
	女性	（82.5±2.17）L/min
肺泡通气量（VA）		4L/min
肺血流量		5L/min
通气/血流（V/Q）比值		0.8
无效腔气/潮气容积（VD/VT）		0.3~0.4
弥散功能（CO吸入法）		198.5~276.9ml/（kPa·min）
气道阻力		1~3cmH$_2$O/（L·s）

十九、前列腺液及前列腺素

指标			标本类型	参考区间
性状			前列腺液	淡乳白色，半透明，稀薄液状
细胞	白细胞（WBC）			< 10个/HP
	红细胞（RBC）			< 5个/HP
	上皮细胞			少量
淀粉样小体				老年人易见到，约为白细胞的10倍
卵磷脂小体				多量，或可布满视野
量				数滴至1ml
前列腺素（PG）（放射免疫法）	PGA	男	血清	13.3±2.8nmol/L
		女		11.5±2.1nmol/L
	PGE	男		4.0±0.77nmol/L
		女		3.3±0.38nmol/L
	PGF	男		0.8±0.16nmol/L
		女		1.6±0.36nmol/L

二十、精液

指标	标本类型	参考区间
白细胞	精液	＜ 5 个 /HP
活动精子百分率		射精后 30~60min 内精子活动率为 80%~90%，至少＞ 60%
精子数		$39×10^6$/ 次
正常形态精子		＞ 4%
量		每次 1.5~6.0ml
黏稠度		呈胶冻状，30min 后完全液化呈半透明状
色		灰白色或乳白色，久未排精液者可为淡黄色
酸碱度（pH）		7.2~8.0

《当代中医专科专病诊疗大系》
参 编 单 位

总主编单位

开封市中医院　　　　　　　　　　广州中医药大学第一附属医院

海南省中医院　　　　　　　　　　广东省中医院

河南中医药大学　　　　　　　　　四川省第二中医医院

执行总主编单位

首都医科大学附属北京中医医院　　北京中医药大学深圳医院（龙岗）

中国中医科学院广安门医院　　　　北京中医药大学

安阳职业技术学院　　　　　　　　云南省中医医院

常务副总主编单位

中国中医科学院西苑医院　　　　　沈阳药科大学

吉林省辽源市中医院　　　　　　　中国中医科学院望京医院

江苏省中西医结合医院　　　　　　河南中医药大学第一附属医院

中国中医科学院眼科医院　　　　　山东中医药大学第二附属医院

北京中医药大学东方医院　　　　　四川省中医药科学院中医研究所

山西省中医院　　　　　　　　　　北京中医药大学厦门医院

副总主编单位

辽宁中医药大学附属第二医院　　　包头市蒙医中医医院

河南大学中医院　　　　　　　　　重庆中医药学院

浙江中医药大学附属第三医院　　　天水市中医医院

新疆哈密市中医院（维吾尔医医院）　中国中医科学院西苑医院济宁医院

河南省中医糖尿病医院　　　　　　黄冈市中医医院

贵州中医药大学

广西中医药大学第一附属医院

辽宁中医药大学第一附属医院

南京中医药大学

三亚市中医院

辽宁中医药大学

辽宁省中医药科学院

青海大学

黑龙江省中医药科学院

湖北中医药大学附属医院

湖北省中医院

安徽中医药大学第一附属医院

汝州市中西医结合医院

湖南中医药大学附属醴陵医院

湖南医药学院

湖南中医药大学

咸宁市中医医院

中国中医科学院

南阳理工学院张仲景国医国药学院

长垣中西医结合医院

成都中医药大学附属医院

成都中医药大学第二附属医院

兰州市中医医院

扬州市中医院

高安市中医医院

馆陶县中医医院

江西中医药大学

辽宁中医药大学附属第三医院

盐城市中医院

河南省人民医院

云南中医药大学

常务编委单位
（按首字拼音排序）

安钢职工总医院

安徽中医药大学第二附属医院

安阳市中西医结合医院

安阳市中医院

安阳市肿瘤医院

百色市中医医院

北海市中医医院

北京市昌平区中西医结合医院

北京市平谷区中医医院

北京中医药大学第三附属医院

澄迈县中医院

赤水市中医医院

重庆市北碚区中医院

重庆市中医院

重庆医科大学中医药学院

重庆医药高等专科学校

重庆中医药学院第一临床学院

德江县民族中医医院

防城港市中医医院

福建中医药大学附属康复医院

广西中医药大学

广西中医药大学第一附属医院（仙葫
院区）

广元市中医医院

桂林市中医医院

海口市中医医院

河南省骨科医院　　　　　　　　　　宁波市中医院
河南省洛阳正骨医院　　　　　　　　宁夏回族自治区中医医院暨中医研究院
河南省中西医结合儿童医院　　　　　宁夏医科大学附属银川市中医医院
河南省中医药研究院　　　　　　　　平顶山市第二人民医院
河南省中医院　　　　　　　　　　　平顶山市中医医院
河南中医药大学第二附属医院　　　　钦州市中医医院
河南中医药大学第三附属医院　　　　青海大学医学院
南昌市洪都中医院　　　　　　　　　山西中医药大学
南京市中医院　　　　　　　　　　　陕西省中医药研究院
黑龙江省中医医院　　　　　　　　　陕西省中医医院
湖北省妇幼保健院　　　　　　　　　陕西中医药大学第二附属医院
湖北省中医院　　　　　　　　　　　上海市浦东新区光明中医医院
湖南中医药大学第一附属医院　　　　上海中医药大学附属岳阳中西医结合
黄河科技学院附属医院　　　　　　　医院
江苏省中西医结合医院　　　　　　　上海中医药大学附属上海市中西医结
焦作市中医院　　　　　　　　　　　合医院
开封市第二中医院　　　　　　　　　上海中医药大学针灸推拿学院
开封市儿童医院　　　　　　　　　　深圳市中医院
开封市光明医院　　　　　　　　　　沈阳市第二中医医院
开封市中心医院　　　　　　　　　　苏州市中西医结合医院
来宾市中医医院　　　　　　　　　　天津市中医药研究院附属医院
兰州市西固区中医院　　　　　　　　天津武清泉达医院
梨树县中医院　　　　　　　　　　　天津医科大学总医院
辽宁省肛肠医院　　　　　　　　　　田东县中医医院
聊城市中医医院　　　　　　　　　　温州市中西医结合医院
洛阳市中医院　　　　　　　　　　　梧州市中医医院
南京市溧水区中医院　　　　　　　　武穴市中医医院
南京中医药大学苏州附属医院　　　　徐州市中医院
南阳市骨科医院　　　　　　　　　　义乌市中医医院
南阳张仲景健康养生研究院　　　　　银川市中医医院
南阳仲景书院　　　　　　　　　　　英山县人民医院
内蒙古医科大学　　　　　　　　　　张家港市中医医院

长春中医药大学附属医院

浙江省中医药研究院基础研究所

镇江市中医院

郑州大学第二附属医院

郑州大学第三附属医院

郑州大学第一附属医院

郑州市中医院

中国疾病预防控制中心传染病预防控制所

中国中医科学院针灸研究所

编委单位
（按首字拼音排序）

安阳市人民医院

鞍山市中医院

白城中医院

北海市人民医院

北京市海淀区医疗资源统筹服务中心

重庆两江新区中医院

重庆市江津区中医院

东港市中医院

福建省立医院

福建中医药大学附属第三人民医院

福建中医药大学附属人民医院

福建中医药大学国医堂

福建中医药大学中医学院

广西中医药大学第一附属医院仁爱分院

广西中医药大学附属国际壮医医院

贵州省第二人民医院

合浦县中医医院

河南科技大学第一附属医院

河南省立眼科医院

河南省眼科研究所

河南省职业病医院

河南医药健康技师学院

鹤壁职业技术学院医学院

滑县中医院

滑县第三人民医院

焦作市儿童医院

焦作市妇女儿童医院

焦作市妇幼保健院

开封市妇幼保健院

开封市苹果园卫生服务中心

开封市中医肛肠病医院

林州市中医院

灵山县中医医院

隆安县中医医院

那坡县中医医院

南乐县中医院

南乐益民医院

南乐中医肛肠医院

南宁市武鸣区中医医院

南阳名仁中医院

南阳市中医院

宁夏回族自治区中医医院

平顶山市第一人民医院

平南县中医医院

濮阳市第五人民医院

濮阳市中医医院

日照市中医医院

融安县中医医院

三门峡市中医院

厦门市中医院

陕西省中医药研究院

商水县中医院

上海仁爱医院

石家庄市中医院

天门市中医医院

尉氏县中医院

温县中医院

温州市中医院

湘潭市中医医院

新乡市中医院

新乡医学院第三附属医院

邢台市中医院

兴安界首骨伤医院

兴化市人民医院

沂源县中医医院

长治市上党区中医院

昭通市中医医院

郑州大学第五附属医院

郑州市金水区总医院

郑州澍青医学高等专科学校

中国人民解放军陆军第83集团军医院

中国中医科学院中医临床基础医学研究所

珠海市中西医结合医院